Kohlhammer

Die Autoren:

Dr. med. Martin Bonse
Facharzt für Neurologie und Psychiatrie, Oberarzt der Neurologischen Klinik Gilead
Ev. Krankenhaus Bielefeld EvKB, von Bodelschwinghsche Stiftungen Bethel

Dr. med. Christian Brandt
Ltd. Abteilungsarzt Allgemeine Epileptologie,
Epilepsie-Zentrum Bethel – Krankenhaus Mara gGmbH

Dr. med. Christoph Hagemeister
Oberarzt der Neurologischen Klinik Gilead/Bethel

Karin Hanewinkel
Ärztin der Neurologischen Klinik Gilead/Bethel

Dr. med. Matthias Hoppe
Ltd. Abteilungsarzt EEG-Videodiagnostik,
Epilepsiezentrum Bethel – Krankenhaus Mara gGmbH

Dr. med. Birte Steinberg
Oberärztin der Gerontopsychiatrischen Klinik Gilead/Bethel

R.-Günther Weihsbach
Lehrer für Pflegeberufe, Gesundheitsschulen im Ev. Krankenhaus Bielefeld/Bethel

Martin Bonse

Neurologie und neurologische Pflege

Lehrbuch für Pflegeberufe

Mit Beiträgen von
Christian Brandt, Christoph Hagemeister,
Karin Hanewinkel, Matthias Hoppe,
Birte Steinberg und Günther Weihsbach

8., vollständig überarbeitete Auflage

Verlag W. Kohlhammer

Dieses Werk einschließlich aller seiner Teile ist urheberrechtlich geschützt. Jede Verwendung außerhalb der engen Grenzen des Urheberrechts ist ohne Zustimmung des Verlags unzulässig und strafbar. Das gilt insbesondere für Vervielfältigungen, Übersetzungen, Mikroverfilmungen und für die Einspeicherung und Verarbeitung in elektronischen Systemen.

Die Wiedergabe von Warenbezeichnungen, Handelsnamen und sonstigen Kennzeichen in diesem Buch berechtigt nicht zu der Annahme, dass diese von jedermann frei benutzt werden dürfen. Vielmehr kann es sich auch dann um eingetragene Warenzeichen oder sonstige geschützte Kennzeichen handeln, wenn sie nicht eigens als solche gekennzeichnet sind.

 Merke

 Definition

 Grundwissen

 Pflegehinweis

Dieses Werk ist in der 1.–6. Auflage erschienen von Horst Isermann.
7. Auflage: Horst Isermann und Martin Bonse

8., vollständig überarbeitete Auflage 2010

Alle Rechte vorbehalten
© 1980/2010 W. Kohlhammer GmbH Stuttgart
Gesamtherstellung:
W. Kohlhammer Druckerei GmbH + Co. KG, Stuttgart
Printed in Germany

ISBN 978-3-17-020445-4

Einführung in die Thematik und Vorwort

Wie steht es um die Fachpflegeausbildung in der Neurologie?
Der Bedarf an neurologischer Behandlung ist größer denn je und wird weiter steigen. Darauf hat die Deutsche Gesellschaft für Neurologie jüngst hingewiesen, denn die Neurologie ist ein sehr dynamisches Fach, das in den letzten Jahren viele neuartige Diagnose- und Therapiekonzepte entwickeln konnte, die Eingang in den Behandlungsalltag gefunden haben. Außerdem werden aus epidemiologischen Gründen neurologische Erkrankungen überproportional zunehmen. Da gleichzeitig der ärztliche Nachwuchs in der Neurologie zu schwinden scheint, bietet dieser anwachsende Behandlungsbedarf gute berufliche Chancen für neurologisches Fachpflegepersonal, denn schon jetzt finden Neustrukturierungen der Arbeitsabläufe und Umverteilungen der Aufgaben zwischen den Berufsgruppen statt.

Steht diesem steigenden Bedarf ein entsprechendes Angebot an neurologischem Fachpflegepersonal gegenüber?
Dies kann zurzeit nur verneint werden, denn neurologisches Fachpflegepersonal im engeren Sinne ist bisher nicht systematisch ausgebildet worden. Dies entspricht auch dem traditionellen Rollenverständnis der Pflege, das noch immer stark vom Idealbild einer alle Pflegesituationen beherrschenden Pflegeperson bestimmt wird. Jegliche Spezialausbildung wird mit unterschiedlichstem Aufwand in Kursen und natürlich stillschweigend im spezialisierten Pflegealltag eigenständig erworben. Das Kursangebot ist unübersichtlich, die Ausbildungsinhalte werden von verschiedensten Trägern erarbeitet und von staatlichen Stellen im Rahmen von Landesgesetzen oder von geeigneten Einrichtungen wie z. B. der Deutschen Krankenhausgesellschaft (DKG), von Medizinischen Fachgesellschaften oder von anderen namhaften Trägern anerkannt oder zertifiziert.
Aus- oder Weiterbildungen in neurologischer Fachpflege sind in diesem Zusammenhang noch viel zu selten. Einzelne Kliniken schreiten voran und finanzieren z. B. eine Fortbildung zur Pflege von MS-Kranken (zertifiziert von der MS-Gesellschaft). Für berufserfahrene Pflegekräfte wird neuerdings eine (begehrte!) **„Fortbildung für Pflegekräfte auf der Stroke Unit"** (Anerkennung von der Deutschen Schlaganfallgesellschaft) und eine allgemeinere **„Fachweiterbildung Neurologie"** (anerkannt von der Deutschen Gesellschaft für Neurologie) angeboten. Dies sind wichtige Schritte auf dem richtigen Weg zur praxisnahen Verbreitung und Weiterentwicklung vorhandenen Erfahrungswissens, erprobter Pflegetechniken und bereits entstandener Pflegekonzepte.

Welchen Beitrag kann dieses Buch leisten?
Das vorliegende Lehrbuch stellt neurologisches Pflegefachwissen systematisiert dar und regt zu seiner Weiterentwicklung an. Es beantwortet verständlich die offenen Fragen im neurologischen Pflegealltag. Klar gegliederte Kapitel schaffen einen Überblick, eröffnen den Blick für Zusammenhänge, und der pflegerische Zugang zu den Erkrankten ist ein Schwerpunkt des Buchs.

Zielgruppen sind Teilnehmer und Lehrkräfte der erwähnten Fachfortbildungen sowie Auszubildende und Dozenten der Pflegeschulen, alle in der Neurologie tätigen Pflegepersonen, auch Physio- und Ergotherapeuten oder Arzthelferinnen, Stationsassistenten etc.

Was ist neu in der 8. Auflage?
Der medizinische Fortschritt ist immens. In unserer Klinikbibliothek findet sich neben frühen Ausgaben dieses Buchs, das von einem Oberarzt unserer Klinik, H. Isermann 1980 begründet wurde, auch das von K. Jaspersen, einem vormaligen Chefarzt dieser Klinik, 1949 herausgebrachte „Lehrbuch der Geistes- und Nervenkrankenpflege". Nicht weit davon steht das noch ältere „Lehrbuch der Irrenheilkunde für Pfleger und Pflegerinnen" von H. Haymann (1922). Schon ein kurzer Blick in diese drei Werke zeigt, dass sie dem gleichen Ziel gewidmet waren und sich dennoch fundamental unterscheiden. Dies liegt vor allem am medizinischen Fortschritt selbst, indem nicht nur wesentliche therapeutische oder diagnostische Errungenschaften, sondern ganze Krankheitsgruppen neu auftreten und beschrieben werden. Dieser Fortschritt wird weitergehen und hat auch den Übergang auf die jetzige 8. Auflage beflügelt; sie wurde gründlich überarbeitet und neu gegliedert.

Neu (Teil 1) ist eine systematische Beschreibung der Entwicklungsperspektiven der Neurologie und des Arbeitsfeldes Neurologische Pflege, die als eigenständiges pflegerisches Spezialgebiet gefördert werden soll.

Stärker als in früheren Auflagen steht der Umgang mit neurologisch kranken Menschen im Mittelpunkt. Im Teil 3 wird einer Theorie neurologischer Pflegekonzepte eine umfangreiche Sammlung von pragmatischen Pflegeleitlinien bei neurologischen Syndromen gegenübergestellt.

Der 4. Teil, die eigentliche Krankheitslehre, wird eingeleitet von einem neuen Übersichtkapitel „Psyche, Persönlichkeit und Hirn", das einen systematischen Überblick über alle psychoorganischen und psychoreaktiven Störungen bietet.

Neu ist ein Kapitel über Schlaf-Wach-Störungen und eine zusammenfassende Darstellung der Schmerzen und ihrer Behandlung.

Das Kapitel mit einer neuroanatomischen Einführung wurde neu gegliedert, es findet seine Ergänzungen bei der Darstellung der gängigen Funktionsprüfungen neuroanatomischer Systeme im Rahmen der ärztlichen Untersuchung und durch spezielle anatomische Darstellungen im Rahmen der Krankheitslehre.

Neu ist auch eine deutliche Straffung des Buches – es ist kürzer und übersichtlicher geworden, obwohl die besprochenen Inhalte zugenommen haben!

Dank
Eine Reihe von Autoren hat ihr Fachwissen in die einzelnen Kapitel eingebracht. Birte Steinberg hat grundlegende Vorarbeiten für gerontopsychiatrische Abschnitte im Kapitel 10 geleistet. Besonders dankbar bin ich für die fruchtbare Mitarbeit von Günther Weihsbach, der alle pflegerelevanten Abschnitte kritisch durchgesehen hat, viele Anregungen lieferte und die Kapitel über die neurologische Behandlungspflege und die Pflege bei neurologischen Syndromen wesentlich mitgestaltet hat.
Ich danke auch ganz besonders Fr. Barbara Heidecker vom Kohlhammer Verlag für die gelegentlichen heiteren Aufmunterungen während den „Mühen der Ebene" und die gründliche und kritische Durchsicht des Manuskripts.

Mein ganz herausragender Dank aber gilt Horst Isermann, dem Begründer des Buches und Hauptautor über sechs Auflagen, dem gleichberechtigten Mitautor der 7. Auflage, der mich maßgeblich ermuntert hat, die 8. Auflage allein in Angriff zu nehmen, indem er tatkräftige Hilfe ebenso rechtzeitig anbot wie er sich auch zurückzunehmen wusste, als die Übergabe gedieh.
Die 8. Auflage ist ihm gewidmet.

Bielefeld, im Mai 2010   Martin Bonse

Inhalt

Einführung in die Thematik und Vorwort 5

Teil 1	Perspektiven der Neurologie und neurologischen Pflege	19
1	**Rückblick**	19
1.1	Geschichte der Neurologie	19
1.2	Geschichte der Krankenpflege	21
2	**Aktuelle Trends der Neurologie**	22
2.1	Neue Diagnose- und Therapieverfahren	22
2.2	Spezialgebiete und Neuro-Fächer	22
2.3	Vielfalt pflegerischer Arbeitsfelder in der Neurologie	23
2.3.1	Akutversorgung	23
2.3.2	Rehabilitation	24
2.3.3	Häusliche Pflege	25
2.4	Neue Entgeltsysteme und ihre Auswirkungen auf die Neurologie	25
2.5	Die häufigsten neurologischen Erkrankungen	26
2.6	Neurologische Aspekte der aktuellen demographischen Entwicklung	27
2.7	Spezielle Herausforderungen durch neurologische Erkrankungen	27
3	**Impulse für eine neurologische Fachpflegeausbildung**	28
Teil 2	Neurologische Anatomie und technische Zusatzuntersuchungen	31
4	**Aufbau und Funktion des Nervensystems**	31
4.1	Funktionselemente des Nervensystems	31
4.1.1	Nervenzelle	31
4.1.2	Rezeptoren	33
4.1.3	Synapsen und Transmitter	34
4.1.4	Stützzellen (Glia)	36
4.1.5	Neurohypophyse und Hormonsystem	36
4.1.6	Nervenleitung	37
4.2	Anatomischer Aufbau des Nervensystems	37
4.2.1	Gehirn	37
4.2.2	Rückenmark	41
4.2.3	Blutversorgung des ZNS	44
4.2.4	Ventrikelsystem und Liquorräume	44

4.2.5	Vegetatives Nervensystem	45
4.2.6	Peripheres Nervensystem (PNS)	47
4.2.7	Funktionell wichtige Bahnsysteme	47
5	**Technische Untersuchungen**	**50**
5.1	Neuroradiologie	51
5.1.1	Röntgenuntersuchung	51
5.1.2	Computertomographie	52
5.1.3	Kernspintomographie	53
5.1.4	Hirnszintigraphie, Emissionstomographie	56
5.1.5	Zerebrale Angiographie	58
5.1.6	Interventionelle Angiographie	59
5.1.7	Myelographie	61
5.2	Elektroenzephalographie (EEG)	62
5.3	Elektromyographie und -neurographie	66
5.3.1	Die neuromuskuläre Funktionseinheit	66
5.3.2	Nadel-Elektromyographie (EMG)	66
5.3.3	Elektroneurographie (ENG)	69
5.4	Evozierte Potenziale (EP)	72
5.4.1	Visuell evozierte Potenziale (VEP)	72
5.4.2	Akustisch evozierte Potenziale (AEP)	73
5.4.3	Sensibel evozierte Potenziale (SEP)	73
5.4.4	Magnetstimulation – Magnetisch evozierte (motorische) Potenziale (MEP)	74
5.5	Bioptische Untersuchungsmethoden	75
5.6	Ultraschall-Untersuchungen	76
5.6.1	Dopplersonographie, Farbkodierung	76
5.6.2	B-Bild-Sonographie	79
5.7	Liquoruntersuchung	80
5.7.1	Lumbalpunktion (LP)	81
5.7.2	Liquordruckmessung	83
5.7.3	Liquorbefunde	84
5.8	Laborchemische Untersuchungen	85
5.8.1	Routine-Laboruntersuchungen	85
5.8.2	Blutspiegel-Bestimmungen	86
5.8.3	Hinweise auf Kollagenosen	86
5.8.4	Hinweise auf seltene Polyneuropathien	86
5.8.5	Hinweise auf Stoffwechselerkrankungen	87
5.9	Bakteriologisch-serologische Untersuchungen	87
5.10	Genetische Untersuchungen	87
Teil 3	**Der Umgang mit neurologisch erkrankten Menschen**	**89**
6	**Die pflegerische Untersuchung**	**89**
7	**Die neurologische Untersuchung**	**90**
7.1	Ablauf der Untersuchung	91
7.2	Prüfung der Hirnnerven	91
7.2.1	N. olfactorius (I), Riechnerv	92
7.2.2	N. opticus (II), Sehnerv	92

7.2.3	N. oculomotorius (III), N. trochlearis (IV) und N. abducens (VI)	93
7.2.4	N. trigeminus (V)	95
7.2.5	N. facialis (VII)	96
7.2.6	N. statoacusticus oder vestibulocochlearis (VIII)	96
7.2.7	N. glossopharyngeus (IX)	97
7.2.8	N. vagus (X)	97
7.2.9	N. accessorius (XI)	97
7.2.10	N. hypoglossus (XII)	97
7.3	Prüfung des motorischen Systems	97
7.4	Prüfung des sensiblen Systems	100
7.5	Prüfung der Motorik und Koordination	105
7.6	Der psychische Befund	107
8	**Neurologische Behandlungspflege**	108
8.1	Aktuelle Pflegekonzepte	108
8.2	Der Behandlungsprozess: vom Befund zum Behandlungsplan	110
8.3	Besonderheiten neurologischer Pflegekonzepte	111
8.4	ATL-bezogene Pflege in der Neurologie?	112
8.5	ICF-bezogene Analyse des Pflegebedarfs	113
8.6	Von der Pflegediagnose zur Pflegehandlung	116
9	**Pflege bei neurologischen Syndromen**	119
9.1	Pflegekonzepte bei Psychosyndromen	119
9.2	Pflege von Patienten im Koma und mit apallischem Syndrom	121
9.3	Pflege von Patienten mit Demenz-Erkrankungen und geistiger Behinderung	123
9.4	Umgang mit Gesichtsfeldausfällen, Neglect	126
9.5	Pflegeschwerpunkte bei Aphasien	127
9.6	Pflegeschwerpunkte bei Apraxie	128
9.7	Umgang mit Fatigue	128
9.8	Begleitung von Patienten mit Hirntumoren	128
9.9	Pflege bei Schluckstörungen, Schlucktraining	129
9.10	Umgang mit Ataxie, Tremor und anhaltenden Dyskinesien	131
9.11	Förderung der gestörten Motorik	131
9.12	Kontrakturprophylaxe	133
9.13	Minderung des spastischen Muskeltonus	134
9.13.1	Dehnung	134
9.13.2	Lagerungstechnik nach Bobath	134
9.14	Steigerung des schlaffen Muskeltonus/ Fazilitationstechniken	138
9.15	Mobilisierungstechniken	139
9.15.1	Drehen im Bett	139
9.15.2	Beckenanheben, „Bridging"	139
9.15.3	Im Bett „nach oben" bewegen	140
9.15.4	Aufrechtes Sitzen im Bett	140
9.15.5	Bewegen an den Bettrand/Sitzen auf der Bettkante	140
9.15.6	Transfer auf einen Stuhl	141
9.15.7	Sitzen und Lagern im Stuhl	141

9.15.8	Stehtraining	143
9.15.9	Gehen mit gelähmtem Patienten	143
9.16	Lagerung bei neurologischen Erkrankungen	144
9.17	Therapie- und Pflegeprinzipien bei Blasenstörungen	145
9.18	Therapie- und Pflegeprinzipien bei Darmentleerungsstörung und Obstipation	147
9.19	Tagesstrukturierende Pflege	147
9.20	Begleitung junger Menschen mit chronischen Erkrankungen	148
9.21	Beratung und Angehörigenarbeit	149
9.22	Hilfen zur Schmerzbewältigung	149
9.23	Bewältigungsstrategie, Coping	149
9.24	Ergotherapie und Pflege	150
Teil 4	**Neurologische Krankheitslehre**	**152**
10	**Psyche, Persönlichkeit und Hirn – Die psychoorganischen und psychoreaktiven Störungen**	**152**
10.1	Allgemeines zum Entstehen psychischer Störungen	152
10.2	Probleme der Klassifikation psychischer Störungen	155
10.3	Überblick und Einteilung der psychischen und Hirnfunktionsstörungen	156
10.4	Neuropsychologie: die Lehre von den kortikalen Hirnleistungen	157
10.4.1	Intelligenz und kognitive Fähigkeiten	158
10.4.2	Bewusstsein	159
10.4.3	Orientierung	161
10.4.4	Aufmerksamkeit und Konzentration	161
10.4.5	Störung exekutiver Funktionen	162
10.4.6	Gedächtnis	162
10.4.7	Wahrnehmungsstörungen, Agnosien	163
10.4.8	Aphasie	165
10.4.9	Apraxie	167
10.5	Organische psychische Störungen oder Psychosyndrome (OPS)	167
10.5.1	Delir	168
10.5.2	Amnestische Syndrome	170
10.5.3	Andere organische psychische Störungen	171
10.6	Endogene Psychosen	172
10.7	Neurotische, Anpassungs- und somatoforme Störungen	173
10.8	Persönlichkeits- und Verhaltensstörungen	174
10.9	Demenz	175
10.10	Angeborene Minderung geistiger Fähigkeiten, geistige Behinderung	179
10.11	Hirnregionale Syndrome	182
10.11.1	Apallisches Syndrom	182
10.11.2	Locked-in-Syndrom	183
10.12	Hirntod	183

11	**Schlaf-Wach-Störungen**	184
11.1	Schlafstörung (Insomnie)	184
11.2	Schlaf-Apnoe-Syndrom	185
11.3	Narkolepsie	186
11.4	Parasomnien	186
12	**Hirndruck**	187
12.1	Pathogenese des Hirndrucks	187
12.1.1	Einklemmung	188
12.1.2	Diagnostik des Hirndrucks	189
12.1.3	Einklemmungssyndrome	190
12.2	Hirndrucktherapie	191
12.3	Liquorzirkulationsstörung	193
12.3.1	Hydrozephalus und erhöhter Hirndruck	193
12.3.2	Normaldruck-Hydrozephalus	194
12.3.3	Liquorunterdruck-Syndrom	195
12.4	Pseudotumor cerebri	195
13	**Tumoren des Zentralnervensystems**	196
13.1	Einteilung	196
13.2	Wachstumsverhalten	197
13.3	Besonderheiten einzelner Hirntumoren	198
13.4	Diagnostik	201
13.5	Therapieprinzipien	203
13.5.1	Operation	204
13.5.2	Pflegerische Prinzipien der postoperativen Versorgung	205
13.5.3	Strahlentherapie	206
13.5.4	Chemotherapie	208
14	**Schädel-Hirn-Verletzungen**	212
14.1	Einteilung nach klinischem Schweregrad	213
14.2	Einteilung nach Art der Schädigung	213
14.3	Diagnostik bei Schädel-Hirn-Traumen	215
14.4	Verlauf und Prognose	216
14.5	Behandlung von Schädel-Hirn-Traumen	217
14.6	Pflege bei akuten Schädel-Hirn-Traumen	217
15	**Schlaganfälle**	220
15.1	Grundlagen	220
15.1.1	Anatomie der hirnversorgenden Arterien und Venen	220
15.1.2	Durchblutung und Hirnfunktion	222
15.1.3	Entstehung von Hirnschäden bei Minderdurchblutung	223
15.2	Ischämische Schlaganfälle	224
15.2.1	Häufigkeit und Prognose von Schlaganfällen	224
15.2.2	Risikofaktoren	225
15.2.3	Ursachen (Ätiologie)	226
15.2.4	Einteilung	227
15.2.5	Schlaganfallsyndrome der Gefäßbezirke	229
15.2.6	Klinische Diagnostik	231
15.3	Therapie	233
15.3.1	Schlaganfallstation/Stroke Unit	233
15.3.2	Bevölkerungsaufklärung/Rettungskette	235

15.3.3	Präklinische Versorgung	236
15.3.4	Thrombolyse	236
15.3.5	Basistherapie	237
15.3.6	Ernährung und Aspirationsprophylaxe	238
15.3.7	Rehabilitation	238
15.3.8	Komplikationen/Spezielle Therapien	238
15.3.9	Sekundärprävention	239
15.4	Intrakranielle Blutungen	240
15.4.1	Intrazerebrale Blutung (ICB)	240
15.4.2	Subarachnoidalblutung (SAB)	242
15.5	Sinusvenenthrombosen	242
15.6	Scores	243
15.6.1	National Institute of Health Stroke Scale (NIHSS)	243
15.6.2	Modified Rankin Scale (mRS)	243
15.6.3	Barthel-Index	244
16	**Epilepsie**	**245**
16.1	Definition	245
16.2	Pathophysiologische Grundlagen	246
16.3	Ätiologie	246
16.4	Klassifikation	246
16.5	Epidemiologie	248
16.6	Prognose	249
16.7	Differenzialdiagnostik	249
16.8	Anamneseerhebung	249
16.9	Anfallsbeobachtung	250
16.10	Zusatzuntersuchungen	251
16.11	Therapie	251
16.11.1	„Erste Hilfe" beim epileptischen Anfall	251
16.11.2	Lebensregeln	252
16.11.3	Medikamentöse Behandlung	252
16.11.4	Epilepsiechirurgie	256
16.12	Status epilepticus SE	256
16.13	Besonderheiten der Behandlung bei Menschen mit geistiger Behinderung	257
16.14	Psychosoziale Belange	257
16.15	Besondere Stellung der Pflege	258
17	**Entzündlich-infektiöse Erkrankungen des zentralen Nervensystems (ZNS)**	**258**
17.1	Klinisches Syndrom	259
17.2	Notfall-Diagnostik	261
17.3	Komplikationen	263
17.4	Umgang mit Meningitis-Patienten	263
17.5	Sonderformen	265
17.6	Infektionen durch Bakterien	266
17.6.1	Meningokokken-Meningitis	266
17.6.2	Tuberkulöse Meningitis	268
17.6.3	Lues des zentralen Nervensystems	269
17.6.4	Neuroborreliose	270
17.7	Infektionen durch Parasiten	272
17.8	Infektionen durch Pilze	273

17.9	Infektionen durch Viren	273
17.9.1	Herpes-simplex-Virus-Enzephalitis HSVE	275
17.9.2	Zoster-Radikulitis und -Enzephalitis	275
17.9.3	AIDS/HIV-Infektion	276
17.10	Infektionen durch abnorme Prionen	279
18	**Multiple Sklerose MS (Enzephalomyelitis disseminata)**	280
18.1	Charakteristika der Multiplen Sklerose	281
18.2	Klinische Symptomatik	282
18.3	Verlauf	285
18.4	Diagnostik	286
18.5	Therapie	289
18.5.1	Schubtherapie	289
18.5.2	Verlaufsmodulierende Stufentherapie (Prophylaxe)	290
18.5.3	Rehabilitationsbehandlung	291
18.5.4	Symptomatische Therapie und Pflege	291
19	**Bewegungsstörungen**	292
19.1	Spastik	294
19.2	Parkinson-Syndrome	298
19.2.1	Diagnostik des Morbus Parkinson	299
19.2.2	Verlauf	301
19.2.3	Medikamentöse Therapie	302
19.2.4	Operative Therapieverfahren	303
19.2.5	Pflegerische Maßnahmen	303
19.2.6	Physiotherapie	306
19.2.7	Ergotherapie	307
19.3	Tremor	307
19.3.1	Verstärkter physiologischer Tremor	308
19.3.2	Essenzieller Tremor	309
19.3.3	Tremor beim Parkinson-Syndrom	309
19.3.4	Zerebellärer Tremor	309
19.3.5	Mittelhirntremor	309
19.3.6	Psychogener Tremor	310
19.3.7	Therapie des Tremors	310
19.4	Dystonien	311
19.4.1	Zervikale Dystonie/Torticollis spasmodicus	312
19.4.2	Blepharospasmus	312
19.4.3	Meige-Syndrom	312
19.4.4	Seltenere Dystonien	313
19.4.5	Dystonien bei einer Neuroleptikabehandlung	313
19.4.6	Therapie	314
19.5	Chorea	314
19.5.1	Chorea Huntington	314
19.5.2	Symptomatische Chorea	315
19.5.3	Therapie	315
19.6	Tics und Tourette-Syndrom	315
19.6.1	Tourette-Syndrom	316
19.6.2	Spasmus hemifacialis	316
19.7	Restless-legs-Syndrom (RLS)	317
19.8	Ataxie	317

19.8.1	Morbus Friedreich	318
19.8.2	Spinocerebelläre Ataxien (SCA)	318
19.8.3	Primäre (idiopathische) zerebelläre Ataxie	318
19.8.4	Symptomatische toxische Ataxie	319
19.8.5	Paraneoplastisch bedingte Kleinhirndegeneration	319
19.8.6	Therapie der Ataxien	319
20	**Erkrankungen des Rückenmarks**	**320**
20.1	Das Querschnitt-Syndrom	320
20.2	Durchblutungsstörungen des Rückenmarks	323
20.3	Rückenmarktumoren	323
20.4	Rückenmarkverletzungen	324
20.5	Rückenmarkentzündungen	326
20.6	Fehlbildungen des Rückenmarks	326
20.7	Pflege von Querschnittpatienten	326
21	**Neuroorthopädische Syndrome der Wirbelsäule**	**329**
21.1	Spinale Wurzelsyndrome	330
21.2	Myelopathie bei engem Spinalkanal	333
21.3	Orthopädische Syndrome	335
21.4	Konservative Therapie	337
21.5	Neurochirurgische Therapie	340
22	**Periphere Nervenschädigungen**	**341**
22.1	Anatomie des peripheren Nervensystems (PNS)	341
22.2	Therapie peripherer Nervenschäden	343
22.3	Wurzelausriss	344
22.4	Plexusschädigungen	344
22.5	Lähmung peripherer Nerven	346
22.6	Fazialislähmung	347
23	**Polyneuropathien**	**348**
23.1	Grundlagen	348
23.1.1	Anatomie	349
23.1.2	Polyneuropathisches Syndrom	351
23.1.3	Ursachen	352
23.1.4	Diagnostik	353
23.2	Die wichtigsten Polyneuropathien	354
23.2.1	Hereditäre Polyneuropathien	354
23.2.2	Diabetische Polyneuropathie	355
23.2.3	Critical-illness-Polyneuropathie	355
23.2.4	Alkoholische Polyneuropathie	356
23.2.5	Medikamentös-toxische Polyneuropathie	356
23.2.6	Vaskuläre Polyneuropathie	356
23.2.7	Paraneoplastische Polyneuropathie	357
23.2.8	Autoimmunologische Polyneuropathien	357
23.2.9	Polyneuritis bei Infektionen	359
23.3	Therapie- und Pflegeprinzipien der Polyneuropathien	359
24	**Muskelerkrankungen**	**361**
24.1	Muskeldystrophien und Myotonien	362
24.2	Kongenitale Myopathien	363
24.3	Dermatomyositis/Polymyositis	363

24.4	Polymyalgia rheumatica (PMR)	364
24.5	Endokrine Myopathie	365
24.6	Medikamentös-toxische Myopathie	365
24.7	Metabolische Myopathien	365
24.8	Mitochondriale Enzephalo-Myopathien	366
24.9	Myasthenia gravis	366
25	**Schwindel und Gleichgewicht**	**367**
25.1	Physiologischer Reizschwindel	370
25.2	Benigner paroxysmaler Lagerungsschwindel	370
25.3	Neuropathia vestibularis	371
25.4	Morbus Menière	371
25.5	Akustikusneurinom	371
25.6	Vestibularisparoxysmie	372
25.7	Zentral-vestibulärer Schwindel	372
25.8	Nichtvestibulärer Schwindel	372
25.9	Phobischer Schwankschwindel	372
25.10	Therapie	373
26	**Schmerzen**	**374**
26.1	Neurogene Schmerzsyndrome/neuropathischer Schmerz	377
26.1.1	Trigeminusneuralgie	377
26.1.2	Zosterneuralgie	378
26.1.3	Engpass-Syndrome	379
26.1.4	Sympathische Reflexdystrophie (Komplexes regionales Schmerzsyndrom)	380
26.2	Kopf- und Gesichtsschmerzen	380
26.2.1	Migräne	381
26.2.2	Spannungskopfschmerz	382
26.2.3	Cluster-Kopfschmerz	383
26.2.4	Symptomatischer Kopfschmerz	383
26.2.5	Analgetika-Kopfschmerz	384
26.2.6	Atypischer Gesichtsschmerz	384
26.3	Schmerztherapie	385
27	**Metabolische Erkrankungen und Intoxikationen**	**388**
28	**Degenerative Erkrankungen**	**390**
29	**Fehlbildungen, Entwicklungsstörungen und frühkindliche Hirnschäden**	**392**
29.1	Frühkindliche Hirnschädigung	393
29.2	Zerebrale Entwicklungsstörungen	395
29.3	Dysraphische Störungen	395
29.4	Neurokutane Störungen	396
29.5	Chromosomale Störungen	397
Literatur		**399**
Stichwortverzeichnis		**401**

Teil 1 Perspektiven der Neurologie und neurologischen Pflege

1 Rückblick

1.1 Geschichte der Neurologie

Die ersten Schilderungen neurologischer Krankheiten gehen auf ägyptische Papyri 1.500 Jahre vor Christus zurück: Erwähnt werden Kopfschmerzen, Schwindelanfälle und Epilepsie.

Aber erst mit den anatomischen Kenntnissen wuchs auch das Wissen über die Bedeutung von Gehirn, Rückenmark und peripheren Nerven, die von **Galen** (2. Jh. n. Chr.) erstmals als zusammengehöriges System bezeichnet wurden. Galen lebte im östlichen Mittelmeerraum und wird als „größter Neurologe der Antike" angesehen. Als Gladiatorenarzt in Pergamon erwarb er genaue Kenntnisse über die Zusammenhänge bestimmter Lähmungsbilder und Gefühlsstörungen mit bestimmten Schädigungsorten. Obwohl er keine Leichen-Sektionen durchführte, wusste er bereits, dass eine mit Lähmung aller Extremitäten einhergehende Verletzung des Halsmarks auch zu einer Zwerchfelllähmung führt, wenn die Verletzung oberhalb des 4. Halswirbels liegt; unterhalb des HWK4 blieb die Atemfähigkeit erhalten.

Älteste Schilderungen neurologischer Krankheiten

Schon die Philosophen des antiken Griechenlands sollen das Gehirn als Sitz des Denkvermögens angesehen haben (Pythagoras), schriftlich dokumentiert ist diese Überzeugung erstmals bei Hippokrates, der sich auch klar gegen das Herz als „Empfindungsorgan von Kummer und Sorgen" wendet und dem Zwerchfell ein Denkvermögen abspricht. Dies ist bedeutsam, denn die griechische Bezeichnung „Phren" steht nicht nur für das Zwerchfell (Dia**phra**gma), sondern meint gleichzeitig Seele und Verstand („Schizo**phren**ie")!

Gehirn als Organ des Denkens und Empfindens

Die Kenntnisse der Antike wurden im Mittelalter kaum weiterentwickelt, aber von arabischen Ärzten wie Avicenna überliefert. Den Schrecken wütender Krankheiten wie Pest, Lepra (infektiös, mit neurologischen Symptomen einer Polyneuropathie!) oder „Ignis sacer" („Heiliges Brennen", hervorgerufen durch Getreideverunreinigung, Ergotismus) war man weitgehend hilflos ausgeliefert.

Mittelalter

Der „Wahnsinn" forderte schon in der Antike Mensch und Gesellschaft heraus. Neben einigen körperlichen Behandlungsansätzen (Massagen, Bäder, Aderlässe etc.) gab es meist nur die soziale Isolation und die Unterbringung in Armenhäusern, oft zusammen mit

Humanisierung und Aufklärung

Gewaltverbrechern, Landstreichern, Armen, Prostituierten und Abenteurern, gelegentlich wurden „Tolle" sogar gegen Geld zur Schau gestellt. In der Aufklärung wandte sich das forschende ärztliche Interesse auch den Verhaltensstörungen zu, die in Analogie zu organischen Erkrankungen ebenfalls als zu behandelnde Krankheiten angesehen wurden. Im Zuge der Humanisierung wurde die Gewalt gegen psychisch Kranke zurückgedrängt. Statt in „Zuchthäusern" beginnt in Spitälern und Anstalten die Entwicklung der heutigen Psychiatrie. Die erste deutsche Psychiatrische Fachgesellschaft wurde als „Verein der Deutschen Irrenärzte" bereits 1864 gegründet.

Anatomie als erste medizinische Grundlagenwissenschaft

Im Zeitalter der Aufklärung wuchs mit zunehmenden Kenntnissen die Möglichkeit besserer Behandlungen. Den Anfang ermöglichte die Anatomie (Entwicklung der modernen Mikroskopie, systematische Untersuchung von Leichen), gefolgt von der Entdeckungen auf den Gebieten der Neurophysiologie (Entdeckung der „tierischen" Elektrizität), der Chemie (Entdeckung des Sauerstoffs) und Biologie (Reizübertragung an Synapsen; Identifikation von Bakterien und Giften). Die damit ermöglichten erste Kenntnisse über Schlaganfälle, Multiple Sklerose, Infektionen des Nervensystems, das Parkinson-Syndrom und die Epilepsie führten im 19. Jahrhundert zur Herausbildung der Neurologie als Spezialgebiet der medizinischen Wissenschaft. Heinrich Moritz Romberg wird als Begründer der modernen Neurologie angesehen, denn sein „Lehrbuch der Nervenkrankheiten des Menschen" (ab 1840) hat erstmals das gesamte damalige neurologische Fachwissen systematisch zusammengefasst und dargestellt.

Gründung neurologischer Fachgesellschaften

Die ersten neurologischen Fachgesellschaften wurden ab 1875 (USA) gegründet, sie haben wissenschaftliche Fachzeitschriften herausgegeben, die noch heute erscheinen. 1907 wurde die „Gesellschaft Deutscher Nervenärzte" gegründet, die heute „Deutsche Gesellschaft für Neurologie" DGN heißt.

„Neurologie und Psychiatrie"

Die Trennung der Neurologie von der Psychiatrie war besonders in Deutschland mit seiner großen psychiatrischen Tradition schmerzhaft. Griesinger hatte noch die Gemeinsamkeit beider Fächer betont (Preußen um 1850), wobei es ihm wohl darum ging, alle Nervenkrankheiten als Krankheiten im medizinischen Sinne neben der Inneren Medizin einzuordnen, indem er Neurologie und Psychiatrie als „zwei Seiten einer Medaille" propagierte. Während der Zeit des Nationalsozialismus sollte mit einer unseligen Zwangs-Wiedervereinigung der Neurologen und Psychiater wohl der Widerstand gegen Euthanasieprogramme geschwächt werden; sie wurde nach 1945 wieder aufgegeben. Enge Verbindungen mit der Psychiatrie bestehen noch heute, erkennbar an der häufigen Facharztkombination „für Neurologie und Psychiatrie" und auch an gemeinsamen Fachzeitschriften. **Der Nervenarzt** z. B. versteht sich als Zeitschrift für alle Neuro- und Psychofächer von der Neuropathologie bis zur Psychotherapie.

1.2 Geschichte der Krankenpflege

Die Spuren der Krankenpflege dürften zurückreichen in die ersten Hochkulturen der Antike. Kranke und Verletzte werden von Gesunden gepflegt, und wenn sich mehrere Familien zusammentun, kann Spezialwissen gepflegt und weitergegeben werden. Pflegerische Heilkunst ist verbunden mit Wund- und Körperpflege, Ernährung und Diätetik bis hin zur Bereitung von Arzneien.

Krankenpflege erfordert Sozialstrukturen

Im Christentum wurde die „Caritas" als ein praktischer Ausdruck des Ideals der Nächstenliebe gepflegt; dies dürfte den Erfolg der Bewegung in den sozial nicht abgesicherten Massengesellschaften Roms und Griechenlands maßgeblich beflügelt haben. Das erste öffentliche Gemeindespital soll 399 im christlichen Rom entstanden sein. Bis in die heutige Zeit sind die Kirchen neben den politischen Gemeinden und Wohlfahrtverbänden Träger von Krankenhäusern und Pflegeeinrichtungen.

Christentum

Die Hauptlast der Pflege trugen wohltätige und heilkundige Frauen. Während die Ärzte durchaus auch von Mächtigen und Reichen beschäftigt und bezahlt wurden, leisteten Frauen gemäß dem traditionellen Rollenbild die Pflege nicht selten unentgeltlich und im Geiste der Wohltätigkeit, oft gerade an Armen, Kranken, Alten und Verletzten, die sich keine kostspielige ärztliche Versorgung leisten konnten. Ganz allgemein wurden kräftige Frauen mittleren Alters für die Krankenpflege bevorzugt, diese waren nicht selten klösterlich oder klosterartig (Beginen, Diakonissenvereine) organisiert.

Pflege durch Frauen

Das erste Krankenpflegebuch im deutschen Sprachraum erschien 1679, die erste öffentliche Krankenpflegeschule wurde 1781 in Mannheim gegründet. Mit der Gründung moderner Kliniken ging früh die Einrichtung eigener Krankenpflegeschulen einher, sodass ab der 2. Hälfte des 19. Jahrhunderts weltliche Krankenschwestern und Schwesterntracht allgemein gesellschaftlich anerkannt waren, obwohl das Selbstverständnis der Pflegenden zwischen Nächstenliebe und Broterwerb bis heute etwas zwiespältig geblieben ist.

Öffentliche Pflegeausbildung

Die nachteilige Besoldung besonders der pflegenden Frauen und die hohe Arbeitslast führten parallel zum Zulauf zu Gewerkschaften und 1903 zur Gründung der „Berufsorganisation der Krankenpflegerinnen Deutschlands". Nach dem Nationalsozialismus stellten die Krankenpflegegesetze von 1957, 1985 und 2003 (samt späteren Änderungen) wesentliche Meilensteine zur Förderung eines staatlich anerkannten Berufsbildes der „Gesundheits- und Krankenpflege" mit dreijähriger Ausbildung. Die Entwicklung einheitlicher Lehr- und Prüfungspläne lässt leider noch auf sich warten.

Gründung von Berufsorganisationen

2 Aktuelle Trends der Neurologie

2.1 Neue Diagnose- und Therapieverfahren

Neue Therapien

Die Pharmakotherapie hat die Neurologie zu einem der zukunftsträchtigsten Fächer der Medizin gemacht: Neue Präparate haben die Vorbeugung und Behandlung der **Multiplen Sklerose, autoimmunologischer Nervenerkrankungen,** der **Parkinson-Erkrankung,** des **Schlaganfalls** und der **Epilepsie** revolutioniert. Die **Neuroonkologie** verfügt erstmals über wirksame Chemotherapien. Die Anwendung von z. B. **Botulinumtoxin** hat ganze Krankheitsgruppen (Dystonien, Spastik, Gesichtsspasmen etc.) behandelbar gemacht, denen man zuvor hilflos gegenüberstand.

Bildgebende Verfahren

Anatomie und Pathologie gelten als Basis des wissenschaftlichen Aufschwungs der Medizin. Die Neurologie hat von den **Möglichkeiten der modernen Bildgebung** besonders profitiert. Heute kann man „dem Gehirn beim Denken und Steuern zusehen", das führt zu völlig neuen Ansätzen der Grundlagenforschung bis hin zur Hirnchirurgie.

Genetik

Die genetische Forschung boomt, die Neurogenetik bringt neue Impulse für das Verständnis und die Systematik der Krankheiten.

2.2 Spezialgebiete und Neuro-Fächer

Zunehmende Spezialisierung

Die rasante Zunahme des Wissens hat die Entwicklung zahlreicher „Neuro-Fächer" begünstigt, die heute für Einzelne kaum noch überschaubar sind. Diese Entwicklung ist keineswegs abgeschlossen. Als Beispiele können genannt werden:

Bewegungsstörungen	Epileptologie	Muskelerkrankungen
Neuroimmunologie	Multiple Sklerose	Neuroonkologie
Neurologie peripherer Nerven	Neurophysiologie	Schlaganfallbehandlung
Schlafmedizin	Neurosonographie	Neuropathologie
Neurogenetik	Neuroradiologie	Neurol. Intensivmedizin
Schmerzmedizin	Neuropädiatrie	Neurochirurgie

Die Bildung von Schwerpunkten, Spezialstationen oder -kliniken oder von speziellen diagnostischen Abteilungen oder Instituten berührt auch den Pflegealltag.

2 Aktuelle Trends der Neurologie

Interdisziplinäre Zusammenarbeit
Die wesentlichen Kooperationspartner der Neurologie zeigt Tab. 2.1:

Disziplin	Bereiche
Innere Medizin	besonders Kardiologie, Diabetologie, Rheumatologie, Nephrologie (Dialyse), Hypertoniebehandlung, Onkologie etc.
Gerontopsychiatrie	Demenzabklärung, Alterspsychosen, Anpassungsstörungen im Alter etc.
Psychosomatik	Somatisierungsstörungen
Psychiatrie	Organische Psychosyndrome, Suchtbehandlung
Neurochirurgie	Tumoren, Dekompressionsoperationen des zentralen und peripheren Nervensystems inkl. Wirbelsäulenchirurgie, Implantation von Schmerz- oder Medikamentenpumpen, Stimulatoren, Ventrikeldrainagen, Hydrozephalus etc.
HNO	Schwindel, Erkrankungen des N. facialis, Tumoren
Gefäßchirurgie	Operation hirnversorgender Arterien im Rahmen der Schlaganfallbehandlung
Anästhesie	Spezielle Schmerztherapie
Intensivmedizin	Intensivmedizinische Behandlung neurologischer (Begleit-)Erkrankungen
(Neuro-)Radiologie	Bildgebende Diagnostik, interventionelle Verfahren
Labormedizin	Liquordiagnostik, Immunologie, Genetik

Tab. 2.1: Die wichtigsten Kooperationspartner der Neurologie

2.3 Vielfalt pflegerischer Arbeitsfelder in der Neurologie

Neurologische Erkrankungen sind oft chronisch oder nicht ohne Funktionsminderungen zu heilen. Deshalb sind die Rehabilitation und neurologische Fachpflege im häuslichen Umfeld oder Pflegeheim ein Kerngebiet neurologischer Behandlung und Pflege und häufiger als in anderen konservativen Fächern. Die Akutversorgung, Rehabilitation und Pflege neurologischer Erkrankungen ist ambulant, teilstationär oder stationär möglich.

2.3.1 Akutversorgung

Die ca. 82,5 Mio. Einwohner der Bundesrepublik Deutschlang werden in 39 neurologischen Universitätskliniken und 259 neurologischen Akutkliniken von gut 2000 Neurologen versorgt; deutlich über 90 % der Kliniken haben eine Stroke Unit, 71 % der Unikliniken und 30 % der Akutneurologien haben eine eigene Intensiv- und Beatmungsplätze. Niedergelassen sind fast 5000 Nervenärzte/Neurologen/Psychiater, davon 1094 als Fachärzte für Neurologie (DGN 9/09).

Vollstationär bis ambulant

2.3.2 Rehabilitation

Für die medizinische Rehabilitation steht in Deutschland ein flächendeckendes Netz von knapp 1.500 Rehabilitationseinrichtungen (vgl. www.rehakliniken.de) zur Verfügung. Die DGN meldet rund 1700 Betten (10 % aller Rehabilitationsbetten) in 85 neurologische Rehabilitations- und 66 Fachkliniken. Diese liegen meist abseits der Ballungszentren in landschaftlich reizvoller Umgebung, wo man unter Ausschaltung der häuslichen Probleme eine **vollstationäre Behandlung** mit Konzentration auf das Training und die Bewältigung krankheitsbedingter Defizite zu erreichen suchte. Seit Mitte der 90er-Jahre hat das Bemühen um die Flexibilisierung und Optimierung der Rehabilitation zur **Schaffung ambulanter oder tagesstationärer Programme** geführt, die in Großstädten inzwischen bis 20 % der Bedürftigen erreichen. Dabei standen neurologische Indikationen schon früh zur Verfügung.

> **Definition:** Unter dem Begriff Rehabilitation werden alle Maßnahmen zusammengefasst, die der Besserung angeborener oder erworbener Behinderungen dienen mit dem Ziel einer verbesserten Aktivität und Teilhabe [Partizipation] am sozialen Leben (S. 114).

Dimensionen der Rehabilitation

Die Rehabilitationsbemühungen lassen sich verschiedenen Problemfeldern zuordnen, die sich gegenseitig ergänzen:
- **medizinisch:** Besserung körperlicher Mängel durch Operationen, Trainingsmaßnahmen, Medikamente, Hilfsmittel; Anpassung an chronische Schäden; Psychotherapie usw.)
- **beruflich:** Wiedereingliederung in das Berufsleben, Umschulung, Hilfen am Arbeitsplatz, Belastungserprobungen usw.
- **sozial:** psychische Stabilisierung; private, familiäre und gesellschaftliche Wiedereingliederung; Schwerbehindertenversorgung; Verbesserung der Wohnsituation, Verständigung, Mobilität usw.

Phasen der Rehabilitation

Die Rehabilitation beginnt schon unmittelbar nach Eintreten der Schädigung beginnen und ist dann Teil der Akutversorgung. Alle Rehabilitationsbemühungen werden verschiedenen Phasen zugeordnet:
- Phase A   Akutversorgung mit Frühförderung
- Phase B   bettlägerige Patienten mit Bewusstseinsstörungen erhalten Förderung basaler, sensorischer oder motorischer Funktionen
- Phase C   sitzende Patienten ohne Überwachungspflicht erlernen Selbständigkeit in den basalen ATL
- Phase D   mit Hilfsmitteln mobile Patienten werden gefördert in der Selbständigkeit
- Phase E   berufliche Wiedereingliederung und Förderung
- Phase F   Langzeit-Perspektive mit Maßnahmen zur Festigung des Erreichten

2.3.3 Häusliche Pflege

Die hohe Zahl chronischer neurologischer Erkrankungen führt zu der vergleichsweise hohen Bedeutung der langfristigen Pflege in häuslicher Umgebung oder Heimen. In jüngerer Zeit hat die Zahl der altersgemischten Betreuungsformen zugenommen, diese kommt jüngeren Pflegeabhängigen, die bisher auf „Altenheime" angewiesen waren, entgegen.

2.4 Neue Entgeltsysteme und ihre Auswirkungen auf die Neurologie

Ab 2001 wurde in Deutschland ein neues System der Abrechnung von Krankenhausleistungen eingeführt. Die stationären Fälle werden nicht mehr in tagesgleichen Pflegesätzen nach Verweildauer abgerechnet, sondern als Fallpauschale (DRG), wobei die Verweildauer nur noch bei Unter- oder Überschreitung bestimmter Grenzen eine insgesamt geringe Rolle spielt.

Neue Entgeltsysteme verkürzen die Verweildauer

> **Definition: DRG** steht für Diagnosis Related Groups und bedeutet diagnosebezogene Fallpauschale. Die pauschale Bezahlung der stationären Behandlung setzt erhebliche Wirtschaftlichkeitsanreize, indem sich eine längere Verweildauer bzw. aufwändige Versorgung nicht mehr „auszahlt". Durch zusätzliches Kodieren von Nebendiagnosen und Behandlungsprozeduren wird ein begrenzter Ausgleich geschaffen, weil die einzelnen DRG unterschiedliche Stufen haben können. Es steigt also der Dokumentationsdruck, denn nicht dokumentierte Leistung wird nicht mehr honoriert.

Für die deutsche Neurologie werden folgende Auswirkungen erwartet:

- Verlagerung ehemals stationär erbrachter Leistungen in:
  - ambulante, vor- und nachstationäre Versorgung durch Krankenhäuser
  - ambulante Versorgung durch niedergelassene Ärzte
  - Rehabilitationsleistungen
  - Pflegedienstleistungen (z. B. häuslich oder in Heimen)
- Aufwertung der Versorgung von Hauptdiagnosen unter Vernachlässigung der Nebendiagnosen
- Tendenz zur Aufwärtsverlegung von komplizierten Fällen, z. B. in Voll-Neurologien oder Universitätskliniken), die dadurch wirtschaftlich benachteiligt werden (gleiche DRG – gleicher Erlös)
- Unterbewertung der Behandlung zusätzlicher Behinderungen und chronischer Erkrankungen

2.5 Die häufigsten neurologischen Erkrankungen

Oft werden Multiple Sklerose (MS) und Epilepsie als häufigste neurologische Erkrankungen genannt, vermutlich weil sie bereits im frühen Lebensalter beginnen können und bei geringer Sterblichkeit lange andauern. Die Zahl anderer neurologischer Erkrankungen liegt aber höher (vgl. Tab. 2.2, S. 26).

> **Definition:** Als **Inzidenz** wird die Zahl der jährlichen Neuerkrankungen pro 100.000 Menschen bezeichnet (Erkrankungsrisiko). Mit **Prävalenz** ist der Anteil der momentan Erkrankten gemeint (in % oder pro 100.000).

Erkrankungsrisiko wechselt mit dem Lebensalter

Die Inzidenz der MS und der Epilepsie ändern sich charakteristisch mit dem Lebensalter.
Bei der **Epilepsie** sinkt sie von 90 im Kindesalter auf etwa 20 bei den Dreißigjährigen und steigt zum Lebensende wieder auf Werte um 180. Bei der **Multiplen Sklerose** ist es umgekehrt: Deutlich weniger als 1 % aller Fälle beginnt vor dem 10. Lebensjahr und nur zu 10 % der Fälle nach dem 60. Lebensjahr; aber die Hälfte aller Erkrankungen beginnt zwischen dem 10. und 30. Lebensjahr.

Schlaganfall und Parkinson sind die häufigsten neurologischen Erkrankungen des Alters.

Die Zahl der Patienten mit Schlaganfällen liegt fast zehnfach höher als die der Parkinsonerkrankung. Beide Erkrankungen zeigen wie die Epilepsie eine erhebliche Zunahme der Inzidenz mit dem Alter.

Tab. 2.2: Häufigkeit (Prävalenz und Inzidenz) neurologischer Erkrankungen

Erkrankung	Erkrankte pro 100.000 (Prävalenz)	Jährliche Neuerkrankungen pro 100.000 (Inzidenz)	Erkrankte in Deutschland (Prävalenz)
Epilepsie			
alle	500–1.000	40	400.000–800.000
Kinder		90	
40.–50. Lebensjahr		30	
> 85. Lebensjahr		180	
Multiple Sklerose			
alle	100–150	3,5–5	> 120.000
Parkinson			
alle	150–200	ca. 20	ca. 150.000
40.–44. Lebensjahr		ca. 1	
> 80. Lebensjahr		ca. 150–200	
Schlaganfall			
alle	1.250	182	1 Mio.
> 45. Lebensjahr		200	
> 65. Lebensjahr		5.000	
> 85. Lebensjahr		2.500	

Sehr viel häufiger als diese häufig genannten Erkrankungen sind aber z. B. Kopfschmerzen oder Schwindel. Nach einer aktuellen Studie litten ca. 55 % der Frauen und 35 % der Männer in den letzten 6 Monaten an **Kopfschmerzen**; davon etwa die Hälfte mehr als 1x/ Monat. Nach Schätzungen der Deutschen Schmerzliga leidet ein Drittel der erwachsenen Bevölkerung unter chronischen oder immer wiederkehrenden **Schmerzen.**

Kopfschmerzen und Schwindel sind deutlich häufiger!

Die Häufigkeit von **Schwindel** scheint nur wenig geringer. So sollen 10 % aller österreichischen Patienten beim Arztbesuch über Schwindel klagen. Eine britische Studie zeigte Schwindelsymptome in Abhängigkeit vom Alter bei 17–32 % der Befragten und bei den Hochbetagten über 80 Jahren bis zu 39 %.

Die Belastung der Volkswirtschaft durch Arbeitsunfähigkeit wird allerdings weniger durch die o. a. „Krankheiten des Nervensystems" (ICD) hervorgerufen: fast viermal höher sind die Arbeitsausfälle z. B. durch neurologische Erkrankungen des Muskel-Skelett-Systems (vgl. Kap. 21 Neuroorthopädische Erkrankungen S. 329 f.).

Arbeitsunfähigkeit durch neurologische Krankheiten

2.6 Neurologische Aspekte der aktuellen demographischen Entwicklung

Allgemein wird angenommen, dass die Bedeutung der Neurologie wegen der Zunahme der Lebenserwartung und der altersabhängigen Krankheiten (Schlaganfall, Epilepsie, Parkinson und neurodegenerative Erkrankungen, Demenz) in den kommenden Jahren erheblich steigen wird.

Zunahme der altersabhängigen neurologischen Krankheiten

In Baden-Württemberg hat sich die Zahl stationärer Behandlungen zwischen 1990 und 2003 in keinem Fach so stark erhöht wie in der Neurologie und in der Neurochirurgie, nämlich auf 180 % (Innere Medizin 145 %). Allerdings wurde die Verweildauer in keinem Fach so stark verkürzt wie in der Neurologie, nämlich auf 10,9 Tage (47 % der Verweildauer von 1990). Dieser Trend wird sich bis 2030 fortsetzen. Das hat unmittelbare Auswirkungen auf die stationäre Pflege.

Dynamische Entwicklung der Behandlungszahlen

2.7 Spezielle Herausforderungen durch neurologische Erkrankungen

35 % der Kosten sämtlicher Krankheiten in Europa gehen nach Schätzung der WHO auf Hirnerkrankungen zurück; dies unterstreicht die volkswirtschaftliche Bedeutung aller Neurofächer.

Kostenfaktor Hirnerkrankungen

Die bessere medizinische Versorgung führt letztlich zu einer **Zunahme an Behinderungen**: Schätzungen gehen von zukünftig einem Drittel Menschen mit Entwicklungsverzögerungen und Behinderun-

Zunahme der Behinderungen

gen aus. Deren Hauptursache wird in **neurologischen Erkrankungen** gesehen.

Hirnerkrankungen berühren den „Kern der Persönlichkeit"

Dabei treten Wesensänderungen, Wahrnehmungsstörungen und Hirnleistungseinbußen auf, die Patienten und ihren Angehörigen oft unerklärlich sind. Die Neurologie (mit der Psychiatrie) kann sie beschreiben und erklären und mit Patienten und Angehörigen nach Wegen zu ihrer Akzeptanz und Bewältigung suchen.

Linderung und Begleitung chronischer Erkrankungen junger Menschen

Es bleibt ein Wesensmerkmal neurologischer Erkrankungen, dass sie trotz aller Therapiefortschritte häufig chronisch sind und dass eine vollständige Heilung oft nicht erreichbar ist. Dies hängt mit der Empfindlichkeit und mangelnden Regenerationsfähigkeit des Nervengewebes zusammen. Die Stellung einer genauen Prognose, die Erläuterung des Krankheitsgeschehens und vor allem die Begleitung auf dem Krankheitsweg bleiben deshalb Kernmerkmal neurologischer Behandlung.

Zudem werden mit Multipler Sklerose oder Epilepsie vergleichsweise junge Menschen von einer chronischen Erkrankung betroffen. Die im neuen Krankenpflegeausbildungsgesetz formulierten Ansprüche einer pflegerischen Kompetenz bei der Beratung und der Begleitung werden hier besonders herausgefordert.

3 Impulse für eine neurologische Fachpflegeausbildung

Nachholbedarf
In den beiden vorigen Kapiteln wurde deutlich, welche dynamische Entwicklung die Neurologie genommen hat. Von der Spezialisierung der Neurowissenschaften hat die neurologische Pflege bisher weniger profitiert als die Ärzte und andere pflegenahe Berufe:

- **Physiotherapie** und **Ergotherapie** spielen besonders in der Neurologie eine wesentliche therapeutische Rolle; sie haben sich zu eigenständigen Berufen entwickelt, eine gemeinsame Vergangenheit mit den heutigen Pflegeberufen ist naheliegend.
- **Intensivpflege** beschäftigt sich heute mit neurologischer Intensivmedizin. Beispiele sind das Guillain-Barré-Syndrom, myasthene Krisen, Status epilepticus, unklares Koma, schwere Enzephalitiden, schwere zerebrale Anoxie, Rhabdomyolysen, maligne Hyperthermie, neuroleptische Syndrome etc.
- Ähnlich sieht es in der **Altenpflege**, in **Reha-Kliniken** und der **Heimpflege** aus, die in Zukunft aus demographischen Gründen einen wachsenden Anteil neurologischer Aufgabenstellungen haben werden (vgl. S. 27).

3 Impulse für eine neurologische Fachpflegeausbildung

Spezielle pflegerische Fachassistenz in der Neurologie
In den Kliniken ist ein Trend zu fachpflegerischer Spezialisierungen bereits zu spüren:

- Ähnlich den Diabetes-Fachberatern wird sich eine arztnahe therapeutische Assistenz auch in der **Epilepsie** (S. 258) und auch bei **Parkinson**-Syndromen durchsetzen. Schon jetzt gibt es die **Präventionsassistenten** (S. 225) im Rahmen der **Schlaganfalltherapie** und von der Schlaganfall-Hilfe zertifizierte Fortbildungen für Mitglieder des **Pflegeteams auf Stroke Units** (S. 234).
- Alle komplexen Therapien erfordern eine Durchführungsassistenz. Die Erfahrungen mit „study-nurses" könnten sich zumindest in spezialisierten Zentren in den Alltag übertragen lassen, z. B. in Fachambulanzen für **Multiple Sklerose** oder **Neuroonkologie**.
- Für die **Behandlung mit Interferonen** hat sich eine spezielle Betreuungsform herausgebildet, die von Pflegepersonen und patientenbegleitend betrieben wird, und zwar sowohl ambulant wie auch stationär (S. 290).

Ökonomischer Druck erfordert Spezialisierung
Der zunehmende ökonomische Druck wird die Krankenhäuser und ihre Träger dazu zwingen, auch im Pflegebereich stärker nach Berufsfeldern (und Löhnen) zu differenzieren. Neben der Ausgrenzung pflegerischer Leistungen an „Service-Kräfte" ist im Gegenzug eine erhöhte Qualifikation und neurologisch-pflegerische Kernkompetenz **zur fachlichen Anleitung unspezifischer Pflegekräfte oder des Hilfs- und Servicepersonals** notwendig. Die Tätigkeitsbeschreibung solcher Fachanleitung steht bisher noch aus; Ausbildungsgänge für neurologische Fachpflege sind absolut sinnvoll und zukunftsweisend, aber erst in Planung.

Umgang mit psychischen, kognitiven und Hirnleistungs-Störungen
Eine psychiatrische Fachpflege lässt sich bis ins Mittelalter verfolgen: die Stellung eines „Irrenwärters" ist belegt. Mit der Entwicklung spezieller psychiatrischer Behandlungsstrategien im 19. Jahrhundert wurden neue, gut ausgebildete Pflegende gebraucht und eine **psychiatrische Pflegefachausbildung** angestrebt und schließlich erreicht. Der Umgang mit wesensgeänderten, verwirrten oder in ihrer Hirnleistungsfähigkeit eingeschränkten Kranken schien besondere Kenntnisse zu erfordern. Eine eigenständigen Ausbildung wurde gefordert: „Die Irrenpflege erfordert zwar weniger technische Kenntnisse, aber erhöhte Einfühlungs- und Anpassungsfähigkeit, längere Erfahrung ... (als die Körperkrankenpflege)" (Kielholz 1928, S. 95 f.).
Die Pflege von neurologisch kranken Menschen, die psychische, neuropsychologische, milde psychiatrische oder schlicht neurologische Störungen haben, sollte in der Neurologie stattfinden, um unnötige Verlegungen in die Psychiatrie zu vermeiden. Entscheidend ist die kommunikative und pflegerische Kompetenz, die zu sinnvollen Fortschritten auf der Station und in der häuslichen Umgebung führt.

Der fachgerechte Umgang mit den beschriebenen Patienten ist auch in der Neurologie erforderlich und bedarf der Anleitung (zur systematischen Darstellung der entsprechenden Erkrankungen s. Kap. 10!).

Pflegekompetenz für neurologische Kernkrankheiten aufbauen
Es gibt eine ganze Reihe neurologischer Erkrankungen, deren Behandlung über das hinausgeht, „was eine internistische Pflegekraft auch könnte". In Kapitel 8 und 9 werden typisch neurologische Pflegefähigkeiten beschrieben, die eine nicht neurologisch ausgebildete Pflegekraft ohne Einweisung überfordern würde, vor allem wenn sie andere Pflegepersonen, Pflegeschüler (oder gar „Service-Kräfte") anleiten müsste. Die Krankheitslehre (Teil 4) enthält weitere spezielle Pflegehinweise.

Die Tatsache einer **Erkrankungsbeginns oft schon in jungen Lebensjahren** und die Erfahrung, dass bei neurologischen Erkrankungen oft keine umgehende Heilung, sondern „nur" eine Besserung möglich und deshalb eine **oft lebenslange Begleitung erforderlich** ist, erfordert eine Beratungskompetenz, die in anderen Fächern so nicht erforderlich ist.

Teil 2 Neurologische Anatomie und technische Zusatzuntersuchungen

4 Aufbau und Funktion des Nervensystems

4.1 Funktionselemente des Nervensystems

Einige Bauelemente des Nervensystems sollen kurz vorgestellt werden:

- Nervenzellen (Ganglienzellen, Neuronen)
- Gliazellen
- Rezeptoren
- Synapsen

4.1.1 Nervenzelle

Grundwissen: Das Gehirn setzt sich aus etwa 100 Milliarden Nervenzellen (Neuronen) zusammen, die miteinander kommunizieren. Die Nervenzellen des peripheren Nervensystems gehen nur wenige Verbindungen ein, im Gehirn jedoch kann ein Neuron über 10.000 Verbindungen (Synapsen) aufbauen. Die Verbindungen werden durch Fasern hergestellt, jede Faser kann sich erheblich verzweigen. Die Nervenzellen setzen sich zusammen aus Soma, Fasern und Synapsen (s. S. 34).

Ansammlungen von Neuronen heißen **Nucleus, Kern** oder **Ganglion**, sie sind besonders stark in der **Grauen Substanz** vertreten.

Die Neurone können sich nicht wie andere Körperzellen im Laufe ihres Lebens teilen oder erneuern; sie sind so alt wie ihr Träger. Hingegen können die Verschaltungen zwischen den Neuronen (Axone, Dendriten und ihre Endigungen, die Synapsen) sich erneuern und zeitlebens neue Verbindungen herstellen. Auf diese Weise werden neue Hirnleistungen ermöglicht (Lernen) oder verlorene Funktionen wiedererlangt (Rehabilitation).

Erneuerung, Regeneration

Die Nervenzellen haben einen hohen **Energieverbrauch**, schon nach wenigen Minuten ohne Glukose und Sauerstoff sterben die Neurone ab. Etwa 20 % der gesamten Energie wird vom Gehirn verbraucht.

Hoher Energieverbrauch

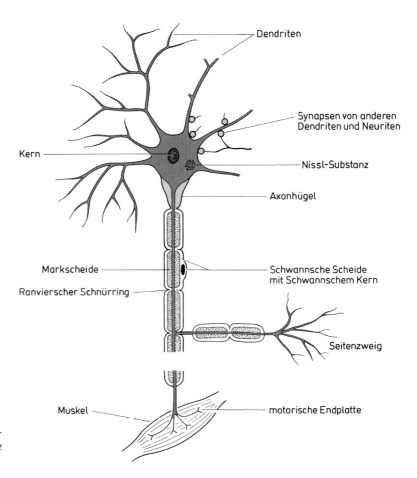

Abb. 4.1: Schematischer Aufbau einer Nervenzelle

Nervenzellkörper (Soma)

Grundwissen: Die Fasern bzw. Fortsätze jedes Neurons laufen am Zellkörper (Soma) zusammen, der je nach Anzahl der am Soma eintreffenden Fasern unipolar (eine Faser), bipolar (zwei) oder multipolar (sternförmig angeordnete Fasern) geformt sein kann. Die Nervenzellkörper sind etwa so groß wie ein rotes Blutkörperchen, viele aber deutlich größer. Das Soma wird von Protoplasma, einer eiweißreichen, halbflüssigen, feinkörnigen Masse und dem Kern (Nucleus) gebildet.

- Der **Zellkern** selbst besteht vorwiegend aus Nukleinsäure, das ist die Erbinformation, das Genmaterial.
- Die **Nissl-Substanz** dient der Bildung von Zellproteinen.
- Die **Mitochondrien** sind strangförmig strukturierte Organellen, die Energie für alle Aufgaben der Zellen zur Verfügung stellen. Dabei werden auf komplizierte chemische Weise die im Zitratzyklus bereitgestellten kleinsten Nahrungsbestandteile (Pyruvat,

Acetyl-CoA) unter Nutzung des Sauerstoffs zu Kohlendioxid „verbrannt" ohne dass unnötige oder schädliche Wärme entsteht (Atmungskette, s. Mitochondriale Enzephalo-Myopathien S. 366 u. S. 388).
- Der **Golgi-Apparat** nimmt extrazelluläre Substanzen auf, verändert sie (lysosomale Enzyme) und scheidet sie wieder aus. Bei der Aufnahme und Ausscheidung werden kleine Bläschen (**Vesikel**) gebildet. Die ausgeschiedenen Substanzen können wichtige Signalfunktionen für Nachbarzellen haben (Sekretion, **Neurotransmitter**).

Nervenfasern

Grundwissen: Die Nervenzellen stehen über Ausläufer bzw. Nervenfasern miteinander in Verbindung (Dendriten, Axone).

Die **Dendriten empfangen** über ein dichtes Wurzelwerk von Fasern Informationen von anderen Zellkörpern und deren Fasern, bis zu 200.000 Verzweigungen werden für möglich gehalten.
Die **Axone senden** Signale. Ein solches Axon kann über ein Meter lang sein (Abb. 4.10, S. 49), ist häufig aber nur 1 µm lang. Das Axon kann Seitenzweige (Kollateralen) abgeben, die sich wiederum verzweigen (bis zu 10.000 Zweige).

Die Nervenfasen werden in unterschiedlichem Ausmaß von einer Hülle aus Lipiden und Proteinen (**Myelin**) umhüllt, die alle 1–2 mm eine Einschnürung (Ranvier-Schnürring, s. Abb. 4.1) aufweisen. Das Myelin wird im Zentralnervensystem von den Oligodendrozyten und im peripheren Nervensystem von den Schwann-Zellen gebildet, indem sie sich in regelmäßigen Schichten um mehrere benachbarte Nervenfasern wickeln. Jedes Marksegment zwischen zwei Schnürringen wird von einer Schwann-Zelle gebildet.

Markscheide (Myelinscheide)

Grundwissen: Die Dicke der Markscheide ist für die Schnelligkeit der Reizleitung verantwortlich. Diese erfolgt im peripheren Nerv nicht gleichförmig wie in einer elektrischen Leitung, sondern sprunghaft von Schnürring zu Schnürring; markhaltige Fasern leiten deshalb viel schneller als markarme Fasern (s. Nervenleitgeschwindigkeit NLG S. 69 und NLG der Fasertypen, S. 350).

Die **Weiße Substanz** des zentralen Nervensystems besteht ganz überwiegend aus solchen meist myelinisierten Nervenfasern, die sich zu Bahnsystemen bündeln.

4.1.2 Rezeptoren

Grundwissen: Rezeptoren sind die sensiblen Anfangsorgane der Nerven, die je nach Typ unterschiedliche Außenreize wahrnehmen und die Weiterleitung in den Nervenfasern vorbereiten.

Die spezielle Funktion der Nervenfasern beruht auf ihren Rezeptoren, wobei freie Nervenendigungen und eingekapselte Endorgane unterschieden werden:

- Die Haut enthält Mechanorezeptoren (Druck, Berührung), Thermorezeptoren (Kälte, Wärme) und Nozizeptoren (Schmerz). An den Fingerbeeren finden sich besonders viele Merkel-Tastscheiben, die auf Berührung und Tastreize ansprechen. Die Haarmanschetten vermitteln Berührungsempfindungen der Haarwurzel, während Meissner-Tastkörperchen nur an der unbehaarten Haut vorkommen. Die Vater-Pacini-Lamellenkörper nehmen in den tieferen Hautschichten grobe Druckreize auf.
- Die Muskeln enthalten Spindeln, welche die Dehnung wahrnehmen. In den Sehnen liegen Golgi-Organe, welche Krafteinwirkungen registrieren.
- Augen, Ohren und Riechorgan nehmen über spezialisierte Rezeptoren über eine gewisse Entfernung optische, akustische oder olfaktorische (Geruch, Aroma) Reize wahr.
- Die Zunge enthält bestimmte Rezeptoren für die Qualitäten salzig, süß, sauer und bitter.
- Der Trigeminus kann neben mechanischen auch chemische Schmerzwahrnehmungen (Ammoniak, Salmiakgeist!) weiterleiten.

Die von Rezeptoren erfassten Reize entsprechen nicht immer unserer Einteilung sensibler Qualitäten (vgl. S. 100), was die Beurteilung erschwert. So können „freie Nervenendigungen" „Schmerzreize" wahrnehmen, die durch so unterschiedliche Auslöser wie Stromschlag, Säure/Lauge, extremer Druck, extreme Temperatur, Substanzen im Gewebe wie Serotonin, Histamin oder Bradykinin hervorgerufen werden.

4.1.3 Synapsen und Transmitter

Grundwissen: Die **Synapsen** stellen Kontaktstellen der Nerven untereinander oder der Nerven mit ihren Erfolgsorganen dar. Sie vermitteln die auf den Nervenfasern eintreffenden elektrischen Erregungswellen an die nachgeschalteten Nerven, Muskeln oder Drüsen.

- **Chemische Synapsen** wandeln das eintreffende elektrische Signal zunächst in ein chemisches um, indem sich Botenstoffe (**Transmitter**) aus Bläschen (Vesikeln) in den synaptischen Spalt entleeren, wo sie an der gegenüberliegenden Seite auf spezielle Rezeptoren einwirken. So wirkt der Transmitter Acetylcholin auf dort vorhandene Acetylcholinrezeptoren. Die **Rezeptoren** sorgen ihrerseits für den beabsichtigten Effekt im Erfolgsorgan (z. B. Kontraktur im Muskel, Sekretausschüttung einer Drüse etc.)
- **Elektrische Synapsen** wirken ohne chemischen Zwischenschritt direkt und elektrisch auf das Erfolgsorgan.

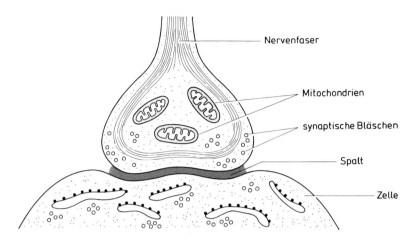

Abb. 4.2: Aufbau der Synapse einer Nervenzelle

Man unterscheidet erregende und hemmende Synapsen je nach Wirkung des Transmitters auf das nachgeschaltete Organ.

Neurotransmitter	Funktion	Bedeutung
Acetylcholin	meist erregend	erster entdeckter Transmitter, wirkt im Gehirn, im vegetativen Nervensystem wie auch an der Verbindung Muskel und Nerv
Dopamin	erregend und hemmend	bei M. Parkinson, Sucht, positive Verstärkung, Psychosen
Adrenalin	erregend	Transmitter des Sympathikus
NoradrenalinNoradrenalin	erregend	bei Depressionen, Schmerzen, Angst
Serotonin	erregend	bei Depressionen, Schmerzen, Angst
Glutamat	erregend	häufigster erregender Transmitter im ZNS.
Glycin	meist hemmend	Hauptsächlich im Rückenmark und weniger in der Hirnrinde relevant
Gamma-Aminobuttersäure (GABA)	hemmend	häufigster hemmender Transmitter im ZNS Wirkort von Medikamenten zur Angstlösung, Epilepsietherapie etc.
Neuropeptide		mehr als 100 identifiziert, z. B. Endorphin mit körpereigener Opiumwirkung

Tab. 4.1: Auswahl von Neurotransmittern mit ihrer Bedeutung und Funktion

4.1.4 Stützzellen (Glia)

Grundwissen: Die Nervenzellen (vgl. Kap. 4.1.1) werden gehalten, isoliert und versorgt von **Gliazellen**.
Im Schnitt kommen auf ein Neuron etwa zehn Gliazellen.

- **Astrozyten** versorgen die Nerven mit Flüssigkeit und regeln den Elektrolythaushalt.
- **Oligodendrozyten** bilden das isolierende Myelin und entsprechen insofern den Schwann-Zellen der peripheren Nerven.
- **Mikrogliazellen** erkennen und beseitigen mögliche krankmachende Substanzen oder Zellen und bauen degeneriertes Hirngewebe ab.
- **Ependymzellen** kleiden Liquorräume des Gehirns und Rückenmarks aus.

Grundwissen: Hirntumoren bestehen überwiegend aus wuchernden Gliazellen (Gliome, Glioblastome).

4.1.5 Neurohypophyse und Hormonsystem

Das Gehirn nimmt unbewusst und somit dem vegetativen Nervensystem ähnlich über Thalamus und Hypothalamus Einfluss auf die Hypophyse, indem es die Hormonausschüttung beeinflusst.

Grundwissen: Hormone wirken als Botenstoffe auf entfernt liegende Organe, indem sie über die Blutbahn zu ihnen gelangen. Ihre Wirkung geschieht entsprechend langsam und auch länger anhaltend als die direkte Steuerung über das vegetative Nervensystem.

Tab. 4.2: Hormone und ihre Wirkorte

Hormon	Wirkort
Thyreoideastimulierendes Hormon TSH	Schilddrüse
Adrenokortikotropes Hormon ACTH	Nebennierenrinde
Melanozytenstimulierendes Hormon MSH	Melanozyten der Haut
Wachtumshormon (growth Hormone) GH, STH	Gesamtorganismus
Prolaktin	Brustdrüse
Luteinisierendes Hormon	Gelbkörper (weiblich) Hoden (männlich)
Follikelstimulierendes Hormon FSH	Ovar (weiblich) Hoden (männlich)

4.1.6 Nervenleitung

Grundwissen: Die Fasern der Nerven übermitteln Informationen auf elektrischem Wege.

Eine Nervenzelle im Ruhezustand hat ein Ruhepotenzial: das Innere einer Zelle ist negativ und die Außenhülle positiv geladen. Dieses Potenzial wird durch die Natrium-Kalium-Pumpe der Zellmembran aufrechterhalten. Bei einer Erregung kommt es plötzlich zu einem schnellen Einbruch von Natrium-Ionen in die Zelle und einer nur langsamen Wanderung von Kalium-Ionen aus der Zelle. Dadurch überwiegen im ersten Moment der Erregung positive Ionen innerhalb der Zelle, sodass es kurz zu einer Umkehr der Spannung (Depolarisation) kommt, ehe langsam der alte Zustand wieder hergestellt wird. Diese Depolarisation dient als Auslöser für eine Erregung der noch im Ruhezustand befindlichen Nachbarabschnitte des Nervs, sodass sich eine „Erregungswelle" über die Nervenfasern fortpflanzt. Die Leitgeschwindigkeit hängt von der Dicke der Myelinscheide ab (S. 350)!

Grundwissen: Solche Entladungswellen empfängt jede Nervenzelle von ihren Dendriten und Rezeptoren oder den mit ihr über Synapsen (s. S. 31) verbundenen anderen Nervenzellen. Durch diese Einflüsse wird das eigene Entladungsverhalten beeinflusst. Die nah am Zellkern gelegenen Synapsen haben einen größeren Einfluss als entfernt liegende, auch die Frequenz der hereinkommenden Entladungen spielt eine Rolle. Auf diese Weise entsteht ein hochkomplexes Zusammenspiel, das sich ganz erheblich unterscheidet z. B. von den Heimcomputern, die nur über einen einzelnen Prozessor mit einer festen Taktfrequenz verfügen.

4.2 Anatomischer Aufbau des Nervensystems

4.2.1 Gehirn

Grundwissen: Die Hirnfunktion beruht auf dem Zusammenwirken der unvorstellbar großen Zahl von ungefähr 100 Milliarden **Nervenzellen (Neuronen)**. Es ist das zentrale Steuerungsorgan des menschlichen Körpers, den es bewusst (Bewegungssystem) und unbewusst (Funktion der inneren Organe) steuert. Es ist Sitz der Persönlichkeit und der individuellen Wesenszüge, der bewussten und unbewussten psychischen und emotionalen Vorgänge, aller Wahrnehmungsvorgänge sowie des Denkvermögens und Gedächtnisses. Der Tod des Gehirns (S. 183) ist mit dem Tod des Individuums gleichzusetzen.

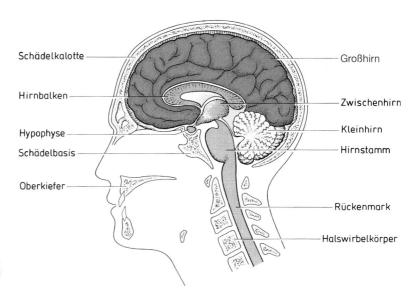

Abb. 4.3: Medianschnitt durch den Kopf

Das Gehirn des erwachsenen Menschen wiegt zwischen 1.350 und 1.500 Gramm, es lässt sich gliedern in Großhirn, Zwischenhirn, Hirnstamm und Kleinhirn (vgl. Abb. 4.3). Es bildet zusammen mit dem Rückenmark das zentrale Nervensystem (ZNS).

4.2.1.1 Großhirn

Das Großhirn besteht aus zwei symmetrischen Hälften, den Hemisphären, die durch ein breites querlaufendes Faserbündel, den Hirnbalken (Corpus callosum), verbunden sind. Die Oberfläche des Großhirns ist mit Windungen (Gyri) überzogen, die durch Furchen (Sulci) voneinander getrennt sind. Durch die Furchung wird die Oberfläche des Gehirns deutlich vergrößert (auf ca. 1,5 m^2).

 Grundwissen: Die oberste Schicht der Hirnwindungen ist 2–4 mm dick und dicht bepackt mit Nervenzellen (**Graue Substanz**, vgl. Abb. 4.4), die die kortikalen Hirnfunktionen (S. 157) ermöglichen. Die **Weiße Substanz** enthält überwiegend Verbindungsfasern (Axone, Dendriten). Im Rückenmark ist die Anordnung umgekehrt: Dort umhüllt die Weiße Substanz die Graue Substanz. Weitere Graue Substanz findet sich in den Kerngebieten des Zentralnervensystems.

Das Großhirn wird in Lappen eingeteilt, die charakteristische Aufgaben haben:

- Der **Stirnlappen** (Abb. 10.2, S. 165) wird durch den Sulcus centralis vom Scheitellappen getrennt. Die vor diesem Sulcus befindliche vordere Zentralwindung (Gyrus praecentralis) bildet den Anfangspunkt der motorischen Pyramidenbahn (Abb. 4.9, S. 48), die über die innere Kapsel und das Rückenmark die gesamte Willkürmotorik des Körpers steuert. Im Stirnlappen befin-

det sich auch das motorische Sprachzentrum. Außerdem kontrolliert das Stirnhirn die Handlungsabläufe für ein angemessenes sozial-ethisches Verhalten.
- Der **Scheitellappen** beginnt hinter der Zentralfurche mit der hinteren Zentralwindung (Gyrus postcentralis), die als sensibles Zentrum Endpunkt aller Körperempfindungen aus der Peripherie ist.
- Im **Hinterhauptlappen** befindet sich das Sehzentrum.
- Der **Schläfenlappen** beherbergt Zentren für die Hör- und Geruchswahrnehmung sowie die Spracherinnerung. Zusammen mit dem limbischen System des Hirnstamms wird im Schläfenlappen die Affektivität gestaltet und gesteuert.

Grundwissen: Die **Stamm- oder Basalganglien** bilden als subkortikale (unter dem Kortex, d. h. der Hirnrinde, gelegene) Kerngebiete nicht nur wesentliche Schaltstellen der Motorik (Abb. 19.1, S. 293), sondern beeinflussen auch Initiative und Spontaneität, Affekte und Stimmungen, Antrieb und Willen sowie vorhersehendes Planen (Abb. 4.4, S. 40).

Anatomie der Hirnhäute
Die Hirnwindungen sind von einer eng anliegenden Hirnhaut (Pia mater) bedeckt. Über die Furchen und Windungen hinweg zieht eine zarte Spinnwebenhaut mit Blutgefäßen (Arachnoidea). Pia mater und Arachnoidea werden gemeinsam auch als weiche Hirnhäute (Leptomeninx) bezeichnet. Der Raum zwischen beiden, der **Subarachnoidalraum**, enthält Nervenwasser (Liquor cerebrospinalis, S. 193) und Blutgefäße. Weiter nach außen, direkt unter der Schädelkalotte, spannt sich die harte Hirnhaut (Dura mater), welche als Hirnsichel (Falx cerebri) zwischen den beiden Hemisphären in die Tiefe reicht und in der hinteren Schädelgrube als Kleinhirnzelt (Tentorium cerebelli) das Großhirn vom Kleinhirn trennt (Abb. 12.1, S. 189). Der **Epiduralraum** liegt zwischen Schädelkalotte (bzw. Wirbelsäule) und Dura, der **Subduralraum** zwischen Dura und Arachnoidea.

4.2.1.2 Zwischenhirn (Dienzephalon)

In der Tiefe beider Großhirnhemisphären und benachbart zu den Basalganglien und um den 3. Ventrikel angeordnet befindet sich das Zwischenhirn (Abb. 4.3). Es ist für die Regulation der vegetativen, endokrinen und affektiven Funktionen zuständig.

- Der **Hypothalamus** ist ein Zentrum des vegetativen Nervensystems und über einen Stiel mit der an der Schädelbasis gelegenen Hypophyse verbunden. Der Hypothalamus steuert die Hypophyse und reguliert über das hormonelle System die Körpertemperatur, den Elektrolythaushalt, die endokrinen Organe, Sexualfunktionen und das Gefühls- und Stimmungsleben.
- Der **Thalamus** ist ein wichtiges Schaltzentrum für die zum Großhirn geleiteten Reizinformationen sämtlicher Sinnesorgane und

gibt außerdem Informationen der motorischen Basalganglien und des Kleinhirns z. B. zur Feinsteuerung an die vordere Zentralwindung.
- Im hinteren Abschnitt des Zwischenhirns befindet sich in der Mittellinie die Zirbeldrüse (**Epiphyse**), die z. B. den Tag-Nacht-Rhythmus reguliert.

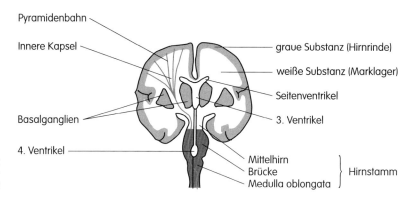

Abb. 4.4: Frontalschnitt durch das Gehirn mit grauer und weißer Substanz

4.2.1.3 Hirnstamm

Mit dem Zwischenhirn gehört der Hirnstamm zu den entwicklungsgeschichtlich älteren Anteilen des Gehirns. Der Hirnstamm stellt die Verbindung zwischen dem Zwischenhirn und dem Rückenmark dar und umfasst vor allem das Mittelhirn, die Brücke, die Medulla oblongata und den 4. Ventrikel (Abb. 4.4). Im Hirnstamm entspringen 10 der 12 Hirnnerven (zur Prüfung der Hirnnerven s. S. 91).

Grundwissen: Im Hirnstamm **kreuzen die motorischen und sensiblen Bahnen**, die Kortex und Körperperipherie verbinden, er enthält auch alle **Verbindungen zum Kleinhirn**. Im Mittelhirn und verlängerten Mark haben **die zehn unteren Hirnnerven** ihre Ursprungs- und Einmündungsgebiete (die beiden ersten Hirnnerven N. olfactorius und N. opticus sind herausgestülpte Hirnteile). Zwischen den Hirnnervenkernen und den Bahnsystemen existiert noch ein besonderes Netzwerk von Nervenfasern und Ganglienzellen, die **Formatio reticularis**. Als Antwort auf sensible und motorische Impulse steigert sie die allgemeine aktivierende **Wachheit**. Sie fördert oder unterdrückt **Schmerzwahrnehmungen** und erzeugt **Emotionen** durch Verknüpfungen mit dem Limbischen System. Sie enthält in der Brücke das **pontine Blasenzentrum**, in der Area postrema das **Brechzentrum**. Im Hirnstamm werden **Atmung, Kreislauf, Nahrungsaufnahme, Schluck-, Husten- und Niesreflex** sowie der **Spannungszustand der Muskulatur** gesteuert.

4.2.1.4 Kleinhirn (Zerebellum)

Das Kleinhirn besteht wie das Großhirn aus zwei stark gefalteten Hemisphären und vereinigt sich in der Mitte zum Wurm, der die Verbindung zum Hirnstamm herstellt. Charakteristisch sind die vielen schmalen, parallel verlaufenden Windungen (Abb. 4.3). Es bestehen erstaunlich viele Verbindungsfasern (ca. 200-mal so viel wie für den gesamten Sehvorgang) zum Kleinhirn.

Grundwissen: Das Kleinhirn hilft bei der Steuerung der Motorik, die unbewusst geplant, koordiniert und fein abgestimmt und auch abgespeichert wird (motorische Routineabläufe). Es steuert wesentlich das Gleichgewicht.

4.2.2 Rückenmark

Das Rückenmark ist entwicklungsgeschichtlich der älteste Teil des Zentralnervensystems (ZNS). Es befindet sich als ein 40–45 cm langer und im Querschnitt etwa 15 mm messender schmaler Stab im Wirbelkanal und wiegt beim Erwachsenen nur 34–38 Gramm. Im Bereich des Hinterhauptlochs (Foramen occipitale magnum) geht es ohne feste Begrenzung aus der Medulla oblongata hervor und es endet kegelförmig als Conus medullaris (Abb. 4.5). Bis zum dritten Lebensmonat entsprechen die Rückenmarksegmente den Wirbelkörpersegmenten. Dann bleibt das Wachstum des Rückenmarks hinter dem der Wirbelsäule zurück. Da die Nervenwurzeln der Rückenmarksegmente aber weiterhin den Wirbelbogensegmenten zugeordnet bleiben, müssen die unteren thorakalen und besonders die lumbalen Wurzeln eine immer längere Strecke im Rückenmarkkanal zurücklegen (Abb. 4.5). Das Rückenmark endet beim Erwachsenen in der Höhe des 1. oder 2. Lendenwirbelkörpers.

Grundwissen: Das Rückenmark verbindet Gehirn (Medulla oblongata) und peripheres Nervensystem. Es enthält vorwiegend sensible und sensorische Bahnen aus der Peripherie und aus der Gegenrichtung motorische Fasern vom Gehirn. Außerdem steuert es das Reflexverhalten.

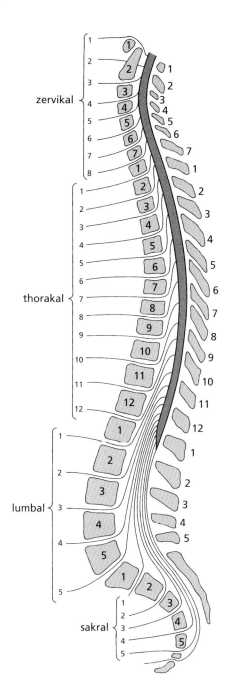

Abb. 4.5: Beziehungen des Rückenmarks und seiner Wurzeln zur Wirbelsäule

Das Rückenmark ist funktionell in Segmente eingeteilt, die jeweils bestimmte Muskelgruppen (Myotome) und Hautbereiche (Dermatome) versorgen. Je Segment treten die vorderen und hinteren Nervenwurzeln seitlich zu Spinalwurzeln zusammen, die den Spinalkanal jeweils zwischen zwei Wirbelkörpern verlassen (vgl. Abb. 4.5 und Abb. 21.1, S. 330). Wir haben

- 8 zervikale Segmente C1–C8 im Bereich der 7 Halswirbelkörper HWK1–7,
- 12 thorakale Segmente Th1–Th12 im Bereich der 12 Brustwirbelkörper BWK1–12,
- 5 lumbale Segmente L1–L5 im Bereich der 5 Lendenwirbelkörper L1–5,
- 5 sakrale Segmente S1–S5 im Bereich des Kreuz- oder Sakralbeins und
- 3–5 Steißbeinsegmente.

Die Wurzeln C1–C7 treten **oberhalb** der entsprechenden Wirbelkörper aus, die Wurzel C8 und die nachfolgenden thorakalen und lumbalen Wurzeln treten alle **unterhalb** der entsprechenden Wirbelkörper aus (Abb. 4.5).

Das Rückenmark bildet auf Höhe der Arm- und Beinsegmente wegen der Vielzahl dort verschalteter Nervenfasern eine Verdickung.

Segmente

Wie das Gehirn wird auch das Rückenmark eng von der weichen Pia mater umkleidet. Über die Furchen des Rückenmarks hinweg zieht die Spinnwebenhaut (Arachnoidea), die der harten Rückenmarkhaut (Dura mater) eng angelagert ist. Diese ist fest mit den knöchernen Wirbelkörpern verbunden und bildet den Duralsack, der bis zum Steißbein reicht. Reichlich Liquor befindet sich zwischen Arachnoidea und Pia mater, sodass das Rückenmark allseitig zu seinem Schutz sowohl von Liquor als auch von der Wirbelsäule und den Häuten umgeben ist.

Die Rückenmarkshäute, Liquorraum

Liquorpunktion unterhalb des Conus medullaris: Der untere Abschnitt des Rückenmarkkanals, der lumbale Duralsack, ist nicht mehr vom Rückenmark selbst, sondern nur noch von Liquor und den Nervenwurzeln ausgefüllt, die gewissermaßen einen Schweif bilden, die Cauda equina (zum Cauda-Syndrom s. S. 322 u. 333). Lumbalpunktionen (LP) finden unterhalb des Conus medullaris zwischen dem dritten und vierten Lendenwirbelkörper im lumbalen Duralsack statt, wo das Rückenmark nicht mehr verletzt werden kann (Abb. 5.15, S. 81).

Das Rückenmark gliedert sich in die in der Mitte liegende H- oder schmetterlingsförmige Graue Substanz aus Nervenzellen und in die diese umgebende Weiße Substanz, die aus myelinhaltigen Nervenfasern besteht, welche die Nervenbahnen bilden (Abb. 4.6).

Rückenmark im Querschnitt

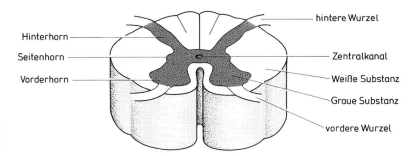

Abb. 4.6: Querschnitt durch das Rückenmark, Graue und Weiße Substanz

Weiße Substanz | Die Weiße Substanz des Rückenmarks ist der Leitungsapparat für die sensiblen und sensorischen Reize aus der Peripherie zum Gehirn sowie für die motorischen Fasern der Pyramidenbahn in Gegenrichtung. Außerdem beinhaltet es z. B. den Kleinhirnseitenstrang zur Verknüpfung von Rückenmarks- und Kleinhirnfunktionen.

Graue Substanz | Die Graue Substanz wird außen von der Weißen Substanz umgeben, sie selbst umschließt den Zentralkanal. Sie ist im Querschnitt schmetterlingsförmig (Abb. 4.6), und man unterscheidet Vorder-, Hinter- und Seitenhorn.

Vorderhorn | Im Vorderhorn verlassen die motorischen Nervenfasern das Rückenmark und ziehen über die vordere Wurzel zu den Skelettmuskeln.

Hinterhorn | Im Hinterhorn erreichen die für die sensiblen Funktionen zuständigen Nervenfasern aus der Peripherie und über die hinteren Wurzeln das Rückenmark.

4.2.3   Blutversorgung des ZNS

Die Anatomie der hirnversorgenden Arterien ist dem Schlaganfallkapitel vorangestellt (S. 220), und die Blutversorgung des Rückenmarks wird bei den Rückenmarkserkrankungen (S. 323) beschrieben.

4.2.4   Ventrikelsystem und Liquorräume

Der Liquor ist eine wasserklare, zellarme Flüssigkeit, die sich in den äußeren und inneren Liquorräumen befindet. Der **äußere Liquorraum** entspricht dem Spalt zwischen den weichen Hirnhäuten Pia mater und Arachnoidea, dem Subarachnoidalraum (S. 39, 43). Die **inneren Liquorräume** werden von den Hirnkammern (Ventrikel) gebildet. Beide Großhirnhälften werden von jeweils einem sichelförmigen **Seitenventrikel** durchzogen, in denen im Plexus chorioideus der Liquor gebildet wird. Sie stehen über das kleine Foramen Monroi mit dem mittelständig im Zwischenhirn gelegenen **3. Ventrikel** in Verbindung (Abb. 19.1, S. 293), der sich zum **Aquädukt** verengt, durch den der **4. Ventrikel** im Hirnstamm erreicht wird. Im Bereich des 4. Ventrikels befinden sich drei Öffnungen als Verbindung zu den

äußeren Liquorräumen, während der 4. Ventrikel sich in den fast
verödeten **Zentralkanal** des Rückenmarks fortsetzt.

4.2.5 Vegetatives Nervensystem

Grundwissen: Das vegetative Nervensystem durchzieht das zentrale und periphere Nervensystem und den gesamten Körper. Es wird auch **autonom** genannt, weil es weitgehend nach eigenen Regeln und für den Menschen unbewusst arbeitet. Zwei gegensätzlich wirkende Systeme, **Sympathikus** und **Parasympathikus**, regeln die lebenswichtigen vegetativen Funktionen wie Atmung, Herzschlag, Blutdruck, Körpertemperatur (diese gelten mit dem Bewusstsein als Vitalzeichen), dazu aber auch Verdauung und Stoffwechsel, Harnblasen- und Sexualfunktionen und z. B. die Pupillen- und Lidspaltenweite.

Die wichtigsten Zentren des Gehirns, die bei der Steuerung vegetativer Funktionen eine Rolle spielen, sind der Hypothalamus (Steuerung der Hypophyse, Verbindung zum hormonellen System) und das **Limbische System**. Dieses liegt in beiden Hirnhälften c-förmig gebogen etwa an den inneren Flächen der Seitenventrikel. Als eine Zentrale der endokrinen, vegetativen und psychischen Regulation koordiniert es innere und äußere Reize und ergänzt sie mit Emotionen und Gefühlen; außerdem spielt es eine wichtige Rolle bei der Funktion des Gedächtnisses.

Limbisches System und Hypothalamus

Die sympathischen Nervenzellen verlassen – aus dem Seitenhorn (Abb. 4.6, S. 44) des Brustmarks kommend – das Rückenmark über die vorderen Wurzeln (Abb. 4.8, S. 47) und bilden seitlich der Wirbelsäule den Grenzstrang, der mit dem Seitenhorn vom unteren Halsmark bis zum mittleren Lendenmark (C8–L3, Abb. 4.7) reicht. Der Grenzstrang setzt sich nach oben zum **Ganglion stellatum** und G. cervikale superius fort (paarig), während kaudal vor der Wirbelsäule drei größere mediale Zellknoten liegen (prävertebrale Ganglien, unter ihnen das G. coeliacum = **Sonnengeflecht**). In den Ganglien werden die zentralen auf periphere Neurone umgeschaltet (Abb. 4.8), die zu den Erfolgsorganen ziehen (Abb. 4.7). Der Überträgerstoff im 2. Neuron ist Noradrenalin, deshalb wird auch von adrenergen Fasern bzw. Wirkungen gesprochen.

Sympathikus, Seitenhorn, Grenzstrang

Der obere (kraniale) Teil des Parasympathikus verlässt das Gehirn mit den Hirnnerven und versorgt die Speichel- und Tränendrüsen, die Pupillen sowie über den N. vagus viele innere Organe. Der untere (kaudale) Teil verlässt das Rückenmark über die Sakralwurzel und versorgt z. B. Blase, Darm und Sexualorgane. Der Parasympathikus besteht ebenfalls aus zwei Neuronen, die aber erst in der Nähe ihres Erfolgsorgans in einem Ganglion umgeschaltet werden. Der Überträgerstoff des 2. Neurons ist Acetylcholin, deshalb wird auch von cholinergen Fasern oder Wirkungen gesprochen.

Parasympathikus

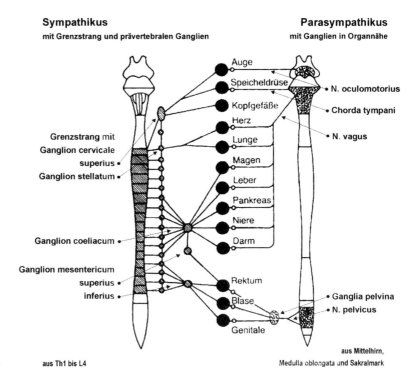

Abb. 4.7: Schematischer Aufbau des vegetativen Nervensystems

Tab. 4.3: Funktion des vegetativen Nervensystems

	Sympathikus	Parasympathikus
Auge	Pupillen erweitern, Lid heben, Auge hervortreten lassen	Pupillen verengen
Herz	Frequenz erhöhen	Frequenz erniedrigen
Bronchien	erweitern, Sekretion hemmen	verengen, Sekretion fördern
Magen, Darm	Peristaltik und Sekretion hemmen	Peristaltik und Sekretion fördern
Stuhlgang	hemmen	fördern
Blase	Sphincter kontrahieren	Detrusor kontrahieren
Penis	Ejakulation	Erektion
Periphere Blutgefäße	verengen	–
Schweißdrüsen	Sekretion fördern	–
Nebenniere	Adrenalin ausstoßen	–
Summe	„Leistung, Kampf"	„Ernährung, Erholung"

4.2.6 Peripheres Nervensystem (PNS)

Das periphere Nervensystem umfasst alle Leitungsbahnen außerhalb des zentralen Nervensystems (Gehirn und Rückenmark), also auch Teile des vegetativen Nervensystems (S. 44). Es beginnt mit den Spinalwurzeln und reicht über die Spinalnerven, die Nervengeflechte und die großen und kleinen Nerven in alle Bereiche des Körpers. Neben den vegetativen Fasern beinhaltet es in erster Linie motorische Fasern für die Muskulatur und sensible Fasern für alle Qualitäten der Wahrnehmung. Die Anatomie des PNS wird im Kap. 22 periphere Nervenschädigungen beschrieben (S. 341).

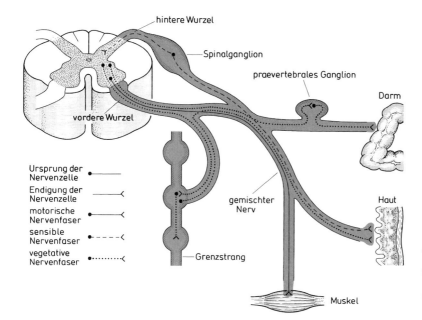

Abb. 4.8: Aufbau des peripheren Nervensystems samt Grenzstrang: Ursprung und Ziel motorischer, sensibler und autonomer Neurone

4.2.7 Funktionell wichtige Bahnsysteme

Steuerung der Motorik: 1. und 2. motorisches Neuron
Das motorische Bahnsystem hat einen zentralen und einen peripheren Anteil und steuert die willkürliche Feinmotorik.

Das „1. motorische. Neuron" (auch **Pyramidenbahn** genannt)
- entspringt in den Pyramidenzellen des Gyrus praecentralis des Frontallappens (Abb. 10.2, S. 165) und
- verläuft absteigend über die innere Kapsel (Abb. 4.4, S. 40) zum Hirnstamm,
- kreuzt in der Medulla oblongata zur Gegenseite (Pyramidenbahnkreuzung),
- steigt als Pyramidenbahn seitlich vom Hinterhorn im Rückenmark abwärts (Abb. 4.9),

- zieht auf der Höhe des Austritts aus dem Rückenmark zum Vorderhorn und
- wird im Vorderhorn auf das 2. motorische. Neuron umgeschaltet (Abb. 4.11, S. 50).

Das 2. motorische Neuron
- verlässt das Rückenmark durch die vordere Wurzel (Abb. 4.8, S. 47),
- bildet mit sensiblen und vegetativen Fasern einen gemischten Nerv und
- zieht zu seinem Erfolgsmuskel.

So treten z. B. die 2. motorischen Neurone des Bizepsmuskels (das sind einige Hundert!) in den Spinalwurzeln C5 und C6 aus, durchziehen den oberen Armplexus und erreichen den Bizeps über den gemischten N. musculocutaneus.

Das 1. Motoneuron wird auch oberes und das 2. auch unteres Motoneuron genannt, je nach Schädigungsort entstehen zentrale (S. 295) und periphere Lähmungen (S. 342).

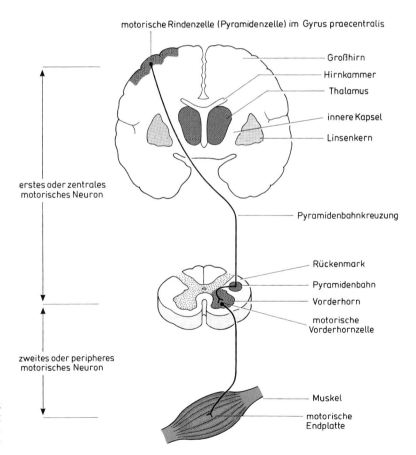

Abb. 4.9: Der Aufbau des motorischen Systems mit 1. und 2. motorischem Neuron

Wahrnehmung von Berührung und Tiefensensibilität (S. 102) über die Hinterstrangbahn

Gliederung der sensiblen Hinterstrangbahn (Abb. 4.10):

- Das 1. sensible Neuron erreicht über einen gemischten Nerven und z. B. den Nervenplexus des Arms oder Beins die Hinterwurzel (vgl. Abb. 4.8, S. 47), sein Zellkern liegt im Spinalganglion (es handelt sich um die längsten Zellen des Menschen).
- Im Hinterstrang des Rückenmarks steigt das Neuron auf und wird am Übergang zur Medulla oblongata auf das 2. sensible Neuron geschaltet. Dieses kreuzt im Hirnstamm zur Gegenseite und erreicht den Thalamus.
- Im Thalamus wird auf das 3. sensible Neuron umgeschaltet, es erreicht über die innere Kapsel den Gyrus postcentralis (Abb. 10.2, S. 165).

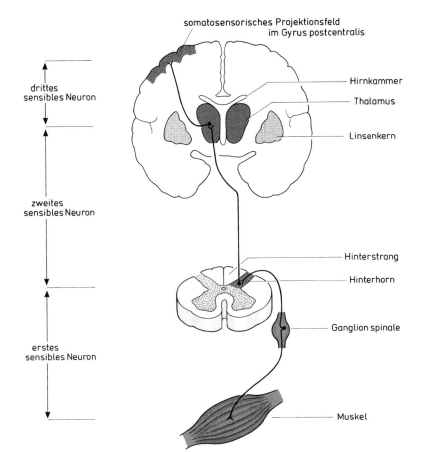

Abb. 4.10: Aufbau der sensiblen Hinterstrangbahn

*Wahrnehmung von Schmerz und Temperatur über die
Vorderseitenstrangbahn*
Einen ganz anderen Aufbau hat der Vorderseitenstrang. Hier werden die Fasern für die Wahrnehmung von Schmerz, Temperatur und grober mechanischer Belastung bereits im Hinterhorn auf das 2. Neuron umgeschaltet. Dieses kreuzt bereits im Segment des Eintritts in das Hinterhorn auf die Gegenseite und steigt in einer in der Weißen Substanz um das Vorderhorn gelegenen aufsteigenden Bahn, dem Vorderseitenstrang aufwärts und erreicht ebenfalls den Thalamus. Von dort erreicht das 3. Neuron die Postzentralwindung.

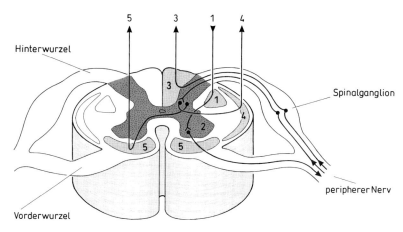

Abb. 4.11: Querschnitt durch das Rückenmark und schematische Darstellung wichtiger Bahnsysteme
1. Pyramidenbahn
2. Vorderhorn mit Ganglienzelle
3. Hinterstrangbahn
4. Kleinhirnseitenstrangbahn
5. Vorderseitenstrangbahn

5 Technische Untersuchungen

Indikation und Beurteilung

Die Indikation und Auswertung der vielfältigen Zusatzdiagnostik ist eine verantwortungsvolle ärztliche Aufgabe. Zu berücksichtigen ist die Fragestellung, die Aussagefähigkeit der angeforderten Untersuchung und zunehmend ein ökonomischer Druck, der sich aus der Notwendigkeit der Kostenersparnis und der rationellen und effizienten Diagnosestellung ergibt. Die Entwicklung leistungsfähiger PCs und Laborcomputer hat die Bearbeitung, Dokumentation und Verfügbarkeit der Ergebnisse enorm verbessert.

Aufklärung und Mitteilung der Ergebnisse

Die Patienten müssen sachgerecht über Art, Ziel und eventuelle Risiken der Untersuchung aufgeklärt werden; die Verantwortung dafür liegt beim Arzt. Im Routinebetrieb ist es zweckmäßig und unvermeidlich, die Vermittlung mancher Routinediagnostik medizinischem Fachpersonal zu übertragen, das diese Diagnostik auch selbständig durchführt (z. B. Röntgen- oder Labor-MTA, Blutentnahme-Dienst).
Die Untersuchungsergebnisse müssen vor der Mitteilung auf jeden Fall kritisch überprüft und in den Gesamtzusammenhang des Be-

handlungsauftrags gestellt werden, das muss dem Arzt-Patienten-Gespräch überlassen werden. Hier hat es schon fatale Missverständnisse gegeben.

Gelegentlich wird durch eingeschränkte Aufnahme- oder Merkfähigkeit des Kranken die Information erschwert, dann ist es hilfreich, wenn Angehörige hinzugezogen werden können.

> **Unterstützung bei der Diagnostik:** Die Pflegekräfte können die Aufklärung ergänzen. Das kann von der Aushändigung schriftlicher Information bis zum persönlichen Gespräch über die Untersuchung reichen. Alle schwierigen oder offenen Fragen können und müssen dem Arzt überlassen werden. Der Kranke fragt, was bei der Untersuchung passiert, wie er sich verhalten muss, ob sie schmerzhaft ist und wann das Ergebnis vorliegt. Ein auf die Untersuchung gut vorbereiteter und während der Untersuchung gut begleiteter Patient wird diese schneller und weniger belastet überstehen. Für die begleitende Pflegeperson ist eine genaue Kenntnis der verschiedenen Untersuchungsmethoden vorteilhaft!

5.1 Neuroradiologie

5.1.1 Röntgenuntersuchung

Mit einfachen (nativen) Röntgenaufnahmen des Schädels können knöcherne Prozesse des Hirnschädels wie z. B. primäre Knochentumoren und Metastasen sowie Frakturen nach einer Schädel-Hirnverletzung abgeklärt werden. In der Regel werden Schädelaufnahmen in zwei Ebenen angefertigt. Wir unterscheiden nach Strahlengang die seitliche und die p-a- (posterior-anteriore) Aufnahme.

Schädelaufnahme

Die Übersichtsaufnahmen der Wirbelsäule in zwei Ebenen sind häufiger notwendig. Sie geben Auskunft über die Krümmungsverhältnisse, die Knochenstruktur (Metastasen? Mineralstoffwechselstörungen? Frakturen?), die Weite des Spinalkanals und der Zwischenwirbelräume (Bandscheiben? Entzündungen?) und degenerative Veränderungen der Zwischenwirbelgelenke. Zusätzliche Schrägaufnahmen dienen der Beurteilung der Foramina intervertebralia, durch welche die Nervenwurzeln des Rückenmarks ziehen. Funktionsaufnahmen können ein Wirbelgleiten aufzeigen.

Wirbelsäulenaufnahme

> **Assistenz bei Röntgenuntersuchungen:** Unruhige und benommene Patienten sind häufig schlecht zu lagern und schwer zu röntgen. Die begleitende Pflegeperson wird wegen der Strahlenbelastung nur in Ausnahmefällen zum Festhalten eines Patienten gebeten, allerdings hat sich diese Streustrahlenbelastung bei den modernen Geräten deutlich verringern lassen. Durch Bleischürze und ggf. Handschuhe lässt sich die Belastung weiter vermindern. Die Röntgenverordnung legt die Grenzwerte und deren Überwachung fest.

5.1.2 Computertomographie

Prinzip
Der prinzipielle Fortschritt war zunächst das Ersetzen des Röntgenfilms durch einen Detektor, dessen Signale digital ausgewertet werden können. Die mit der Vorstellung von einer Computertomographie (CT) verbundenen Schichtbilder entstehen durch Messungen aus verschiedenen Blickwinkeln. Bereits zu Beginn (Einführung in die Medizin 1971) wurde eine Röntgenquelle und ein Detektor um die zu messenden Punkte bewegt (jetzt kreisförmig). Die kontinuierlichen Fortschritte ergeben sich aus der Verfeinerung der Technik. So wird nicht mehr mit einem Einzelstrahl (Pencil-Beam) gemessen, sondern mit einem Fächer von Strahlen (Fan-Beam). Dieser Strahlenfächer trifft auf dem gegenüberliegenden Kreissegment auf reihenförmig angeordnete Detektoren (MD Multidetektor, Detektorbanane). Weil der Fächer jetzt auch in Richtung des Tischvorschubs streut (Cone-Beam, Kegelstrahl), können mehrere (z. B. 16) Reihen von Detektoren nebeneinander (MS Multislice, Mehrschicht) angeordnet werden. Durch den Bau kontinuierlich und im Prinzip endlos drehfähiger Systeme (kein Abbremsen und „Zurückdrehen" mehr!) sowie durch den Übergang auf von Kreisebenen- auf Spiraluntersuchungen (kontinuierlicher Vorschub des Patienten!) ließen sich die Untersuchungszeiten massiv verkürzen und die Abbildungsgenauigkeit erheblich verbessern. Die Strahlenbelastung lässt sich durch höhere Strahleneffektivität teilweise vermindern.

5.1.2.1 Schädel-CT

Indikationen
Eine Schädel-CT wird üblicherweise bei folgenden Fragestellungen/Indikationen eingesetzt:
- Zerebrale Durchblutungsstörungen (S. 220 Schlaganfall) sind in der therapeutisch wichtigen Phase kaum oder nur an „Frühzeichen" erkennbar.
- Akute Hirnblutungen (besonders bei Verdacht auf Subarachnoidalblutung) sind als helle Bezirke gut erkennbar.
- Angiosequenzen zur Darstellung hirnversorgender Arterien
- Schädelbasis und Felsenbeinprozesse (Mastoiditis etc.)
- Schädel-Hirn-Trauma (sub- und epidurale Hämatome; Schädelfrakturen etc.)
- Ausschluss von Hirndruck, Raumforderung etc. vor Liquorpunktionen
- Beurteilung der Hirnkammern (Hydrozephalus etc.)
- Hirntumoren: Ausmaß des Ödems (dunkler als Umgebung), Verlaufsbeurteilung (Ergänzung zur MR)
- Alternativ-Untersuchung zur MRT bei Herzschrittmacher-Patienten
- Notfalldiagnostik – wegen schneller Verfügbarkeit

Die Aussagekraft kann durch die intravenöse Gabe **eines jodhaltigen Kontrastmittels** verbessert werden.

Der Nachweis von frischem Blut und Kalk gelingt durch die CT besonders gut. Aus Kostengründen wird sie oft zur Verlaufsbeobachtung und zur postoperativen Kontrolle eingesetzt. Ein weiterer wesentlicher Vorteil gegenüber der MRT ist ihre meist schnellere Verfügbarkeit, dies ist besonders bei der Untersuchung von Notfallpatienten entscheidend.

Vorzüge

5.1.2.2 Wirbelsäulen-CT

Bandscheibenerkrankungen, lokale Wirbelsäulenprozesse, Frakturen der Wirbelsäule sind die wesentlichen Fragestellungen. Es geht dabei nicht nur um die Kompression des Rückenmarks (Querschnitt-Syndrom) oder von Nervenwurzeln (Radikulopathie), sondern nicht selten um Abklärung von orthopädischen Schmerzzuständen. Da bei Wirbelsäulendegenerationen (Facettengelenke) und postoperativ mit Lufteinschlüssen gerechnet werden muss, besteht hier ein potenzieller Vorteil gegenüber der MRT, das seinerseits allerdings die beteiligten Nervenstrukturen und auch Entzündungen von Wirbelknochen und Bandscheibe (Spondylodiszitis) erheblich differenzierter abbildet.

5.1.2.3 Angio-CT

Mit einer Multislice-CT (Mehrschicht-CT, s. S. 52) können kleine interessierende Gefäßregionen nach intravenöser Injektion eines jodhaltigen Kontrastmittels durch eine 3D-Rekonstruktion in Minutenschnelle dargestellt werden.

5.1.3 Kernspintomographie

Bei diesem auch als Magnetresonanztomographie (MRT) bekannten Verfahren werden die Schichtbilder aus den Effekten einwirkender Magnetfelder errechnet. Menschliche Atome (besonders das Proton im Wasserstoffatom) gleichen einer Magnetnadel, die sich in einem äußeren Magnetfeld ausrichtet. Sie drehten sich außerdem wie Kreisel um ihre eigene Achse (Spin) und zeigen dabei dem Spielkreisel ähnliche Bewegungen (Präzession). Durch einen Radiowellen-Impuls werden diese Atomkerne quer zum ursprünglichen Magnetfeld ausgerichtet. Nach Beendigung dieses Impulses streben die Kerne wieder zurück in ihre ursprüngliche, gleichgerichtete Lage; dabei werden Energien frei, die gemessen und geortet werden können. Die Analyse dieser Energien liefert bildliche Darstellungen, wobei unterschiedliche Analysetechniken („Sequenzen") bestimmte Gewebeeigenschaften (T1- und T2-Zeit, Protonendichte, Diffusion) zur Abbildung nutzen. Dabei werden im Gerät Größen wie Repetitionszeit, Echozeit, Flipwinkel, Magnetfelddaten, Inversionszeit, Spin-Echo-Sequenz etc. verändert, z. B. STIR-Sequenz zur Fettunterdrückung in einer T2-Messung.

Prinzip

MR-Angiographie MRA

Ein relativ neues Einsatzgebiet betrifft die **MR-Angiographie**. Sie macht sich zunutze, dass während der Messung nicht-magnetisierte Teilchen einfließen. (TOF time of flight); bessere Ergebnisse lassen sich durch die Gabe des Kontrastmittels Gadolinium erzielen. Diese Techniken sind wenig invasiv, zeigen aber gegenüber der klassischen Angiographie eine geringere Auflösung und kleinere Untersuchungsfelder.

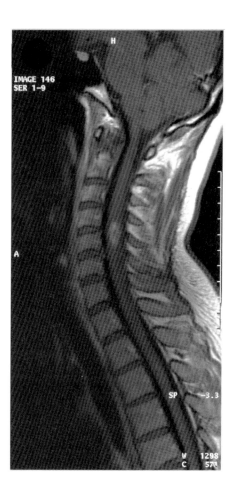

Abb. 5.1:
Kernspintomographie des Halsmarks im Sagittalschnitt. Gut erkennbar in Höhe C4/5 ein entzündlicher Herd mit nekrotischer Höhle

Funktionelle MRT

Die funktionelle MR-Tomographie ermöglicht:
- Perfusions- und Diffusionsuntersuchungen bei Durchblutungsstörungen und Schlaganfall
- Darstellung von Funktionsarealen: Sprachzentrum, motorische und sensible Bahnen, Sehrinde etc.

MR-Spektroskopie

Die MR-Spektroskopie dient nicht der bildlichen Darstellung bestimmter Hirnareale, sondern der Erforschung ihrer chemischen Zusammensetzung. Ein kleinstes Volumenelement (Voxel) der Tumorregion wird durch eine spezielle Sequenz selektiv angeregt, sodass – ähnlich der Kurve einer Eiweiß-Elektrophorese – erkennbar wird, in welcher Menge z. B. N-Acetylaspartat (NAA), Kreatinin (CR), Cholin (CHO) oder Lactat in dem Voxel vorhanden sind. Dieses Verfahren ist sowohl hilfreich bei der Planung einer Biopsie als auch zur Verlaufsbeobachtung, indem z. B. ein hoher Cholin-Wert für ein Tumorrezidiv und gegen eine degenerative Folgeschädigung durch Bestrahlung spricht.

KM ist nicht immer erforderlich; die Indikationen unterscheiden sich von denen bei der CT. Das KM enthält kein Jod und kann bei Hyperthyreose eingesetzt werden, allergische Reaktionen sind sehr selten; Vorsicht bei Dialyse-Patienten. Bei Entzündungen und Tumoren ist oft KM erforderlich, ebenso bei manchen Formen der MR-Angiographie. *Kontrastmittelgabe*

Vor jeder Untersuchung wird eine Liste möglicher **Kontraindikationen** geprüft:
Herzschrittmacher? Künstliche Herzklappe? Medikamentenpumpe? Ohrimplantate? Metall-Clips nach Gehirn-Operation? Metallteile oder -splitter etc. im Körper? Schwangerschaft? Platzangst? Unbeherrschbare Bewegungsunruhe? Massives Übergewicht? *Kontraindikationen*

Das MR-Gerät ist recht imposant, und der Patient wird in eine relativ enge Magnetröhre gefahren, in der er für ca. 30 Minuten (Untersuchungsdauer) möglichst ruhig liegen muss. Zwar ist die Untersuchung vollkommen schmerzfrei und auch völlig harmlos, aber unvorbereitete Patienten bekommen nicht selten **Platzangst**, wenn sie allein in der Röhre liegen und die lauten Geräusche des Magneten hören. Zwar besteht ein Sprechkontakt, und das Personal kennt diese Situation natürlich genau, aber es kommt doch immer wieder vor, dass wertvolle Untersuchungszeit verloren geht, weil die Untersuchung unterbrochen oder beendet werden muss. *Vorbereitung des Patienten*

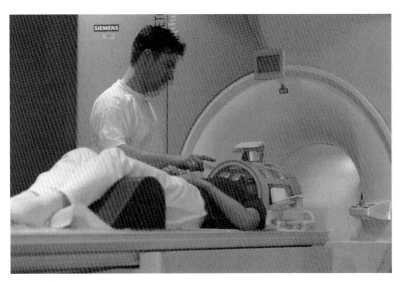

Abb. 5.2: Platzangst im MR-Gerät? Die zeitaufwändige Untersuchung in der engen MRT-Röhre muss den Patienten vorher beruhigend erläutert werden, um Panikattacken zu vermeiden und die kostbare Untersuchungszeit voll nutzen zu können

Pflegehinweis: Hier ist eine gute Vorbereitung sehr von Vorteil, und die Pflegepersonen sollten unbedingt in diesem Sinne mitwirken! Die Angst kann durch eingehende Aufklärung und geschickte psychologische Führung deutlich reduziert werden. Untersuchungen in Narkose sind möglich, aber sehr aufwändig.

Die inzwischen vorhandenen „offenen" Geräte haben noch erhebliche Nachteile bei der Abbildungsgenauigkeit und sind in der Neurologie kaum einzusetzen.

Aussagefähigkeit

Die MRT ist unerreicht in der anatomischen Darstellung der Weichteil-Organe des ganzen Körpers und auch der Knochen einschließlich deren pathologischer Veränderungen in bisher ungekannter Genauigkeit.

Mögliche Fragestellungen im Bereich von Gehirn und Rückenmark sind:
- Entwicklungsstörungen (Dysplasien) und Fehlbildungen
- Durchblutungsstörungen (besonders im Hirnstamm), Gefäßmissbildungen, Aneurysmen, Sinusvenenthrombose (vgl. S. 242)
- Ausschlussdiagnostik bei Demenz (M. Alzheimer)
- neurologische Systemerkrankungen wie Neurofibromatose, Tuberöse Sklerose, Sturge-Weber usw. S. 397 f.)
- neurodegenerative Erkrankungen wie M. Parkinson u. a.
- Multiple Sklerose und andere entzündliche Erkrankungen wie Kollagenosen, Lupus erythematodes, Sarkoidose
- Tumoren, Tumorverdacht: primäre Hirntumoren, Metastasen, spinale Raumforderungen, Meningeom
- Akustikusneurinom, Hypophysenadenom etc.
- Bandscheibenprozesse, spinale Entzündungen, Metastasen der Wirbelsäule, Rückenmarkserkrankungen, Wirbelsäulendegenerationen, Spondylodiszitis, Postdiskektomie-Syndrom
- Muskelerkrankungen, Myositis

5.1.4 Hirnszintigraphie, Emissionstomographie

Prinzip

Die Hirnszintigraphie ist ein nuklearmedizinisches Verfahren und wird von den Patienten als nicht belastend empfunden. Sie geht mit einer relativ geringen Strahlenbelastung einher. Radioaktive Substanzen (Radionuklide) mit sehr kurzen physikalischen und biologischen Halbwertzeiten gelangen bei Injektion über die Vene in den Körper. Ihre Verteilung wird mit einer Gamma-Kamera gemessen und zur Bildgebung weitergeleitet. Auf Wunsch erscheinen die Muster in unterschiedlichen Farbkodierungen.

Emissionstomographie

Die herkömmliche Szintigraphie ist hinsichtlich der Abbildung nativen Röntgenaufnahmen vergleichbar; sie kann erweitert werden durch die digitale Errechnung von Schichtbildern (vergleichbar einer CT). Dabei kommen die Single-Photon-Emissions-Computertomographie (SPECT) und die Positronen-Emissions-Computertomographie (PET) zur Anwendung.

SPECT

Das Verfahren wird mit verschiedenen Radionukliden genutzt in der Diagnostik von Durchblutungsstörungen und Stammganglienerkrankungen:
- Die Tc-99-HMPAO-SPECT ist geeignet zur Messung der zerebralen **Perfusionsreserve**, z. B. bei der Beurteilung hämodynamischer Schlaganfälle vor der OP von Gefäßstenosen. Die Provokation erfolgt mit Kohlendioxid oder mit Acetazolamid (Diamox®), die durch Vasodilatation zu einer ca. 30 %-igen Steigerung der regionalen Durchblutung bei gesunden Gefäßen führen. Im Gegensatz dazu ist die Reservekapazität in ischämischen Bezirken durch die Autoregulation bereits erschöpft.
- In der Hirntoddiagnostik kann die Tc-99-HMPAO-SPECT (Nachweis fehlender **Hirnperfusion**) (Hirndurchblutung) den klinischen Befund des Hirntods bestätigen. Die Szintigraphie wird im Gegensatz zum EEG nicht durch Medikamente und Stoffwechselstörungen beeinflusst.
- Die Tc-99-SPECT ist ein geeignetes Verfahren, um epileptische Herde bei Patienten mit schwer behandelbarer **Epilepsie** zu lokalisieren.
- Die J-123-IBZM-SPECT zeigt bei **atypischen Parkinson-Erkrankungen** (MSA, PSP) eine verminderte Bindung im Striatum, während beim M. Parkinson im Regelfall eine normale bis (reaktiv) erhöhte Bindung vorliegt.
- J-123-β-CIT-SPECT eignet sich zur Darstellung der Dopamintransporter (DAT, deshalb auch DAT-SCAN), die beim idiopathischen **M. Parkinson** deutlich verringert sind, bei atypischen Parkinsonsyndromen aber evtl. normal sein können.
- In der Aminosäurestoffwechsel-SPECT wird am häufigsten ^{123}I-markiertes Alphamethyltyrosin (IMT) eingesetzt. Es ermöglicht eine Darstellung der aktiven **Gliome** hoher und niedriger Malignität und erlaubt nach der Bestrahlung die Unterscheidung zwischen Rezidiven und **Strahlenschäden**.

Positronenemissionstomographie PET

Aufwändig und personalintensiv ist ein Verfahren, bei dem kurzlebige Radionuklide in den Stoffwechsel der Glukose oder der Aminosäuren sowie der DNA-Synthese eingeschleust werden, sodass selektiv die gewünschte metabolische Aktivität sichtbar gemacht werden kann.

Man kann auf diese Weise zwischen einem Tumor und einer Strahlennekrose unterscheiden oder zwischen Toxoplasmose und ZNS-Lymphom bei AIDS. Es erlaubt die Beurteilung von Grad, Rest, Rezidiv und Progress eines Tumors.

Das Verfahren konkurriert hier mit der MR-Spektroskopie (s. S. 54); die Auflösung ist bei der PET deutlich besser als bei der SPECT.

5.1.5 Zerebrale Angiographie

Prinzip
Die Darstellung der Hirnarterien erfolgt mit Kontrastmittel über einen Katheter, der meistens in eine Leistenarterie eingeführt und mit einem Führungsdraht unter Durchleuchtungskontrolle bis zum Aortenbogen geschoben wird. Die Katheterspitze wird selektiv in das zu untersuchende arterielle Hirngefäß gebracht. Nach Gabe eines jodhaltigen Kontrastmittels werden nacheinander (falls möglich auch synchron) frontale (a-p) und seitliche Aufnahmen „geschossen", bis das Kontrastmittel die arterielle und venöse Phase durchlaufen hat (1–4 Bilder/Sek., Serienangiographie).

Subtraktionsangiographie
Die Darstellung wird durch das Subtraktionsverfahren verbessert. Das Angiogramm wird digital von dem Leerbild (ohne Kontrastmittel) derselben Region abgezogen (subtrahiert), wodurch störende Knochenstrukturen unterdrückt und die Gefäße deutlicher dargestellt werden.

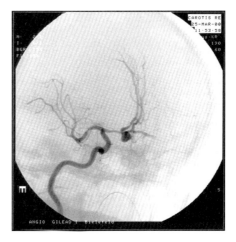

Abb. 5.3: Carotis-Angiographie rechts
Von unten steigt die A. carotis communis auf, die sich in die kräftige Cerebri media (nach links) und eine schmächtige A. cerebri anterior teilt. Die A. communicans anterior trägt ein kräftiges sackförmiges Aneurysma, ist aber durchgängig, und die A2-Abschnitte der A. cerebri anterior beider Seiten füllen sich und ziehen parallel nach oben

Indikation zur Angiographie
- Darstellung von Gefäßmissbildungen
- Angiome: embryonale Entwicklungsstörung arterieller, kapillärer oder venöser Blutgefäße. Durch Ruptur kommt es zu einer Hirnblutung, durch die Fibrose der Umgebung zu einer fokalen Epilepsie und durch Steal-, also Anzapf-Phänomene zu einer zerebralen Minderdurchblutung
- Aneurysmen: Ein **Aneurysma** ist eine angeborene oder erworbene Wandschwäche eines Blutgefäßes, die zu einer lokalen Ausweitung der Gefäßwand führt. Durch Ruptur kommt es zu einer Subarachnoidalblutung, durch Druck auf die Umgebung sind fokale Nervenschäden möglich) (Abb. 5.3, S. 58)
- Darstellung von Gefäßstenosen oder -verschlüssen
- Darstellung von arterio-venösen Fisteln (Kurzschlüsse, die zu einer Druckerhöhung im venösen Bereich und dadurch zu venöser Stauung und zu kapillären Durchblutungsstörung führen können

5.1.6 Interventionelle Angiographie

Die interventionelle Angiographie bietet Maßnahmen zur Öffnung oder zum Verschluss von Gefäßen oder Aneurysmen auf dem Wege einer Angiographie, also mit Katheter-Technik und ohne offene Operation.

Interventionelle Angiographie

5.1.6.1 Gefäßöffnende interventionelle Angiographie

Perkutane transluminale Angioplastie (PTA)
Bei der Angiographie wird auf dem Weg durch das Blutgefäß (transluminal) eine Gefäßstenose (Verengung) mit Ballondilatation geweitet, meist wird zur Sicherung des Ergebnisses ein Stent (röhrenförmiges Implantat aus Metall oder Kunststoff, mit öffnender, spreizender Aktivität) eingesetzt, der im Gefäß verbleibt. Das Verfahren konkurriert mit der offenen Gefäß-Operation.

Fibrinolysebehandlung beim Schlaganfall
In bestimmten Fällen kann ein „lokale Lyse" arterieller Gefäßverschlüsse durch fibrinolytisch (gerinnselauflösend) wirksame Medikamente (z. B. Urokinase, rt-PA), die durch einen Katheter unmittelbar vor den Embolus/Gefäßverschluss gebracht werden, auflösen.

5.1.6.2 Gefäßverschließende interventionelle Angiographie

- Verschluss oder Verkleinerung einer **arterio-venösen Fistel** z. B. im Sinus cavernosus oder als Durafistel in Ohrnähe oder im Bereich des Rückenmarks
- **Minderung der Vaskularisation** eines stark durchbluteten Tumors oder Angioms vor einer Operation
- **Behandlung von arteriovenösen Angiomen**: Oft geht es auch hier um die präoperative Verkleinerung der Missbildung
- **Behandlung von Aneurysmen**: Neben der offenen neurochirurgischen Operation eines Aneurysmas durch Verschluss des Aneurysmahalses mit einem Clip (wenige mm bis 2 cm große Metallklemme) hat sich inzwischen die Tamponade von Aneurysmen mit angiographisch absetzbaren Platinspiralen (coil) etabliert. Die Entscheidung zwischen den Verfahren ist im Einzelfall zu treffen.

Indikation

Als Verschlussmaterial eignen sich Coils (s. o.), Ballons und Flüssigembolisate, z. B. Histoacryl.

Diagnostische Angiographien können zunehmend ambulant oder vorstationär durchgeführt werden, bei einer möglichen Intervention ist eine stationäre Aufnahme erforderlich.

Ambulant – stationär

Vorbereitung und Nachsorge bei Angiographien

Pflegehinweis: Vorbereitung
Im Stationsteam muss klar sein, ob es sich um eine rein diagnostische Angiographie handelt, oder ob evtl. mit einer Intervention mit möglicher nachfolgender Intensivbehandlung zu rechnen ist.
- Aufklärung am Tag vor der Untersuchung, Aufklärung unterschrieben
- Weiträumige Rasur der Leistenbeuge (links oder rechts)
- Wegen der eventuell notwendig werdenden Narkose oder eines möglichen Zwischenfalls muss der Patient nüchtern bleiben (mind. 6 Std.)
- Wichtige Dauermedikamente werden weiter gegeben; Blutgruppe, Gerinnungsfaktoren und Nierenwerte sind zu bestimmen. Eine Schilddrüsenerkrankung muss ausgeschlossen sein
- Spezielle Vormedikation über drei Tage vor einer Stent-Anlage
- Krankenblatt (Kurve) mitgeben

Pflegehinweis: Nachsorge
- Der Patient kommt liegend mit einem Druckverband über der Punktionsstelle der Arterie in der Leiste zurück. Je nach verwendeter Schleuse und durchgeführter Punktion ist der Druckverband für mind. 5 oder für 24 Std. mehrmals auf korrekten Sitz und eine evtl. Nachblutung zu überprüfen!
- Erforderlich ist in dieser Zeit strenge Bettruhe! Urinflasche bzw. Steckbecken bereitstellen!
- Durchblutung des Beins (Fußpuls, Färbung) kontrollieren!
- Kontrolle der Vitalzeichen sofort und dann je nach Zustand.
- Der venöse Zugang (Verweilkanüle) kann nach 5 Std. entfernt werden.
- Genaue Angaben zur Dauer und Art der Behandlung gibt der Radiologe.

Komplikationen

Als Komplikationen sind denkbar:
- Nachblutung im Bereich der Punktionsstelle
- arterielle Embolie von der Punktionsstelle oder ab der Katheterspitze
- flüchtige neurologische oder neuropsychologische Störungen (Aphasie, zentrale Lähmung, Sehstörung, Verwirrtheit). Ernsthafte und bleibende Störungen nach einer Angiographie sind selten.
- Ein detaillierter Aufklärungsbogen unterstützt die genaue Aufklärung des Patienten.

Die Angiographie (ggf. mit Intervention) wird nur empfohlen, wenn man den Krankheitsverlauf ohne solche Maßnahmen für gefährlicher halten muss als die Angiographie mit den nachfolgenden z. B. operativen Konsequenzen.
Zur MR-Angiographie s. S. 54, zur CT-Angiographie s. S. 53.

5.1.7 Myelographie

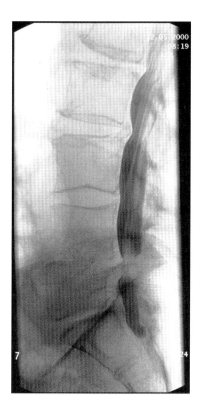
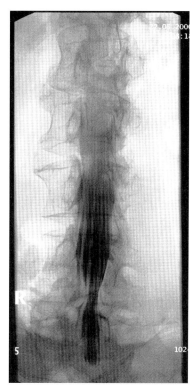

Abb. 5.4: Lumbale Myelographie (seitlicher und anterior-posteriorer Blickwinkel) Der 5. LWK ist gegenüber den Nachbarwirbeln nach vorn gerutscht. Der Duralsack wird außerdem eingeengt durch Bandscheibenmaterial und von hinten durch degenerativ verdickte Wirbelgelenke. Die Nervenwurzeln sind gut kontrastiert erkennbar, auch die Schwellung der Wurzel L5 rechts

Zur Darstellung des Spinalkanals, des Rückenmarks und der Spinalwurzeln wird ein jodhaltiges Kontrastmittels in den Liquorraum lumbal injiziert. Zur Untersuchung des zervikalen Bereichs wird entweder eine größere Kontrastmittelmenge von lumbal durch Kopftieflagerung nach oben gebracht, oder es werden etwa 5 ml Kontrastmittel durch Subokzipitalpunktion intrathekal (S. 286) injiziert. Eine Myelographie kann durch Kopplung mit einer spinalen CT-Untersuchung hinsichtlich ihrer Aussagekraft noch verbessert werden (Myelo-CT). Insgesamt ist aber die klinische Indikation zur Myelographie durch die Kernspintomographie (MRT) deutlich verringert worden.

Vorbereitung ähnlich wie bei der Liquorpunktion; zusätzlich:
- Der Patient sollte etwa 2 Std. nüchtern sein, die Medikation darf jedoch gegeben werden. Diabetikern kann morgens das normale Frühstück samt Insulin gegeben werden, wenn die Myelographie für den späten Vormittag vereinbart wird.
- Blasenentleerung vor der Untersuchung empfohlen.
- Gerinnungswerte müssen vorliegen, Thrombozytenfunktionshemmer sind im Allgemeinen erlaubt, der INR-/Quick-Wert darf aber nur gering von der Norm abweichen.

- Zur Untersuchung des bei der Myelographie gewonnenen Liquors müssen ein Röhrchen und der beschriftete Untersuchungsauftrag für die Basisdiagnostik mitgegeben werden.

Nachsorge: Die heute verwendeten Kontrastmittel sind kaum noch neurotoxisch und gut verträglich. Dennoch wird anders als bei der LP eine Hochlagerung des Oberkörpers von 30° für etwa 6 Std. empfohlen. Auch das Bücken soll vermieden werden, damit das Kontrastmittel nicht unnötig in den intrakraniellen Raum gelangt, wo es durch Reizung der Ventrikelwände kommen kann. Wie nach einer Lumbalpunktion sollte der Patient reichlich trinken.

5.2 Elektroenzephalographie (EEG)

Matthias Hoppe

Einleitung

Die klinische Elektroenzephalographie gehört bereits seit langem zum diagnostischen Instrumentarium in der Neurologie. Sie hat aber aufgrund der stetig verbesserten bildgebenden diagnostischen Möglichkeiten stark an Bedeutung verloren. Vorwiegend kommt sie zum Einsatz bei:
- der Diagnostik von anfallsartigen Ereignissen
- unklaren Bewusstseinsstörungen bis zum Koma
- der Hirntodbestimmung

Physiologische Grundlagen

Die räumliche und zeitliche Summation elektrischer Potenziale vornehmlich der kortikalen Pyramidenzellen erzeugt Potenzialfelder unterschiedlicher Ausdehnung und Spannungshöhe auf der Kopfoberfläche, die im Mikrovolt-Bereich liegen. Die Ableitung und Verstärkung dieser Potenziale und ihre graphische Darstellung entlang der Zeitachse erzeugen das EEG. Rhythmische Muster (z. B. occipitaler Grundrhythmus, µ-Rhythmus oder Schlafspindeln) werden durch Rückkopplungsmechanismen zwischen entsprechenden kortikalen Arealen und unspezifischen Thalamuskernen erzeugt.

Technische Aspekte

Beim international üblichen **Ten-Twenty-System** zur Plazierung der Oberflächenelektroden werden die Elektrodenpositionen nach einheitlichen Regeln individuell für jeden Patienten bestimmt. Es bietet den Vorteil, dass die Elektroden bei allen Patienten über den gleichen Hirnarealen zu liegen kommen. Die Kurzbezeichnung der Elektroden richtet sich dabei nach den Hirnarealen:

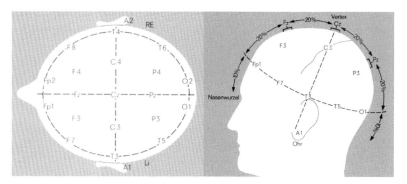

Abb. 5.5: International übliche Ten-Twenty-Elektroden-Anordnung der Standard-EEG-Ableitung
Die ungeraden Zahlen sind links.
Fp fronto-polar
F   frontal
C   zentral
P   parietal
T   temporal
O   okzipital
T5/6 = P7/8 (USA)
T3/4 = T7/8 (USA)

Zur Verwendung kommen nichtpolarisierbare Elektroden aus Silber-/Silberchlorid im Interesse einer möglichst exakten Registrierung. Eingesetzt werden außerdem Elektroden aus Platin, Gold und rostfreiem Stahl. Die Elektroden werden mit Bändern oder Hauben auf dem Kopf fixiert, bei Langzeitableitungen auch mit Kollodium geklebt. Es müssen spezielle Verstärkungstechniken angewendet werden (Differenz-Verstärker), um die sehr niedrigen EEG-Potenziale von Störspannungen (Augen, Muskeln, elektrische Geräte) abgrenzen zu können.

Das normale EEG

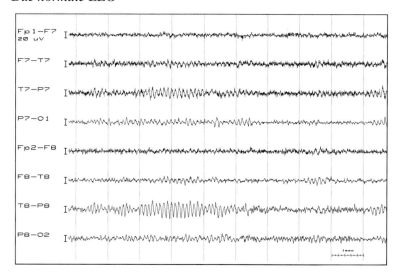

Abb. 5.6: Normales EEG im Wachzustand

Die optische Leitstruktur bei der visuellen Analyse eines EEG stellt der sogenannte Alpha-Rhythmus dar, der folgende Eigenschaften aufweist: Frequenz 8-13 Hz; Lokalisation okzipital; partielle oder komplette „Blockade" durch Augenöffnen oder Anspannung.
Die Beta-Aktivität ist bei allen Normalpersonen in variablem Ausmaß ein normaler Bestandteil des EEG: Frequenz 14–40 Hz, 15–25 Hz am häufigsten; Lokalisation frontal-zentral oder diffus.

Theta-Aktivität ist eine Komponente normaler EEG mit folgenden Eigenschaften (häufiger bei Kindern und jungen Erwachsenen als bei älteren Menschen): Frequenz 4–7 Hz; Lokalisation diffus.

Das **EEG des Kindesalters** unterscheidet sich hinsichtlich der altersabhängigen Entwicklung des okzipitalen Grundrhythmus' und des Ausmaßes an Theta-Aktivität vom **EEG des Erwachsenen**.

Das pathologische EEG

Viele pathologische EEG Veränderungen sind weitestgehend unabhängig von der zugrunde liegenden Ätiologie und werden deshalb auch als unspezifisch bezeichnet. Sie können diffus (generalisiert) und/oder umschrieben (fokal) auftreten und gliedern sich hauptsächlich in zwei große Gruppen:

Verlangsamungen
: **Verlangsamungen** sind Aktivitäten niedrigerer Frequenz als die in der entsprechenden Region physiologische (Hinter-)Grundaktivität. Hierunter fallen diffuse Verlangsamungen, die wie auch eine Verlangsamung des okzipitalen Grundrhythmus' Hinweise auf eine diffuse Hirnfunktionsstörung (Enzephalopathie) darstellen. Daneben gibt es umschriebene Verlangsamungen, die einen (unspezifischen) Herdbefund im Sinne einer Störung der lokalen Hirnfunktion darstellen.

Asymmetrien
: **Asymmetrien** sind Amplitudenminderungen physiologischer Aktivität, die bis zum Ausmaß einer Suppression (Aktivitätsunterdrückung) gehen können und auf strukturelle Läsionen der entsprechenden kortikalen Region hinweisen.

Epilepsietypische Potenziale
: **Epilepsietypische (= epileptiforme) Potenziale** sind so definiert, dass sie mit wesentlich höherer Häufigkeit bei Patienten mit epileptischen Anfällen bzw. mit Epilepsie als bei anderen Patienten auftreten und noch seltener bei Gesunden. Zu den epilepsietypischen Potenzialen zählen als **interiktal** auftretende Potenziale Spitzen (**Spikes**), steile Wellen (**Sharp waves**), Spitze-Welle-Komplexe (**Spike-wave-Komplexe**), **polyspikes**, **Poly-spike-wave**-Komplexe und **iktal** auftretend **Anfallsmuster**. Sie sind entweder **umschrieben** (fokal/regional/lateralisiert) oder **generalisiert**.

Der Nachweis interiktaler epilepsietypischer Potenziale bei epileptischen Patienten nimmt zu vom 1. EEG mit 56 % bis zum 3. EEG mit 92 %.

Das Vorkommen von epilepsietypischen Potenzialen bei nichtepileptischen Patienten bzw. bei der Normalbevölkerung liegt zwischen 1 und 3 % mit einem Häufigkeitsgipfel im Altersbereich von 7–10 Jahren.

Epilepsietypische EEG-Veränderung und Epilepsie sind nicht gleichbedeutend!
: Diese Daten belegen, dass das Fehlen interiktaler epilepsietypischer Potenziale die Diagnose einer Epilepsie nicht ausschließt, dass aber auch ihr Nachweis nicht beweisend und damit nicht spezifisch für die Diagnose einer Epilepsie ist.

Eine Ausnahme bilden iktale Registrierungen mit Anfallsmustern, anhand derer ein epileptischer Anfall eindeutig dokumentiert werden kann. Dies ist während einer Routineableitung nur extrem selten möglich, weshalb in spezialisierten Abteilungen kontinuierliche kombinierte EEG- und Videoüberwachung über mehrere Tage bis Wochen zur systematischen Anfallsaufzeichnung erforderlich sind. Geht es nur um den Nachweis generalisierter Anfallsmuster, kann als ambulante Methode ein **24-Stunden-EEG mit Kassettenaufzeichnung oder Telemetrie** zum Einsatz kommen.

Um die diagnostische Ergiebigkeit hinsichtlich interiktaler epilepsietypischer Potenziale zu erhöhen, sind mehrere Möglichkeiten gegeben:
- erhöhte Anzahl und verlängerte Dauer der EEG-Registrierungen
- unmittelbare Registrierung nach einem Anfall
- Schlafableitung (nach Schlafentzug)
- Hyperventilation
- Photostimulation

Aktivierungsmethoden

Bei der Diagnostik von Patienten mit epileptischen Anfällen wird das EEG eingesetzt zur Klärung folgender Fragen:
- differenzialdiagnostische Abgrenzung: epileptische Anfälle versus andere anfallsartige Zustände
- Bestimmung des Typs der Anfälle: fokal versus generalisiert
- Bestimmung des Typs der Epilepsie und des Epilepsiesyndroms
- Nachweis von Photosensibilität
- Hilfe bei der Auswahl der geeigneten Antiepileptika
- Nachweis diffuser oder umschriebener zerebraler Funktionsstörungen auf dem Boden unterschiedlicher Erkrankungen wie z. B. Raumforderung, Enzephalopathie u. a.
- Prüfung der epilepsiechirurgischen Behandelbarkeit

Epileptologische Fragen an das EEG

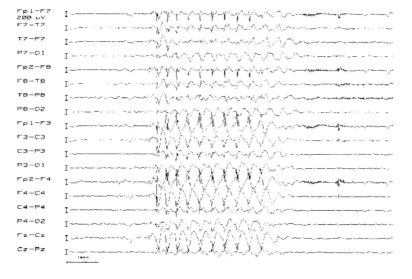

Abb. 5.7: Pathologisches EEG mit epilepsietypischen Potenzialen: generalisiertes Spike-wave-Muster.

Wenn bei der größtmöglichen Verstärkung keine Hirnpotenziale mehr abgeleitet werden können, das Hirnstrombild also isoelektrisch ist, stellt dieser Befund einen wichtigen Beitrag zur Hirntodfeststellung dar, indem es die vorgeschriebene Wartezeit nach der klinischen Feststellung aller Hirntodzeichen verkürzen kann.

Null-Linien-EEG

5.3 Elektromyographie und -neurographie

Elektromyographie (EMG) und Elekroneurographie (Messung der Nervenleitgeschwindigkeit NLG) sind die ältesten und bis heute wichtigsten Zusatzuntersuchungen in der Diagnostik des peripheren Nervensystems.

5.3.1 Die neuromuskuläre Funktionseinheit

Parese — Motorische Bewegung erfordert **Muskeln und ansteuernde Nerven**, die Verbindung zwischen beiden wird durch **Motorische Endplatten** hergestellt. Bei einer Lähmung kann der Schaden also im Muskel, in der Endplatte oder im versorgenden motorischen Neuron liegen. Zwar gibt es auch klinische Hinweise zu deren Unterscheidung, dennoch sind meist EMG und NLG-Messungen erforderlich.

> **Definition:** Die kleinste motorische Funktionsgruppe ist die **Motorische Einheit** (ME). Darunter versteht man alle Muskelfasern, die von einer einzigen Vorderhornzelle des Rückenmarks gesteuert (innerviert) werden. Ihre koordinierte Entladung kann mit dem EMG sichtbar gemacht werden.

Eine Motorische Einheit kann sehr klein oder sehr groß sein. In Muskeln, die sehr fein abgestimmt arbeiten müssen (Augenmuskeln) besteht sie oft aus nur wenigen Muskelfasern, während in Oberschenkel und Wade eine ME über 1.000 Muskelfasern umfassen kann.

5.3.2 Nadel-Elektromyographie (EMG)

EMG — Im weiteren Sinne werden mit EMG alle diagnostischen Verfahren zusammengefasst, die in einem EMG-Labor oder in angegliederten Speziallabors stattfinden können: Neurographie (NLG), die Ableitung evozierter Potenziale (EP) und andere spezielle Methoden.

> **Definition:** Das **EMG** im engeren Sinne meint die Nadelableitung und Analyse der elektrischen Aktivität im Muskel während leichter willkürlicher Anspannung.

Prinzip des EMG — Beim Nadel-EMG wird die elektrische Aktivität abgeleitet, die im Muskel bei seiner Aktivierung auftritt. Bei der Kraftentfaltung eines Muskels spielt die Anzahl der beteiligten („rekrutierten") Motorischen Einheiten eine Rolle und außerdem die Frequenz, mit der sie sich entladen: bei leichter Anspannung etwa 6–12 Entladungen/Sek. = 6–12 Hz.

Die Spitze der „konzentrischen" EMG-Nadel ist so konstruiert, dass sie die elektrische Aktivität im Umkreis von wenigen Millimetern um die Nadelspitze ableiten kann. Die sehr schwachen Muskelpotenziale (ein Millionstel bis wenige Tausendstel Volt) werden über Nadel und Verbindungskabel in den Verstärker geleitet und dann auf dem Bildschirm sichtbar und über den Lautsprecher hörbar gemacht.

Physiologische Grundlagen der EMG-Untersuchung
Bei **neurogenen Schäden** kommt es zunächst zu einem Ausfall der motorischen Einheiten ME (elektrische Stille). Falls einzelne ME intakt bleiben, entladen sie oft mit auffällig hoher Frequenz (Teilschädigung). Bei solchen Ausfällen unterscheiden wir **Funktionsschäden** von **Strukturschäden**, ähnlich der Gehirnerschütterung, die im Gegensatz zu einer Hirnkontusion immer vollständig abklingt. Die Funktionsschäden können sich noch nach bis zu 3 Monaten plötzlich zurückbilden. Die Strukturschädigung einer Nervenfaser erfordert hingegen immer eine Reinnervation, der Nerv kann und muss nachwachsen, was mit einer Geschwindigkeit von max. 3 cm pro Monat geschehen kann. Das EMG kann **Reinnervationspotenziale** gut erkennen, sie treten immer erst nach Wochen auf. Falls bei einer Teilschädigung im Früh-EMG (bis 14 Tage nach der Schädigung) bereits Reinnervationszeichen zu erkennen sind, so deutet dies auf eine Vorschädigung hin, z. B. durch eine Polyneuropathie. Ein weiterer wichtiger EMG-Zeitpunkt liegt etwa drei Wochen nach der Schädigung, denn dann werden alle denervierten Muskelfasern eine „**Spontanaktivität**" zeigen, die solche axonalen Strukturschäden beweist, während die funktionsgestörten ME weiter stumm bleiben. Der dritte EMG-Zeitpunkt liegt etwa drei Monate nach der Schädigung: Dann sollten die Funktionsschäden sich zurückgebildet haben. Spätestens zu diesem Zeitpunkt müsste eine neurochirurgische **Nervennaht** durchgeführt werden. Dabei müssten gequetschte Nerven sauber herausgetrennt und durch einen körpereigenen Nerv (z. B. den sensiblen N. suralis vom Fuß) ersetzt und überbrückt werden. Man kann nicht länger warten, weil die distal von Strukturschäden liegenden Nervenabschnitte abgebaut werden (**Waller-Degeneration**). Eine Nervennaht hätte also „nur" das Ziel, das Aussprossen der nachwachsenden Nervenfasern optimal vorzubereiten durch glatte, adaptierte Wundränder.
Bei einer Myopathie haben wir es mit intakten Nerven zu tun, während Muskelfasern untergehen oder nicht mehr funktionieren. Die Motorischen Einheiten ME gehen nicht als ganzes unter, sondern verändern sich mit jeder geschädigten Muskelfaser. Die führt zu völlig gegensätzlichen Potenzialkonfigurationen der ME bei neuropathischen und myopathischen Schäden und auch zu Unterschieden beim Entladungsverhalten.

Durchführung
Der Patient wird möglichst bequem und entspannt liegend oder auch sitzend positioniert. Die Untersuchung (mit Nadel!) ist weniger schmerzhaft als erwartet (vergleichbar einer Blutentnahme), sollte

aber nicht zu lang dauern. Eine lockere und dennoch konzentrierte Atmosphäre, eine beruhigende Aufklärung und die Formulierung der gemeinsamen Fragestellung sowie selbstverständlich die professionelle Vorbereitung und Durchführung der Untersuchung selbst tragen erheblich zum Gelingen und zur entspannten Mitarbeit bei. Die Gabe eines Schmerzmittels eine halbe Stunde vor dem EMG ist m. E. eine eher psychologische Hilfe, die aber mit Erfolg genutzt werden kann. Angst braucht der Patient vor dem EMG nicht zu haben, da die Untersuchung völlig ungefährlich ist. Erfahrene Untersucher werden überdies die Messung beenden, weit bevor eine Überforderung eintritt, schon um die Schwellenangst vor weiteren Messungen zu vermindern.

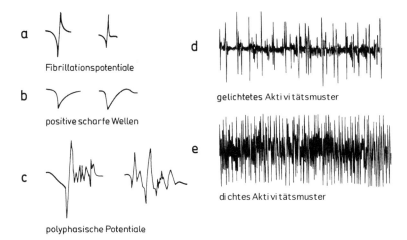

Abb. 5.8: Elemente der Muskelstromkurve (EMG) im Ruhezustand (a, b), bei leichter (c) und starker Muskelanspannung (d, e). Bitte beachten, dass die Bildvergrößerung von a nach e abnimmt.

Typische Befunde
Spätestens drei Wochen nach axonalen Strukturschäden (s. o.) treten Fibrillationen und Positive scharfe Wellen (Abb. 5.8a+b, sogenannte „Floride Denervierung") auf.

Denervierungsaktivität
Faszikulationen

Faszikulationen sind als Muskelzucken bei aufmerksamer Betrachtung auch von außen zu erkennen, sie können völlig harmlos sein, aber auch auf die gefürchtete Amyotrophe Lateralsklerose (ALS, S. 391), eine degenerative Motoneuronerkrankung deuten.

Myotonie

Bei Myotonien werden typische **myotone Serienentladungen** abgeleitet, deren charakteristisches Geräusch die Kriegsgeneration an einen Sturzkampfbomber erinnert, während die Patienten heute eher an einen aufheulenden Motoradmotor denken.

Polyphasie

Polyphasie (Abb. 5.8c) ist mehrdeutig. Wenn die Potenziale schmal und niedrig sind, deutet sie eher auf Myopathie, während hohe, breite Potenziale durch Reinnervation, also bei einer Neuropathie entstehen. „Satelliten" oder „instabile Kopplungen" deuten auf eine frische Reinnervation, indem die neuen Verbindungen noch langsam und unsicher sind.

Besonders bei frischen Teillähmungen können die verbliebenen ME („Restwillkürkraft") mit erhöhter Frequenz (im Sinne einer Überlastung) entladen. Das kommt allerdings auch bei Myopathien vor.

Frequenzerhöhung

Das Gesamtmuster der Aktivität ist durch Ausfall und Reinnervation bei Neuropathien „hoch und gelichtet", während es bei einer Myopathie „niedrig-dicht" ist (Abb. 5.8d und e).

Aktivitätsmuster

Die Potenziale der motorischen Einheiten werden nach Amplitude, Dauer und Konfiguration analysiert. Die Analyse kann orientierend (nach Eindruck) oder quantitativ, also mit statistischer Genauigkeit erfolgen. Auch dabei ergeben sich Hinweise auf eine Myopathie oder eine Nervenschädigung.

Quantitative Potenzialanalyse

Spezialuntersuchungen zum Aufdecken von Schäden der Motorischen Endplatte (**Einzelfaser-EMG**) oder bei frischer Reinnervation (**Unblanketing**) oder zur Bestimmung der Größe motorische Einheiten (**Makro-EMG**) können zusätzlich durchgeführt werden.

Spezialuntersuchungen

5.3.3 Elektroneurographie (ENG)

> **Definition:** Die **Elektroneurographie** ist eine Untersuchungsmethode zur Messung der maximalen motorischen oder sensiblen **Nervenleitgeschwindigkeit NLG**. Die Untersuchung wird in fast allen Fällen ohne Nadelstiche mit oberflächlichen Klett- oder Klebe-Elektrode durchgeführt.

Das Untersuchungsprinzip ist einfach. Ein Nerv wird durch einen kräftigen elektrischen Reiz gereizt, die Erregungswelle läuft in hoher Geschwindigkeit über den Nerven und wird nach Durchlaufen einer bestimmten Strecke gemessen. Die Zeit bis zum Erreichen dieses Punktes heißt **Latenz** und die Strecke, die zurückgelegt wurde, **Distanz**. Aus diesen beiden Werten lässt sich die **Nervenleitgeschwindigkeit** (NLG) in Meter pro Sekunde (m/s) errechnen (natürlich auch in km/h, aber das hat sich nicht durchgesetzt).

Prinzip

Man unterscheidet die antidrome und die orthodrome Technik. Da sich die Erregungswelle nach einer Reizung in beide Richtungen auf dem Nerv fortbewegt, kann man auch in beide Richtungen messen, nämlich auf „normalem" Weg der sensiblen Impulsleitung (zum ZNS, orthodrom), oder in die Gegenrichtung (antidrom). Die antidrome Technik wird bei sensiblen Messungen bevorzugt.

NLG

Da der Potenzialanfang gemessen wird, handelt es sich um die maximale NLG, also die Leitungsgeschwindigkeit der schnellsten (das sind die markhaltigen) Fasern, sie liegt bei etwa 50 m/s (entspricht 180 km/h!). Die marklosen Nervenfasern leiten etwa mit 1–2 m/s, das entspricht einer flotten Gehgeschwindigkeit (S. 350). Die NLG sinkt mit der Temperatur. Deshalb werden kühle Extremitäten im Wärmebad aufgewärmt. Die gemessene NLG kann mit begrenzter Genauigkeit umgerechnet werden auf eine temperaturkorrigierte „NLG (34 °C)".

Typische Befunde

Motorische oder sensible NLG

Mit geeigneter Technik lassen sich sensible und motorische Fasern messen, das ist für die Klassifikation von Polyneuropathien bedeutsam.

Distale motorische Latenz DML

Praktische Bedeutung hat die DML des Medianus: Es ist die Zeit, die eine Erregungswelle für die Passage des Karpaltunnels benötigt. Ab 4 m/s ist der Wert im Grenzbereich und > 4,6 m/s pathologisch (Distanz von 7 cm). Gelegentlich werden bei einem Karpaltunnel-Syndrom erheblich höhere Werte (> 10 m/s) gemessen.

Myelinschäden

Das Myelin (S. 33) der Nerven gewährleistet eine hohe Leitgeschwindigkeit. Eine erniedrigte NLG deutet also auf eine (diffuse) Myelinschädigung, die sich bei angeborenen Neuropathien auf < 20 m/s verlangsamen kann (HSMN, S. 354).
Bei „partiellen" Myelinschäden sind aber die Fasern ungleich betroffen, die Erregungsleitung wird ungleichmäßig, die Erregungswelle verbreitert sich und wird polyphasisch, dies ist z. B. typisch für Neuropathien vom Typ Guillain-Barré oder CIDP (S. 357).

Axonale Schäden

Axonale Schäden deuten sich an durch eine Amplitudenminderung der Erregungswelle, dies ist typisch für bestimmte (oft toxische) Neuropathien.

Leitungsblock

Wenn die Erregungswelle an einem Schädigungsort abgeschwächt wird oder ganz zum Stillstand kommt (z. B. bei einer Druckläsion des N. peronaeus am Fibulaköpfchen), spricht man von einem inkompletten oder kompletten Leitungsblock: Die Amplitude ist erniedrigt oder nicht mehr messbar.

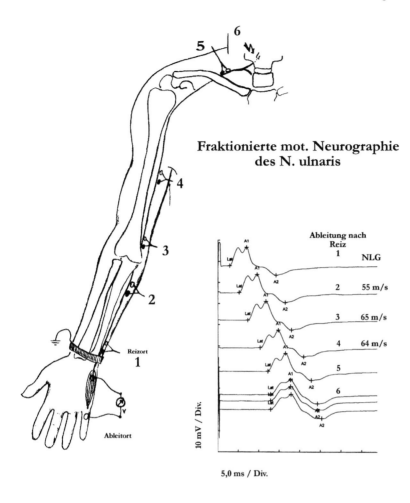

Abb. 5.9: Messung der motorischen Nervenleitgeschwindigkeit (mNLG) Gereizt wird ein motorische Fasern führender Nerv, abgeleitet wird vom sogenannten Erfolgsmuskel, der nach Eintreffen der Erregungswelle zuckt und das motorische Summenpotenzial zu erkennen gibt. Die mNLG wird immer zwischen zwei Reizorten gemessen.
Im Bild wird eine fraktionierte Neurographie aller erreichbaren Ulnarisabschnitte dargestellt mit Ableitung vom M. abductor dig. quinti. Die proximalste Stimulation – an der Nervenwurzel – erfolgt schonend mit Magnetstimulation.

Spezielle Messungen
Es gibt eine Reihe von Spezialmessungen, die nur kurz erwähnt werden können. Die **F-Wellen** (zuerst am Fuß gemessen) entstehen durch eine rückwärts gerichtete Ausbreitung einer Erregungswelle auf motorischen Fasern vom peripheren Stimulationsort zum Vorderhorn und wieder zurück bis zum Muskel; sie geben den Funktionszustand proximaler motorischer Nervenfasern wieder. Beim **H-Reflex** (Hoffmann-Reflex) läuft die Erregungswelle auf sensiblen Fasern zum Rückenmark und gelangt auf motorischen Fasern zum Muskel, sie entspricht dem Reflexbogen des Muskeldehnungsreflexes, der mit dem H-Reflex gemessen wird.
Fraktionierte Messungen (s. Abb. 5.9, S. 71) sind eine elegante Fortentwicklung der NLG-Messung, indem nicht ein, sondern eine Vielzahl von Abschnitten gemessen wird, die auf diese Weise unmittelbar verglichen werden können. Die **Serien-Stimulation** meint eine mehrfach hintereinander ausgeführte Reizung einer DML, geprüft wird die Funktionsfähigkeit der Motorischen Endplatte, bei der Myasthe-

nia gravis kommt es zu einer typischen Abnahme der nachfolgenden Potenziale (Dekrement).

5.4 Evozierte Potenziale (EP)

In der Diagnostik neurologischer Erkrankungen haben evozierte Potenziale eine bedeutende Stellung gewonnen. Prinzip der Untersuchung ist die Ableitung von Antwortpotenzialen (meist des Hirns) nach Stimulation bestimmter Sinne (Auge, Ohr, Haut) oder nach bestimmten Ereignissen (P-300). Jeder Reiz hat ein spezifisches Areal im Hirn, über welchem das durch den Reiz evozierte (hervorgerufene) Potenzial seine höchste Spannung erreicht und am einfachsten gemessen werden kann.

Entwicklung leistungsfähiger Ableitetechnik

Man hatte die Existenz evozierter Potenziale lange vermutet, aber erst mit einem Averager ließen sie die spannungsarmen Antworten des Hirns aus der 50- bis 100-fach höheren EEG-Aktivität herausfiltern Anfänglich wurden in den 40er-Jahren EEG-Abschnitte übereinanderfotographiert.

5.4.1 Visuell evozierte Potenziale (VEP)

Methodik

Die Reizung erfolgt mithilfe eines Schachbretts auf einem Monitor, das etwa 1–2x/Sek. einen Schwarz-Weiß-Wechsel der Felder (Reiz) durchfuhrt. Der Proband schaut aus ca. einem Meter Abstand auf einen zentralen Fixpunkt auf dem Monitor. Etwa 100 Millisekunden (ms) nach jedem Reiz lässt sich über der occipitalen Sehrinde ein charakteristisches Antwortpotenzial ableiten.

Typische Befunde
Die größte Bedeutung haben die VEP in der Diagnostik der Optikus-Neuritis also bei der Abklärung der Multiplen Sklerose erlangt. Bei getrennter Ganzfeld-Stimulation der Augen spricht eine Verzögerung um z. B. 10 ms gegenüber dem Vorbefund oder der gesunden Seite für eine eingetretene Myelinschädigung des N. opticus.
Die **Halbfeld-Stimulation** und die Reizung mit **Blitz**reizen (z. B. **LED-Brille**) sind speziellen Fragen vorbehalten.

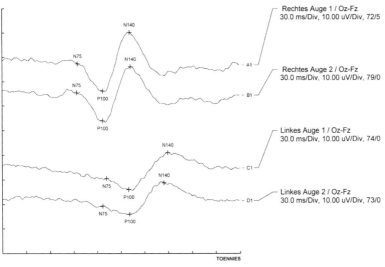

Abb. 5.10: Visuell evozierte Potenziale (VEP) Typischer Befund bei einer MS: links (m = 130,1 ms) besteht eine massive Verzögerung der visuellen Latenz gegenüber rechts (m = 94,6 ms) von 35,5 ms. Das Potenzial ist rechts normal und links nur leicht deformiert

Nr	Reizort	Ableitort	Lat N75 [ms]	Lat P100 [ms]	Lat N140 [ms]	Ampl P100-N140 [µV]
A1	Rechtes Auge 1	Oz-Fz	95.4	126.6	161.4	24.2
B1	Rechtes Auge 2 Kontrollmessung	Oz-Fz	94.8	126.6	162.6	22.2
C1	Linkes Auge 1	Oz-Fz	132.0	160.2	208.8	15.0
D1	Linkes Auge 2 Kontrollmessung	Oz-Fz	127.2	160.8	204.0	12.8

5.4.2 Akustisch evozierte Potenziale (AEP)

Die Reizung erfolgt über Kopfhörer mit einem Klick-Ton definierter Lautstärke, die Ableitung zwischen Scheitelpunkt und gleichseitigem Ohrläppchen. Die frühen akustisch evozierten Potenziale treten in den ersten 10 ms nach dem Klick auf und zeigen charakteristische Gipfel, deren Latenz (und etwas geringer auch Amplitude) in hohem Maß reproduzierbar ist.

Methodik

Die frühen AEP werden mit bestimmten anatomischen Strukturen in der Hörbahn vom Ohr bis in den Hirnstamm in Höhe der oberen Brücke (pons) in Verbindung gebracht. Sie können in der Diagnostik von Läsionen des Hirnstamms und der Kleinhirnbrückenwinkeltumoren eine Rolle spielen. Außerdem haben sie eine Bedeutung in der Objektivierung von Hörminderungen.

Aussagefähigkeit

5.4.3 Sensibel evozierte Potenziale (SEP)

Sie werden auch somato-sensorisch evozierte Potenziale genannt (SSEP). Meist wird ein peripherer Nerv (z. B. der N. medianus, tibialis, ulnaris oder peroneaus) elektrisch schwach gereizt, sodass ein geringer motorischer Effekt sichtbar wird. Etwa 25 ms (Arm) bzw. 45–50 ms (Bein) nach dem Reiz lässt sich das SEP über dem spezifischen Areal der Hirnrinde ableiten.

Methodik

Zusätzliche Ableitepunkte über der Wirbelsäule erleichtern die Ortung einer Schädigung, erfordern aber ungleich mehr Reizungen und sind deshalb weniger gebräuchlich. Latenz und Amplitude werden gemessen und mit Normwerten, Vorbefunden oder der Gegenseite verglichen.

Typische Befunde
Eine Latenzerhöhung deutet auf eine **Myelinschädigung** (z. B. bei einer MS) hin, eine Amplitudenminderung auf eine **axonale Schädigung** (z. B. im Rahmen einer Durchblutungsstörung oder Druckläsion). Das Verfahren dient als Suchtest, oft werden zusätzliche neurographische Messungen der peripheren Nerven durchgeführt, um Schäden besser zu lokalisieren.

5.4.4 Magnetstimulation – Magnetisch evozierte (motorische) Potenziale (MEP)

Prinzip — Die Magnetstimulation hat sich erst in den 90er-Jahren durchgesetzt, als leistungsstarke Magnetstimulatoren zur Verfügung standen. Sie ermöglicht eine schmerzarme Reizung der präzentralen motorischen Hirnrinde, diese führt zu einer Zuckung in den von dort gesteuerten Muskeln z. B. der Hand oder im Unterschenkel (Motorischer Bahn, 1. und 2. motorisches Neuron, S. 48). Diese Zuckung wird als MEP gemessen. Im Unterschied zu den anderen EP wird also über dem Hirn nicht abgeleitet, sondern stimuliert!
Das 2. motorische Neuron lässt sich durch zusätzliche Impulse im Bereich der Nervenwurzeln oder peripherer Nerven (vgl. auch Abb. 5.9, S. 71) ergänzend untersuchen.

Typische Befunde
Verzögerungen deuten auf eine Myelinschädigung (z. B. bei Multipler Sklerose) hin, eine Amplitudenminderung auf eine axonale Schädigung (ischämisch, druckbedingt etc.). Die MEP lassen sich bei allen zentralen Lähmungen mit Gewinn einsetzen und eignen sich auch zur Verlaufsdiagnostik.
Bei psychogenen Lähmungen kann die Magnetstimulation einen wichtigen Beitrag zu deren Erkennung bzw. Bestätigung leisten.
Eine besondere Indikation besteht bei der **peripheren Fazialisparese**, weil sich die Wurzel des N. facialis nach seinem Austritt aus dem Hirnstamm und noch innerhalb des Schädels und vor seinem Eintritt in den knöchernen Fazialiskanal leicht stimulieren lässt. Idiopathische periphere Fazialisparesen lassen einen charakteristischen Befund erkennen und sich von anderen Fazialisparesen (z. B. bei Borreliose, MS oder Schlaganfall) unterscheiden.

Kontraindikation — Eine Kontraindikation besteht bei Patienten mit elektrischen Implantaten, v. a. Herzschrittmachern. Hörgeräte, Scheckkarten und Parkscheine müssen vor der Untersuchung beiseite gelegt werden!

Schwangere werden nur bei dringender Fragestellung untersucht. Anfallsbereitschaft und Epilepsie sind keine Kontraindikationen mehr.

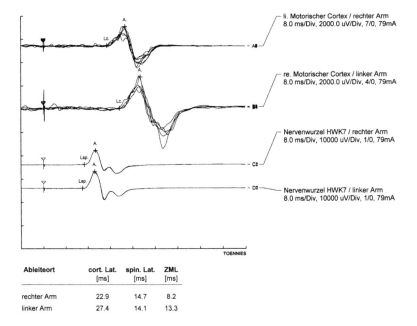

Abb. 5.11: Magnetisch evozierte motorische Potenziale (MEP) Ableitung vom Hypothenar nach Magnetstimulation der Spinalwurzel C7 und der kontralateralen Großhirnrinde (Kortex). Die Y-Achse zeigt die Spannung (mV) des MEP und die X-Achse den zeitlichen Verlauf (ms). Die Latenz des Kortexpotenzials (cort. Lat.) ist länger als die nach spinalem Reiz (spin. Lat.), und zwar um die Zeit, die zwischen Kortex und Spinalwurzel verbraucht wird (zentrale mot. Latenz ZML). Im Beispiel ist die ZML für den rechten Arm normal, links ist sie erhöht durch eine Myelinschädigung bei einer MS.

5.5 Bioptische Untersuchungsmethoden

Im Rahmen einer offenen OP oder mit Stanztechnik wird Körpergewebe aus Haut, Bindegewebe, Muskel, Nerv oder Hirn entnommen (Biopsie) und unter dem Mikroskop (histologisch) untersucht. Biopsien sind eingreifend und bedürfen der gründlichen Vorklärung, um die Fragestellung zu präzisieren und auf diese Weise die Aussagekraft der Biopsie zu erhöhen.

Muskelbiopsie
Die Muskelbiopsie kann bei der Abklärung von Muskelkrankheiten sehr hilfreich sein. Entzündliche Veränderungen (Myositis, Kollagenose etc.) sind leicht zu diagnostizieren, histochemische oder auf die Entdeckung von Stoffwechselerkrankungen zielende Untersuchungen sind nicht überall verfügbar. Es kann es sinnvoll sein, den Patienten zur Muskelbiopsie in ein überregionales Muskelzentrum zu überweisen. Für die Muskelbiopsie ist ein Muskel mit mittelgradiger Parese am besten geeignet. Er darf nicht durch Nadelstiche einer vorigen EMG-Untersuchung oder infolge von i.m.-Injektionen geschädigt sein. Das Muskelstückchen muss sehr behutsam ohne jede Quetschung oder Verletzung und möglichst im nativen Zustand –

Nervbiopsie

Die Nervbiopsie wird aufgrund bleibender Ausfälle seltener durchgeführt, aber z. B. am N. suralis im Bereich des lateralen Unterschenkels möglich. Der N. suralis enthält sensible und autonome Fasern. Man geht ebenso behutsam wie bei der Muskelbiopsie vor, etwa 3 cm des Nervs werden benötigt für Zupfpräparate, Elektronen- und Lichtmikroskop-Untersuchungen. Bei Durchtrennung des Nervs verspürt der Patient einen kurzen starken Schmerz, danach hat er abklingende Missempfindungen und bleibend einen kleinen unempfindlichen Hautbezirk. Der Pathologe unterscheidet bindegewebige (interstitielle), axonale (parenchymatöse) und demyelinisierende Schäden und deren Art (S. 352).

Hirnbiopsie

Hirnbiopsien können die diagnostischen Maßnahmen ergänzen, wenn herkömmliche neuroradiologische, liquorchemische und -zytologische sowie elektrophysiologische und klinische Methoden nicht zu einer erforderlichen Klärung führen. Dies kann bei inoperablen Hirntumoren der Fall sein, wenn man vor einer Chemo- und Strahlentherapie Beweise seiner Bösartigkeit erforderlich sind. Mitunter unterscheidet sich erst bei einer OP, ob es sich um einen bösartigen Tumor, einen Hirnabszess, einen Hirninfarkt, eine umschriebene Enzephalitis, eine Stoffwechselerkrankung oder eine Metastase handelt. Zur Zielfindung kann Stereotaxie erforderlich sein, bei der Lage, Richtung und Länge einer Sonde zuvor mit Computertomographie gerechnet werden.

5.6 Ultraschall-Untersuchungen

Christoph Hagemeister

Auch in der Neurologie hat die Ultraschalldiagnostik ein weites Anwendungsgebiet gefunden.

5.6.1 Dopplersonographie, Farbkodierung

Prinzip Der **Doppler-Effekt** führt zu einer Frequenzverschiebung eines reflektierten Schalls, wenn dieser auf eine sich bewegende Reflexionsfläche trifft. Eine Vorstellung von diesem Effekt erhält man, wenn man sich vergegenwärtigt, dass die Tonhöhe der Hupe eines vorbeifahrenden Autos in dem Moment tiefer wird, wo das Auto nicht mehr auf einen zufährt, sondern sich wieder entfernt. Mit diesem Verfahren lässt sich schmerzfrei feststellen, in welcher Geschwindigkeit und in welche Richtung sich die Blutbestandteile in einem beschallten Blutgefäß bewegen.

Um berechnen zu können, in welcher Tiefe auf dem Schallstrahl der Doppler-Effekt auftritt, verwendet man keine kontinuierlichen (cw-) sondern Pulswellen (pw-) Dopplergeräte. Die gepulsten Dopplerstrahlen sind so stark, dass sie eine Untersuchung nicht nur der extrakraniellen hirnversorgenden Gefäße ermöglichen, sondern auch eine transkranielle Untersuchung der intrakraniellen Arterien durch die Schädelkalotte.

Die **Frequenzspektrum-Analyse** der reflektierten Schallwellen ermöglicht eine optische Darstellung der reflektierten Schallfrequenzen, wobei bestimmte Phänomene auf einen unharmonischen, ungleichmäßigen Blutfluss hinweisen und im Falle einer Stenose mit „turbulentem" Fluss hohe Frequenzanteile sichtbar werden.

Die **Duplexsonographie** ist eine Weiterentwicklung der **Dopplersonographie** und ermöglicht die B-Bilddarstellung einer Region, eine Farbcodierung der Gefäße (farbliche Darstellung meist in Abhängigkeit der Flussrichtung in rot/blau) und eine Messung der Strömungsgeschwindigkeit im Gefäß. Hiermit lassen sich extra- und intrakranielle Arterien untersuchen und Gefäßstenosen oder Verschlüsse sowie Kollateralkreisläufe darstellen. Anders als die Schnittbilddiagnostik liefert die Duplexsonographie Informationen über die Hämodynamik (Strömungsstörungen, **Pulsatilität**) der Arterien. Auch die Darstellung von Plaques (arteriosklerotische Veränderungen der Gefäße) ist möglich. Durch Verwendung von Ultraschallkontrastmitteln lassen sich auch Patienten mit einem schlechten Schallfenster untersuchen. Diese Kontrastmittel erlauben in bislang experimentellen Ansätzen auch die Hirnperfusion mittels Ultraschall darzustellen. Hauptvorteil der Ultraschalluntersuchung ist, dass mit modernen, mobilen Geräten eine Untersuchung der Patienten auf der Stroke Unit auch unter Therapie oder im Verlauf jederzeit am Bett durchgeführt werden kann. Die Untersuchung ist allerdings von der Erfahrung des Untersuchers abhängig.

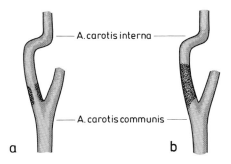

Abb. 5.12:
Schemazeichnung Stenose (a) und Verschluss (b) der A. carotis interna nach dem Abgang aus der A. carotis communis

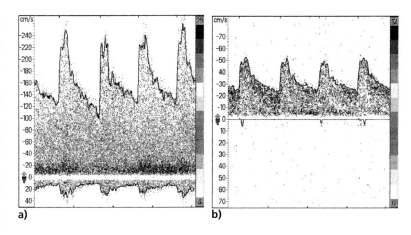

Abb. 5.13: Klassische extrakranielle pw-Dopplersonographie Frequenzspektrum-Analyse des Abgangs der A. carotis interna im Seitenvergleich: (a) Abgangstenose mit Flussbeschleunigung bis 240 cm/s; (b) Normalbefund. Die Hüllkurve stellt die Maximalflüsse eines Pulsschlags dar. Die Punkte repräsentieren langsamer fließende Blutanteile, deren prozentuale Verteilung wird mit Helligkeit oder – moderner – farbig dargestellt

Typische Befunde

Mit der Dopplersonographie kann man einfach und schnell erkennen, ob Stenosen (Verengungen), Verschlüsse oder Störungen des normalerweise harmonischen („laminären") Blutflusses in den untersuchten Blutgefäßabschnitten vorliegen.

Es ist für die Schlaganfalltherapie von hoher Bedeutung, auf welche Weise der Schlaganfall entstanden ist. Die Dopplersonographie kann Emboliequellen der hirnversorgenden Arterien aufdecken und auf diese Weise die embolische Entstehung eines Territorialinfarkts nachvollziehbar machen; den selben Sinn hat die echokardiographische Untersuchung, die transösophageal (TEE, Schluck-Echokardiographie) durchgeführt werden muss, wenn eine embolische Schlaganfallgenese wahrscheinlich ist und die Einstellung auf eine orale Antikoagulation (Marcumar®) als therapeutische Konsequenz möglich ist (routinemäßig wird die Echokardiographie transthorakal durchgeführt, TTE).

Eine weitere Domäne der Dopplersonographie ist die Suche nach Verengungen der A. carotis, die ja besonders häufig an der gut untersuchbaren Carotis-Gabelung (im mittleren bis oberen Halsdrittel) vorkommt. Dies ist von Bedeutung, weil nur höhergradige Stenosen der A. carotis interna von einem gefäßerweiternden operativen Eingriff profitieren. Daher ist es sinnvoll, Patienten mit niedriggradigen Stenosen regelmäßig zu untersuchen. Die transkranielle Doppler- und Duplexsonographie erlaubt Rückschlüsse auf Stenosen und Verschlüsse der intrakraniell gelegenen Arterien und ihrer Kollateralflüsse. Sie eignet sich außerdem zur Evaluation von Gefäßspasmen nach einer Subarachnoidalblutung und vor der Planung der erforderlichen Angiographie und Aneurysma-Operation.

Die Duplexsonographie ergänzt die MRT- und CT-Angiographie, da sie zwar die Arterien nur abschnittsweise darstellen kann, dafür aber hämodynamisch Veränderungen beurteilt werden können.

Spezielle Untersuchungen

Es ist möglich, mit dopplersonographischen Methoden Aussagen über die Fähigkeit der Hirnarterien zur „Autoregulation"(Selbstregulation) zu machen. Diese aufwändige Technik hat sich allerdings nicht in der Routine durchgesetzt, obwohl sie kostengünstiger als eine Perfusionsszintigraphie (S. 56) ist.

Grundlage der Autoregulation ist, dass gesunde hirnversorgende Arterien sich erweitern können, wenn ein erhöhter Bedarf nach sauerstoffreichem Blut oder nach Abtransport saurer Stoffwechselprodukte (Kohlendioxid) besteht. Man geht davon aus, dass eine „Vasomotorenreserve" besteht, wenn sich der Blutfluss unter Diamox® oder Kohlendioxid-Atmung verstärkt. Die Entscheidung für oder wider eine Carotis-OP wird allerdings heute in der Regel mit weniger eingreifenden Methoden beantwortet.

Bestimmung der Vasomotorenreserve

Die Bedeutung von Embolien für die Entstehung von Schlaganfällen ist klar. Mit einer speziellen computergestützten Technik lassen sich embolieverdächtige echostarke Bestandteile im Blut der A. cerebri media als Mikroembolien identifizieren und von Artefakten unterscheiden. Dazu muss eine Ultraschallsonde mit einer speziellen Vorrichtung am Kopf angebracht und der Patient dann über eine längere Zeit (etwa 1 Std.) kontinuierlich untersucht werden. Das Gerät zeichnet Mikroembolien („High intensity signals") auf. Die Methode hat z. B. Bedeutung für die Entscheidung, ob eine asymptomatische Stenose operiert werden sollte.

Emboliedetektion mit Multi-Echo-Verfahren

Dieses Verfahren ergänzt die transösophageale Echokardiographie. Bei einem Emboliverdacht durch ein offenes Foramen ovale etc. mit möglichem Übertritt von Embolien aus der Körperperipherie direkt in den Hirnkreislauf wird ein Echokontrastmittel eingesetzt. Damit kann sowohl bei der Echokardiographie wie auch bei der o. a. Emboliedetektion die Menge des übertretenden Blutes abgeschätzt werden, z. B. während normaler Atemzüge oder nur während eines Pressmanövers (Valsalva). Dabei macht die Echokardiographie die Strukturen sichtbar, während bei der Emboliedetektion mittels Doppler die Kooperation des Patienten besser ist.

Emboliedetektion mit Kontrastmittelgabe

5.6.2 B-Bild-Sonographie

Mit einem normalen Ultraschallgerät lassen sich ohne den Doppler-Effekt und Farbkodierung von Blutflüssen einige neurologisch relevante Fragen gezielt beantworten.

Methodik

Restharnbestimmung

In der Behandlung von Blasenentleerungsstörungen bei Rückenmarksgeschädigten und besonders MS-Patienten stellen Restharnbestimmungen keine unwichtigen Untersuchungen dar (s. S. 145). Sie werden in der Regel von MTAs durchgeführt.

Die Restharnmenge wird unmittelbar nach der Entleerung der Blase gemessen, wobei halbautomatische Programmhilfen zur Errechnung recht genauer Volumenangaben führen (Abb. 5.14).

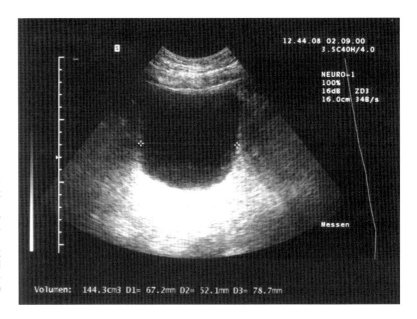

Abb. 5.14: Ultraschall-Sonographie mit Restharnvolumenmessung. Nach der Miktion zeigt die Blase noch ein „Restharnvolumen" von ca. 144 ml; bis 100 ml können toleriert werden (typischer Befund einer Sphinkter-Detrusor-Dyssynergie, z. B. bei MS)

Vorbereitung

Die **Entleerung der Blase** geschieht am einfachsten auf der Station in gewohnter Umgebung unmittelbar vor der Messung. Die Restharnmessung sollte danach unverzüglich möglich sein; die Einbestellung erfolgt in der Regel also kurzfristig, um Terminverschiebungen zu vermeiden. Die Pflegeperson sollte den Termindruck richtig einschätzen und vor der Untersuchung eine Blasenentleerung in entspannter Atmosphäre ermöglichen.

Muskelsonographie
Die Untersuchung unterscheidet sich im Ablauf nicht von allgemeinen sonographischen Untersuchungen z. B. des Abdomens; spezielle Vorbereitungen sind nicht erforderlich. Die Untersuchung erlaubt eine Abschätzung des Muskelvolumens, seiner Textur (Entzündung oder bindegewebige Umwandlung?) und auch von Faszikulationen im Rahmen von Systemerkrankungen wie der ALS.
In letzter Zeit wird das Verfahren auch häufig zur Verbesserung der Zielgenauigkeit von Botulinumtoxin-Injektionen besonders bei Kindern verwendet (Alternative ist das EMG, das zwar keine räumliche Aussage liefert, aber dafür die muskuläre Aktivität wiedergibt).

5.7 Liquoruntersuchung

Der Liquor wird vorwiegend im Plexus chorioideus der Seitenventrikel (Anatomie S. 44) in einer Menge von etwa 500 ml/Tag produziert, die gleiche Menge wird wieder resorbiert. Die Gesamtmenge des Liquors innerhalb der Schädelkapsel und des Rückenmarkkanals beträgt etwa 160 ml. Zur Liquorgewinnung muss der Liquorraum punktiert werden. Am einfachsten geschieht dies durch eine Lumbalpunktion. Bei einer Myelographie fallen nur geringe Liquormengen (1–2 ml) an, die aber immer untersucht werden sollten!

5.7.1 Lumbalpunktion (LP)

Zur Gewinnung von Liquor wird eine Punktion des Duralsacks (S. 43) etwa in Höhe (s. Abb. 5.15) einer Verbindungslinie zwischen der oberen Begrenzung beider Beckenschaufeln durchgeführt. Das Rückenmark endet bereits in Höhe des 1. bis 2. Lendenwirbelkörpers und wird bei der Punktion nicht berührt.

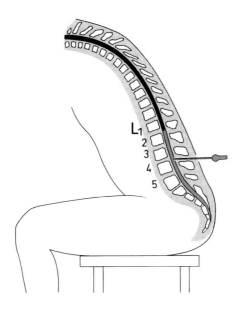

Abb. 5.15: Lumbalpunktion im Sitzen, zwischen dem 3. und 4. Lendenwirbelkörper. Das Rückenmark endet unter L1

Bei einer bedrohlichen Hirndrucksteigerung könnte es durch den Abfluss des Liquors zu einer Einklemmung des Hirns kommen. Deshalb wird bei geplanten Punktionen eine Bildgebung des Gehirns (CT, MRT) veranlasst, sofern auch nur der geringste Verdacht eines Hirndrucks oder einer Liquorzirkulationsstörung besteht.

Kontraindikationen

Die Punktion erfolgt am leichtesten im Sitzen. Der Patient sitzt meistens quer auf dem Bett mit der Bettkante in den Kniekehlen, am besten mit aufgestellten Füßen (Schemel o. ä.). Vor dem Patienten steht eine Pflegeperson, die ihn an den Schultern festhalten und einen entspannten Sitz sichern kann. Zur Punktion wird der Rücken im Punktionsbereich nach Möglichkeit aktiv gekrümmt (Anspannung der Bauchmuskulatur, „Katzenbuckel"); ein Kissen vor dem Leib des Patienten kann hilfreich sein. Sollte der Patient während der Punktion im Sitzen Kreislaufprobleme bekommen, kann er aus die-

Punktion im Sitzen

Während der Punktion ser Position leicht in die Seitenlage gebracht werden. Zur Punktion in Seitlage s. S. 83.

Während der Punktion wird der Patient über alles informiert, was „hinter seinem Rücken" passiert. Wird bei der Punktion eine Nervenwurzel berührt, verspürt der Patient einen elektrisierenden Schmerz in einem Bein. Dies ist unangenehm, aber folgenlos. Die Pflegeperson sollte zur Entspannung und Beruhigung des Patienten beitragen. Die Zeit kann auch gut zur Erläuterung des richtigen Verhaltens nach der Punktion genutzt werden.

Die Menge der zu entnehmenden Liquormenge wechselt je nach Fragestellung. Oft wird der Liquor gleich in verschiedene Röhrchen für die jeweils beteiligten Labors aufgefangen. Die größte Menge wird beim Spinal-Tap-Test abgenommen, bei dem die Verdachtsdiagnose eines Normaldruck-Hydrozephalus durch Abnahme einer größeren Liquormenge (30–40 ml) geprüft wird. Sinnvoll ist die Gewinnung von 3 ml „Reserve-Liquor", der zusammen mit einer gleichzeitig gewonnenen Serumprobe einige Zeit aufbewahrt werden kann, falls Zusatzuntersuchungen erforderlich werden.

Postpunktionelles Syndrom
Besonders bei jungen und schlanken Menschen besteht das Risiko eines postpunktionellen Syndroms mit lageabhängigen Kopfschmerzen, die sich im Liegen bessern, mit Übelkeit und anderen vegetativen Funktionsstörungen, gelegentlich Ohrensausen und sehr selten vorübergehenden neurologischen Funktionsstörungen. Es wird vermutlich hervorgerufen durch einen Liquorverlust durch Nachsickern im Bereich des Stichkanals. Prophylaktisch wirksam ist der Einsatz atraumatischer Punktionsnadeln, die allerdings schlechter navigiert werden können; auch die Rück-Einführung des Mandrins vor dem Entfernen der Nadel soll hilfreich sein.

Behandlung des postpunktionellen Syndroms: Dem Liquorverlust wird durch reichliche Flüssigkeitsaufnahme und eine anhaltende (!) Flachlagerung entgegengewirkt. Theoretisch ist das Nachsickern des Liquors in Bauchlage (Punktionskanal höher!) und bei einer Kopftieflagerung (Bett zum Kopfende tiefer stellen) geringer, allerdings muss die Lage erwünscht und bequem sein, denn Schmerzen, Zwangslagen und jede Art von Störung oder Anspannung erhöhen den Liquordruck und führen damit zu einem weiteren Liquorverlust. Bei älteren Menschen oder Wirbelsäulenkrümmungen ist ein flaches Kopfkissen zu gewähren, ebenso bei der Seitenlage zum annähernden Ausgleich der Schulterhöhe. Auch bei bestehender Herzinsuffizienz oder pulmonalen Störungen können Ausnahmen angebracht sein.

Die Patienten sollen nicht steif liegen, sondern sollen sich in der Flachlagerung bewegen, um Wirbelsäulenschmerzen durch zu langes Liegen vorzubeugen. Unnötige Untersuchungen sind zu vermeiden, sofern sie ein Hinsetzen oder Stehen erfordern.

> **Verhalten nach der Punktion:** Um einem postpunktionellen Syndrom vorzubeugen, hat es sich bewährt, die entsprechenden Maßnahmen bereits unmittelbar nach der Punktion als Prophylaxe zu empfehlen (die Wirksamkeit ist allerdings nicht bewiesen). Um ein sofortiges Verkleben des Stichkanals (dort mangelt es in der Regel an Blut, eine Koagulation kann also nicht stattfinden!) zu fördern, erscheint die Einhaltung dieser Prophylaxe besonders in den ersten zwei Stunden nach der Punktion sinnvoll.
> Wir empfehlen danach Bettruhe bis zum kommenden Morgen, erlaubten aber z. B. Toilettenbenutzung und Sitzen zu den Mahlzeiten.
> Sinnvoll ist ein Toilettengang vor der Punktion. Praktisch ist auch die LP nach einer Mahlzeit, diese beruhigt den Patienten zusätzlich.

5.7.2 Liquordruckmessung

Die Punktion zur Druckmessung wird in Seitlage durchgeführt, was technisch etwas schwieriger ist, aber auch Vorteile bei unruhigen und schwerkranken Patienten oder bei bekannter Kollapsneigung hat. Zur Messung des Liquordrucks mit dem „Queckenstedt-Steigrohr" wird ebenfalls liegend punktiert. Der Patient rollt sich in Seitlage so zusammen, dass die Knie sich dem Kinn nähern. Eine Hilfsperson kann sich vor die Füße des Patienten setzen und sie damit abstützen, sodass der Patient sich entspannen kann. Die Seitlage sollte durch Kissen unter dem Kopf (Schulterausgleich) und evtl. in der Taille so unterstützt werden, dass die Wirbelsäule ohne Seitverbiegung liegt. Wenn Ellenbogen, Schultern, Becken und Knie übereinander liegen, so ist auch eine Längsverdrehung der Wirbelsäule vermieden. Das Beugen des Rückens gelingt im Liegen oft besser als im Sitzen; dabei weichen die Dornfortsätze auseinander, sodass die Nadel leichter in den Spinalkanal gelangt.

Die Punktion in Seitlage

An die Punktionsnadel wird – oft mit einem Dreiwegehahn – ein Steigröhrchen angeschlossen. Zunächst interessiert der **Eröffnungsdruck**, d. h. der Druck im Liquorraum vor dem Ablassen wesentlicher Liquormengen. Ein erhöhter Eröffnungsdruck entspricht der Krankheit **Pseudotumor cerebri**, die mit Kopfschmerzen, einer Stauungspapille (Vorwölbung der Sehnerveneintrittstelle = Papille an der Netzhaut des Auges deutet auf erhöhten intrakraniellen Druck) und wechselnd ausgeprägten Sehstörungen einhergeht. Der Liquordruck kann aber auch durch eine mangelnde Entspannung mit latentem Pressen hervorgerufen werden.
Der Druck im Liquorraum hängt vom intrakraniellen Venendruck ab. Der Venendruck kann erhöht werden durch Abdrücken der Halsvenen beidseits der Luftröhre oder durch ein aktives Pressen des Patienten. Bei freier Liquorpassage im Spinalkanal setzt sich der kranielle Druckanstieg ohne Behinderung bis zum Steigröhrchen

Druckmessung des Liquors

fort: Wir sprechen dann von einem „durchgängigen Queckenstedt". Bei einer Behinderung der Passage (z. B. durch einen Rückenmarktumor) ist kein oder nur ein geringer Druckanstieg zu beobachten (Beobachtung des dt. Neurologen H. Queckenstedt 1916).

5.7.3 Liquorbefunde

Farbe, Blutbeimengung

Der Liquor ist im Normalfall wasserklar.
Anfängliche Blutbeimengungen deuten auf die Verletzung eines Blutgefäßes bei der Punktion hin. Ein konstant blutiger Liquorfluss wird bei einer kräftigeren **Subarachnoidalblutung** (SAB) beobachtet. Bei einer wenige Stunden bis einige Tage zurückliegenden SAB hat der Liquor infolge des abgebauten Blutfarbstoffs ein gelbliches Aussehen (Xanthochromie).

> **Merke:** Ein **blutiger Liquor** muss also sofort zur **Zentrifugation** gebracht werden: Ist der Überstand nicht xanthochrom, sondern wasserklar, so ist die Blutbeimengung frisch und die Blutung möglicherweise artefiziell.

Eine ähnliche Gelbfärbung wie bei der Xanthochromie ist auch bei starker Eiweißvermehrung (z. B. Stoppliquor durch eine Raumforderung) zu beobachten.

Zellzahl, Zytologie

Bei starker Zellzahlerhöhung (Vermehrung von Leukozyten) und besonders bei einer Granulozytenvermehrung auf über 1000/µl (z. B. bei einer bakteriellen Infektion) wird der Liquor milchigtrüb bis gelblich-eitrig. Der normale Liquor enthält bis 4 Zellen (Leukozyten)/µl (das entspricht 12/3 Zellen = 12 Zellen in 3 µl, dem Volumen der Zählkammer), dabei handelt es sich um etwa 70 % Lymphozyten und 30 % Monozyten (s. Abb. 17.1, S. 262).

Schrankenstörung

Eine Eiweißerhöhung und vor allem eine Erhöhung des Albuminquotienten deuten auf eine Schrankenstörung (Störung der Blut-Liquor-Schranke).

Entzündlich-immunologisches ZNS-Geschehen

Außerdem werden die Konzentrationen der Immunglobuline (Ig) der Klassen IgG, IgM und IgA untersucht: Ihr Konzentrationsgefälle zwischen Liquor und Serum gibt Aufschluss über eine mögliche intrathekale (S. 286) Ig-Synthese und damit auf eine dort lokalisierte immunologische Reaktion (Entzündung). Mit der isoelektrischen Fokussierung gelingt eine Verteilung der IgG in **oligoklonale Banden**: Falls einzelne davon nur im Liquor und nicht im Serum nachweisbar sind, spricht auch dies für einen intrathekalen Immunprozess (vgl. S. 288).

Überdies deckt die **Liquor-Serologie** Antikörperbildung gegen Borrelien, die Erreger der Lues (Treponema pallidum) oder neurotrope Viren auf (MRZH, S. 87).

5.8 Laborchemische Untersuchungen

Die Laboruntersuchungen in der Medizin haben sich ständig weiterentwickelt und differenziert. Das Angebot ist nahezu unüberschaubar geworden. Die Entwicklung von Analyse-Maschinen hat den Preis von Laboruntersuchungen sinken lassen. Auf der anderen Seite stehen teure Untersuchungen, die in Handarbeit nur in ausgewählten Forschungsinstituten zugänglich sind. Die Laboratoriumsmedizin ist ein Spezialgebiet der Medizin, umfasst aber Speziallabors aus der Bakteriologie, Hygienemedizin und von humangenetischen und nuklearmedizinischen Instituten. Das folgende Kapitel kann nur einen knappen Überblick aus neurologischer Sicht liefern.

Entwicklung und Möglichkeiten

5.8.1 Routine-Laboruntersuchungen

Jede größere Klinik verfügt heute über ein Programm routinemäßig angeordneter Laboruntersuchungen, z. B. bei der Aufnahme neuer Patienten, im nächtlichen Notdienst, bei der routinemäßigen Verlaufskontrolle und bei speziellen, immer wiederkehrenden Fragestellungen.

Die **Aufnahme-Laborroutine** umfasst bei uns neben einem Blutbild die Laborkennwerte der Leber, Niere, der Gerinnung und des Herzens sowie allgemeine Entzündungsparameter wie die CRP oder BKS(BSG) sowie ein Blutbild und ein Jonogramm (Konzentration der Elektrolyte). Es hat sich bewährt, eine Serologie auf Borrelien und Treponemen (Lues) einmal routinemäßig abzunehmen.

Aufnahme-Laborroutineuntersuchungen in der Neurologie

Wenn die **Nüchternglukose**-Werte grenzwertig sind, empfiehlt sich die HbA1c-Bestimmung, die einen Rückschluss auf die mittleren Glukosewerte der letzten 4 Wochen und damit auf einen Diabetes mellitus ermöglicht.
Da bestimmte **Infektionen** nicht übersehen werden dürfen, werden häufig Suchtests für Antikörper (AK) gegen Treponemen (Lues?), Borrelien oder HIV durchgeführt, die multiple neurologische Störungen bewirken können.
Patienten unter **Kortison** sollten regelmäßig hinsichtlich Entgleisungen des Glukose- und Elektrolyt-Stoffwechsels kontrolliert und sehr genau beobachtet werden auf Zeichen einer Infektion oder Entzündung, die durch das Kortison abgemildert werden.
Patienten mit **Gerinnungsstörungen** oder einer **Antikoagulantien**-Therapie (Marcumar®) benötigen regelmäßig (meistens täglich, bei Bedarf auch häufiger) eine Kontrolle der Gerinnungswerte (PTT, INR sind die wichtigsten, der Quickwert ist immer noch gebräuchlich).
AT III, Protein C+S, Anti-Phospholipid-AK und die APC-Resistenz werden untersucht bei Verdacht auf eine **Koagulopathie**, also auf eine erhöhte Gerinnungsneigung, die zu einem Schlaganfall geführt haben könnte.

Typische Fragestellungen

Bei der Suche nach **Muskelerkrankungen** werden CK-Isoenzyme bestimmt oder Antikörper gegen Muskelfasern.
Acetylcholinrezeptor-Antikörper sind erhöht nachweisbar bei einer **Myasthenia gravis**.

5.8.2 Blutspiegel-Bestimmungen

Bedeutung und Indikationen

Antikonvulsiva sind antiepileptisch wirksame Medikamente, deren Serumspiegel in der Neurologie mit Abstand am häufigsten bestimmt wird, z. B. um zu zeigen, bei welchen Spiegeln noch Anfälle auftraten.
Für bestimmte Chemotherapeutika wie z. B. **Ciclosporin** werden ebenfalls Spiegelbestimmungen durchgeführt, um geeignete Konzentrationsbereiche zu finden.
Das Antibiotikum **Gentamycin** ist bei Einhaltung bestimmter Spiegelwerte weniger toxisch.
Bestimmte **Analgetika** wie Acetylsalizylsäure ASS, Metamizol, Paracetamol, Tilidin, Morphine und Antidepressiva können im Serum bestimmt werden und bei Therapieentscheidungen helfen.

Drug-Screening

Hier kommt es weniger auf die genaue Konzentration als auf die Tatsache ihrer Einnahme an. Es werden deshalb häufig Antikörper-Tests z. B. für den Urin verwendet, mit dem sich Benzodiazepine, Barbiturate, trizyklische Antidepressiva sowie Cannabis, Amphetamin, Kokain und Opiate finden lassen.

5.8.3 Hinweise auf Kollagenosen

Eine Reihe von speziellen Untersuchungen auf Rheumawerte wie CRP, ASL-Titer, Waaler-Rose-Test und Rheumafaktor-Latex-Agglutination sowie die Bestimmung von Eosinophilie, antinukleären Antikörpern (ANA, ENA, ds-DNS-, c-ANCA und p-ANCA), C3- und C4-Komplement, HBs-Antigen, quantitative Bestimmung der Immunglobuline IgG, IgM, IgA und IgE, Anti-Elastin-Antikörper können Hinweise auf spezielle Kollagenosen oder Gefäßentzündungen (Vaskulitis) liefern.

5.8.4 Hinweise auf seltene Polyneuropathien

Zur Identifikation möglicher Ursachen von Polyneuropathien werden neben den häufigsten Ursachen (Diabetes mellitus bei Älteren, Alkoholismus bei Jüngeren) auch seltenere Ursachen gesucht: Neben den Tests zur entzündlich-immunologischen Diagnostik (s. o.) werden die Nierenwerte überprüft, die Schilddrüsenwerte inkl. Schilddrüsenantikörpern gemessen, eine Porphyrie ausgeschlossen, Tumormarker bestimmt (ergänzend zur klinischen Tumorsuche) und evtl. toxische Faktoren bedacht. Ein Vitamin-B-Mangel darf nicht übersehen werden, ebenso eine Paraproteinämie (Eiweißelektrophorese) und einige Infektionskrankheiten (s. Kap. 5.9).

5.8.5 Hinweise auf Stoffwechselerkrankungen

Störungen des **Kupferstoffwechsels** zeigen sich mit einer vermehrten Kupfer-Ausscheidung im 24-h-Urin, einem verminderten Serum-Coeruloplasmin und evtl. Änderungen im Serum-Kupfer-Spiegel. Wenn sich Stoffwechselerkrankungen erst im Erwachsenenalter zeigen, sind sie meist geringer ausgeprägt und schwerer zu finden. Jenseits des 50. Lebensjahrs gilt die Suche als aussichtslos.
Wegen der Behandelbarkeit sollten Vitamin-Mangelzustände von Vit. B12 oder B1 bzw. B6 nicht übersehen werden.
Recht selten, aber doch Gegenstand einer gezielten Suche sind einige weitere Erkrankungen: Ein manuelles Blutbild kann **Akanthozyten** als Hinweis auf eine Neuroakanthozytose zeigen. Erhöhte Werte überlangkettiger Fettsäuren (VLCFA) bestehen bei der Adrenoleuko(myelo)dystrophie. Mängel an lysosomalen Enzymen deuten auf Speicherkrankheiten, die zu neurologischer Symptomatik führen können.

5.9 Bakteriologisch-serologische Untersuchungen

In der Neurologie werden besonders häufig Blut, Liquor und Urin untersucht. Außerdem werden Abstriche genommen, z. B. für den MRSA-Nachweis.
Die Masern-, Röteln-, Windpocken/Zoster-, Herpes simplex (MRZH-)Viren sowie die HI- und auch Polio- und Zytomegalie-Viren werden als „neurotrope **Viren**" untersucht, weil sie besonders häufig zu neurologischen Störungen führen können.
Nicht selten wird auf Verdacht eine Herpes-Enzephalitis behandelt, bis z. B. mit der **PCR** Polymerase-Kettenreaktion (Polymerase Chain Reaction) die Infektion nachgewiesen oder ausgeschlossen wird. Die PCR wird auch bei Tuberkulose-Verdacht eingesetzt. Neben den Tbc- sind vor allem Borrelien- und Lues-**Bakterien** häufig zu untersuchen.

5.10 Genetische Untersuchungen

Genetische Untersuchungen sind aufwändig und auch ethisch nicht unproblematisch. So wird in einigen Selbsthilfegruppen (z. B. **Chorea Huntington**) durchaus kontrovers die Frage diskutiert, ob man sein individuelles Erkrankungsrisiko überhaupt untersuchen lassen soll, wenn die Erkrankung schwerwiegend und die Therapiemöglichkeiten begrenzt sind. Es handelt sich um eine klassische autosomal-dominante Erbkrankheit mit einer erhöhten Zahl von CAG-Trinukleotid-Wiederholungen auf dem kurzen Arm des Chromosoms 4, die sich sicher nachweisen lässt.

Der diagnostische Stellenwert der stark wachsenden Untersuchungsmöglichkeiten ist noch unsicher

Bei bestimmten Muskelkrankheiten (z. B. bei myotonen Dystrophien) kann im begründeten Verdacht eine humangenetische Untersuchung einer Biopsie vorgezogen werden.

Teil 3 Der Umgang mit neurologisch erkrankten Menschen

6 Die pflegerische Untersuchung

Kontaktaufnahme
Die Besonderheiten neurologischer Pflegemodelle und die Grundzüge des Pflegeprozesses von der Erstuntersuchung über Pflegediagnosen und Behandlungsziele zu den konkreten Maßnahmen werden später noch weiter ausgeführt (Kap. 8, S. 108 ff.).
Eine Krankenhausbehandlung ist in aller Regel multiprofessionell (durch die Beteiligung vieler Berufsgruppen) und oft auch interdisziplinär (durch Einbeziehung anderer Fachgebiete). Im **Erstkontakt** treffen Patienten allerdings selten auf einen Arzt, sondern auf Pflegepersonen oder Mitarbeiter des Empfangs und der Aufnahmesekretariate.

Erstkontakt

Erkrankte benötigen aus naheliegenden Gründen in aller Regel ein deutlich höheres Maß an Zuwendung und Aufmerksamkeit, als dies bei sonstigen Alltagskontakten erwartet wird. Die Patienten haben möglicherweise mit der Rolle eines Pflegebedürftigen noch ihre eigenen Schwierigkeiten: Sie müssen sich helfen lassen, benötigen evtl. Begleitpersonen und befinden sich oft unversehens in pflegebedürftigem Zustand, sich müssen sich waschen, füttern oder betten lassen, können nur eingeschränkt aktiv am Leben teilnehmen und fühlen sich in ihren menschlichen Beziehungen erheblich beeinträchtigt.
Mit Recht kreist die Aufmerksamkeit der Patienten um die eigene Erkrankung und nicht um die Belange der Helfer, die natürlich Stress und Überbelastung die Patienten möglichst nicht spüren lassen dürfen. Mit freundlicher Aufmerksamkeit und Zuwendung sollen sich die Patienten in ihrer neuen Umgebung und Situation schnell zurechtfinden und eine zuversichtliche Grundstimmung gewinnen können.

Zuwendung und Aufmerksamkeit

Pflegeleitbild und Selbstverständnis der Pflegenden sind auf ganzheitliche Wahrnehmung der Patienten ausgerichtet. Das ist ein hoher Anspruch, der im aktuellen Pflegealltag leicht verloren gehen kann. In der Neurologie hat er seine besondere Berechtigung wegen der Möglichkeit einer Beeinträchtigung der Hirnfunktionen und der auf ihnen beruhenden Fähigkeiten und Qualitäten, die in ihrer Gesamtheit die Persönlichkeit des Patienten ausmachen (s. Kap. 10).
Frühzeitig muss in Erfahrung gebracht werden, ob es Beeinträchtigungen der Kommunikationsfähigkeit, Gedächtnisstörungen, kognitive Beeinträchtigungen oder Hinweise auf eine Wesensänderung etc. gibt, dazu sind ergänzende Informationen Angehöriger hilfreich.

Ganzheitliche Wahrnehmung

Ziel ist die systematische Erfassung von Pflegeproblemen und die Absprache mit den Erkrankten über die erforderlichen Hilfen. Die Ergebnisse müssen dokumentiert und anderen Beteiligten zugänglich gemacht werden, soweit dies erforderlich ist.

Persönliche Zuwendung und Verantwortung

Bezugspflege

Neben der ganzheitlichen Wahrnehmung auch der Person des Erkrankten wird im Pflegealltag auch das Konzept der Bezugspflege zunehmend etabliert, bei dem Pflegekräfte nicht nur persönliche Kontakte zu Patienten aufbauen, sondern auch ihre verantwortlichen Ansprechpartner und Durchführende in allen pflegerischen Bereichen für die Dauer des Aufenthalts sind. Diese auf M. Manthey (USA) zurückgehenden Konzepte haben sich – vermutlich aufgrund der längeren Verweilzeiten – besonders in der Heim-, ambulanten und psychiatrischen Pflege durchgesetzt. Geeignete Adaptationen für den Akutbereich mit Ambulanz-, Tages-, Kurzzeit-Fällen, Verlegungen zwischen Funktionsbereichen und sehr kurzer mittlerer Verweildauer sind erst im Entstehen.

Mit Blick auf die Besonderheiten neurologischer Erkrankungen ergeben sich aus einem Bezugspflegemodell deutliche Vorteile.

7 Die neurologische Untersuchung

Dieses Kapitel beschreibt die praktische Untersuchung der im Kapitel 4 beschriebenen Nervenstrukturen bzw. einiger ihrer Funktionen, soweit dies am Krankenbett möglich ist. Dabei werden typische pathologische Befunde bzw. Symptome vorgestellt.

Befunde/Symptome, Syndrome, Krankheiten

Im klinischen Alltag treten solche Symptome häufig in bestimmten Gruppen, d. h. in Form von **Syndromen** auf, weil z. B. der zugrundeliegende Schaden eine ganze Reihe von Symptomen hervorrufen kann. Solche Syndrome können unterschiedliche Ursachen haben, manchmal sind diese auch (noch) nicht bekannt. Je mehr die Ursache aufgeklärt ist, desto eher wird man von einer **Krankheit** bzw. Erkrankung sprechen.

> **Definition: Syndrome** sind Funktionsstörungen, die mit typischen Symptomkombinationen einhergehen, die aber mehrere Ursachen haben und deshalb bei verschiedenen Erkrankungen gefunden werden können.

So ist z. B. das **Syndrom** der spastischen Parese gekennzeichnet durch die **Symptome** Tonuserhöhung der Muskulatur, Steigerung der Eigenreflexe, Minderung der Fremdreflexe, das Auftreten von Pyramidenbahnzeichen und das Auftreten bestimmter Bewegungsmuster. Die Ursachen dieses Syndroms sind aber vielfältig und man kann es bei **Krankheiten** wie Multipler Sklerose, Schlaganfällen, Hirntumoren, Schädel-Hirn-Verletzungen und anderen antreffen. Die systematische Darstellung der Syndrome und Krankheiten folgt in Teil 4 dieses Buchs.

7.1 Ablauf der Untersuchung

Die Anamnese ist die Vorgeschichte der Erkrankung. Ein systematischer Überblick über den zeitlichen Ablauf des Auftretens der Symptome erleichtert das Verständnis der Erkrankung in ihrer individuellen Verursachung und unter dem Einfluss verkomplizierender Faktoren (z. B. soziale Begleitumstände, Vorerkrankungen).
Besonders bei Wesensänderungen oder bei mangelnder Selbstwahrnehmung ist eine Fremdanamnese, also die Befragung von Angehörigen oder Bezugspersonen, hilfreich.

Anamnese

Bei der neurologischen Untersuchung wird in Ergänzung des allgemeinkörperlichen oder internistischen Untersuchungsbefundes ein neurologischer Befund erhoben. Unter dem Druck eines wünschenswerten Strebens nach Gründlichkeit und Vollständigkeit einerseits und andererseits den ökonomisch begründeten zeitlichen Zwängen hat es sich bewährt, eine neurologische Basisuntersuchung durchzuführen, die bei Bedarf durch gezielte weitere Untersuchungen ergänzt wird. Darauf soll hier nicht näher eingegangen werden, je nach Klinikschwerpunkt und persönlicher Erfahrung kann das Vorgehen sehr unterschiedlich sein.

Körperliche neurologische Untersuchung

Nach Anamnese und körperlicher Untersuchung ist ein einvernehmliches Gespräch mit dem Patienten über die Art seiner Erkrankung und die Möglichkeiten der Behandlung erforderlich.
Zur Behandlungsplanung ist auch das Fachwissen der Pflegenden oder anderer Berufsgruppen (Physiotherapeuten, Konsiliarärzte, Sozialarbeiter, Ethiker usw.) erforderlich, deren Vorschläge und Ideen koordiniert und mit den Vorstellungen und Bedürfnissen des Patienten abgestimmt werden müssen. Ziel ist die Festlegung von Behandlungszielen und Strategien zu ihrer Erreichung inkl. einer Abschätzung des zeitlichen Verlaufs (Prognose).

Behandlungsplanung

7.2 Prüfung der Hirnnerven

Die zwölf Hirnnerven gelten als Teil des peripheren Nervensystems. Die beiden ersten Hirnnerven (N. olfactorius und N. opticus) sind allerdings Ausstülpungen des Gehirns.

7.2.1 N. olfactorius (I), Riechnerv

Die Rezeptoren für die Geruchswahrnehmung befinden sich in der Nasenschleimhaut. Die Riechfäden ziehen durch feine Öffnungen der vorderen Schädelbasis zum Riechkolben an der Basis des Stirnhirns und von dort zum eigentlichen Riechzentrum im Schläfenlappen. Wichtig ist, dass der Geschmack im Wesentlichen auf Funktionen des Riechorgans beruht.
Eine Herabsetzung des Riechvermögens wird als **Hyposmie**, ein Verlust als **Anosmie** bezeichnet. Diese Riechstörungen können bei Schädelbasisfrakturen, kontusionellen Hirnschädigungen und Tumoren der vorderen Schädelbasis auftreten.
Geprüft wird mit aromatischen Stoffen (Kaffee, Seife, Gewürze etc.) oder Getränken (Tee, Kaffee, Saft etc.).

7.2.2 N. opticus (II), Sehnerv

Der Sehnerv mündet als Papille am Augenhintergrund. Er kann hier durch die Pupille mit einem Augenspiegel betrachtet werden. Normalerweise ist die Papille scharf begrenzt und rötlich gefärbt.
Die Abb. 7.1 zeigt die Augen und die dazugehörenden Sehbahnen, deren innere Anteile vor der Sella kreuzen und mit den äußeren Anteilen des anderen Auges in den Hinterhauptlappen des Gehirns ziehen. Alles, was aus dem linken **Gesichtsfeld** (Pfeil in Abb. 7.1) an optischen Reizen (Licht) kommt, wird in der rechten Netzhauthälfte beider Augen in elektrische Impulse umgewandelt und von dort in den rechten Hinterhauptlappen geleitet. Reize aus dem rechten Gesichtsfeld gelangen in den linken Hinterhauptslappen.
Wenn ein Patient also „rechts" nichts sieht, kann es sich um eine beidäugige Sehstörung nach rechts (**Hemianopsie**, häufig z. B. bei Schlaganfällen im hinteren Stromgebiet) handeln oder auch um eine (einäugige) Sehstörung des rechten Auges (z. B. bei einer Entzündung des rechten Sehnerven als Opticusneuritis bei einer MS)! Die Prüfung des Gesichtsfeldes (**Perimetrie**) kann orientierend am Krankenbett (Fingerbewegungen) erfolgen, genauer ist im Verdachtsfall eine augenärztliche Untersuchung (computergestützt, mit Leuchtpunkten).
Zum **Neglect** s. S. 126 (Neurol. Pflegekonzepte).

Papillenveränderungen — Die Eintrittstelle des Sehnerven kann seine Degeneration anzeigen (Abblassung) oder auf eine Hirndrucksteigerung deuten (Stauungspapille), z. B. bei Hirntumoren, Sinusvenenthrombosen oder Liquordruckerhöhung.

Untersuchung der Sehkraft — Die Sehkraft wird orientierend mit kleinen Sehtafeln oder vorgehaltenen Gegenständen getestet. Eine genaue Prüfung des **Visus** nimmt der Augenarzt vor.

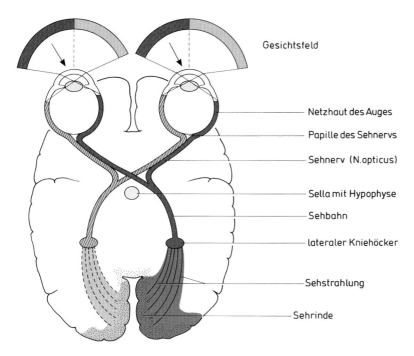

Abb. 7.1: Schematische Darstellung der Sehbahn

7.2.3 N. oculomotorius (III), N. trochlearis (IV) und N. abducens (VI)

Diese drei Hirnnerven sind für die Bewegungen der Augen zuständig, eine Schädigung führt in der Regel zu **Doppelbildern**.
Die Augenbeweglichkeit wird geprüft, indem der Patient aufgefordert wird, dem vorgehaltenen Finger des Untersuchers in alle Richtungen zu folgen oder spontane Blickwendungen durchzuführen. Abweichungen eines oder beider Augen weisen auf Augenmuskellähmungen oder ein Schielen (Strabismus) hin.

Pupillenreaktion

Die Pupillen sind in der Regel gleich weit und rund. Enge Pupillen werden als **Miosis**, weite Pupillen als **Mydriasis** bezeichnet. Die Pupillen reagieren auf Lichteinfall normalerweise mit einer Verengung (Lichtreaktion), und zwar auch auf dem nicht geprüften Auge (konsensuelle Reaktion durch Verschaltung im Hirnstamm). Auch bei Betrachtung eines nahen Gegenstands kann eine Pupillenverengung beobachtet werden (Konvergenzreaktion). Eine Ungleichheit der Pupillenweite wird als **Anisokorie** bezeichnet.

Ausfall des N. oculomotorius (III)

Bei einer Parese weicht beim Blick geradeaus das Auge auf der gelähmten Seite nach außen und unten ab, der Blick nach oben und innen ist erschwert. Es kommt zu schrägstehenden Doppelbildern. Außerdem hängt das Augenlid (**Ptosis**) auf der gelähmten Seite durch Ausfall des Sympathikus. Bei Beeinträchtigung der parasympathischen Fasern kommt es zu einer Erweiterung der Pupille (**Mydriasis**).

Einseitiger Funktionsausfall kann auf eine gleichseitige akute Druckerhöhung (Hirndruck, Blutung, Einklemmung, Aneurysma im Sinus cavernosus drückt auf den III. Hirnnerv etc.) deuten, dann steht oft die Pupillenerweiterung im Vordergrund.

Bei metabolischen oder durch hohen Blutdruck bedingten Schäden des III. Hirnnervs sind Ptosis und Augenbewegungsstörungen häufig führend.

Ausfall des N. trochlearis (IV) Dieser Nerv ist rein motorisch. Die Doppelbilder vermindern sich beim Kopfneigen auf die nicht betroffene Seite und umgekehrt (Bielschowski-Phänomen).

Ausfall des N. abducens (VI) Bei einer Schädigung kann das Auge nicht nach außen gewendet werden, die Doppelbilder stehen nebeneinander. Der N. abducens wird von allen Augenmuskelnerven am häufigsten geschädigt (z. B. durch Hirndruck).

Blickparesen
Während (periphere) Lähmungen einzelner Hirnnerven zu Doppelbildern (s. o.) führen, bewirken zentrale Schäden eher einen Nystagmus (S. 369) oder Blickparesen. Beim Vorliegen einer Blickparese kann der Blick nicht willkürlich in eine vorgegebene Richtung gelenkt werden. Es entspricht einer Blickparese, wenn Patienten mit großen Schlaganfällen im Mediastromgebiet „ihren Herd anschauen" (Ausfall durch Ischämie), d. h. nicht zur Gegenseite blicken können. Bei fokaler epileptischer Aktivität kann durch vermehrte Aktivität der Blick in die Gegenrichtung (vom Herd weg) gelenkt sein, ebenso bei einem Ausfall in Höhe der Brücke. Bei einer vertikalen Blickparese kann der Blick nicht willkürlich gehoben (oder gesenkt) werden: oft in Verbindung mit einer Parese der Konvergenz (Zusammenführen der Blickachsen beim Nahblick) und der Pupillenreaktion beim hinteren Mittelhirnsyndrom zu finden.

Eine internukleäre Blickparese führt zu einem kurzzeitigen Abweichen der Blickachsen. Bei der häufigsten Form kann bei einer horizontalen Blickwendung beobachtet werden, dass das adduzierende Auge sich für Sekundenbruchteile langsamer (d. h. zur Mittellinie hin) bewegt als das abduzierende Auge (Blickachse bewegt sich von der Mittellinie weg). Dies kann besonders häufig bei der Multiplen Sklerose gefunden werden.

Strabismus (Schielen)
Der Strabismus kann dauerhaft oder zwischenzeitlich vorliegen und besteht in einer Abweichung der Blickachsen beider Augen z. B. als Strabismus convergens mit gekreuzten und als Strabismus divergens mit ungekreuzten Blickachsen. Die Ursachen sind vielfältig und schließen erbliche Faktoren, starke Unterschiede in der Sehfähigkeit der Augen und auch allgemeine Schwächezustände des Körpers (Schielen bei Ohnmacht, Vergiftung, Übermüdung, Krankheit) ein. In neurologischen Kliniken ist das Lähmungsschielen (Läsion der für die Augenmotorik erforderlichen Nerven) die häufigste Form.

Beim anhaltenden Schielen droht das schielende Auge zu erblinden, weil das Gehirn seine (störenden, Doppelbilder erzeugenden) Sehinformationen unterdrückt. Therapeutisch werden Okklusionsverbände (Augenklappen) eingesetzt, die das schlechtere Auge zum Sehen und zu Blickbewegungen zwingen.

7.2.4 N. trigeminus (V)

Der wegen seiner drei Äste auch Drilling genannte Nerv ist für die Sensibilität bzw. Empfindungswahrnehmung im Gesicht zuständig (vgl. Abb. 7.2):

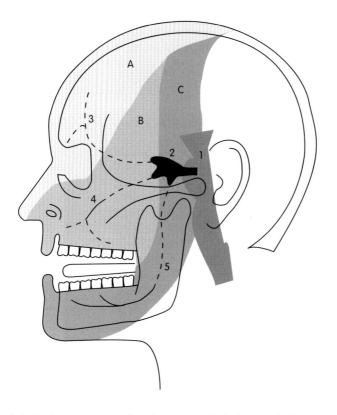

Abb. 7.2: Schematische Darstellung des N. trigeminus
1 Kerngebiet des Trigeminus im Hirnstamm
2 Ganglion trigeminale Gasseri
3 N. ophthalmicus (Versorgungsbereich A)
4 N. maxillaris (Versorgungsbereich B)
5 N. mandibularis (Versorgungsbereich C)

N. ophthalmicus versorgt das Areal vom Scheitelpunkt bis zur Lidspalte inkl. Nasenrücken, Horn- und Bindehaut der Augen, Schleimhaut der Stirnhöhle. Die Berührung der Kornea (Hornhaut) des Auges oder der Wimpern (Zilien) mit einem Wattebausch führt zum Lidschluss (Korneal- bzw. Ziliarreflex).
N. maxillaris versorgt Gesichtswangen, Oberlippe mit Nasenflügeln sowie die Schleimhäute der Nasenneben-, der Kieferhöhlen, von Gaumen und Oberkiefer. Bei der Trigeminusneuralgie ist der N. maxillaris am häufigsten irritiert.
N. mandibularis versorgt mit seinem sensiblen Anteil die Schleimhäute des Mundbodens, die vorderen zwei Drittel der Zunge, den

Unterkiefer sowie die Haut des Kinns und der Unterlippe. Der motorische Ast (R. mandibularis) versorgt die Kaumuskulatur.
Zur **Trigeminusneuralgie** s. S. 377.

7.2.5 N. facialis (VII)

Der Nerv hat eine motorische und eine sensible Wurzel.
Der motorische Anteil versorgt die gesamt mimische Muskulatur des Gesichts. Geprüft werden können der maximale Lid- und Lippenschluss und das Zähnezeigen oder Mundspitzen. Aufschlussreich ist auch die Spontanmimik, die nicht zu asymmetrisch sein darf. Ein verminderter Spontan-Lidschlag ist häufig das früheste Zeichen einer peripheren Fazialislähmung (Kap. 22.6, S. 347), bei deren Vollbild die Augenlider und Lippen nicht geschlossen werden können.
Der sensible Anteil des N. facialis ist für die Geschmackswahrnehmung in den vorderen zwei Dritteln der Zunge zuständig: süß, sauer und salzig (vgl. Riechnerv S. 92).

7.2.6 N. statoacusticus oder vestibulocochlearis (VIII)

Der Nerv hat zwei Anteile. Für die Wahrnehmung der Signale des Gleichgewichtsorgans im Innenohr ist der **N. vestibularis** zuständig. Sein Ausfall führt zum systematischen bzw. vestibulären Schwindel, der mit einer gerichteten Fallneigung und Nystagmus einhergeht. Der Schwindel wird in Kap. 25, S. 367 genauer besprochen.
Der **N. acusticus** leitet die Signale des Hörorgans (Cochlea, Schnecke) zum Gehirn, sein Ausfall führt zu Schwerhörigkeit und Ertaubung. Typische Tests sind:

- Wahrnehmung von Fingerreiben vor dem Ohr oder von Flüstersprache
- Der Vergleich beider Ohren bei der Wahrnehmung eines Telefonsignals
- **Weber-Test**: Der Ton einer auf die mittlere Längslinie des Kopfs gesetzten Stimmgabel (Knochenleitung zum Innenohr) sollte seitengleich bzw. diffus gehört werden. Bei einseitiger Innenohrschädigung wird der Ton auf der Gegenseite lauter gehört, bei Mittelohrschädigung aber auf der geschädigten Seite lauter (das Innenohr ist auf empfindlich reguliert, weil das Mittelohr weniger Schallwellen weiterleitet)
- **Rinne-Test**: Die schwingende Stimmgabel wird auf das Mastoid gesetzt. Wenn der abnehmende Ton nicht mehr gehört werden kann (Knochenleitung), wird die noch schwingende Stimmgabel vor das Ohr gehalten: Der Ton wird von Gesunden noch einige Sekunden gehört (Schallleitung)

Tinnitus Ständige Ohrgeräusche, die meistens als Schwirren, Rauschen, Pfeifen, Brausen oder Klingeln vom Patienten wahrgenommen werden und objektiv nicht nachzuweisen sind, werden als Tinnitus bezeichnet. Diese subjektiven Ohrgeräusche gehen oft mit einer Innenohr-

oder Altersschwerhörigkeit einher. Rund drei Millionen Menschen leiden in Deutschland an diesen oft quälenden Ohrgeräuschen. Es werden sowohl eine Schädigung der Haarzellen im Innenohr als neuerdings auch eine Störung zentraler Verarbeitungsprozesse im Gehirn erwogen. Auslöser können Stress und andere psychische Faktoren sein. Die Therapie setzt v. a. auf Coping-Verfahren (S. 148).

7.2.7 N. glossopharyngeus (IX)

Der Zungenschlundnerv versorgt motorisch die oberen Schlundmuskeln und die Gaumensegel, die mit dem Würgreflex zu prüfen sind. Sensorisch ist er für die Geschmacksempfindung im hinteren Drittel der Zunge und im Bereich des Rachens zuständig (v. a. „bitter").

7.2.8 N. vagus (X)

Der „herumschweifende" Nerv (vgl. „Vagabund") enthält vegetative (parasympathische) Fasern für Herz, Lungen und Magen-Darm-Trakt sowie motorische Anteile (N. recurrens) für die mittlere und untere Schluckmuskulatur (eigentlicher Schluckakt) und die Stimmbänder des Kehlkopfs. Die **Recurrensparese** kann als Schädigung nach Schilddrüsenoperationen auftreten und äußert sich mit Heiserkeit.

7.2.9 N. accessorius (XI)

Dieser rein motorische Nerv stammt bereits aus dem oberen bis mittleren Halsmark und versorgt den M. sternocleidomastoideus, der den Warzenfortsatz mit dem Schlüsselbein verbindet (Kopfdreher), und den oberen Anteil des M. trapezius (Schultermuskel).

7.2.10 N. hypoglossus (XII)

Der motorische Zungennerv versorgt die gesamte Zunge. Eine Lähmung geht mit erschwerter Kauvorbereitung der Nahrung und undeutlichem Sprechen einher. Beim Herausstrecken weicht die einseitig gelähmte Zunge zur betroffenen Seite ab. Eine Schädigung des Nervs führt auch zur Atrophie der Zunge.

7.3 Prüfung des motorischen Systems

Die neurologische Untersuchung des motorischen Systems konzentriert sich einerseits auf die Beobachtung ganzheitlicher **Bewegungsabläufe** (z. B. des Gangbildes oder anderer komplizierter Bewegungen wie z. B. Hüpfen, Zeigeversuche, Körperwendungen etc.), andererseits werden elementare Dinge wie **Muskelkraft** (bzw. Ausmaß einer Parese), der **Muskeltonus** (Muskelspannung) oder das Profil bzw. der Ernährungs- und Trainingszustand der Muskulatur beurteilt. Typische Suchtests sind der Arm- oder Beinhalteversuch (Muskelkraft), das Durchbewegen oder Pendeln lassen der Arme und Beine (Muskeltonus) und die Reflexprüfung.

Grundwissen: Die Körpermotorik wird im Wesentlichen über ein 1. (zentrales) und ein 2. (peripheres) motorisches Neuron gesteuert, die zusammen das auf die Gegenseite kreuzende motorische Bahnsystem (der zentrale Anteil wird Pyramidenbahn genannt) darstellen (vgl. Abb. 4.9, S. 48).

Kraftgrade n. MRC

Es handelt sich um eine international akzeptierte Einteilung des engl. Medical Research Council MRC) mit 6 Stufen:

0 Keine sichtbare Kontraktion
1 Zucken oder Spur einer Kontraktion ohne wesentlichen Bewegungseffekt
2 Aktive Bewegung, unter Ausschluss der Schwerkraft
3 Aktive Bewegung gegen die Schwerkraft, z. B. waagrechtes Halten der Arme
4 Aktive Bewegung gegen die Schwerkraft und (mäßigen) Widerstand
5 Normale Kraft

Diese Einteilung beruht letztlich auf subjektiver Einschätzung, ist aber genau genug für eine ausreichende Sicherheit (**Reliabilität:** Zwei Untersucher kommen auf dasselbe Ergebnis).

Muskeltonus

Der Muskeltonus wird geprüft durch passives Durchbewegen der Extremitäten, z. B. der Knie oder Ellenbogen, auch des Handgelenks. Der Muskeltonus ist bei frischen Schäden des Zentralnervensystems (Schlaganfall, Querschnitt, Trauma etc.) vermindert, ehe es beim Ausbilden chronischer Spätschäden zu einer Tonussteigerung kommt (vgl. Spastik S. 294 f.).
Die Tonuserhöhung beim M. Parkinson und verwandten Erkrankungen wird Rigor (S. 299) genannt.
Der Muskeltonus wird nach der **Ashworth-Skala** als Widerstand gegen passive Bewegungen gemessen:

0 keine Zunahme des (Muskel-)Tonus
1 leichte Tonuszunahme mit Stocken beim Bewegen
2 mäßige Tonuserhöhung, Bewegung aber noch leicht möglich
3 starke Tonuszunahme, passives Bewegen schwierig
4 steif in Beugung oder Extension

Reflexe
Eine wichtige Funktion hat auch die Reflexprüfung, die wichtige Hinweise auf die Funktion des zentralen und peripheren motorischen und sensiblen Nervensystems gibt. So sind die Muskeleigen-

reflexe bei einer **zentralen Lähmung** gesteigert und andererseits vermindert auslösbar bis ausgefallen bei einer **peripheren Schädigung** der motorischen oder sensiblen Nerven, die zusammen den Reflexbogen bilden. Der **Reflexbogen** (Abb. 7.3) setzt sich zusammen aus dem sensiblen Nerv, der einen Reiz zum Rückenmark leitet, und dem motorischen Nerven, der einen motorischen Impuls zu einem Muskel leitet, sodass der Reflex als motorische Reaktion erkennbar wird. Solche Reflexe sind also auf Rückenmarkebene verschaltet, dennoch gibt es unwillkürliche Einflüsse des Gehirns, indem beim Wegfall der zentralen (hemmenden) Verbindung ein **Eigenreflex** gesteigert und ein **Fremdreflex** vermindert wird.

Da der Reflexbogen jeweils in einem bestimmten Rückenmark-**Segment** eintritt, kann er auf Funktionsstörungen dieses Segments deuten, z. B. auf einen Bandscheibenvorfall mit Kompression eines Spinalnerven.

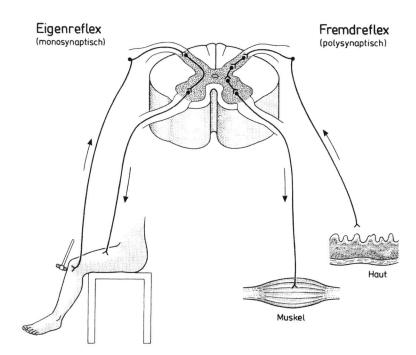

Abb. 7.3: Schematische Darstellung eines Eigen- und eines Fremdreflexes

Bei einem Eigenreflex entsteht der Reiz im selben Muskel, der auch die Reflexantwort zu erkennen gibt (vereinfachte Darstellung). Meist wird durch Schlag auf eine geeignete Muskelsehne ein Dehnungsreiz erzeugt, der von den Muskelspindeln aufgenommen und in sensiblen Fasern zum Rückenmark geleitet wird (Eintritt über die hintere Spinalwurzel und das Hinterhorn). Im Rückenmark kommt es durch Zwischenschaltung eines Schaltneurons zur Erregung der Vorderhornzellen, die ihre Impulse in motorischen Fasern (2. motorisches Neuron, vordere Spinalwurzel) zum Muskel zurück senden, wo es zu einer reflektorischen Kontraktur (Reflexantwort) kommt.

Tab. 7.1: Auflistung wichtiger Muskeleigenreflexe

Name	Kürzel	Segment	Muskel und Funktion
Bizepssehnenreflex	BSR	C5-C6	M. biceps brachii, Ellenbogenbeugung
Brachioradialisreflex (Radiusperiostreflex)	RPR	C6	M. brachioradialis, Ellenbogenbeugung
Trizepssehnenreflex	TSR	C7	M. triceps brachii, Ellenbogenstreckung
Trömner-Reflex	TR	C7-8	Fingerbeuger
Patellarsehnenreflex	PSR	L3-4	M. quadriceps, Kniestrecker
Tibialis post.- Reflex	TibPR	L5	M. tibialis post. Fußsenker + -adduktor
Achillessehnenreflex	ASR	S1	M. gastrocnemius, Fußsenker
Rossolimo-Reflex	RossR	S1-2	Zehenbeuger

Bei Fremdreflexen entsteht der auslösende Reiz nicht im Erfolgsmuskel, sondern in der Nachbarschaft, oft in der Haut.

Tab. 7.2: Auflistung wichtiger Fremdreflexe

Name	Reflex
Kornealreflex, Ziliarreflex	Das Bestreichen der Hornhaut des Auges (Cornea) oder der Wimpern (Zilien) führt zum Augenschluss
Bauchhautreflex	Das Bestreichen der Bauchhaut führt zur Bauchmuskelkontraktur
Babinski-Reflex	Das Bestrechen/Kratzen der lateralen Fußsohle führt zu einer Spreizung der Zehen und Dorsalextension der Großzehe, wenn die Pyramidenbahn geschädigt ist (1. mot. Neuron, zentrale Lähmung).

Klonus

Der Klonus entspricht einem lebhaften Muskeleigenreflex, der ohne Reflexhammer durch einfache schnelle Gelenkbewegung (Muskeldehnung) ausgelöst werden kann und sich durch den entstehenden Reflex (Muskelzug) immer wieder (unerschöpflich) oder einige Male (erschöpflich) von selbst auslöst. Am einfachsten ist ein Klonus am Fußgelenk (Dehnung der Wadenmuskeln, ASR) oder durch Verschiebung der Kniescheibe nach distal (PSR) auszulösen.

7.4 Prüfung des sensiblen Systems

Verschiedene sensible Empfindungsqualitäten

Die „Sensibilität" ist beim näheren Hinsehen leicht in eine ganze Gruppe verschiedener Empfindungen aufzuteilen (vgl. Tab. 7.3), die in zwei verschiedenen Bahnen zum Gehirn geleitet werden, nämlich in der **Hinterstrangbahn** und dem **Vorderseitenstrang**:

Empfindungsqualität	Leitungsbahn im Rückenmark
Berührung	Hinterstrang (Abb. 4.10, S. 49)
Vibration	Hinterstrang
Lage und Stellung (Tiefensensibilität)	Hinterstrang
Schmerz, Temperatur	Vorderseitenstrang (Abb. 4.11, S. 50)
Grob-mechanischer Druck	Vorderseitenstrang

Tab. 7.3: Leitungsbahnen verschiedener sensibler Qualitäten

Die Wahrnehmung beginnt in spezialisierten Rezeptoren (s. S. 33), die in unterschiedlicher Weise zur Wahrnehmung der oben genannten sensiblen Qualitäten beitragen. Die einzelnen Qualitäten werden unter Zuhilfenahme einfachster Hilfsmittel geprüft.

Die Berührungsempfindung wird mit einem feinen Pinsel oder Wattebausch geprüft. Auch durch leichte Berührung mit der pflegenden Hand kann man sich einen Eindruck von der Berührungsempfindlichkeit verschaffen. Die Prüfung der Berührungsempfindung kann durch die Beurteilung des räumlichen Auflösungsvermögens erweitert werden, indem Zahlen, Buchstaben oder Figuren auf die Haut geschrieben werden, die „erspürt" werden sollen (**Graphästhesie**). Man kann messen, ab welchem Abstand zwei Reize als getrennt wahrgenommen werden (**Zweipunkt-Diskrimination**).

Berührungsempfindung

Die Schmerzempfindung wird durch mehrere Stiche mit einer Büroklammer oder Kratzen mit einem Holzstäbchen oder einem längsgebrochenen Holzspatel geprüft. Die Qualität des Schmerzes kann bedeutsam sein: Die meist gut zu lokalisierenden hellen, scharfen, schnellen Schmerzen werden von den diffusen, dumpfen, anhaltenden, aus der Tiefe kommenden Schmerzen unterschieden, ohne dass es dafür spezielle Begriffe gibt.

Schmerzempfindung

Auf eine gestörte Temperaturempfindung kann die Angabe des Patienten hinweisen, dass er beim Baden oder Duschen die wirkliche Temperatur des Wassers nicht empfindet. Die Prüfung der Temperatur geschieht z. B. mit zwei Reagenzgläsern, die mit unterschiedlich temperiertem Wasser gefüllt sind. Der Patient muss erkennen und angeben, ob er vom kalten oder warmen Reagenzglas berührt wird.
Eine Überempfindlichkeit gegenüber Kältereizen wird als **Kältehyperpathie** bezeichnet.

Temperaturempfindung

Beim passiven Bewegen einzelner Glieder soll der Patient bei geschlossenen Augen die Richtungsänderung erkennen bzw. die Stellung des bewegten Körperteils (z. B. der Großzehe) richtig benennen können.

Lageempfindung

Die Rezeptoren liegen in Muskeln (Spindeln), Sehnen (Golgi-Apparat) oder Gelenken. Sie liefern Informationen über die wirkenden Kräfte. Geprüft werden kann z. B., mit welcher Genauigkeit Gewichte als unterschiedlich wahrgenommen werden. Die Abb. 4.10 zeigt, wie die Wahrnehmung von der Dehnung eines Muskels die Hirnrinde erreicht.

Kraftsinn

Vibrationsempfindung

Die Vibrationsempfindung (**Pallästhesie**) wird durch das Aufsetzen einer schwingenden Stimmgabel auf einen Knochenvorsprung geprüft.

Terminologie von Sensibilitätsstörungen

Alle mit den Sinnesorganen (Rezeptoren) der Haut aufgenommenen Reize werden als **Oberflächensensibilität** zusammengefasst, als **Tiefensensibilität** alle Informationen zur Stellung, Bewegung und Kraftentfaltung innerhalb der Organe.

Wenn die geprüfte Qualität vermindert wahrgenommen wird, sprechen wir von **Hypästhesie** und von **Anästhesie**, wenn der Reiz gar nicht mehr wahrgenommen wird. Die geprüfte Qualität wird zum Wort hinzugefügt, sodass eine verminderte Wahrnehmung für Temperaturreize als **Therm**hypästhesie bezeichnet werden kann und ein verlorenes Vibrationsempfinden als **Pall**anästhesie.

Bei Schmerzreizen (Algos = Schmerz) wird das Wort meist zu Hyp- oder Hyperalgesie zusammengezogen (Alghyperästhesie klingt steif). Weitere Definitionen finden sich unten im Abschnitt über die neuropathischen Schmerzen.

Segmentale Sensibilitätsstörungen

Große praktische Bedeutung hat die segmentale Gliederung des Körpers, die bereits bei der Besprechung des Rückenmarks hervorgehoben wurde und die bei der Körpersensibilität deutlich klarer erhalten blieb als im motorischen System.

Abb. 7.4 zeigt, wie sich die segmentale Gliederung im sensiblen System über den ganzen Körper fortsetzt.

Auf diese Weise lassen sich Sensibilitätsstörungen bestimmter Hautareale (Dermatome) den dazugehörigen Segmenten zuordnen, in denen z. B. ein Bandscheibenvorfall, ein Tumor oder eine sonstige Schädigung einer Spinalwurzel vorliegen könnte.

Tab. 7.4: Wichtige Zuordnungen von Hautarealen und Segmenten

Hautareal	Segment
Schulter	C5
Daumen	C6
Zeige- und Mittelfinger	C7
Kleinfinger	C8
Mamille	Th5
Bauchnabel	Th10
Leiste	Th12 bzw. L1
Kniescheibe	L4
Großzehe	L5
Kleinzehe	S1
Anogenitalbereich dorsal	S3 und tiefer

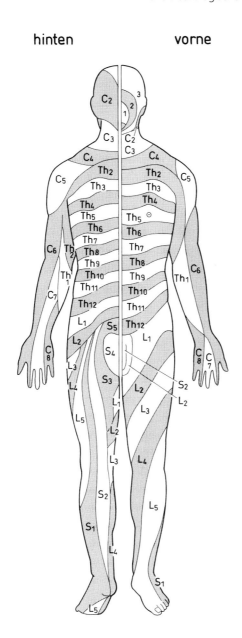

Abb. 7.4: Die segmentale bzw. radikuläre Gliederung der Oberflächensensibilität (Dermatome)

Symmetrische Sensibilitätsstörungen
Bei einer diffusen Schädigung werden besonders die langen Fasern betroffen sein, dann entstehen handschuh- und strumpfförmige Sensibilitätsstörungen an Händen und Füßen, dies ist typisch für distal-symmetrische Polyneuropathien.

Handschuh- und strumpfförmige Sensibilitätsstörungen

Eine andere (meist symmetrische) Sensibilitätsstörung betrifft die Reithosenanästhesie, bei der selektiv die Segmente des Kreuz- und Steißbeins betroffen sind, z. B. durch einen großen mittleren Bandscheibenvorfall L5/S1 oder durch einen Tumor zwischen den kauda-

Reithosenanästhesie

len Rückenmarkfasern in der Cauda equina. Meist geht dies mit Inkontinenz einher, die Störung ist ein Notfall und bedarf sofortiger Klärung!

Dissoziierte Empfindungsstörung
Durch den unterschiedlichen Verlauf der verschiedenen Empfindungen im Hinterstrang und im Vorderseitenstrang (Tab. 7.3, S. 101) kann es bei Rückenmarksschäden zu charakteristischen Schädigungsbildern kommen. Das **Brown-Séquard-Syndrom** entsteht durch eine einseitige Rückenmarkschädigung (z. B. durch Entzündungsherde oder mechanische Verletzungen).

Unterhalb der Schädigung findet man beim Brown-Séquard-Syndrom
auf der Schädigungsseite:
- schlaffe, später spastische Parese durch Läsion der Pyramidenbahn (1. motorisches Neuron)
- Störung von Berührungs-, Vibrations- und Tiefensibilität

auf der Gegenseite:
- Störung der Empfindung von Schmerz, Temperatur und grobem Druck

im Segment der Schädigung
- eine schlaffe Lähmung (1. und 2. motorisches Neuron geschädigt)

Grundwissen: Dissoziierte Empfindungsstörung meint, dass das Schmerz- und Temperaturempfindung auf der Gegenseite gestört ist und damit losgelöst von den anderen (sensiblen und motorischen) Symptomen (vgl. S. 104).

Neuropathische Schmerzen

Grundwissen: Im Unterschied zur ordnungsgemäßen Weiterleitung von nozizeptiven Schmerzen des Körpers sprechen wir von neuropathischen Schmerzen, wenn die weiterleitenden Nerven selbst beschädigt sind und die Schmerzen verursachen (S. 377 f.).

Beschreibung der gestörten sensiblen Wahrnehmung

Wir sprechen von **Parästhesie** oder **Allodynie**, wenn ein sensibler Reiz mit einer veränderten Qualität wahrgenommen wird, z. B. wenn ein Berührungsreiz von Kribbeln, Elektrisieren oder Temperaturempfinden begleitet wird. **Dysästhesie** meint etwas Ähnliches und betont das Unangenehme der Wahrnehmung. Wenn der Reiz zu stark wahrgenommen wird, spricht man von Hyperästhesie bzw. **Hyperpathie**, wenn dies leidvoll ist.
Neuralgien können als immer wiederkehrende, äußerst heftige, oft blitzartige Schmerzattacken im Versorgungsgebiet eines peripheren Nervs auftreten, z. B. als Trigeminusneuralgie.

Eine **Kausalgie** ist ein anhaltendes brennendes Schmerzempfinden, meist begleitet von einer Hypästhesie oder -algesie. **Phantomschmerzen** sind von der Art einer Kausalgie und werden in einem Körperabschnitt empfunden, der objektiv nicht mehr vorhanden ist (z. B. bei Amputationen).

Typische Ergebnisse von Sensibilitätsprüfungen
Die Untersuchung des sensiblen Systems erfasst alle auffälligen Sensibilitätsstörungen und fasst sie nach den oben erwähnten Gesichtspunkten zusammen. Das Ergebnis einer Sensibilitätsprüfung könnte z. B. lauten:
- Schmerzausstrahlung und Sensibilitätsminderung im Segment/Dermatom C6 (z. B. bei einer Reizung durch einen Bandscheibenvorfall)
- Neuropathische Schmerzen (Parästhesie und Hyperpathie) im rechten Arm (z. B. nach einer Armplexusschädigung)
- Hypästhesie im Bezirk des R. superficialis (sensibler Endast) bei einer Radialisschädigung
- strumpf- und handschuhförmige Hypästhesie ohne Parästhesien (z. B. bei einer distal-symmetrischen Polyneuropathie)

7.5 Prüfung der Motorik und Koordination

Komplexe motorische Abläufe bedürfen des geordneten Zusammenspiels motorischer und sensibler Neuronen in Großhirnrinde, Basalganglien, Rückenmark und peripherem Nervensystem, v. a. aber einer intakten Funktion des Kleinhirns. Einen ersten Eindruck verschafft also schon die Spontanmotorik während eines Gesprächs, dies schließt die Beurteilung der Mimik, des Sprechens, der Bewegungen von Armen, Rumpf und Beinen und des Gangs ein. Es geht bei der Beurteilung um die Zweckmäßigkeit, die Harmonie und Genauigkeit der Bewegungen und des Kraftaufwands. Als Test werden z. B. durchgeführt:

Zehen-, Hacken- oder Seiltänzer-/Strich-Gang können leicht geprüft werden, z. B. auch hinsichtlich des seitengleichen Mitschwingens der Arme (allgemein: der Mitbewegungen). Eine besondere Herausforderung stellt das Hüpfen auf einem Bein (monopedales H.) dar, das z. B. bei MS-Patienten durch Seitenvergleich frühzeitig Hinweise auf einseitige Funktionsstörungen gibt. *Gangproben*

Das freie Stehen mit geschlossenen Augen und geschlossenen Füßen (Romberg-Versuch) setzt ein gutes Gleichgewichts- und Lageempfinden des Körpers voraus. Patienten mit einem „positiven Romberg"-Versuch zeigen mit geschlossenen Augen eine Unsicherheit, dies deutet auf eine Schädigung der Lageempfindung oder der Ausgleichskoordination hin, auch phobische Störungen (z. B. ängstliche ältere Menschen mit erhöhter Sturzgefährdung) oder sonstige Stö- *Standproben*

rungen der allgemeinen Hirnfunktion können den freien Stand behindern.
Jüngere Menschen bewältigen die Probe auch „erschwert", also z. B. auf Zehenspitzen oder in der Seiltänzerstellung.

Dysmetrie Es handelt sich um eine **Zielungenauigkeit**. Man prüft, ob mit dem Zeigefinger die Nasenspitze oder mit der Hacke das Knie des Gegenbeins gefunden werden kann (Finger-Nase- bzw. Knie-Hacke-Versuch).

Dysdiadochokinese Bei Kleinhirnschäden, aber auch z. B. beim M. Parkinson ist die Diadochokinese vermindert (Dysdiadochokinese). Geprüft wird das Erlernen oder Zeigen von einfachen, wiederkehrenden Handlungsfolgen:
- Drehen der Hand wie beim Einschrauben einer Glühbirne
- im Wechsel mit dem Handrücken und der Handfläche auf den Oberschenkel schlagen
- im Wechsel mit der Fußspitze oder Hacke auf den Boden tippen

Hypokinese – Hyperkinese Ganz grob lassen sich alle Bewegungsstörungen dem Schema eines verminderten bis gesteigerten Bewegungsverhaltens zuordnen. Meist wird dies noch mit Hinweisen auf den Muskeltonus ergänzt. So ist die Bewegungsstörung beim typischen Parkinsonsyndrom akinetisch-hyperton oder bei einer Chorea hyperkinetisch-normoton.

Chorea Es treten gleichzeitig blitzartige, schnelle Bewegungen und Zuckungen auf.

Athetose Unwillkürliche, langsame, oft fließende, schraubende, kreisende und drehende Bewegungen werden als Athetose bezeichnet.

Myoklonien Myoklonien sind plötzliche, blitzartige, schüttelnde und unwillkürliche Kontraktionen einzelner oder mehrerer Muskeln; gelegentlich durch Aktivität ausgelöst.

Tics Es handelt sich um kurzdauernde, ruck- und krampfartige Bewegungen einzelner Muskeln oder Muskelgruppen, die z. B. das Gesicht verzerren und den Kopf zu bizarren Dreh- und Schleuderbewegungen führen können. Tics sind häufig seelisch bedingt oder werden unter seelischer Belastung ausgelöst oder verstärkt.

Dyssynergie Als Dyssynergie bezeichnen wir das gestörte Zusammenspiel zusammengehöriger Funktionseinheiten. Sie begegnet uns bei der Beschreibung gestörter motorischer Abläufe, wenn die Muskeln zwar jeder für sich, aber nicht gleichzeitig und koordiniert zusammen arbeiten. Auch das gestörte Zusammenspiel von Sphinkter und Detrusor bei der Speicherung von Urin und der Entleerung der Blase wird Dyssynergie genannt.
Komplexere motorische Bewegungsstörungen wie **Parkinson-Syndrom, Tremor, Tics, Dystonie und Ataxie** etc. werden ab S. 292 genauer beschrieben.

Beobachtung von Bewegungsabläufen

> **Pflegehinweis:** Die Beobachtung der Bewegungsabläufe durch das Pflegepersonal ist äußerst wichtig. Es ist darauf zu achten, wie der Patient sich auf der Station bewegt, ob er an der Wand Halt sucht, wie er das Bett oder den Stuhl verlässt, wie er Feinbewegungen beim Anziehen der Kleidung und beim Essen ausführt und wie er sich in Gegenwart der Angehörigen bewegt. Bei der Einstellung auf Parkinson-Medikamente kann die Dokumentation der Beweglichkeit im Tagesverlauf spezielle Protokolle erfordern. Zur Beschreibung der Gehfähigkeit eignet sich der „Timed Up & Go" TUG-Test, bei dem die Zeit gemessen wird vom Verlassen eines Normstuhls mit Armstütze bis zum Wiederhinsetzen nach kurzem Gang über eine Distanz von 3 m. Einfach ist auch das Messen der Zeit und der Anzahl der Schritte, die ein Patient für 10 Meter (mit Hilfsmitteln seiner Wahl) benötigt.
> Bezugspersonen werden auch interessiert sein, die psychische Verfassung (Motivation, Depressivität, Konzentrationsfähigkeit etc.) bei solchen Beobachtungen zu berücksichtigen.

7.6 Der psychische Befund

Ein wesentlicher Teil der neurologischen Untersuchung kann sich dem psychischen Befund widmen. Dieser ist höchst vielschichtig und schwierig zu erheben. Der neurologische Untersuchungsbefund umfasst in der Regel folgende Punkte eines psychischen (und neuropsychologischen) Befundes:

- Wachheit (Vigilanz, S. 159)
- Bewusstsein, Orientierung (S. 159)
- Werkzeugstörungen (S. 157)

Bei Hinweisen auf eine psychogene Störung oder ein organisches Psychosyndrom werden Denkfähigkeit und Gedächtnis (S. 158, 162), Stimmung, Affektivität, Wahrnehmung inkl. Erfassen etwaiger Halluzinationen oder Wahneinfälle etc., Kontaktverhalten, Absprachefähigkeit beschrieben. Die systematische Beschreibung dieser Symptome erfordert ein eigenes großes Kapitel (ab. S. 152). Eine **Fremdanamnese** wird erforderlich, wenn die Patienten ihren Zustand nicht selbstkritisch beschreiben können. In komplexeren Fällen werden Psychiater, Neuropsychologen oder Psychologen hinzugezogen. Die Bewertung ist oft schwierig und erfordert viel Erfahrung.

> **Pflegehinweis:** „Schwierige" Patienten haben nicht selten gerade auf psychischer oder neuropsychologischer Ebene spezielle Problemstellungen, deren Kenntnis das Verständnis und den Umgang mit den Patienten erheblich vereinfachen kann.

8 Neurologische Behandlungspflege

Martin Bonse und Günther Weihsbach

8.1 Aktuelle Pflegekonzepte

Pflegemodelle

In den Standardwerken der Krankenpflege findet man Darstellungen verschiedener Pflegemodelle, die als Ergebnis der Auseinandersetzung mit der eigenen Tätigkeit und dem Berufsbild der Pflege verstanden werden können. Sie beinhalten grundlegende Aussagen, die den Themen (Metaparadigmen)

- „Mensch" (Wie wird der Mensch gesehen, der Pflege empfängt?),
- „Pflege" (Definition und Selbstverständnis von Pflege),
- „Gesundheit und Krankheit" und
- „Umgebung" (in der die zu Pflegenden leben und in der Pflege stattfindet)

zugeordnet werden können.

Beschrieben werden nicht nur die Aufgaben und Tätigkeiten der Pflegenden, sondern auch Methodik des Pflegeprozesses, wobei z. B. Analyse, Zielfindung, Anwendung einer nachvollziehbaren und anerkannten Strategie und die Ergebnisüberprüfung unterschieden werden können.

Patient im Mittelpunkt

Im Mittelpunkt der Konzepte steht der Patient, der meist in bewundernswerter Weise „ganzheitlich" gesehen wird. Über die körperliche Ebene hinaus wird er z. B. als Individuum mit seiner persönlichen Geschichte, seinem sozialen Hintergrund, seinen ethisch-moralischen Vorstellungen, seinen Lebenskonzepten und seinen Rollen in einer komplexen Gesellschaft wahrgenommen. Neben der rein körperlichen Ebene kann z. B. auch dem Bedürfnis nach Sinn oder religiösem Erleben, dem Streben nach Selbstentfaltung oder Bewunderung Rechnung getragen oder die Interaktionsfähigkeit gefördert werden.

Modelle und ihre Schwerpunkte

Ein Versuch der Vereinfachung und Konzentration auf Wesentliches kann darin gesehen werden, bestimme Aspekte der Behandlung in den Vordergrund zu stellen. So ist das Pflegemodell von Henderson an den **Bedürfnissen** (V. Henderson, Maslow-Pyramide) orientiert, das von Orem am Missverhältnis von Selbstpflegefähigkeit und Selbstpflegedefizit, andere Modelle zielen auf die **Ergebnisse** des Pflegeprozesses (z. B. Gesundheit, Selbständigkeit oder Wohlbefinden), die durch Beratung und Selbststärkung der Patienten gefördert werden (Gesundheitspflege!). In der Psychiatrie sind Konzepte stärker verbreitet, welche die **Interaktion** der Patienten, Pflegenden und ihrer Umwelt in den Vordergrund stellen (Peplau). Die Modelle von Roper, Juchli oder Krohwinkel gehen von den **Aktivitäten** des täglichen Lebens der Patienten (**ATL**) aus.

Als weitere Handlungsanleitung im Behandlungsprozess sind die vom Träger der jeweiligen Einrichtung vorgegebenen Leitbilder zu nennen, welche Grundaussagen zur Unternehmensphilosophie, zu ethischen Wertvorstellungen, Unternehmenszielen und zum Gesundheits- und Krankheitsverständnis enthalten sollen. Der Träger muss dabei die wirtschaftliche Grundlage der Einrichtung im Auge behalten und die Ansprüche der Geldgeber, also der Kranken- und Pflegekassen (Behandlungskosten) sowie der Öffentlichen Hand (Investitionskosten) berücksichtigen.

Trägerleitbilder

In Zeiten leerer Sozialkassen und zunehmender Staatsverschuldung hat das Wirtschaftlichkeitsgebot der gesetzlichen Kranken- und Pflegeversicherungen enorme Bedeutung gewonnen. Im § 12 des Sozialgesetzbuchs V heißt es dazu knapp: „Die Leistungen müssen ausreichend, zweckmäßig und wirtschaftlich sein; sie dürfen das Maß des Notwendigen nicht überschreiten. Leistungen, die nicht notwendig oder unwirtschaftlich sind, können Versicherte nicht beanspruchen (...)". Alles Ideale und über dieses Maß hinaus Wünschenswerte kann deshalb nicht zu Lasten der Sozialkassen geleistet werden.
Wer positiv denkt, kann dem zunehmenden ökonomischen Druck die positive Perspektive abgewinnen, dass er zu einer Überprüfung aller Aktivitäten und Ziele führt.

Wirtschaftlichkeitsgebot

Es wurde bereits deutlich, dass eine Vielzahl von Berufsgruppen in den Behandlungsprozess eingebunden ist. Neben Pflegedienst und Ärzten, MTAs, medizinischen Fachangestellten, Physio- und Ergotherapeuten, Logopäden, Sozialarbeitern und Psychologen stehen in zweiter Linie administrative Berufe für die Leistungserfassung, Kodierung, Abrechnung, Belegungsplanung, für Sekretariate, den Schreibdienst und die gesamte Hauswirtschaft. Da alle Bereiche zu einer Perfektionierung ihrer Tätigkeit streben, ist eine kontinuierliche Abstimmung über die Behandlungsziele im Einzelfall nötig; die einzelnen Elemente müssen sich harmonisch in den gesamten Behandlungsprozess eingliedern, um ein optimales Gesamtergebnis zu erzielen.

Zielorientiertes Arbeiten in multiprofessionellen Teams

Unter dem Druck des Wirtschaftlichkeitsgebots ist es in jüngerer Zeit zu bemerkenswerten Neuverteilungen der Arbeit gekommen, wobei einfach zu erlernende Tätigkeiten delegiert und gleichzeitig anspruchsvollere Tätigkeiten neu übernommen werden. Aufgaben wie Begleitdienst, Speiseservice, Bettendienst, Reinigung sind ebenso im Umfeld früherer, traditioneller Pflege zu sehen wie heute Stationsmanagement, Blutentnahme, die Pflegeüberleitungsberatung oder Fachassistenz z. B. für Diabetes oder Epilepsie. Die Position der Stationsleitung wird nicht nur durch den Einsatz von modernen Computerprogrammen (Dienstpläne, Arbeitszeiterfassung und Gehaltsabrechnung) ausgehöhlt, sondern auch durch das Idealbild der patientenorientierten Bezugspflege (primary nursing), denn die Arbeitsorganisation verschiebt sich von der Stationsleitung zu den verantwortlichen primären Pflegekräften. Gerade in diesen so vielfältig zusammengesetzten Teams stellt sich die Frage, wie die speziellen fachpflegerischen Kenntnisse erworben, weiterentwickelt und

Neuverteilung von Aufgaben

an das Team weitergegeben werden können. Diesem Ziel will auch das vorliegende Buch dienen.

Es liegt auf der Hand, dass Behandlungs- und Pflegeleitbilder unter dem Druck solch unterschiedlicher Vorgaben von Einrichtung zu Einrichtung bewusst ausgewählt und formuliert werden müssen, um die gesteckten Ziele erreichbar zu halten.

8.2 Der Behandlungsprozess: vom Befund zum Behandlungsplan

Die Pflegemodelle beinhalten auch eine Beschreibung des Behandlungs- oder Pflegeprozesses, dessen Grundgerüst bei Ärzten und Pflegepersonen ähnlich ist. Am Ende der Aufnahmeuntersuchung werden die Symptome und Befunde in eine Diagnose (oder eine Pflegeproblematik) zusammengefasst, welche die Ursachen der Gesundheitsstörung umfasst und Grundlage für eine Behandlungsstrategie darstellt; die Ergebnisse der Behandlung müssen überprüft werden. Natürlich müssen die genannten Schritte zwischen Ärzten, Pflegenden und anderen Therapeuten abgestimmt werden. Ein solcher interprofessioneller **Behandlungsplan** enthält alle erforderlichen Maßnahmen, mit denen das Behandlungsziel erreicht werden soll.

Das **Behandlungsziel** muss zu Beginn mit dem Patienten festgelegt und im Verlauf überprüft werden, denn gerade in der Neurologie haben Ärzte, Pflegepersonen, Erkrankte und ihr soziales Umfeld unausgesprochen unterschiedliche Erwartungen. So kann sich bei der Abklärung einer Schwindelattacke die bereits chronisch vorhandene Schmerzerkrankung in den Vordergrund schieben. Auch die Bedürfnisse eines evtl. schon chronisch überlasteten sozialen Umfelds können sich erst verzögert zu erkennen geben und eine Änderung des Therapieziels bewirken. Ganz pragmatisch geht es oft schon im Erstkontakt um die Frage der Beendigung der Behandlung, denn zumindest in Akut- und Reha-Kliniken ist die Behandlung nicht auf Dauer angelegt, sondern erfordert eine frühzeitige **Entlassungsplanung**.

> **Arbeiten mit erreichbaren Zielen:** Das Arbeiten mit Zielen und festgelegten Strategien ist gerade in der Neurologie, die in weiten Bereichen ein sprechendes, kommunizierendes Fach ist, sehr wichtig. Die Behandlungsziele müssen auch deshalb genau definiert werden, weil die Probleme/Diagnosen häufig sehr komplex sind, und trotz der enormen Fortschritte der letzten Jahre geht es oft genug nicht um Heilung, sondern um Erleichterung und Besserung: Die Ziele müssen erreichbar sein, und diese Einschätzung erfordert Erfahrung.

8.3 Besonderheiten neurologischer Pflegekonzepte

Mit Blick auf die Metaparadigmen der Pflegemodelle (S. 108) wird deutlich, dass die Besonderheit neurologischer Pflegemodelle nicht im Menschenbild, den Umgebungsbedingungen und dem Selbstverständnis von Pflege liegen kann, sondern nur in den spezifischen Pflegeproblemen in neurologischen Kliniken, bzw. sie beziehen sich auf die dort gehäuft anzutreffenden Erkrankungen. Gemäß den nationalen und internationalen Facharztgebieten werden ja die Patienten je nach vorhandener Krankheit bestimmten (Universität-, Akut-, Fach- und Reha-) Kliniken zugewiesen und innerhalb der Kliniken oft auf bestimmte Spezialstationen verlegt, sodass es zweifelsfrei von Station zu Station zu höchst unterschiedlichen pflegerischen Problemstellungen kommen kann. Kurz gesagt: In neurologischen Kliniken besteht immer ein besonderer Bedarf an spezifischen pflegerischen Standards zur Behandlung neurologischer Erkrankungen. Das muss deshalb betont werden, weil die Tradition der Pflegemodelle interdisziplinär und eher patienten- als krankheitsbezogen ist. Neurologische Pflegemodelle sind aber ohne einen besonderen Krankheitsbezug nicht denkbar.

Krankheitsbezogenheit der Pflegemodelle

Diese Krankheitsbezogenheit ist typisch für die ärztliche Behandlung und wird durch das **Facharztwesen** besonders betont. Für diese spezialisierten Fachärzte gibt es überdies noch wissenschaftlich überprüfte und von international anerkannten Krankheitsspezialisten formulierte **Leitlinien zur Diagnostik und Behandlung aller neurologischen Erkrankungen** (in der Neurologie werden sie gesammelt, aktualisiert und veröffentlicht von der Deutschen Gesellschaft für Neurologie).

Einfluss des Facharztwesens und Wissenschaftlicher Ärztlicher Leitlinien

Ähnlich fachspezifische Pflegekonzepte sind in der Neurologie und in anderen Fächern erst im Entstehen bzw. sie werden abgeleitet aus den im Erfahrungsschatz und Ausbildungswissen der Pflege angesammelten interdisziplinären und grundlegenden Pflegetechniken. Der pflegerische Behandlungsansatz ist ja nicht primär krankheits- oder fachbezogen, sondern orientiert sich stärker als der ärztliche an allgemeinmenschlichen oder interdisziplinären Problemstellungen, Bedürfnissen oder Zielsetzungen.

Natürlich hat es in der Pflegeausbildung immer auch „Fachunterricht" gegeben, und allen Erfahrenen ist klar, dass gerade die modernen Pflegeansätze, z. B. der ursachenorientierten Behandlung und der krankheitsvorbeugenden pflegerischen Beratung, eine fundierte Kenntnis der Krankheiten voraussetzen. So ist der Bedarf an neurologischem Fachwissen eigentlich gestiegen, während gleichzeitig der curriculare Anteil der Krankheitslehre in den aktuellen Pflegeausbildungsgängen reduziert worden ist.

8.4 ATL-bezogene Pflege in der Neurologie?

ATL – Aktivitäten des täglichen Lebens

Allen ATL-bezogenen Pflegemodellen ist gemeinsam, dass sie der Ganzheitlichkeit des umfassenden Pflegeanspruchs eine überschaubare Einteilung aller denkbaren Pflegehandlungen entgegensetzen. Die Einteilung orientiert sich an den im täglichen Leben aller Menschen vorkommenden Aktivitäten: N. Roper und L. Juchli nennen jeweils 12 Aktivitäten und V. Henderson 15 Aktivitäten bzw. Bedürfnisse.

Kritik an ATL-bezogenen Pflegemodellen

Die Probleme einer solchen Einteilung liegen auf der Hand: Schon die Komplexität und Ganzheitlichkeit des Menschenbildes widersetzt sich einer einfachen Einteilung, die so unterschiedliche Dimensionen wie die körperliche, psychische, geistige und soziale Wirklichkeit des Menschen umfassen will und dabei im Stationsalltag tauglich bleiben soll. Schon die Einteilung der körperlichen Pflegehandlungen zu den wenigen physiologischen ATL ist nicht immer zwanglos und unmissverständlich möglich, und die Erweiterung der ATL von Roper und Juchli durch die Deutsche Pflegewissenschaftlerin M. Krohwinkel um die Kategorien Existentielle Erfahrungen („E") und Beziehungen oder Soziale Bereiches des Lebens („B") zu einem AEBDL-Modell mit 13 Kategorien gibt eher die Problemstellung als deren Lösung zu erkennen.

Vielleicht lag es auch an der mangelnden Überzeugungskraft der einzelnen Modelle, dass sie im Rahmen der hausinternen Selbstorganisation der Pflege häufig Neuformulierungen erlebten, indem man nicht nur die Neuentwicklung hauseigener Pflegestandards duldete und förderte, sondern auch deren Gruppierung in „eigene" ATL-Einteilungen (z. B. in Verbindung mit der Neuformulierung von Checklisten zur Pflegeplanung). Probleme bei Verlegungen in andere Kliniken oder Überleitung an ambulante Dienste waren damit vorprogrammiert.

Kritik aus neurologischer Sicht

Die Neurologie (und Psychiatrie) muss mit den vorgelegten ATL-Kategorien (s. Tab. 8.1) besondere Schwierigkeiten haben. So sind die biologischen Grundfunktionen (1.–7., unter denen die Kategorie Sensibilität/Schmerz noch fehlt, s. S. 374) nicht aus neurologischem Blickwinkel formuliert worden, und darüber hinaus bleiben nur fünf Kategorien für die Themen, die Neurologen und Nervenärzte ganz besonders interessieren, nämlich die Psyche, die Persönlichkeit und ihre Veränderungen, die gesamten kognitiven Funktionen bzw. die Intelligenz und sämtliche Sinnesorgane. Außerdem sind die sich daraus ergebenden Lebenskonzepte und -ziele bzw. psychosoziale Kompetenzen und Bedürfnisse (da gibt es mehr als nur Mann/Frau/Kind) samt den Problemen bei ihrer Umsetzung (z. B. neurotische und psychosomatische Fehlverarbeitungen) von praxisnaher täglicher Bedeutung. Simple neurologische Funktionsbeschreibungen, wie z. B. Desorientiertheit, sensorische Aphasie, Neglect, Antriebsmangel, Verwirrtheit und auch Depressivität, sind im Alltag gebräuchlicher und bieten klarere Handlungskonzepte als die traditionellen ATL.

Die Tab. 8.1 stellt die ATL nach Juchli gängigen neurologischen Beschreibungen von Zuständen oder Aktivitäten gegenüber.

	ATL nach Juchli/Roper	Neurologische Konzepte
1	wach sein und schlafen	Vigilanz, Schlafstörungen
2	sich bewegen	Kraft, Koordination, Bewegungsstörungen, Tonus, Kontrakturen
3	sich waschen und kleiden	Apraxie?
4	Essen und Trinken	
5	Ausscheiden	Blasen- und Stuhlinkontinenz
6	Körpertemperatur regulieren	Vegetative Dysregulation
7	atmen	Atemregulationsstörungen, Hirntod
8	für Sicherheit sorgen	Aufklärung, Prognose, Ziele, Zuversicht, Pragmatismus, Coping; Hilfen identifizieren
9	Raum und Zeit gestalten, arbeiten, spielen	Tagesstrukturierung
10	kommunizieren	Sprechen, Schreiben; alle Sinne! Alle kognitiven Fähigkeiten, Kontaktfähigkeit, gesellschaftliche Teilhabe
11	Kind, Frau, Mann sein	??
12	Lebenssinn, Sinnkrise, sterben	Lebenskonzepte, Anpassungsstörung, Umgang mit chronischen Krankheiten etc.
	??	Bewusstsein; Denken, Erkennen, Beschreiben, Planen, Handeln
	??	Stimmungen, Affektsteuerung, Wahn, Halluzinationen etc.
	??	Sinneseindrücke, Wahrnehmung, Sensibilität
	??	Schmerz

Tab. 8.1: ATL nach Juchli/Roper in Gegenüberstellung mit neurologischen Konzepten

8.5 ICF-bezogene Analyse des Pflegebedarfs

Die mit einem komplizierten Namen daher kommende ICF „Internationalen Klassifikation der Funktionsfähigkeit, Behinderung und Gesundheit" bietet eine hervorragende neue und zudem internationale Grundlage zur Erfassung aller die Gesundheit ausmachenden (oder beeinträchtigenden) Faktoren (etwas anderes streben ATL-Konzepte auch nicht an). Nach der ICF ist die Person gesund,
- deren körperliche (inkl. zerebrale) Funktionen und Strukturen denen eines Gesunden entsprechen (Konzept der **Funktionen** und **Strukturen**),
- die sich also erwartungsgemäß betätigt oder betätigen kann (Konzept der **Aktivitäten**) und

Konzept und Aufbau der ICF-Klassifikation

- die ihr Dasein in allen Lebensbereichen, wie es von ihr gewünscht oder zu erwarten ist, entfaltet (Konzept des Einbezogenseins, der **Partizipation [Teilhabe]**).

Diesem Teil 1 der Funktionsfähigkeit bzw. ihren Behinderungen folgt der Teil 2, in dem Umwelt- und personenbezogene Faktoren aufgegliedert werden (vgl. Abb. 8.1).

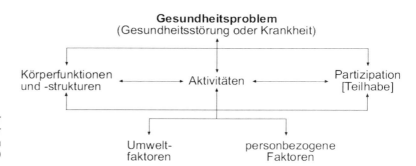

Abb. 8.1: Darstellung über das Zusammenwirken der ICF-Komponenten im Krankheitskonzept der WHO

Während also die ICD-10 Diagnosen und damit Krankheiten (mit typischen Symptomen, Befunden, ursächlichen Zusammenhängen etc.) klassifiziert, geht es in der ICF um die Gesundheit, um die Funktionsfähigkeit und ihre Beeinträchtigungen und um die Feststellung von entsprechendem Behandlungs- und Präventionsbedarf (vgl. S. 154).

Der Reha-Bereich geht voran

Die aktuelle verbindliche deutschsprachige Ausgabe dieser internationalen Übereinkunft ist im Oktober 2005 vom Deutschen Institut für Medizinische Dokumentation und Information (DIMDI) im Auftrag der WHO vorgelegt worden. Vor allem in Reha-Kliniken wird bereits ernsthaft an der Umsetzung der doch noch sehr sperrigen ICF in den Pflegealltag gearbeitet, und von dort kommen Forderungen nach Daten-Schnittstellen in den Akutbereich, denen sich die Kostenträger und dann der Gesetzgeber anschließen werden mit dem Ziel einer Auswertung und Optimierung der Behandlungsprozesse, das auch im Interesse unserer Patienten liegt.

Konkreter Aufbau der ICF
Die ICF gliedert sich nach dem Blatt-Zweig-Ast-Prinzip, d. h. es gibt eine klare Zuordnung jeder Funktion zu Untergruppen und Gruppen (ein Blatt sitzt nicht an mehreren Zweigen oder gar Ästen), man kann also mit den Gruppen beginnen und bei Bedarf feiner aufgliedern.

In dieser Weise gibt es eine gruppierte Gliederung
- der **Körperfunktionen** (b-Code, z. B. b1142 Orientierung zur Person)
- der **Körperstrukturen** (s-Code, z. B. S11052 Struktur des Pons) und

- für die **Aktivitäten bzw. Partizipation[Teilhabe]** (d-Codes, z. B. d5201 die Zähne pflegen, d6503 Fahrzeuge instand halten, d7501 Beziehung zu Nachbarn unterhalten etc.).
- Die individuellen, **personenbezogenen Faktoren** sind (noch?) nicht klassifiziert.
- Die gesellschaftlichen oder **umweltbezogenen Kontextfaktoren** werden mit einem e-Code angegeben.

Die Komponente Aktivität und Partizipation [Teilhabe] wird in einer gemeinsamen Liste erfasst und beschrieben. In den nächsten Jahren wird sich deutlicher herausbilden, ob bestimmte Funktionsfähigkeiten eher als Aktivität oder als Partizipation gesehen oder klassifiziert werden. Die Überschriften der Kapitel des d-Codes lauten:

ATL – Schwerpunkt Aktivität und Partizipation [Teilhabe]

1. Lernen und Wissensanwendung
2. Allgemeine Aufgaben und Anforderungen
3. Kommunikation
4. Mobilität
5. Selbstversorgung, darin enthalten der Code „d5201 Die Zähne pflegen" (s. o.)
6. Häusliches Leben
7. Interpersonelle Interaktionen und Beziehungen
8. Bedeutende Lebensbereiche
9. Gemeinschafts-, soziales und staatsbürgerliches Leben

Diese Einteilung bzw. Begrifflichkeit mag noch ungewohnt erscheinen, sie wird sich aber durchsetzen.

Die Beurteilung geschieht dabei nach der erreichten individuellen Leistung vor dem Hintergrund eines (noch nicht näher definierten) einheitlichen Normalumfelds; es geht also um das **Verhältnis von vorhandener und durchschnittlich erreichbarer Fähigkeit**.

Es gibt bereits konkrete Versuche, die einzelnen ICF-Codes den gewohnten ATLs zuzuordnen und sie so weiterzuentwickeln.

Das **Ausmaß** der Funktionsfähigkeit bzw. Behinderung wird durch einen einheitlichen Zusatz-Code angegeben, der jedem s-Code (Struktur), f-Code (Funktion) und d-Codes (Aktivitäten samt Partizipation [Teilhabe]) angehängt wird (vgl. Tab. 8.2). An einem Ende des Zusatzcodes steht die **vollständige Fähigkeit**, am anderen deren **vollständiger Verlust**, also die Behinderung. Die Klassifikation des Zusatzcodes ist sauber definiert, Hilfstexte und Definitionen sind verfügbar oder könnten erarbeitet werden, die Unterscheidung der ATL nach Problem und Ressource (die sich natürlich gegenseitig bedingen) kann entfallen.

Problem/Ressource bzw. Funktionsfähigkeit und Behinderung

Tab. 8.2 enthält einen d-Code, eingesetzt werden könnte hier z. B. „d5201 Die Zähne pflegen".

Tab. 8.2: Synopse aus ICF-Zusatz-Code und Einstufung des Pflegebedarfs durch den MDK

ICF Code	Definition	MDK-Terminologie (Pflegebedarf)
dxxxx.0	Beeinträchtigung ist nicht vorhanden (ohne, kein, unerheblich etc., 0–4 %)	**S** = Selbständig
dxxxx.1	Beeinträchtigung ist leicht ausgeprägt (schwach, gering etc., 5–24 %)	**B** = Beaufsichtigung **A** = Anleitung
dxxxx.2	Problem ist mäßig ausgeprägt (mittel, ziemlich etc., 25–49 %)	**U** = Unterstützung
dxxxx.3	Problem ist erheblich ausgeprägt (hoch, äußerst etc., 50–95 %)	**TÜ** = Teilweise Übernahme
dxxxx.4	Problem ist voll ausgeprägt (komplett, total etc., 96–100 %)	**VÜ** = Vollständige Übernahme
Ergänzungscodes für „nicht spezifiziert" oder „nicht anwendbar" sind vorhanden.		

Dieser Zusatzcode benutzt also eine Methode zur Quantifizierung von Funktionsstörungen, die auch bei anderen ATL-Komponenten benutzt werden könnte. Die Tabelle macht auch deutlich, wie eine Querverbindung zu Terminologien der Sozialversicherung bzw. des Medizinischen Dienstes der Krankenkassen (MDK) deutlich, wie sie bei der Beurteilung der Pflegestufen oder des Rehabedarfs benutzt werden.

Bewertung der Funktionsfähigkeiten und Behinderungen

Es fehlt noch an Tests für die neu definierten Kategorien. Die traditionell noch gebräuchlichen Tests wie **Barthel-Index BI**, Functional Independence Measurement (**FIM**) oder **Lawtoṅs i-ATL-Questionaire** („instrumental"-ATLs: z. B. häusliches Leben, Interaktion, Umgang mit Geld) vermischen insofern Äpfel mit Birnen, als z. B. Kontextfaktoren (e-Codes) wie erforderliche Assistenz, Hilfsmittelgebrauch sowie Häufigkeit einbezogen werden; oder es werden bei der Harn- und Stuhlkontrolle s-oder f-Codes in eine Gesamtpunktzahl einbezogen. In Zukunft werden gemäß ICF einheitliche Checklisten und Fragebögen entstehen, die auf eine möglichst hohe Partizipation oder Handlungsfähigkeit abprüfen werden.

8.6 Von der Pflegediagnose zur Pflegehandlung

Definitionen von Pflegediagnose

Das Konzept der Pflegediagnosen hat sich in den letzten 60 Jahren entwickelt. Wesentliche Fortschritte erzielte eine Arbeitsgruppe nordamerikanischer Pflegewissenschaftler zum Thema der Pflegediagnosen (North American Nursing Diagnosis Association (NANDA), deren Definition von 1999 auch in Europa lebhaft diskutiert wurde. Sie bildet die „Grundlage für eine definitive Behandlung zur Erreichung von Ergebnissen, für welche die Pflegeperson verantwortlich ist".

Die pflegewissenschaftlich fundierte und kommerziell vermarktete standardisierte Pflegefachsprache **ENP®** (European Nursing care Pathway) meint mit Pflegediagnose die „professionelle Beurteilung pflegerelevanter Aspekte, des Gesundheitszustands und dessen psychischen, physiologischen und entwicklungsbedingten Auswirkungen (...) bei einem konkreten Individuum (Betroffenen) (...), auf deren Grundlage die Entscheidungen über Pflegeziele und Interventionen getroffen werden". Die von der NANDA oder ENP® veröffentlichten Pflegediagnosen haben eine eindeutige Bezeichnung, Definition und Kodierung. Jeder Pflegediagnose sind mögliche, ursächliche oder beeinflussende Faktoren und bestimmende Merkmale/Zeichen zugeordnet.

Die an den Pflegediagnosen geübte Kritik, dass ihre Zahl nicht festliege (die NANDA hat etwa 172 formuliert) und dass sich die Auswahl ständig ändere (Neufassung 2007), ist nachvollziehbar, das geschieht auch in anderen Klassifikationssystemen.

Die Pflegediagnose steht also nach der Ist-Analyse an zweiter Position im Pflegeprozess und ist die Grundlage zur Festlegung einer Pflegestrategie bzw. der konkreten Pflegemaßnahmen. Dieser Schritt ist komplex, denn dazu sind nicht nur die Pflegeziele festzulegen. Es muss vor allem festgelegt werden, ob die vorhandenen Ressourcen und besonderen Bedingungen des Pflegeproblems bei der Formulierung der Pflegediagnose **oder** der Behandlungsstrategie berücksichtigt werden sollen. So kann man z. B. sehr kompliziert verschachtelte Pflegediagnosen festlegen (Nahrungsaufnahme gestört/Patient isst zu viel oder zu wenig/als Ursachen kommen in Betracht eine Verwirrtheit, eine sensorische Apraxie, eine Ataxie, ein Antriebsmangel bei Parkinson, eine Armlähmung bei Schlaganfall, eine maniforme oder depressive Verstimmung oder eine Entzündung mit Mundbereich etc.). Der Vorteil wäre dann ein recht einfacher Schritt zu einer geeigneten Pflegemaßnahme, diese hinge „nur" noch vom festgelegten Behandlungsziel ab (z. B.: Das Körpergewicht soll gehalten werden!).

Das andere Extrem wäre eine kleine übersichtliche Auswahl von Pflegediagnosen, denen aber je nach Berücksichtigung der Ursachen, der besonderen Begleitumstände (inkl. Ressourcen) und Pflegeziele eine komplizierte Auswahl der Pflegemaßnahmen folgen müsste.

Der Gedanke ist: Das Pflegeproblem bzw. die Pflegestrategie ergeben sich aus der Zielsetzung und einem komplexen Zusammenspiel der bestehenden Fähigkeiten/Behinderungen (ICF).

Die zurzeit in Entwicklung befindlichen Kataloge zur Beschreibung von Gesundheit, Funktionszuständen oder Pflegeproblemen (alles meint hier dasselbe) sind zwar genau, aber unpraktisch umfangreich. Eine vollständige Beurteilung eines Patienten nach ICF soll zurzeit etwa eine Stunde erfordern.

Noch ist nicht erforscht, **welche** Fähigkeiten/Behinderungen für die Aktivitäten/Handlungsfähigkeit und Partizipation [Teilhabe] (also die Gesundung im Allgemeinen) besonders wichtig sind und welche Kombinationen besonders prägnante und häufig vorkommende Pfle-

Von der Diagnose zur Therapie

ICF, ENP® oder andere Analysekataloge

Optimierte Analyse und Planung

gesituationen herstellen. Es ist auch nicht bekannt, welche Faktoren der Komponente Körper (b- und s-Codes) unverzichtbar sind, immerhin ist der Körper ein wichtiger Teil der persönlichen Identität und sicher auch traditioneller Zielort somatisch orientierter Pflege und ärztlicher Behandlung. Im GiB-DAT-Projekt (Geriatrie in Bayern-Datenbank – mit 25.000 Behandlungsdatensätzen pro Jahr von 51 beteiligten Kliniken eine sehr große und erfolgreiche Datenbank) ging man pragmatisch vor: Um die Auswahl der möglichen Codes überschaubar zu gestalten, konnte jede Berufsgruppe (Ärzte, Psychologen, Logopäden, Ergotherapeuten, Physiotherapeuten, Sozialarbeiter, Pflegende, Sonstige) das ICF-Verzeichnis auf die jeweilige berufsspezifische „Hitliste" der ICF-Codes beschränken, es wurden von der Pflege 45, der Ergotherapie 54, dem Sozialdienst 73, der Psychologie 59 und der Logopädie 12 Codes als relevant herausgesucht.

Wenn die genannten Faktoren genau ausgewählt und definiert werden, kann der Schritt von der Diagnose zum Pflegeplan auch von einem Computerprogramm übernommen werden, es gibt Softwareentwickler, die an diesem Ziel arbeiten. **Die analytische Erarbeitung häufig vorkommender Diagnosen und Strategien könnte auch Vorgaben für die handschriftliche Pflegeplanung liefern, indem sie klarer gedanklich strukturiert und auf das Wesentliche konzentriert wäre.**

Standardisierung der pflegerischen Interventionen

Der Trend geht eindeutig in Richtung einer Standardisierung der pflegerischen Interventionen. Mit Interesse wird das Auftauchen erster Kataloge, z. B. Codierte Maßnahmen für die verkürzte Pflegeplanung (CMP) (AK der Pflegedienstleitungen geriatrischer Einrichtungen in der Ärztlichen AG zur Förderung der Geriatrie in Bayern AFGiB, Geriatrische Rehabilitationsklinik Würzburg AWO; vgl. auch www.gibdat.de und www.enp.de – s. o.) beobachtet, zum Teil übrigens in unmittelbarer Abstimmung (der Pflegeminuten) mit dem Medizinischen Dienst der Kassen (MDK). Solche Pflegemaßnahmen sind eindeutig definiert und dokumentierbar; sie stellen den Pflegeaufwand erheblich genauer dar als Pauschaleinschätzungen der PPR (Pflegepersonalregelung [A3S3-Konzept]), die in den 90er-Jahren wieder fallengelassen wurde, aber oft noch in Gebrauch ist. Auch hier ist EDV-Einsatz auf Dauer vorteilhaft.

Traditionelle Pflegeplanung

Die im Alltag gebräuchlichen Pflegeplanungen waren schon im Vorfeld der ICF oder ENP® etc. nicht mehr befriedigend, weil sie nicht transparent, systematisch und einheitlich waren. Der Datentransfer für die Rehabilitation oder den häuslichen Pflegedienst war unzureichend und musste allgemein formuliert werden. Der Datenaustausch im Gesundheitswesen und eine Ergebnisorientierung und Qualitätssicherung waren auf Pflegeebene kaum möglich.

Kombination der Konzepte „Diagnose" und „Funktionsfähigkeiten/Behinderungen"

Es gibt nun mit der ICD-10 und dem ICF zwei bewährte Klassifikationssysteme, deren Zusammenspiel aber noch nicht geklärt ist. Erste Versuche einer Darstellung im Sinne einer gegenseitigen Ergänzung sind vielversprechend und auf Dauer unverzichtbar. Allerdings muss bedacht werden, dass es sich hier um eine auf WHO-Ebene geführte, weltweite Diskussion handelt, die ihre Zeit erfordern wird. Dies trifft auch für die Pflegediagnosen etc. zu, die von der WHO noch nicht erkennbar wahrgenommen werden.

9 Pflege bei neurologischen Syndromen

Martin Bonse und Günther Weihsbach

In diesem Kapitel werden in der Art eines Kompendiums spezifische Anforderungen an die Pflege dargestellt, wie sie beim Vorliegen bestimmter neurologischer Syndrome erforderlich sind. Nicht jede Pflegetätigkeit ist zwangsläufig durch die zugrundeliegende Ursache festgelegt. So ist es für die Pflege z. B. bei einem spastischen Syndrom in vieler Hinsicht völlig uninteressant, ob die Spastik Folge einer MS, eines Schlaganfalls, eines Schädel-Hirn-Traumas oder eines Hirntumors ist. Um Wiederholungen zu vermeiden, werden diese Syndrome hier im Teil 3 „Umgang mit neurologisch erkrankten Menschen" besprochen.

Weil aber für viele Pflegeaktionen die zugrundeliegende Erkrankung eine entscheidende Rolle spielt (z. B. bei der Beratung oder der pflegerischen Bekämpfung von Krankheitsursachen), finden sich **spezielle Pflegehinweise im Abschnitt Krankheitslehre** (Teil 4 dieses Buchs). Dabei wird die Darstellung der ursächlichen Entstehung (Ätiologie) von Erkrankungen nie Selbstzweck sein. Es wird auch in der Krankheitslehre in diesem Pflegebuch um das grundsätzliche Verständnis der Erkrankungen mit Blick auf die Symptomatik und mögliche pflegerische und ärztliche Behandlungsansätze gehen.

Es wird darauf verzichtet, ein konkretes Pflegemodell zugrunde zu legen. Jedes Konzept ist ohnehin nur so gut wie die Fachkräfte, die es umsetzen und evaluieren können.

9.1 Pflegekonzepte bei Psychosyndromen

Die Pflegekonzepte stehen in der Neurologie vor besonderen Herausforderungen, wenn Erkrankungen des Hirns und der damit verbundenen psychischen oder kognitiven Funktionen zu fundamentalen Veränderungen in der Persönlichkeit und im Selbstbild der Erkrankten führen, indem z. B. Wesenszüge oder gewohnte Reaktionsweisen der Patienten verändert sind. Diese schwierige Herausforderung muss angenommen werden, auch wenn es sogar professionellen Behandlern nicht immer leicht fällt, die vorzufindenden psychoorganischen Phänomene einzuordnen und den richtigen Umgang mit ihnen zu finden.

Die Art der Schädigung entscheidet über den Umgang.

Die Konzepte des Umgangs unterscheiden sich erheblich nach Art der eingetretenen Schäden und Beeinträchtigungen.

- Erkrankungen mit **Verlust von Sinnesfunktionen** (Hören, Sehen, Schmecken, Fühlen, Riechen etc.) gehen nicht mit Persönlichkeitsveränderungen einher. Am schwierigsten ist wohl der Verlust des Hörvermögens zu verkraften gemäß dem Wort, dass Blinden die Gegenstände und Tauben die Menschen verloren gehen.
- Auch „**Werkzeugstörungen**" (Aphasie, Apraxie, Agnosie) gehen nicht primär mit Persönlichkeitsveränderungen einher, allerdings ist die persönliche Betroffenheit in der Regel sehr viel höher und muss im Umgang berücksichtigt werden.
- Bei den kognitiven Fähigkeiten unterscheiden wir angeborene **Intelligenzminderungen** von der erworbenen **Demenz**, der Umgang unterscheidet sich stark, vor allem wenn das Erleben des Verlusts im Zentrum steht.
- Ein **Gedächtnisverlust** geht nicht automatisch mit einer Demenz einher, und den Patienten gelingt es in höchst unterschiedlicher Weise, mit dieser Beeinträchtigung und Behinderung umzugehen.
- Die **Störung des Denkvermögens** (Konzentration, strukturierendes Planen etc.) führen zu erheblichen Beeinträchtigungen, oft zu Orientierungsstörungen und damit der Selbstwahrnehmung.
- Besonders schwierig – und eigentlich Kernkompetenz psychiatrischer Behandlung – ist der **Umgang mit wesensveränderten Menschen**. Eine episodische Depression oder auch eine psychotische Episode sind auch für die Angehörigen oft leichter zu ertragen als schleichende Wesensänderungen, vor allem wenn sie mit dissozialen Verhaltensweisen verknüpft sind.
- Bei der **Depressivität** ist der Umgang entscheidend von der Frage abhängig, ob es sich um eine einfach Reaktion (z. B. Trauerreaktion) handelt, die keiner Behandlung bedarf, oder um eine endogene Psychose, die fachpsychiatrisch behandelt werden muss. Bei den dazwischen stehenden abnormen seelischen Reaktionen stehen therapeutische Gespräche zur Entschärfung des Konflikts im Vordergrund. Oft kann mit modernen Psychopharmaka der gewollte Heilungsweg schneller beschritten und der Weg für erforderliche Gespräche oder Verhaltensänderungen bereitet werden.
- **Wahn, Delir, paranoide Psychose**: Schwierig ist der Umgang mit Patienten, die eine andere Sicht der Situation haben als die Behandelnden. Dies kann Folge einer langjährig gewachsenen Überzeugung sein (oft handelt es sich um chronische Psychosen mit verschrobener Weltsicht und absonderlichen Ansichten, die nicht gleich jedermann mitgeteilt werden) oder Ausdruck einer akut auftretenden und kurzfristig wechselnden Verwirrtheit (z. B. bei einem Delir). Die Erregung und mangelnde Steuerbarkeit solcher Patienten kann ein erhebliches Problem darstellen. Mit einfühlsamem Verständnis kann gelegentlich der Auslöser (z. B. Wahneinfälle, Halluzinationen) erkannt werden. Gelegentlich können sich die Patienten von diesen Störungen „distanzieren", dies wird mit der Gabe von Neuroleptika gefördert. Wenn die Störung unkorrigierbar ist, muss die Gefährdungslage analysiert werden:

Ruhig abwartende Patienten können auf einer offenen Station behandelt werden, bei Weglauftendenz oder manifester erregter Verwirrtheit kann mit geschicktem Auftreten regulierend eingegriffen werden, gelegentlich ist aber zum Schutz des Patienten die Unterbringung in einer geschlossenen Abteilung (nach PsychKG) erforderlich. Nicht ganz selten kommt es bei Hirntumoren oder einer Enzephalitis zu solchen Zuständen, in denen individuell über den Behandlungsort entschieden werden muss, und bei denen sowohl neurologische wie auch psychiatrische Behandlungskonzepte eingesetzt werden müssen. In einer Psychiatrie ist unter Umständen die erforderliche organische Diagnostik und Therapie nicht gewährleistet.
- In jedem Fall sollte man sich von **aggressiven Patienten** nicht provozieren lassen. Zwar ist ein entschiedenes Auftreten einen Versuch wert, oft ist aber gerade die Flexibilität im Umgang vorteilhafter und Deeskalation das Motto! Natürlich muss bei tätlichen Angriffen alles zum Schutz der Angegriffenen getan werden. Sollte eine unmittelbare Zwangsmaßnahme zum Schutz des Patienten oder seiner Umgebung notwendig sein, so muss auch diese gut geplant und erfolgreich durchgeführt werden, indem z. B. durch eine offensichtliche Übermacht eine körperliche Auseinandersetzung möglichst vermieden wird. Nach der akuten Situation kann im Gespräch eine Klärung versucht werden, daraus ergeben sich weitere Anhaltspunkte für das weitere Vorgehen.

Es ist im Einzelfall nie vorhersehbar, ob mit liebevoller Zuwendung, Güte, Strenge, Abwarten, scherzhafter oder koketter Bemerkung oder alltäglichem Pflegepragmatismus die Situation entschärft werden kann: hier erweist sich der Umgang mit den Patienten als anspruchsvolle und hohe Kunst!

9.2 Pflege von Patienten im Koma und mit apallischem Syndrom

In der Akutphase schwerer Hirnschäden besteht oft ein Koma oder ein akutes organisches Psychosyndrom; der pflegerische Umgang ist auf S. 217 am Beispiel von Schädel-Hirn-Traumen beschrieben. Schwere Hirnschäden können in ein apallisches Syndrom (S. 182) und auch in ein Locked-in-Syndrom (S. 183) übergehen. Oft sind monate- und jahrelange Phasen der Rehabilitation und Pflege einzuplanen, in denen immer weitere leichte Besserungen erzielt werden können.
Nicht selten bestehen unterschiedliche Einschätzungen zwischen Angehörigen und geschulten Pflegepersonen und Ärzten über den Bewusstseinszustand der Kranken. Die geöffneten Augen deuten auf „Wachheit" und Besserung der Vigilanz, aber das Bewusstsein der Patienten für sie selbst und die gesamt Umgebung (S. 159) kann vollständig fehlen. Das qualitative Bewusstsein ist schwer einzu-

schätzen, und das vorbewusste Reaktionsvermögen solcher Patienten ist vielfältiger, als allgemein angenommen wird.

Therapeutisch werden Wege einer Kommunikation über einfache Reize wie Berührung, Kälte, Wärme, Geräusche, Lichteffekte versucht (Basale Stimulation). Auch bei schweren Schlaganfällen und anderen ZNS-Erkrankungen inkl. Demenz kann über solche Reize, zu denen auch angenehme Gerüche, Musik, Geräusche, Luftbewegungen, wohlschmeckende Substanzen gehören, die Wahrnehmung stimuliert und eine Reaktion erzielt werden. Das „menschliche Klima" ist wichtig; wenn die Pflege zuhause nicht möglich ist, wirken Angehörige oft in den stationären Betreuungsteams mit.

Die Vermeidung von Kontrakturen, Schmerzen und anderen Folgeschäden ist in den Monaten nach der Akutbehandlung wichtig. Spastik kann medikamentös gemildert werden, auch der Einsatz von Medikamentenpumpen, ausgeklügelten Lagerungshilfen und Orthesen kann hilfreich sein. Die Mobilisierung ist dem Zustand anzupassen, spezielle Pflegestühle und Lifte sind erforderlich.

Ethische Probleme der Pflege

Die Überlebenszeit apallischer Patienten hängt sehr von der Qualität der Pflege ab und kann Jahre betragen. Die pflegerische Versorgung ist immer auf hohem Niveau fortzuführen. Mit den Angehörigen wird man sich über die Ziele und Strategien der Pflegemaßnahmen absprechen, z. B. welche intensivmedizinischen Maßnahmen ggf. zu veranlassen sind. Oft geht es auch um die Überlegung, ob eine Thromboseprophylaxe oder eine Antibiotikatherapie bei Infektionen in jedem Falle sinnvoll ist. Über die Einschränkung von Flüssigkeits- und Nahrungszufuhr ist es in den letzten Jahren zu einer lebhaften Diskussion gekommen (angestoßen wohl vor allem durch die weite Verbreitung perkutaner endoskopischer Gastrostomie- bzw. **PEG-Sonden**), wobei die Frage ist, inwieweit ein reduziertes Hunger- oder Durstgefühl beim Sterbeprozess normal und deshalb nicht zwangsläufig therapiepflichtig ist. Auf jeden Fall ist es wirklich sinnvoll, sich bei Patienten mit einer PEG-Sonde eine Meinung zu bilden, ob von einem Hunger- oder Durstgefühl auszugehen ist, und eine Ernährung nicht schematisch oder gar automatisiert durchzuführen.

Wichtige Grundlage dieser ethischen Diskussion wird eine **Patientenverfügung** sein, wenn sie denn vorliegt. Andernfalls bedarf es einer sorgfältigen „Werte-Anamnese", um herauszufinden, wie der mutmaßliche Wille des Patienten vor seiner Erkrankung gewesen sein könnte.

Stimulation verschiedener Sinnesreize bei komatösen Patienten

Basale Stimulation

Bewusstlose oder komatöse Patienten können oft noch verschiedene Reize wahrnehmen, auch wenn sie reaktionslos erscheinen. Sofort nach Eintreten des komatösen Zustands müssen die Sinne angeregt oder stimuliert werden, damit sie nicht verkümmern und der Patient nicht in eine tiefere seelische Isolation gerät. Schon durch einfache Anregungen wie das Berühren der Hände und des Gesichts, das angenehme Waschen, frische Bettwäsche, bequeme Lagerung und freundliche Raumgestaltung können die geschädigten neuronalen Verbindungen im Gehirn aufrechterhalten oder sogar verbessert werden. Die Angehörigen werden nach den liebgewordenen Gewohnheiten des Patienten befragt, was er z. B. gerne schmeckt, riecht oder hört. Die Pflegesituation ist nach Möglichkeit „wohnlich" zu gestalten: z. B. nachts abgedunkelte Beleuchtung in warmen Tönen und gedämpfte Geräusche, morgens kann bläuliches Licht anregend wirken. Die betreuenden Personen kommen mit dem komatösen Patienten so in Kontakt, als wenn er ansprechbar wäre. Sie sprechen ihn an und erklären, was sie zu tun beabsichtigen und ausführen. Negative Reize (z. B. Absaugen, lärmende Geräusche) sind zu reduzieren und positive Reize (z. B. Berührung, Ansprache, leise Musik) zu betonen. Diese „Basale Stimulation" geht auf den Heilpädagogen A. Fröhlich in den 70er-Jahren zurück, für die Krankenpflege hat Chr. Bienstein 1991 diese Vorgehensweise übernommen.

9.3 Pflege von Patienten mit Demenz-Erkrankungen und geistiger Behinderung

Umgang mit Demenz und kognitiver Beeinträchtigung
Entscheidend ist zunächst der Respekt, mit denen man Menschen mit Demenzerkrankungen begegnen muss. Wenn diese Patienten scheinbar die Pflege durch inadäquates Verhalten erschweren, so geschieht dies zunächst einmal, weil sie die Situation nicht oder anders verstehen. Hier kommt es häufig auf gewinnendes Geschick und beiläufige Verdeutlichungen an, wenn eine Situation „dirigiert" werden muss und dabei das übliche Rollenbild der Jüngeren und Älteren sich zum Teil umkehrt. Spricht man die Kranken auf Symptome ihrer Demenz an, sollen sie nicht zu gereizten oder misstrauischen Reaktionen verleitet werden. Wenn ihnen Pflegende und Familie nicht mit geduldiger Nachsicht und wissendem Verständnis begegnen, reagieren sie negativ auf die sich anbahnende Beziehungsstörung. Sie ziehen sich zurück oder agieren unbesonnen querulatorisch. Im fortgeschrittenen Stadium beginnen die Patienten zu spüren, dass sie nicht mehr mithalten können und nicht mehr so leistungsfähig sind. Der Verlust des Selbstwertgefühls und die zunehmende Unfähigkeit, für sich selbst sorgen und entscheiden zu können, belasten die Patienten und deren Angehörige.

Um Patienten mit zunehmender Desorientierung und Demenz optimal betreuen zu können, ist es besonders wichtig, möglichst viele Informationen aus ihrem persönlichen Leben zu sammeln (Biographiearbeit), die bei der Tagesstrukturierung hilfreich sein können, wobei alte Gewohnheiten in die Pflegehandlungen einbezogen werden sollten. Regelmäßige Aufgaben werden lieber übernommen, wenn sie bereits früher geschätzt wurden.
Die Kranken dürfen nicht überfordert, aber durch zu viel Hilfe auch nicht unterfordert werden, damit sie so lange wie möglich selbständig bleiben.

Zunehmende Betreuung; Tagesstrukturierung

Es ist darauf zu achten, dass der Kranke seine Körperpflege einhält und sich ausreichend ernährt.

Depressive Verstimmungen und Versagenszustände sind aufzufangen, dabei können Medikamente helfen. Humor kann über vieles hinweghelfen, muss aber vom Patienten mitgetragen werden und seine Humorlage treffen. Hilfreich zur Förderung der Flüssigkeitsaufnahme kann es sein, ein Schild um den Getränkeapparat/die Flasche zu hängen mit der Aufschrift: „Getränke heute umsonst!"

Bei der Tagesstrukturierung (S. 147) müssen auch Auszeiten für die Betreuer eingeplant werden.

Das Konzept der **Validation** erweist sich hier als sehr hilfreich: Wer die Gefühle, Erlebniswelten und Realitäten von Demenzkranken wertschätzend versteht, kann die daraus entstehenden Verhaltensweisen des Dementen leichter akzeptieren und annehmen.

Wichtig ist auch, dass die finanziellen Belange und Verpflichtungen geregelt sind. Eventuell muss eine **gesetzliche Betreuung** für bestimmte Belange des täglichen Lebens eingerichtet werden, z. B. die Zustimmung zu Heilmaßnahmen und für das Aufenthaltsbestimmungsrecht.

Pflegefall

Ist die demente Person schließlich verwirrt und zum Pflegefall geworden, wird eine Versorgung rund um die Uhr erforderlich, nach Möglichkeit zuhause, ansonsten in einem Pflegeheim. Dabei ist darauf zu achten, dass liebgewordene Erinnerungsstücke wie Bilder, Fotographien, Bücher und kleine Möbelstücke erhalten bleiben. Auch in diesem Zustand sollen die Patienten nach ihren Gewohnheiten gekleidet sein und zu Spaziergängen und einfachen Aufgaben angehalten werden. Mithilfe einer Ergotherapeutin sind bestimmte Tätigkeiten einfacher Art zu verrichten. Aus der Biographie wird ersichtlich sein, mit welchen Aktivitäten sich die demenzkranke Person früher beruflich, im Haushalt oder als Hobby beschäftigt hat. Aus diesem Kontext können dann geeignete Tätigkeiten ausgewählt werden, wie z. B. Handtücher legen, Knöpfe abschneiden, Briefmarken ausschneiden oder ablösen, Postkarten sortieren oder Bilder (an-)malen. Es macht keinen Sinn, Tätigkeiten zu verrichten, die der betroffene Patient vor seiner Erkrankung nie gemacht oder gar verabscheut hat.

Bei Bettlägerigkeit sollte z. B. die Möglichkeit bestehen, vertraute Musikstücke zu hören.

Angehörigenarbeit

Die Begleitung und Mitbetreuung, kompetente Beratung und Anleitung von Angehörigen und/oder pflegerischen Bezugspersonen hilft, den richtigen Umgang mit der Demenz und auch mit nicht-kognitiven Symptomen wie Unruhe, Aggressivität etc. zu finden, die oftmals eine hohe Belastung für Patient und Umfeld darstellen können. Die Angehörigen werden dabei auch vom Verhalten der Pflegenden lernen.

Hilfreiche Beratung und Unterstützung können Angehörige auch z. B. in Alzheimergruppen, in Internetforen, Ratgebern oder über die psychosozialen Dienste der Gesundheitsämter erhalten.

9 Pflege bei neurologischen Syndromen

Pflege von Menschen mit geistiger Behinderung

Die frühkindlich erworbene oder angeborene Minderung der Hirnleistung reicht trotz gebotener erzieherischer und schulischer Maßnahmen nicht zu einer durchschnittlichen Bildung. Mit viel Verständnis, Geduld und pädagogischem Geschick müssen geistig behinderte Menschen betreut und in ihr Umfeld integriert werden.

Behandlung und Betreuung

Ziel und Aufgabe der Heilpädagogik und des Betreuungspersonals ist es, durch Förderung, Erziehung und Schulung eine Weiterentwicklung zu ermöglichen, um unnötige Folgeschäden zu vermeiden. Die Neigung zu Verhaltensstörungen und abnormen seelischen Reaktionen muss ebenso beachtet werden wie der Erwerb erreichbarer Fähigkeiten und Kenntnisse. Die Beratung der Eltern und Angehörigen ist heilpädagogische und ärztliche Aufgabe; sie widmen sich oft mit enormer Energie ihren behinderten Angehörigen, sind aber vor Fehleinschätzungen und falschen Strategien, die bei fehlender Distanz und mangelnder Erfahrung mit ähnlichen Fällen naheliegen, zu bewahren. Auch ist rechtzeitig zu bedenken, wer die Betreuung übernehmen wird, wenn die Eltern die Aufgabe nicht mehr leisten können. Mit geeigneter psychologischer Beratung können Konflikte aufgespürt oder Fehlentwicklungen vermieden werden.

Heilpädagogische Betreuung und Pflege

Schon frühzeitig sollen soziale Kontakte durch Spiel, Musik und Hobbys oder Behindertensport gefördert werden. Kinder und Jugendliche werden in Sonderschulen, integrativen Förderklassen oder sozialpädiatrischen Zentren gefördert, der Übergang in die Erwachsenenbetreuung ist oft problematisch. Soweit es die Schwere der geistigen Behinderung erlaubt, wird der Übergang in das Arbeitsleben oder eine normale Wohnsituation vorbereitet. Hierfür stehen beschützte Werkstätten (Werkstätten für Behinderte, WfB) oder betreute Wohnformen zur Verfügung.

Menschen mit ausgeprägter geistiger Behinderung, die vorwiegend pflegerisch betreut werden müssen, erfahren zusätzlich Förderung durch Anleitung zu einfachen Verrichtungen wie Hämmern, Sägen, Klopfen, Hören, Sehen, Schmecken und Fühlen. Elementare Reize stimulieren Nervensystem und Sinnesorgane (Basale Stimulation).

Zur medizinischen Versorgung gehört auch die Physiotherapie, die auf neurophysiologischer Grundlage bestimmte motorische Entwicklungsstufen nachvollzieht und spastische Bewegungsabläufe hemmt. Besondere Bedeutung in der Betreuung geistig behinderter Menschen hat die psychomotorische Übungsbehandlung erlangt, die über psychische und sensibelsensorische Kontakte fördernde Einflüsse auf die minderentwickelten Körperfunktionen nimmt. Diese Förderung wird durch die Beschäftigungs- und Arbeitstherapie (Ergotherapie) unterstützt.

Physio- und ergotherapeutische Versorgung

9.4 Umgang mit Gesichtsfeldausfällen, Neglect

Bei Funktionsstörungen im Bereich der Sehbahn kommt es zu typischen Gesichtsfelddefekten (Abb. 7.1, S. 93).

> **Definition:** Bei einem **Neglect** besteht meist ein Ausfall im unteren Scheitellappen, dabei kann der Patient Empfindungen und Wahrnehmungen der gegenüberliegenden Körperhälfte nicht korrekt wahrnehmen. Genauer gemeint ist die Nichtbeachtung (wörtlich: Vernachlässigung) einer Körperhälfte (Hemi-Neglect) oder eines halben Gesichtsfeldes (visueller Hemi-N.). Ein Neglect betrifft bei Rechtshändern meist die linke Körperseite und deutet auf eine rechtshirnige Schädigung.

Manche Patienten haben den Eindruck, die (zumeist) linke Körperhälfte wegen einer (vermeintlichen) Parese nicht bewegen zu können. Tatsächlich liegt gar keine Parese vor, die gelähmt erscheinende Körperhälfte kann aber nicht aktiviert werden, weil sie der Aufmerksamkeit entschwunden ist.
Beim Gehen kann es passieren, dass der Patient mit dem linken Bein stolpert oder hängen bleibt, weil Hindernisse an der betroffenen Seite nicht wahrgenommen werden (**Hemianopsie**). Gelegentlich wird nicht wahrgenommen, was sich auf der linken Tellerseite befindet: Es wird nur die rechte Tellerseite leer gegessen!
Beim Anziehen können Schwierigkeiten bestehen, den linken Arm in den gleichseitigen Ärmel zu bekommen.
Manchmal kann die Tatsache einer Lähmung nicht realisiert werden (**Anosognosie**) und der Patient kann sich über die „Gegenstände, die hier (links) im Bett liegen", aufregen.

> **Merke:** Oft verbirgt sich hinter einer scheinbaren Parese ein Neglect, und der Patient kann nach vermehrter Aufforderung und Konzentration auf die Extremität wieder gewisse Bewegungen ausführen.

Diese Ausfälle erfordern (oft ganz naheliegende) spezielle Interventionen; meist steht die Fokussierung der Aufmerksamkeit auf die Ausfälle an vorderster Stelle. Gelegentlich sind Reha-Maßnahmen „nur" wegen solcher Ausfälle unbedingt erforderlich.

Positionierung — Bei Neglect und Gesichtsfeldausfällen kommt der Positionierung des Patienten eine große Rolle zu. Die Stellung des Betts im Raum bezogen auf die Tür oder seinen Nachttisch können den Patienten mit seinen Defiziten konfrontieren und bei der Bewältigung helfen. Auch die erzwungene Konzentration auf Raumsektoren, in denen sich Pflegepersonen, Besucher oder „die Visite" aufhält, kann für solche Patienten eine Herausforderung sein. Oft blicken sie ratlos und wissen nicht, woher die Stimme kommt. Dies würde nicht auffallen, wenn der Neglect z. B. auf die Wand am Bett gerichtet wäre. Das Konzept des „Forced Use" geht noch weiter, indem sogar Paresen auf diese Weise zurück in die Funktion gezwungen werden, im Extremfall durch Fixieren des gesunden Arms an den Körper.

9.5 Pflegeschwerpunkte bei Aphasien

Sprache in Wort und Schrift ist ein wesentliches Element der menschlichen Kommunikation und Identität. Sie ist ein Schlüssel zur Gemeinschaft und ermöglicht wesentlich die Übermittlung von Gedanken, Gefühlen und Wünschen. Der oft schlagartige Verlust der Sprache verursacht eine schwere Behinderung, einen Verlust an Autonomie und häufig eine tiefe persönliche Identitätskrise mit Verlust des Selbstwertgefühls, depressiver Verstimmung, persönlichem Rückzug bis hin zu sozialer Isolierung und Vereinsamung. Eine Aphasie geht mit Vergröberung oder Verlangsamung (bis zum Verlust) der Sprache und des Verständnisses einher; häufig sind das Schreiben, Rechnen und Lesen in gleicher Weise beeinträchtigt. Das Denken und das persönliche Wissen sind durch die Aphasie aber nicht beeinträchtigt! Die Formen der Aphasien sind sehr unterschiedlich, ebenso die entsprechenden Reaktionen der Betroffenen (s. S. 165). Pflegekräfte müssen diese Unterschiede kennen, um die individuelle Situation des Betroffenen erfassen können.

Ziel jeder therapeutischen und pflegerischen Intervention ist, dass der Betroffene seine Sprach-/Kommunikationsfähigkeit wiedererlangt und wieder selbstbestimmt am gesellschaftlichen Leben teilnehmen kann. Seine persönliche Identität soll gestärkt werden.
Wichtig für das Erreichen dieser Ziele sind eine eindeutige Kontaktaufnahme zum Betroffenen (Blick, Berührung) und angemessene Interaktionsstrategien (verbale und nonverbale Kommunikation). Bei Sprachstörungen sollten klare Äußerungen mit einfachen Worten und – untermauert von entsprechenden Gesten – freundlich und bestimmt getan werden. Das Pflegepersonal wird die Patienten zum Üben und Probieren ermuntern. Wort- und Bildtafeln können eine praktische Übungs- und Kommunikationshilfe sein (Bundesverband Aphasie: PICTOCOM).
Eine logopädische Behandlung sollte frühzeitig beginnen.
Eine gelungene Interaktion braucht ausreichend zeitliche Ressourcen, Geduld aller Beteiligten, Klarheit im Inhalt und im Ausdruck, Kontinuität und eine vertrauensvolle Beziehung zwischen den Interaktionspartnern.
Die Angehörigen sind entsprechend mit einzubeziehen.

9.6 Pflegeschwerpunkte bei Apraxie

Die Apraxie (S. 167) kann bei nichtdementen Patienten beübt werden, wenn eine Verständigung noch möglich ist (nicht selten kombiniert mit Sprachstörungen) und die Patienten eine Übungsmotivation erkennen lassen. Meist sind einfache Handlungsfolgen so „in Fleisch und Blut übergegangen", dass sie jederzeit abgerufen werden können (Schlucken, Kauen, Gleichgewichtsregulation etc.), während komplexere Dinge (Knöpfen, Jacke anziehen etc.) bereits Probleme bereiten. Es kommt letztlich darauf an, die Übungsfähigkeit des Patienten zu stärken und einzelne Aufgaben mit Erfolgserlebnis zu bewältigen. Wie bei allen zerebralen Schäden ist eine ruhige, konzentrierte Übungssituation vorteilhaft.

9.7 Umgang mit Fatigue

Im Kapitel über die MS (S. 284) wird das Syndrom kurz vorgestellt. Kennzeichnend ist, dass es sich nicht einfach um einen Schlafmangel handelt, sondern um vermindert zur Verfügung stehende Kräfte, die bedacht genutzt und nicht überfordert werden dürfen. Das Ausmaß der Fatigue kann nur subjektiv eingeschätzt werden, und die Betroffenen müssen herausfinden, was im Tagesablauf sie ggf. müde macht und wieviel Kraft ihnen zur Verfügung steht. Antriebsmangel und Exsikkose können sich gegenseitig verstärken und zur Fatigue führen; auf eine ausreichende Trinkmenge ist also zu achten. Geregelte Bettruhe, häufige Pausen, maßvolle Kraftübungen, Stress- und Zeitmanagement, Setzen von Prioritäten, sinnvolles Planen von Aktivitäten, Maßnahmen zur Arbeitsvereinfachung, kaltes Duschen bzw. Baden sowie Klimaanlagen bei warmem Wetter oder Kühlelemente sind erste Schritte, die oft schon entscheidend sind. Anderen Betroffenen helfen Yoga oder Meditation in Kombination mit Bewegungsübungen. Überanstrengung sollte man aber auf jeden Fall vermeiden. Auch Medikamente können gegen Fatigue helfen; die Pflegepersonen können deren Effekt mit beurteilen.

9.8 Begleitung von Patienten mit Hirntumoren

Hirntumoren stellen immer eine **lebensbedrohliche Erkrankung** dar, bösartige Hirntumoren können innerhalb weniger Monate zum Tode führen. Andererseits haben sich die Behandlungskonzepte verbessert, und in neuroonkologischen Zentren werden Patienten ambulant betreut, die ihren Hirntumor schon erstaunlich viele Jahre überlebt haben.
Die Aufgabe der kontinuierlichen Betreuung liegt viel mehr im privaten Umfeld, als dies früher der Fall war, denn die Behandlungs-

konzepte sind in der Anfangsphase fast vollständig ambulant, und die Krankenhausaufenthalte dauern nur wenige Tage. Wenn sich Komplikationen einstellen, kann mit Therapieumstellungen häufig eine Verbesserung erzielt werden. Die Verbesserung der Lebensqualität ist das oberste Ziel, und hier sind auch fühlbare Erleichterungen möglich: Gespräche über den Tod und die Art der weiteren Behandlung können wesentlichen Raum einnehmen. Das Abwägen zwischen therapeutischen und palliativen Maßnahmen ist immer individuell. Die Beratung der Patienten und ihrer Angehörigen ist ein wichtiger Bestandteil der Behandlung und kann und sollte auch nicht allein vom Arzt getragen werden. Häufig ist in enger Kooperation mit der ärztlichen Behandlung das – zum Teil telefonische – Kontakthalten mit den Erkrankten ein wichtiger Bestandteil der Behandlung. Die Therapie setzt auf eine besonders anfangs verwirrende Vielfalt von Maßnahmen; wenn allerdings erkennbar ist, dass das Tumorwachstum nicht geeignet aufgehalten werden kann, so wandeln sie die Therapieziele, und palliative Maßnahmen (Erleichterung des Zustands und Verzicht auf heilungsorientierte Maßnahmen) treten in den Vordergrund. Die Pflege der Patienten muss adäquat und möglichst angenehm erfolgen können. In einer Palliativ-Care-Einheit oder einem Hospiz betreuen speziell geschulte Pflegekräfte und Hilfspersonen die Patienten und leiten oft auch überforderte Angehörige an. Auch die Betreuung durch einen ambulanten Hospiz-Dienst ist möglich, wenn der Patient zuhause bleiben will/kann.

9.9 Pflege bei Schluckstörungen, Schlucktraining

Frühe Diagnostik nötig! Aus den Erfahrungen der Schlaganfalltherapie auf spezialisierten Schlaganfall-Stationen wissen wir, dass ein systematisches Beachten von Schluckstörungen die Prognose erheblich verbessern kann.
Systematische Untersuchungen zeigen, dass Schluckstörungen und Aspirationen häufig nicht oder zu spät erkannt werden!

Aus pflegerischer Sicht ist auf die Anzeichen von Schluckstörungen zu achten (z. B. Speichelfluss, Fazialisparese, gestörte Schluck- oder Hustenreflexe, undeutliche oder heisere Stimme.
Die erforderlichen Untersuchungen bezüglich des Schluckvorgangs sollten deshalb gleich zu Beginn durchgeführt werden, um stille Aspirationen und nachfolgende Lungenentzündungen möglichst zu vermeiden (s. S. 232).
Als erster Test wird meist eine geringe Menge (Löffel) Wasser gegeben, bei gestörtem Schlucken wird genauer untersucht und falls nötig auch mit einer fiberendoskopischen Diagnostik der Schluckakt mit einem durch die Nase eingeführten feinen Endoskop, das neben einer Optik auch Absaugmöglichkeiten enthält, beobachtet und beurteilt.

Ernährung sicherstellen! Aspiration vermeiden!

Weil die Patienten je nach Erkrankung täglich etwa zwei Liter Flüssigkeit aufnehmen sollten, muss frühzeitig entschieden werden, auf welchem Wege dies geschehen soll. Dabei ist die ungestörte natürliche Nahrungsaufnahme zu bevorzugen, gefolgt von der Ernährung durch eine Magensonde; die parenterale Ernährung ist der Akutsituation und einer Überbrückung vorbehalten.

Für die ersten Tage einer Beobachtung kann eine nasogastrale Ernährungssonde ausreichend sein. Bei einer völligen Lähmung der Schlundmuskulatur, z. B. bei Schäden des Hirnstamms durch einen Schlaganfall, einen Tumor, eine Entzündung oder eine neuromuskuläre Erkrankung, sollte jedoch nicht unnötig mit einer Schutzintubation bzw. einem Tracheostoma gewartet werden.

Kostaufbau

Vielen Patienten fällt es in der Frühphase einer neurologischen Erkrankung schwer, die Schluckstörung aktiv zu trainieren, weil sie mit der Tatsache z. B. eines Schlaganfalls noch zu sehr beschäftigt sind, oder aus psychologischen bis hin zu rein hirnorganischen Gründen völlig initiativlos sind.

Mit dem oralen Kostaufbau kann begonnen werden, wenn die Husten- und Schluckreflexe intakt sind. Häufig wird zur Feststellung ein Logopäde einbezogen.

Die Pflegeperson muss geeignete Patienten von der Wichtigkeit der Nahrungs- und Flüssigkeitsaufnahme überzeugen und ihnen Speisen und Getränke anbieten, die sie mögen.

Weil viele Patienten wegen der Lähmung und/oder einer Benommenheit gestörte Bewegungsabläufe haben, verkleckern sie leicht Getränke und Speisen, sodass Kleidung und Bettzeug geschützt werden sollten. Wichtig ist, den Patienten für diese Aktivitäten Mut zuzusprechen. Hilfen beim Trinken können ein geknickter Strohhalm oder eine Schnabeltasse sein. Die Speisen müssen gegebenenfalls zerkleinert werden, damit der Patient sie in kleinen Happen mit der Gabel oder besser mit dem Löffel zu sich nehmen kann. Beim Essen und Trinken nehmen die bettlägerigen Patienten nach Möglichkeit eine aufrecht sitzende Position (s. S. 140) ein, um ein Verschlucken zu verhindern (Aspirationsgefahr). Gleichzeitig ist die gerade Stellung des Kopfs wichtig, um nicht unnötig assoziierte Bewegungen zu induzieren.

Koststufen

Es sollten klinikeigene oder allgemeine Standards beim Kostaufbau beachtet werden, meistens „Koststufen" genannt. Falls das Trinken von Wasser gelingt, wird als nächstes die Aufnahme einer kleinen Portion Götterspeise getestet. Wenn auch dies möglich ist, können andere homogene Nahrungen vergleichbarer Konsistenz (Joghurt, Pudding, fester Brei etc.) gegeben werden; manche Patienten benötigen eine Zeitlang pürierte Kost. Danach kann zur Standardkost gewechselt werden. Allgemein gilt „breiig vor flüssig" und „sauer/salzig vor süß" (da süße Speisen eher die Produktion des muköen, zähen Speichels anregen).

Keinesfalls darf die Verabreichung von oraler Nahrung/Getränken bei Patienten mit Schluckstörungen an Pflegehelfer oder gar Service-Kräfte delegiert werden!

Die PEG-Sonde stellt ein vorteilhaftes Verfahren der Ernährung bei schluckgestörten Patienten dar, weil sie eine niedrigere Komplikationsrate (Aspiration, Pneumonie) hat als nasogastrale Sonden und problemlos ungenutzt verbleiben oder entfernt werden kann; überdies erlaubt sie eine natürliche Nahrungsaufnahme.

Es gibt allerdings einen Wandel in der Beurteilung der PEG-Sonden im Sterbeprozess, bei dem eine verminderte Nahrungsaufnahme normal ist. Die Schwierigkeit liegt meistens darin, zwischen diesen beiden Polen die Situation des Patienten konkret einzuordnen und ein dieser Situation angepasstes Behandlungskonzept zu finden, das natürlich den Patientenwillen berücksichtigt.

Perkutane endoskopische Gastrostomie (PEG)

9.10 Umgang mit Ataxie, Tremor und anhaltenden Dyskinesien

Bestimmte Bewegungsstörungen wie Ataxie (S. 317), Tremor (S. 307) oder die tardiven Dyskinesien (S. 313) lassen sich medikamentös nur wenig erfolgreich behandeln. Daher stehen auch hier intensive physio- und ergotherapeutische Maßnahmen im Vordergrund. Das Pflegepersonal kann bei der **Beurteilung von medikamentösen Therapieversuchen** wichtige Einschätzungen liefern und ansonsten die Patienten anleiten, damit sie mit ihrer Bewegungsstörung im Alltag zurechtkommen. Da eigentlich alle Bewegungsstörungen bei Stress zunehmen, sind **Ruhe und ausreichend Zeit** schon heilsam. Die Patienten können mit dem Pflegepersonal den **akzeptierenden Umgang** mit ihrer Erkrankung erlernen, sie fühlen sich nicht ausgestoßen und können oft mit den Therapeuten „**Tricks**" eines besseren Umgangs mit der Erkrankung lernen. Bei den tardiven Dyskinesien kommt es in einem Teil der Fälle erst nach Jahren zu einer gewissen Besserung.

9.11 Förderung der gestörten Motorik

Bei eingeschränkter Motorik ist es für die ärztliche Therapie entscheidend, ob der Schädigungsort im 1. oder 2. motorischen Neuron, im extrapyramidalen System und den Stammganglien, an der motorischen Endplatte oder im Muskel selbst liegt, vor allem aber ist es wichtig zu wissen, ob es sich um eine primär degenerative oder angeborene Schädigung oder etwa um eine gut behandelbare Entzündung infektiöser, autoimmunologischer, toxischer oder paraneoplastischer Natur handelt.

Leider gibt es für den pflegerischen und physiotherapeutischen Umgang nicht solch differenzierte Handlungsanweisung, und für die meisten motorischen Störungen kommen unspezifische Behandlungsprinzipien zum Tragen:

- Die gestörte Motorik wird eigenständig beurteilt und das Ergebnis im Behandlungsteam kommuniziert.
- Regionen mit besonderem Übungsbedarf werden identifiziert und speziell trainiert.
- Die zur Selbstpflege und -versorgung erforderlichen Techniken werden bevorzugt geübt: etwa der Transfer aus dem Bett, das Bekleiden, die Körperpflege, das Aufsuchen der Toilette etc.
- Die verbliebene Restmotorik wird vorsichtig und unterstützend möglichst über den gesamten Bewegungsumfang der beteiligten Gelenke gefördert.
- Mit passiven Bewegungsübungen wird die Gelenkfunktion aufrecht erhalten, um Gelenkschäden und Kontrakturen zu vermeiden, bis die aktive Motorik wieder einsetzt.
- Überlastungen durch vorzeitige Ermüdung sind zu vermeiden.
- Die Patienten werden zum eigenständigen Üben angehalten und dabei überprüft.
- Die Mobilisierung in die Senkrechte ist kreislaufdienlich.
- Die erforderlichen orthopädischen Hilfsmittel sollen beschafft, optimal angepasst und genutzt werden (Orthesen, geeignete Schuhe, Gehhilfen, Rollstühle etc.).

In den letzten Jahren gibt es einen eindeutigen Trend zum aktiven Üben. Bei Schlaganfallpatienten (und vermutlich ähnlich anzuwenden bei Schädel-Hirn-Traumen und anderen zerebralen Schäden) hat sich die forcierte Mobilisierung als vorteilhaft gegenüber einer tonusreduzierenden Lagerungsbehandlung erwiesen, die auf die Ruhephasen zu beschränken ist. In der Frühphase steht die Stabilisation der Vitalfunktionen im Mittelpunkt, und der Patient kann, wenn überhaupt, nur für kurze Zeit mobilisiert werden. Bereits in dieser immobilen Zeit prägen sich spastische Bewegungsmuster aus. Die sich neu bildenden falschen Bewegungsmuster müssen frühzeitig durch physiotherapeutische Maßnahmen und korrekte Lagerung gemildert werden. Die frühzeitige Hemmung einer Spastik ist neben der Aktivierung funktions-gestörter Muskelgruppen die wichtigste Therapie bei der Schlaganfallbehandlung.

Bei Muskeldystrophien hat sich das aktive Training der erhaltenen Muskulatur (etwa der Atmung) als eindeutig vorteilhaft gegenüber einem schonenden passiven „Beüben" gezeigt.
Die Rehabilitation beginnt bereits unmittelbar nach dem Erstkontakt.
Die Thrombosegefahr scheint bei den schlaffen Lähmungen größer zu sein als bei den spastischen.

Beteiligte Berufsgruppen

Die Mobilisierung von Patienten ist ureigenes Aufgabenfeld der **Physiotherapeuten**. **Ergotherapeuten** unterstützen das motorische Lernen durch das Erarbeiten alltagsrelevanter Bewegungen (Kleidung oder Schuhe anziehen etc.). **Kinesiologen** helfen Pflegepersonen und Patienten, Aufmerksamkeit für die Bewegungsabläufe zu entwickeln. Sie schulen die Helfenden, den Patienten nicht zu bewegen, sondern ihn sich bewegen zu lassen, indem vorhandene Bewegungsansätze aufgegriffen und ausgebaut werden. Die **Pflegekräfte** stehen mit dem Patienten im Schnittpunkt dieser Aktivitäten und sollten wie alle anderen Beteiligten möglichst viel an Kenntnissen und Fertigkeiten erlernen und übernehmen. Überdies kann im Rahmen der Pflege eine Vielzahl motorischer Fähigkeiten im Sinne der Frührehabilitation mit dem Patienten erarbeitet werden. Eine enge **Kooperation** zwischen den genannten Berufsgruppen ist absolut erforderlich, um die Kontinuität und den Erfolg der Behandlung(en) zu sichern.

9.12 Kontrakturprophylaxe

Kontrakturen entstehen vor allem durch Bewegungsmangel, Inaktivität und Ruhigstellung. Die Bewegungseinschränkung führt über eine Verkürzung der Muskeln zu einer Schrumpfung der Gelenkkapsel und Versteifung des Gelenks.

Kontrakturen führen zu Gelenkversteifungen

Schnellstmöglicher Beginn der Bewegungsübungen bei physiologischer Lagerung!
Die wichtigste Maßnahme zur Kontrakturprophylaxe ist die schnellstmögliche Wiederherstellung der normalen Beweglichkeit. Solange dies aktiv nicht möglich ist, muss passiv bewegt und physiologisch sowie spastikmindernd gelagert werden, in der Regel **in mittlerer Funktionsstellung**:

Prophylaxe

- Oberarme leicht abduziert
- Ellenbogen etwas gebeugt
- Handgelenke leicht gestreckt (dorsalextendiert)
- Hüften fast gestreckt bei nur leicht gebeugten Knien

Abwechselndes Lagern in Streckung und Beugung soll hilfreich sein.

Bei Bedarf sind ausreichend Schmerzmittel zu geben. Das aktive oder passive Durchbewegen gelingt besser, wenn die Patienten über Sinn und Ziel der Maßnahmen aufgeklärt und ihnen die Folgen einer Gelenkversteifung verdeutlicht werden. Bei schon bestehender Tonuserhöhung sollen Minitraumatisierungen vermieden werden, die als Ausgang von Blutungen und Verkalkungen verdächtigt werden.

Schmerzvermeidung

Die Pflegepersonen unterstützen die Therapie der Physiotherapeuten und versuchen eine Koordination mit der Pflege (Mobilisierungs- und Ruhezeiten). Die Übungen sollten möglichst früh beginnen. Sind Bewegungen möglich, wird der Patient aufgefordert, seine Extremitäten aktiv zu bewegen, auch gegen einen Widerstand. Die Schmerzgrenze sollte nicht überschritten werden, sinnvoll erscheint ein gedehntes Halten kurz vor der Schmerzgrenze für etwa 20 Sek.

Bewegungsübungen werden passiv, assistiert oder aktiv durchgeführt.

Zur Vermeidung der Schulterkontraktur bei Armparesen kann der Patient angeleitet werden, mit gefalteten Händen (paretischer Daumen oben!) den paretischen Arm emporzuheben und die Hände bis hinter den Kopf zu führen. Bei bestehender Schulterkontrolle ist bei diesem Manöver ein aktives Bewegen beider Schultern („Flügelschlagen") möglich (gut im Liegen durchführbar).

Aktive Übung der Schulterbeweglichkeit

9.13 Minderung des spastischen Muskeltonus

Spastik ist eine unspezifische Muskeltonuserhöhung im Rahmen des Syndroms einer zentralen Parese. Die passive oder unterstützte Bewegung bestimmter Extremitätenabschnitte kann eine Massenbewegung der gesamten Extremität auslösen, z. B. wenn bei Beugung der Zehen und des Vorfußes plötzlich eine reflexartige Beugung des gesamten Beines in Knie und Hüfte in Gang kommt (spastische Synergismen, Spasmen, S. 295).

Durch geeignete Maßnahmen lässt sich die spastische Tonuserhöhung gezielt beeinflussen.

9.13.1 Dehnung

Die passive Dehnung kann eine reflektorische Erhöhung der zu überwindenden Muskelspannung hervorrufen. Je schneller die Dehnung ausgeführt wird, desto heftiger verstärkt sich die Spastik (spastische Gegenreaktion). Wird die Dehnung jedoch **langsam** ausgeführt, so lässt sie sich erheblich leichter überwinden und bleibt für einige Zeit vermindert. Die Orthopäden machen sich zunutze, dass bei einer langanhaltenden Dehnung (z. B. in einer Gips-**Orthese** oder Dehnungsschiene) die spastische Tonuserhöhung anhaltend vermindert werden kann. Bereits nach einigen Minuten ist eine Abnahme des spastischen Muskeltonus zu beobachten.

> **Merke:** Spastische Tonuserhöhungen der Muskulatur sollten langsam und anhaltend überwunden werden! Eine Lagerung in Dehnungsposition wirkt der Spastik entgegen!

Kühlung

Die Kühlung kann gegenläufige Effekte bewirken. Eine effektive Kühlung eines Muskels im **Eisbad** führt sicher zu einer Tonusreduktion. Andererseits wird eine kurzfristige Muskelkühlung eher zu einer Stimulation (Fazilitation) hypotoner Muskeln eingesetzt.

Aktivierung von Antagonisten

Die Anspannung des muskulären Gegenspielers (Antagonisten) führt zu einer Hemmung des Zielmuskels (z. B. Hemmung der Kniestrecker bei Aktivierung der Kniebeuger).

9.13.2 Lagerungstechnik nach Bobath

Idee des Bobath-Konzepts

Das Bobath-Konzept beruht auf Erfahrungen des Londoner Ehepaars Karel und Berta Bobath (Neurologe, Physiotherapeutin) aus der Behandlung von hirngeschädigten Kindern und wurde auf die Behandlung von Erwachsenen mit spastischen Bewegungsstörungen übertragen. Das Bobath-Konzept legt hohen Wert auf die Unterdrückung von spastischen Synergismen, Spasmen, unerwünschten Bewegungsmustern und Tonuserhöhungen. Dies wird durch ausgeklügelte spastikhemmende Ausgangslagen von Kopf, Rumpf und proximalen Extremitäten sowie längerfristige Dehnungen erreicht. Erst danach werden fazilitierende Übungen zur Kraft- und Tonussteigerung eingesetzt. Die Hemmung der Spastik und das Wiedererlernen der physiologischen Bewegungsmuster sind wesentliche Ziele. Die Spastik wird von den Einflüssen und Rückmeldungen aus der Peripherie an das Gehirn („Input") abhängig gesehen. Daher muss ständig auf eine spastikreduzierende Lagerung und einen physiologischen Input geachtet werden. Dieser hängt von der Stellung der gelagerten Extremitäten, vom Druck, von der Berührung, von Kälte- und Wärmeempfindungen und von der Muskelspannung ab. Wichtig sind ferner die Vermeidung von schmerzhaften Gelenkkontrakturen und Druckschäden der Haut. Massagen dürfen nicht unkritisch angewandt werden, weil spastische Muskulatur mit einer unerwünschten weiteren Tonussteigerung und unwillkürlichen Bewegungen reagieren könnte.

Die Lagerung von Schlaganfallpatienten nach dem Bobath-Konzept, welches Aspekte der Prophylaxen (Dekubitus, Pneumonie, Kreislaufstabilisation) mit physiotherapeutischen Erkenntnissen verknüpft, hat sich in der Pflege von Schlaganfallpatienten durchgesetzt.

In jüngerer Zeit hat sich allerdings gezeigt, dass dieses stark auf Spastikhemmung ausgerichtete Konzept durch **Ansätze einer schnellen Mobilisierung** und schnelleren Funktionssteigerung ergänzt werden kann und muss.

Die nachfolgend genannten Lagerungstechniken lehnen sich an das Bobath-Konzept an.

9.13.2.1 Lagerung auf der spastisch gelähmten Seite

Bei Lagerung auf der betroffenen Seite (Abb. 9.1a) kann sich der Patient mit den nichtgelähmten Extremitäten bei allen Bewegungen aktiv beteiligen. Aus therapeutischer Sicht ist dies die beste Lagerungsart. — Beste Lagerungsart

Kopf: — Durchführung
- von einem Kissen gestützt
- in leicht gebeugter Haltung

Rumpf:
- mit einem Kissen gestützt
- parallel zur Bettkante (Raumorientierung)

Gelähmter Arm:
- Schulter durch Unterfassen des Schulterblatts (Luxationsgefahr!) nach vorn ziehen
- gestreckt etwa 90° nach vorn
- Ellenbogen, Handgelenk und Finger gestreckt
- Handfläche nach oben (Supination)

Gelähmtes Bein:
- Hüfte gestreckt und diskret nach vorn gezogen
- Knie gering gebeugt

Gesunder Arm:
- beliebig

Gesundes Bein:
- in 90°-Schrittstellung auf einem dickeren Kissen vor dem Rumpf
- evtl. Bettgitter (Halt)

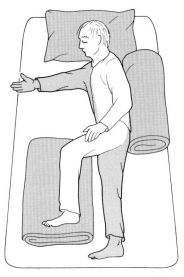 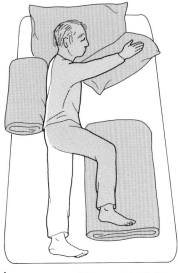

a Lagerung auf der gelähmten Seite   b Lagerung auf der gesunden Seite

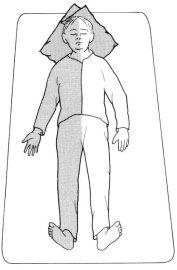 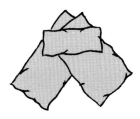

Abb. 9.1: Lagerung eines Patienten mit Halbseitenlähmung

c Rückenlage

9.13.2.2 Lagerung auf der gesunden Seite

Die Lagerung auf der gesunden Seite (Abb. 9.1b) wirkt ebenfalls tonusregulierend und wird bei Ruhephasen bevorzugt.

Bevorzugte Lagerung bei Ruhephasen

Kopf:
Durchführung
- von einem Kissen gestützt
- in leicht gebeugter Haltung

Rumpf:
- leicht zur Bauchlage gedreht
- parallel zur Bettkante (Raumorientierung)

Gelähmter Arm:
- Schulter durch Unterfassen des Schulterblatts nach vorn bewegen
- Arm wie zum Gruß gehoben und auf einem dickeren Kissen gelagert
- Hand, als ob man sich am Kopf kratzen wolle, Handfläche zum Kissen

Gelähmtes Bein:
- in mäßiger Schrittstellung gebeugt vor dem Rumpf auf einem Kissen gelagert
- Fuß darf nicht vom Kissen herabhängen!

Gesunder Arm:
- beliebig

Gesundes Bein:
- Hüfte gestreckt, Knie leicht gebeugt.

9.13.2.3 Lagerung auf dem Rücken

Die Rückenlage (Abb. 9.1c) ist ungünstig, weil sie die Reflexaktivität fördert. Sie ist aber bei bestimmten Verletzungsfolgen, Hüftluxationen oder älteren Menschen mit Herzproblemen nicht zu umgehen. Außerdem ermöglicht sie ein „symmetrisches Üben". Bei Rückenlagerung werden Kopf, beide Schulterblätter und eventuell der betroffene Arm durch gekreuzt gelegte Kissen gut unterstützt. Über die beiden länglichen größeren Kissen, die in umgekehrter V-Form angeordnet sind, kann für den Kopf noch ein kleines Kissen quer gelegt werden (Abb. 9.1d). Diese „Drei-Kissen-Lagerung" oder „V-Lagerung" hat sich bewährt. Rumpf und Beine liegen flach im Bett. Um eine Überstreckung der Kniegelenke zu vermeiden, können diese ca. 4 cm unterlagert werden. Der Druck auf die Fersen kann durch ein Fell oder gefaltetes weiches Handtuch reduziert werden, welches unter die Achillessehne gelegt wird. Die Unterschenkel dürfen nicht auf einem Kissen gelagert werden, weil dadurch die Knie- und Hüftstellung ungünstig beeinflusst werden. Durch geschickte Abpolsterung des Schulter- und des Hüftgelenks (kleines Kissen oder weicher Keil) wird eine Außenrotation der Extremitäten vermieden.

Ungünstige Lagerung

Spitzfußprophylaxe

Zur Spitzfußprophylaxe gibt es keine verbindlichen Regeln. Durch Druck auf die Vorfußsohle (Fußkiste oder Schaumstoffblock) soll eine Streckspastik verhindert werden. Die beste Spitzfußprophylaxe ist die frühzeitige Mobilisation des Patienten durch regelmäßiges Stehen und Sitzen. In Einzelfällen empfiehlt sich ein knöchelhoher „Rehaschuh", der eine Beobachtung der Zehenstellung etc. erlaubt.

9.14 Steigerung des schlaffen Muskeltonus/ Fazilitationstechniken

> **Vorsicht!** Bei schlaffem Muskeltonus kann es bei Einwirkung äußerer Kräfte zu Gelenkschäden kommen. Nicht an den schlaffen Gliedmaßen ziehen, sondern beim Drehen im Bett bzw. Mobilisieren Schulterblatt bzw. Becken stabilisierend breit unterfassen!
> Vorsicht bei längerem Hängen des Arms, beim Abknicken der Gelenke mit Druck auf die Gefäße und bei einschnürender Kleidung!

Stellung und Tonus

Das Bobath-Konzept geht von der Beobachtung an Kindern aus, dass die Kopfstellung Einfluss auf die Stellung der Extremitäten hat. Man versucht, durch die Aktivierung intakter Muskelgruppen synergistische Effekte in gelähmten Muskeln zu erzielen.

Bewegungsmuster

Besonders die Vojta-Methode widmet sich dem Wiedererwerb motorischer Basismuster durch Anwendung bestimmter Ausgangslagen und Anwendung von Hautreizen. Dadurch sollen z. B. Reflexkriechen oder Reflexumdrehen neu erlernt werden.

Symmetrie

Muskelanspannungen führen zu Parallel-Anspannungen in Muskeln auf der gegenüberliegenden Körperseite. Dies wird durch Verbindungsbahnen zwischen den beiden Hirnhälften ermöglicht (Fazilitationstechniken der Brunnstrom-Methode).

Schmerzreiz, Kälte

Auch die Anwendung von Schmerzreizen ist eine Möglichkeit zur Förderung des Muskeltonus. So führen Schmerzreize an der Fußsohle zu einer Plantarflexion des Fußes (ähnlich dem Abrollen des Fußes).

Klopfen, Bürsten

Beklopfen oder Bürsten über dem Zielmuskel liegender Hautbezirke führt – wie lokale Kältereize – zu einer Kraftbahnung. Bei der Rood-Methode werden anschließend schnelle Muskeldehnungen durchgeführt.

Muskeldehnung

Eine schnelle Dehnung des Muskels führt über spastische Mechanismen zu einer kurzfristigen Tonuserhöhung.

9.15 Mobilisierungstechniken

Für die Überwindung eingetretener motorischer Funktionseinbußen (Paresen, Koordinationsstörungen etc.) im Rahmen neurologischer Erkrankungen sind die Mobilisierung und ein Training zur Wiedererlangung der motorischen Fähigkeiten von entscheidender Bedeutung. Die Rehabilitation hat zunehmende Bedeutung und beginnt bereits in der Akutphase der Behandlung.

9.15.1 Drehen im Bett

Ausgangslagen sind die Seiten- oder Rückenlage im Bett. Möglichst früh sollte der Patient durch Mitmachen in die passive Drehung einbezogen werden, damit er die aktive Drehung „erarbeitet".

1. Blickwendung
2. Kopfwendung
3. Schulter-, Arm- und Rumpfwendung
4. zuletzt Beindrehung

Durchführung

In Rückenlage kann die Drehung angebahnt werden durch:
- Beckenanhebung (s. u.) oder Anziehen der Beine (Tonusaufbau)
- Ausstrecken der Arme mit gefalteten Händen vor dem Rumpf

Pflegende unterstützen die Drehung aus der Rückenlage durch Unterfassen und Nachvorneziehen des Schulterblatts und Beckens. Das hintere Bein kann dabei angestellt werden wie zum „Beckenanheben"; das vordere Bein bleibt gestreckt.

9.15.2 Beckenanheben, „Bridging"

Im Liegen kann schnell das Beckenanheben („Bridging") erlernt werden. Die Hacken werden unter Abstützung mit den Oberarmen auf der Matratze nah an das Gesäß gezogen. Dabei stabilisieren Oberarme und Ellenbogen seitlich auf der Matratze den Rumpf. Das Beckenanheben ist ein elementarer Bewegungsablauf.
Vorteile des Beckenanhebens:

- dient der Rumpfstabilisierung und der Spitzfußprophylaxe
- Hilfe bei Pflegearbeiten: Steckbecken, Laken glätten
- Ausgangslage weiterer Mobilisierung (zur Bettkante, „nach oben" bewegen)
- trainiert die Beine für die Gewichtsaufnahme beim Stehen

Pflegekräfte/Physiotherapeuten können das Knie des paretischen Beins in die Achselhöhle nehmen, einen leichten Zug auf den Oberschenkel ausführen und gleichzeitig den Fuß auf das Bett drücken (Spitzfußprophylaxe).

Durchführung

9.15.3 Im Bett „nach oben" bewegen

Wenn ein an den Armen gelähmter oder bewusstloser Patient im Bett nach oben gezogen werden soll, darf ihm dabei nicht (nur) unter die Arme gegriffen werden. Es kann zu Kapselverletzungen im Schulterbereich, zu Nervenplexuszerrungen und über die Schmerzen zu einer Förderung der Spastik kommen.

Durchführung
- Patient liegt flach im Bett
- Kissen nur unter dem Kopf, damit der Patient leichter über die Matratze gleiten kann
- Patient hebt – falls möglich – das Becken an („Bridging")
- Rumpf des Patienten wird seitlich unterstützt/angehoben und möglichst von zwei Pflegekräften nach oben bewegt
- Auf das Kommando „Kopf anheben und abstoßen!" schiebt sich der Patient mit Unterstützung nach oben

9.15.4 Aufrechtes Sitzen im Bett

Ungünstiges Sitzen kann zu Kontrakturen und Druckulzera führen und die Spastik fördern, ein aufrechtes Sitzen mit gerader Kopfhaltung hat aber auch Vorteile:

- erleichterte Nahrungsaufnahme
- verbesserte Kommunikation und Raumwahrnehmung
- Kreislauf- und Atemtraining
- Vermeidung von pathologischen Haltungs- und Bewegungsmustern

Durchführung
- Patient ausreichend hoch zum Kopfende bewegen
- Beine gespreizt flach lagern
- Kopfteil sehr weit hochstellen, evtl. zusätzliche Kissen zur Unterstützung der LWS geben, damit das Becken etwa 90° gebeugt ist! Dabei muss das ggf. gelähmte Bein vor einer Außenrotation geschützt werden
- Falls möglich, das ganze Bett leicht mit dem Fußende hochkippen, damit der Patient nicht abrutscht und bequem sitzt

9.15.5 Bewegen an den Bettrand/Sitzen auf der Bettkante

Durchführung
- Becken anheben und wieder absinken lassen (Spannung im Rumpf aufbauen).
- Der Patient zieht die Knie an.
- Der Patient faltet die Hände (betroffener Daumen oben) und streckt beide Arme senkrecht nach oben (symmetrische Bewegung zum Tonusaufbau).
- Die Pflegeperson fasst von oben breit unter das Schulterblatt und hinter die Knie oder das Becken der entfernten Seite, und auf das Kommando „Kopf anheben" dreht sie den Patienten auf die Seite

zu sich her. Der Patient liegt bereits in einer Sitzhaltung seitlich auf der Matratze.
- Die Unterschenkel werden zur Bettkante und dann über diese vorgeschoben, und der Patient wird über die Seite aufgerichtet, wobei er mit dem unten liegenden Ellenbogen oder der Hand der Gegenseite mithelfen soll (en-bloc).

9.15.6 Transfer auf einen Stuhl

Dabei kann es sich um einen Sessel, aber auch um einen Roll- oder Toilettenstuhl handeln.

- Patienten auf die Bettkante setzen (falls möglich, aktiv setzen lassen)   Durchführung
- Füße sollen fest auf dem Boden stehen
- Stuhl parallel eng neben das Bett stellen (bevorzugt beim Aufstehen am Kopfende und zurück am Fußende)
- Methode A
  - Der Patient soll mit gefalteten Händen hinter den Nacken der Pflegeperson fassen
  - Mit den Knien der Pflegeperson werden die Knie des Patienten fixiert und später zum Aufrichten gestreckt
  - Pflegeperson fasst mit beiden Händen das Becken des Patienten, verlagert das Gewicht nach hinten und drückt mit den eigenen Knien die Knie des Patienten durch, bis er steht (evtl. zusätzliche Hilfsperson)
- Methode B
  - Der Patient neigt sich zur gesunden Seite und nach vorn
  - Die Pflegeperson fasst unter der gesunden Schulter weit auf den Rücken des Patienten und mit der anderen Hand unter das Becken der betroffenen Seite
  - Der Knieeinsatz ist wie in Methode A, bis der Patient steht (mit seinem Kopf evtl. auf der Schulter der Pflegeperson)
- Dann wird der Patient zum Stuhl gedreht und durch Lockerung der Kniefixierung hingesetzt

Alternativ zu den Methoden A oder B kann sich der Patient zur nichtbetroffenen Seite neigen und nach vorne beugen, während die Pflegeperson unter der Achsel des Patienten weit auf den Rücken fasst (Kopf des Patienten auf der Schulter der Pflegeperson). Dann fasst die andere Hand der Pflegeperson unter das Becken der betroffenen Seite und zieht diese vom Bett auf den Stuhl, wobei der Patient mit seinem nichtbetroffenen Bein gut mithelfen und die Pflegeperson wie oben beschrieben die Knie des Patienten kontrollieren kann.

9.15.7 Sitzen und Lagern im Stuhl

Das Sitzen im Stuhl (Abb. 9.2) ist den Lagerungen im Bett immer vorzuziehen, wenn von ärztlicher Seite keine Einwände bestehen. Es ist psychologisch förderlich und motiviert für die weitere Mobilisierung. Sowohl für die Tonusregulation als auch für die Orientierung im Raum ist das Sitzen vorteilhaft, zudem wird das Gleichgewichtssystem mehr aktiviert als im Liegen. Die frühzeitige Mobilisation hat zudem positive Auswirkungen auf die „Grundprophylaxe"; das Sitzen stellt einen Schutz gegen Dekubitus, Pneumonie und Kontrakturen dar. Der Stuhl oder Rollstuhl sollte eine gerade Sitzfläche und eine feste durchgehende Rücken- und Armlehne haben.

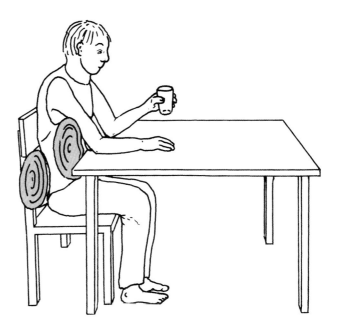

Abb. 9.2: Sitzen am Tisch bei Halbseitenlähmung (nach Mauritz 1994)

Durchführung
- Das Gesäß des Patienten berührt hinten die Rückenlehne des Stuhls.
- Die Füße stehen mit den Fersen auf dem Boden. Fußrasten des Roll- oder Pflegestuhls werden nur genutzt, falls die Unterschenkel zur Erreichung der Bodenfläche zu kurz sind.
- Der untere Rumpf (LWS) wird im Rücken durch ein Kissen unterstützt und somit der Oberkörper aufgerichtet.
- Vor den Stuhl kann ein Tisch gestellt werden, auf dem sich der Patient abstützen kann.
- Evtl. wird zwischen Thorax und Tisch und unter dem paretischen Arm ein Kissen gesteckt.
- Auch hier ist die aufrechte Sitzhaltung mit gerade Kopfstellung wichtig! Wenn der Patient mit gebeugtem Oberkörper eher im Stuhl hängt als sitzt und der Kopf dabei mit dem Kinn auf der Brust liegt, ist er gezwungen, den Kopf anzuheben, um nach vorn/oben zu schauen. Dabei wird häufig der Beugetonus im Oberkörper und der Strecktonus in den unteren Extremitäten verstärkt. Das führt wiederum dazu, dass die Sitzposition sich weiter verschlechtert und der Patient aus dem Sitz rutscht.

9.15.8 Stehtraining

Nach den Erfahrungen in der Schlaganfallrehabilitation hat es sich bewährt, das Stehtraining möglichst früh zu beginnen und nicht unbedingt eine ausreichende Sitzkontrolle abzuwarten. Frühzeitig sollten die Vorteile des symmetrischen und freien Stehens geübt werden gegenüber dem einseitigen Stand auf dem gesunden Bein, dem Festhalten an Geländern oder Haltegriffen.

- Hemmung ungünstiger spastischer Haltungen durch frühzeitige Spitzfußprophylaxe und bessere Hüft- und Beinhaltung
- frühzeitiges Kreislauftraining
- Pneumonieprophylaxe
- Osteoporoseprophylaxe
- Anregung der Darmtätigkeit
- günstiger psychologischer Effekt

Vorteile

- Beginn wie beim Transfer: erst aufrecht auf die Bettkante setzen, dann unterfassen und hinstellen mit Kontrolle der Knie (s. dort).
- Erste Stehversuche sollten ungeübtere Helfer nur zu zweit durchführen. Der Erfahrenere gibt die Anweisung und leitet die Übung; der assistierende Helfer soll zu erkennen geben, wie viel Kraft er beim Helfen aufwendet.
- Unterstützung des Rumpfs! Kein Zug oder Schub an schlaffen paretischen Gliedern (Verletzungsgefahr)!

Durchführung

Der Patient soll:
- möglichst aufrecht stehen („Nun wachsen Sie mal!"),
- Belastung des paretischen Beins erlernen; symmetrisch stehen,
- Balance spüren („Spüren Sie, dass Sie sich anlehnen?"),
- sich nicht verdrehen („Schieben Sie die kranke Hüfte nach vorn!").

9.15.9 Gehen mit gelähmtem Patienten

Das Gehen kann geübt werden, sobald das Stehen ausreichend gelingt. Vorzeitige Gehversuche sind nachteilig.

- Der Helfer steht auf der gelähmten Seite neben (bis leicht hinter) dem Patienten.
- Falls keine ausreichende Kniekontrolle besteht, ist ein zweiter Helfer zur Kontrolle des instabilen Knies vorteilhaft.
- Bei Para- und Tetraparesen sind zwei symmetrisch unterstützende Helfer erforderlich.
- Der erste Schritt wird mit dem nichtgelähmten Bein getan (dabei vorsichtige Gewichtsverlagerung und Kontrolle des Knies), dann folgt das gelähmte Bein.

Durchführung

9.16 Lagerung bei neurologischen Erkrankungen

Der gesunde Mensch verändert – auch im Schlaf – häufig seine Lage. Der bewegungseingeschränkte oder gar gelähmte Mensch braucht zur Veränderung seiner Lage Hilfe, damit er bequem, entspannt und vor Druckstellen geschützt liegen kann.

Ziele neurologischer Lagerungsbehandlung

Durch korrekte Lagerung oder Positionierung kann eine ganze Reihe von Zielen erreicht werden (die neurologietypischen stehen eher am Anfang):
- **Verminderung des Hirndrucks** (bzw. des zentralen Venendrucks) durch eine leichte Hochlagerung des Oberkörpers um 30°
- **Minderung einer Muskeltonuserhöhung (Spastik)** durch Hemmung der gesteigerten Muskelreflexe durch Vermeidung von Überanstrengung (z. B. kein Bettbügel als Aufrichthilfe), durch Schmerzreduktion, durch entspanntes Raumklima und durch tonusreduzierende Lagerung (s. u.)
- Förderung der Wahrnehmung (aufrechtes Sitzen erhöht optischen Überblick) und räumlichen Orientierung (Bodenkontakt der Füße beim Sitzen)
- Förderung der Rehabilitation durch forcierte Nutzung gestörter Körperfunktionen. Die Stellung des Krankenbetts soll die Patienten anregen, Bewegungen der gelähmten Seite auszuführen; der Nachttisch steht an der gelähmten Seite. In alle Bewegungen des täglichen Lebens sind die gelähmten Extremitäten mit einzubeziehen. Bei Lagerung auf Rücken oder Gegenseite sollen die gelähmten Extremitäten möglichst gebrauchsbereit gelagert werden (nicht unnötig unter Decken etc.).
- Physiologische Gelenkstellung (Mittelstellung)
- Vermeidung von Sekundärschäden (Dekubitalulzera, Kontrakturen etc.)
- Vermeidung von Kreislaufdysregulation und hypostatischer Pneumonie

Mit der Lagerungstechnik sofort beginnen

Die richtige Lagerung gelähmter oder bewusstloser Patienten, mit der so früh und konsequent wie möglich begonnen werden soll, ist für das Pflegepersonal eine schwierige Aufgabe. Die Lagerungstechnik sollte mit den Physiotherapeuten abgesprochen werden.
Ein bewegungsunfähiger Patient wird in der Regel alle 2–3 Stunden umgelagert, wobei die unterschiedlichen Lagerungen auf dem Rücken, auf der betroffenen und auf der nicht betroffenen Seite je nach Belastbarkeit des Patienten und Notwendigkeit angewandt werden.

Gelähmte Patienten sollten möglichst flach bzw. gestreckt im Bett liegen. Die Lagerung muss vom Patienten toleriert werden. Bei Herzinsuffizienz und schwacher Atemmuskulatur muss der Patient aufgerichtet werden, ohne dass es zu sakralen Druckstellen kommt.
Aus pflegerischer Sicht ist individuell zu entscheiden, ob eine konsequente Rückenlagerung oder – in Hinblick auf die Dekubitusgefahr – eine 30°-Seitenlagerung indiziert ist. Diese Lagerung lässt sich

durchaus mit den neurologischen Lagerungskonzepten vereinbaren. In jedem Fall ist dies aber im therapeutischen Team abzustimmen.

9.17 Therapie- und Pflegeprinzipien bei Blasenstörungen

> **Merke:** Die vollständige Blasenentleerung beugt Hanrwegsinfekten vor! Die Restharnmenge (s. S. 79) ist
> - **gering** (< 30 ml) bei kortikalen Blasenströtungen (z. B. bei Demenz etc.),
> - **mittel** (100–300 ml) bei Hirnstamm- und Rückenmarkschäden („spastische" Blase, Sphinkter-Detrusor-Dyssynergie, z. B. MS) und
> - **hoch** (> 500 ml) bei Schäden im Blasenreflexborgen (Überlaufblase bei z. B. Polyneuropathien, Conus-Cauda-Snydromen).

Die Entleerung der Blase gelingt im Sitzen oder Stehen deutlich besser als im Liegen, weil der Entleerungsreflex im Liegen (sinnvollerweise!) gehemmt ist. — *Wasserlassen im Sitzen und Stehen*

Stress führt über das vegetative Nervensystem (Sympathikus) zu einer Hemmung der Blasenentleerung. Schmerzpatienten können in ruhiger Atmosphäre und mit einem Schmerzmittel ihre Blase leichter entleeren. — *Stress und Schmerz vermeiden*

Trinkmenge: Viele Inkontinente sind ausgetrocknet, weil sie wegen der unangenehmen Inkontinenz zu wenig trinken. Das ist keine Lösung! — *Trotz Inkontinenz reichlich trinken*

Die tagesüblichen Flüssigkeitsmengen werden nicht kontinuierlich aufgenommen, sondern stoßartig zu bestimmten Zeiten, am einfachsten zu den Mahlzeiten. Die plötzlich anflutende Harnmenge erhöht den Entleerungsreiz der Blase. — *Trinkstoß*

Heute wird bei der Minderung des Restharns mehr Wert auf eine Entleerung durch Minderung des Sphinkter-Tonus gelegt als auf die Steigerung des Detrusor-Tonus. Sehr hilfreich kann die medikamentöse Unterdrückung der Drang-Inkontinenz sein. Mit antidiuretischem Hormon (nasal) kann bei besonderen Anforderungen (bestimmte soziale Ereignisse, oder bei störender Nykturie) die Harnproduktion gedrosselt werden. — *Medikation*

Beckenbodengymnastik: Sie kann hilfreich sein bei der Belastungsinkontinenz, insbesondere bei Erschlaffung der Beckenbodenmuskulatur. — *Gymnastik*

Speicherfähigkeit und Entleerungsrhythmus der Blase trainieren

Blasentraining: Darunter versteht man die Förderung des reflexartigen Entleerens der Blase und zwar möglichst vollständig. Mehrmals am Tag wird versucht, die Blase spontan zu entleeren, bis die Entleerung mit einem erträglichen Rhythmus wieder selbständig ausreichend gelingt, (Restharnmenge unter 100 ml). Zweckmäßig sind:
- fester Entleerungsrhythmus
- Förderung der Entleerung durch Hautreize, Klopfen auf den Unterleib, Kühlen im Bereich des Unterbauchs und der oberen Oberschenkelinnenseiten sowie dem Trinkstoß (S. 145)
- Ausdrücken der Blase

Blasenkatheter zur künstlichen Urinableitung

In Akutsituationen (Notfall- und Intensivmedizin) ist es nicht zu vermeiden, eine künstliche Urinableitung aus der Blase, einen Katheter, zu legen. Diese Maßnahme wird erforderlich zur:
- Kontrolle der Urinausscheidung (Diurese) in der Intensivmedizin, zur Bilanzierung des Flüssigkeitshaushalts,
- Pflege des Patienten bei Harnentleerungsstörungen, insbesondere bei Bewusstlosigkeit und anogenitalen Hautschäden,
- Rehabilitation der Blase nach einer Überdehnung: Oft ist die Blase danach wieder in der Lage, sich ohne Außenhilfe zu entleeren, nachdem sie es in der Phase der Überdehnung nicht war.

Drei Möglichkeiten der Blasenkatheterisierung stehen zur Verfügung:

Nur für Notfälle, möglichst keine Dauerableitung

Transurethraler Katheter: Der Zugang über die Harnröhre kann für eine einmalige oder kurzfristige Katheterisierung bei Notfällen gewählt werden. Die Infektionsgefahr ist groß, weil Keime von der äußeren Harnröhrenmündung mit dem Katheter selbst oder zwischen Katheter und Harnröhrenwand in die Blase gelangen können. Für die Daueranwendung ungeeignet!

Bevorzugte Dauerableitung

Suprapubische Ableitung: Die gefüllte Blase wird oberhalb der Symphyse (Verbindungspunkt beider Schambeine) direkt durch die Bauchdecke punktiert. Diese suprapubische Katheterfistel ist ein kleiner, gefahrloser und kaum schmerzhafter chirurgischer Eingriff. Eine Keimeinschleppung in die Blase ist geringer als transurethral, sodass dieser Weg als Dauerabfluss gewählt werden kann.

Selbsthilfe

Selbst-Katheterismus: Das wiederholte „saubere" Einmalkatheterisieren sollten Patienten mit therapieresistenter Überlaufinkontinenz erlernen, die die motorischen und kognitiven Fähigkeiten dazu besitzen. Einmalsets stehen zur Verfügung und gewährleisten ein steriles Vorgehen. Vorübergehend findet das Einmalkatheterisieren auch Anwendung beim Blasentraining, um eine eventuell verbleibende Restharnmenge zu kontrollieren. Das Verfahren ist besonders gut geeignet bei Querschnittpatienten und bestimmten Formen der Paraspastik.

Urinauffangsysteme wie das Urinalkondom für den Mann und der Urinauffangbeutel für die Frau erfordern Geschick bei der Nutzung und Anlage, sie können bei ruhig liegenden bettlägerigen Patienten sehr geeignet sein. Vorlagen und Windeln werden häufiger von Patienten vertragen, als dies angenommen wird, im Pflegealltag bedeuten sie aber oft einen hohen Zeitaufwand, den man durch Anlage eines Katheters mindern kann. Hier helfen nur pragmatische Entscheidungen im Einzelfall. In allen genannten Situationen ist auf sorgfältige Intimhygiene zu achten.

9.18 Therapie- und Pflegeprinzipien bei Darmentleerungsstörung und Obstipation

Die Darmentleerung wird über das vegetative Nervensystem gesteuert. Ein verzögerter Transport des Darminhalts im Dickdarm und eine gehemmte Entleerung im Mastdarm führen zur Obstipation.
Die Ursachen einer Obstipation liegen vorwiegend im funktionellen Bereich, d. h. dass die Kost schlackenarm ist, zu wenig getrunken wird (großes Problem bei alten Menschen) und die Bewegung zu gering ist. Hinzu können Stress, Angst und Depression kommen, die das vegetative Nervensystem ungünstig stimulieren. Ein wesentlicher Faktor ist der Bewegungsmangel, denn die Muskelanspannung im Beckenbereich (Bauchmuskulatur, Hüftbeuger etc.) schon beim normalen Gehen ist „förderlich". Überdies fehlt nach mangelnder Aktivität eine begründete Ruhephase, die zur Verdauung und Entleerung anregen würde. Auch einige Beruhigungsmittel (Neuroleptika, trizyklische Antidepressiva) und Opiate (Schmerztherapie) führen zur Verstopfung.
Bei **Querschnittpatienten** stellt die Darmentleerung ein nicht unerhebliches Rehabilitationsproblem dar, weil die willkürliche Sphinkteraktivierung zur Hemmung nicht eingesetzt werden kann. Mit systematischem Herangehen kann auf dem Wege eines geeigneten Kostaufbaus (inkl. nicht blähender Mittel zur Steuerung der Stuhlkonsistenz, z. B. mit Macrogol) und dem dosierten Einsatz schonender Abführmittel unter Beachtung der notwendigen Herausbildung einer Entleerungsrhythmik in aller Regel aber doch ein befriedigendes Ergebnis erzielt werden.

Merke: Der unsystematische Einsatz wahlloser Abführmittel ist auf jeden Fall schädlich und muss vermieden werden!

9.19 Tagesstrukturierende Pflege

Bei zahlreichen Erkrankungen und Beeinträchtigungen der Körperfunktionsfähigkeiten kann eine Anleitung zu Tagesstrukturierung hilfreich sein.
Das Prinzip ist, dass eine liebgewonnene oder bewährte Gewohnheit an die Stelle von nicht mehr möglichen Einzelentscheidungen treten soll. Das kann bei Demenzkranken ebenso sinnvoll sein wie bei

Antriebsminderungen im Rahmen eines Parkinsonsyndroms (zur Tagesstruktur S. 304) oder einer Depression.

Wichtig ist die Balance von unveränderlichen Terminen und Abwechslung. In den Tagesablauf sollten Zeiten für die Körperpflege, die Ernährung und soziale Kontakte wie Bücherei, Geburtstage feiern, Kaffee-Einladungen (Nachmittag!) sowie z. B. Spaziergänge, Einkaufen, Arzt- und Friseurbesuche (vormittags!) ebenso eingeplant werden wie Ruhezeiten (zwischen Mittag und Kaffee) und das Abendprogramm (Veranstaltungen, Fernsehen).

Merke: Die **Medikamenteneinnahme**, die bei Parkinsonerkrankungen sehr komplex strukturiert sein kann, muss mit den Mahlzeiten koordiniert werden, weil z. B. L-DOPA am besten 30 Min. vor einer Mahlzeit (oder 2 Std. danach) eingenommen wird, um eine Resorptionskonkurrenz zu vermeiden.

9.20 Begleitung junger Menschen mit chronischen Erkrankungen

Wegen der eingeschränkten Regenerationsfähigkeit des Nervensystems, aber auch wegen fehlender Behandlungsmöglichkeiten haben wir es bei neurologischen Erkrankungen häufig mit chronischen Erkrankungen zu tun. Wenn zudem zwei sehr häufige neurologische Erkrankungen wie die Multiplen Sklerose und die Epilepsie schon vergleichsweise junge Menschen mit der Aussicht auf einen chronischen Verlauf konfrontieren, wird die Herausforderung noch deutlicher, der man sich in der Neurologie zu stellen hat. Beide Erkrankungen haben zudem häufig einen episodischen Verlauf, der die Patienten leicht zwischen Hoffen und Bangen aufreiben kann, weil keine Endgültigkeit besteht, sondern ständig Rezidive drohen. Patienten und ihre Angehörigen, aber auch die mitfühlenden Behandelnden müssen diese Chronizität bewusst annehmen, um nicht zu falschen therapeutischen Strategien zu kommen. Dies ist gerade in der Anfangsphase nicht einfach, und oft gelingt ja auch eine positive Wendung durch die therapeutischen Möglichkeiten. Andererseits kennen alle Fachkräfte jahrelange Verläufe mit unterschiedlichsten Beeinträchtigungen. Das hat Auswirkungen auf die Bindungen zwischen Behandelnden und den Erkrankten. Die dabei entstehenden Bindungen leiden natürlich nicht, wenn die Patienten an der Richtigkeit der Diagnose oder Therapie zweifeln sollten, das ist ja in solchen Fällen gar nicht ungewöhnlich. Es bleibt in jedem Fall die Herausforderung, gemeinsam nach einer möglichst optimalen Behandlung zu suchen, um eine möglichst zufriedenstellende Lebensqualität mit der chronischen Erkrankung zu erreichen.

9.21 Beratung und Angehörigenarbeit

Bei allen Erkrankungen mit ZNS-Beteiligung ist die enge Zusammenarbeit mit Angehörigen besonders wichtig, auch mit Blick auf das Behandlungsergebnis. Wenn die soziale Bindung der Erkrankten intakt oder kompensiert bleibt, ist damit oft ein wesentlicher positiver Einfluss auf die weitere Entwicklung gegeben. Erstrebenswert ist eine vernünftige Balance zwischen Förderung der Selbstpflegefähigkeit des Patienten und der sinnvollen Übernahme von Pflegetätigkeiten durch die Angehörigen. Allerdings sind Angehörige nicht grenzenlos belastbar, und sie bedürfen der Unterstützung! Hier sind Selbsthilfegruppen für betroffene Angehörige zu empfehlen. Auch eine Kurzzeitpflege wird für pflegende Angehörige eine legitime Entlastung sein.

9.22 Hilfen zur Schmerzbewältigung

Der Schmerz hat meist eine einfache nachvollziehbare organische Ursache; es gibt aber spezielle Schmerzen, die durch erkrankte Nervenstrukturen verursacht werden (neuropathische Schmerzen). Zur Schmerztherapie werden häufig Neurologen konsultiert, bei der speziellen Schmerztherapie ist ihr diagnostischer Rat gefragt.
Die eigentliche Herausforderung liegt in der Behandlung chronischer Schmerzen, die sich verselbständigt und eine eigenständige Schmerzkrankheit gebildet haben, bei deren Entstehung konversionsneurotische oder psychosomatische Aspekte eine Rolle spielen (siehe auch Kap. 26, S. 374).
Jeder Betroffene kann meist selbst einen Beitrag leisten und so seine Lebensqualität erhöhen. So können z. B. Gymnastik, Meditation und progressive Muskelentspannung nach Jacobson bei Krämpfen und Muskelschmerzen helfen. Ein Schmerzbewältigungstraining hilft den Patienten, den Schmerz nicht zu beachten und das Interesse auf wichtigere, erfreulichere, sinnvollere oder anregendere Themen zu richten und so ein Leben „neben" dem Schmerz zu finden.
Je nach Art des Schmerzes setzt man auf Mobilisierung (Rückenbeschwerden) oder auf Immobilisierung (komplexe regionale Schmerzsyndrome, M. Sudeck etc.). Die psychotherapeutische Beratung kann eine ebenso wesentliche Rolle einnehmen wie die Gabe von Medikamenten und die Verordnung einer geeigneten Physiotherapie.

9.23 Bewältigungsstrategie, Coping

Mit Coping-Strategien werden bestimmte Behandlungsstrategien beim Bewältigen bedeutsamer oder als schwierig empfundener Lebenslagen bezeichnet (engl. to cope with = bewältigen, überwinden). Gerade in der Neurologie hat man es nicht selten mit Erkrankungen zu tun, die nicht ursächlich geheilt werden können, sodass chronifizierende Verläufe zu erwarten sind. Multiple Sklerose, Epilepsie, spastische Paresen und Polyneuropathien sind typische Beispiele, ähnlich kann es bei Schmerzen sein; Hirntumoren haben oft eine zusätzliche akut drohende Perspektive der Verschlechterung. Die Bewältigung kann sich auf das Problem selbst richten (Information, Therapien, Milderung der Krankheitsfolgen und sozialen Begleitumstände etc.) oder auf eine Verminderung der mit diesem Problem verbundenen emotionalen Verbindungen (Trauer, Angst, Wut, Empfinden einer Ungerechtigkeit etc.). Von entscheidender Bedeutung für das individuelle Herausfinden und Umsetzen wirksamer Coping-Strategien ist die Zusammenarbeit aller beteiligten Professionen mit dem betroffenen Patienten und seinen Angehörigen. Letztlich muss der Patient davon überzeugt sein, dass er selbst Bewältigungsstrategien entwickeln kann, die ihm ein Leben mit der Erkrankung ermöglichen.

9.24 Ergotherapie und Pflege

Pflege ist nicht nur Versorgung; ohne Anregung und Förderung ist sie unvollständig.
In diesem Sinne ergänzen sich die Konzepte von Pflege und Ergotherapie. Ergotherapie meint nicht bloße Beschäftigung der Kranken, sondern ein professionelles Training der beeinträchtigten Funktionen mit dem Ziel der selbständigen Bewältigung der täglichen Lebensaufgaben, sie ist also Teil der (Früh-)Rehabilitation.
Das Aufstehen und Anziehen, die Körperpflege sowie das Essen und Trinken werden geübt. Ähnlich wie bei der Physiotherapie werden dazu physiologische Haltungs- und Bewegungsmuster angebahnt, spastische Bewegungsmuster gehemmt und gelähmte Muskelgruppen aktiviert (fazilitiert). Gleichzeitig werden Konzentration und Ausdauer im Sinne eines Hirnleistungstrainings geübt. Diese ergotherapeutischen Bemühungen tragen wesentlich mit dazu bei, dass der durch das Krankheitsgeschehen behinderte Patient wieder in das soziale Leben integriert wird.

Anziehtraining für Patienten mit einer Hemiparese

Am Beispiel des Anziehtrainings können die Aufgaben der Ergotherapie gut beschrieben werden.
Der Patient muss bereits soweit hergestellt sein, dass er weitgehend bewusstseinsklar auf einem festen Stuhl oder Hocker sitzen und sich im Gleichgewicht halten kann. Eventuell steht neben dem Stuhl ein zweiter, damit der Patient die Sicherheit hat, sich notfalls abstützen zu können. Die Füße stehen fest auf dem Boden. Die Kleidung wird auf die Oberschenkel gelegt. Der gesunde Arm führt den paretischen Arm in die Öffnung des Kleidungsstücks. Dabei helfen die Beine und Knie mit, indem sie das Kleidungsstück festhalten. Beim Anziehen eines paretischen Beins wird dieses über das gesunde geschlagen,

sodass Strumpf und Hose leicht über den Fuß gezogen werden können. Erhält der Patient von einer betreuenden Person Hilfe, wird zuerst die paretische Extremität an- oder ausgezogen.
Ein weiterer Aspekt ist das Trainieren von „Zu- und Aufknöpfen" von Kleidungsstücken, Umgang mit Reißverschlüssen etc.

Ein weiteres Beispiel für eine ergotherapeutische Maßnahme ist das Schreibtraining. Bei einer Hemiparese kann die Frage anstehen, ob der Patient mit der gelähmten Hand das Schreiben wieder üben oder auf die andere Hand umlernen soll. Beim Umlernen ist darauf zu achten, dass der paretische Arm auf den Tisch gelegt wird und eventuell das Papier festhält. Der paretische Arm ist – soweit das möglich ist – in den Schreibablauf einzubeziehen. Ist die Parese nur leichteren Grades, wird das Schreiben mit dem gelähmten Arm geübt. Dabei werden Schreibhilfen, wie z. B. verdickte Stifte, notwendig sein. Das Schreibtraining erinnert an die Schreibübungen in der ersten Grundschulklasse. Anfangs werden große Schwünge mit lockeren und flüssigen Bewegungen im Schulter-, Arm- und Handgelenk geübt. Später werden diese Schwünge kleiner, feiner und in sich abwechselnden Größen durchgeführt.

Schreibtraining

Der Weg zurück in eine weitestgehende Selbständigkeit erfordert viel Geduld von Patienten mit Störungen oder Lähmungen des Bewegungsapparats. Ergotherapeutisches Training bezieht sich auf alle alltagspraktischen Aktivitäten, die der Patient vor seiner Erkrankung auch selbst ausgeführt hat, z. B. das Zubereiten von Mahlzeiten mit und ohne Hilfsmittel, Umgang mit Schlössern und Schlüsseln, Koordinationstraining der Bewegungsabläufe, Beratung bei der Auswahl geeigneter Hilfsmittel usw.

Training alltagspraktischer Aktivitäten

Teil 4 Neurologische Krankheitslehre

10 Psyche, Persönlichkeit und Hirn – Die psychoorganischen und psychoreaktiven Störungen

> **Pflegehinweis:** Das Erkennen und Beschreiben der vielfältigen Ausdrucksformen menschlicher Psyche und Hirntätigkeit ist eine große Herausforderung, die als Lohn den Zugang zu den interessantesten Phänomenen der Medizin und des menschlichen Daseins eröffnet. Dieses Kapitel will Anfängern und Interessierten einen einfachen Einstieg und Überblick in die Welt der Neuropsychologie und Psychopathologie ermöglichen und damit die Voraussetzungen schaffen für eine verstehende und dialogfähige neurologische Pflege bei Hirnerkrankungen und den mit ihnen verbundenen psychischen Störungen.

10.1 Allgemeines zum Entstehen psychischer Störungen

Das Körper-Seele-Problem

Das Körper-Seele-Problem beschäftigt den philosophischen Menschen seit der Antike. Die meisten Menschen spüren intuitiv die Verschiedenheit der Welt des Geistes, der Seele, des Bewusstseins und der Psyche einerseits und dem biologisch-physikalisch-chemischen Körper bzw. Gehirn andererseits. Wenn der Geist auf reiner Materie beruht, wie kommt dann ein psychischer Zustand wie z. B. Schmerz zu Eigenschaften, die kein materieller Gegenstand je besessen hat? Wenn andererseits die Psyche auf Materie beruht, hat dann ein Computer auch eine Seele? Diese wenigen und einfachen Gedanken sollen nicht nur auf interessante Themen der Philosophie aufmerksam machen, sondern auch Interesse für die Funktion des menschlichen Gehirns wecken.

Gehirn als Sitz der Persönlichkeit

Das Gehirn ist die organische Grundlage aller angeborenen und erworbenen Verhaltensweisen und der intellektuellen Leistungsfähigkeit. Es
- integriert alle körperlichen Einflüsse, Sinneseindrücke und gedanklichen Vorstellungen,

- es benennt sie, ordnet sie ein nach Kategorien und Mustern (kognitive Fähigkeiten des Erkennens und der intellektuellen Verarbeitung),
- es bildet und speichert Erinnerungen, Verhaltensmuster sowie gedankliche Vorstellungen und macht sie wieder verfügbar (Gedächtnis, Lernfähigkeit),
- es steuert die Gesamtheit des bewussten oder unbewussten, des reflexhaften oder gezielt gewollten Verhaltens und der Kommunikation (Mimik, Gestik, Sprache, Ausdrucksfähigkeit),
- es erlaubt ein emotionales Erleben und einen freien Willen.
- Das vegetative Nervensystem reguliert „autonome" Köperfunktionen und koppelt sie an höhere Erleben wie z. B. Angst, Hunger, Stress, Glücksgefühl.

Nach allgemeiner Ansicht unterscheidet sich der Mensch vom Tier durch seine Intelligenz, allerdings sind die Grenzen fließend und man findet auch bei Tieren intelligentes Verhalten. Die Intelligenz wird ab S. 158 besprochen. Wir unterscheiden erworbene (Demenz, S. 175) und angeborene Intelligenzminderungen (S. 179).

Intelligenz

Verhaltensweisen können angeboren bzw. konstitutioneller Natur oder erlernt bzw. erworben sein. Meist wirken diese Ursachen komplex miteinander. So haben organisch kranke Menschen mehr psychische Störungen (v. a. Angst und Depressivität) als gesunde. Psychische Störungen können die Behandlung körperlicher Erkrankungen beeinflussen, indem z. B. Medikamente nicht regelmäßig genommen werden. Die Lernerfolge in der Schule hängen nicht nur von einer optimalen Hirnanlage ab, sondern auch von körperlichem Wohlbefinden und guten Lernmaterialien. Die psychische Ausbildung einer Persönlichkeit hängt von vielen bewussten und unbewussten Erfahrungen und auch den sozialen Bedingungen ab. Jedes Lernen und Bilden verändert die organische Verschaltung des Gehirns. Emotionale Ereignisse können einen Menschen zu Boden gehen lassen (s. S. 186, Narkolepsie) oder den Tremor von Parkinson-Patienten zunehmen lassen.

Organisch oder reaktiv? Komplexes Zusammenspiel von Psyche und Körper

> **Entwicklung der Persönlichkeit, Primärpersönlichkeit:** Die Persönlichkeit kann als Summe körperlicher, psychischer und kognitiver Fähigkeiten und Eigenschaften aufgefasst werden. „Primärpersönlichkeit" meint im Alltag den Zustand vor einer Schädigung/Erkrankung.

Die Persönlichkeit ist Ergebnis genetischer und biographischer Faktoren, in ihr wird Angeborenes und Erlerntes/Erworbenes wirksam. Das Risiko für eine Vielzahl von Erkrankungen wird durch genetische Faktoren ebenso gesteigert oder gesenkt wie durch die körperlichen, psychischen und kognitiven Erfahrungen und Einflüsse der gesamten Biographie (Vorschädigungen, Erfahrungen; individuell erworbener Pflege- und Trainingszustand).

Ein besonderer Aspekt ist die **„individuelle Betroffenheit"**. So wird z. B. der Verlust der Hörfähigkeit einen Komponisten oder einen

Blinden in besonderer Weise beeinträchtigen. Ebenso kann man als **„individuelles Rehabilitationspotenzial"** besonders ungünstige (z. B. ein fehlendes Gefühl für den eingetretenen Schaden) oder günstige primärpersönliche Eigenschaften beschreiben (z. B. Optimismus, Übungswillen, Antrieb, Durchhaltevermögen etc.).

Äußere Einflüsse

Zahlreiche äußere Faktoren nehmen Einfluss auf die Persönlichkeit:

Eher körperlich-biologischer Natur sind:
- Mangelernährung, Katastrophen, Epidemien
- Drogen oder Umweltgifte, ungünstige Natureinflüsse

Eher psychosozialer Natur sind:
- mangelnde Ausbildung, ungünstige Erziehungsverhältnisse
- gesellschaftlich geprägte Rollenbilder; Bedingungen des sozialen Umfelds
- der Einfluss moderner Medien, die Verfügbarkeit von Information
- Qualität der medizinischen Versorgung
- Einfluss von Berufs- und Freizeitleben auf den Körperzustand

Das „soziale Umfeld" kann die „soziale Bedeutung der Erkrankung" unterschiedlich ausfallen lassen, z. B. wenn die Lepra jemanden zum „Aussätzigen" werden lässt, oder wenn andererseits menschliche Unterstützung oder Hilfsmitteln bereitgehalten werden.

Das „Erlernen individueller Verhaltensweisen" spiegelt nicht nur die eigene Entwicklung wider. Der Umgang mit Erkrankungen ist oftmals abhängig von den Verhaltensweisen der Umgebung und den vorgelebten Verhaltensmustern, die man mehr oder weniger bewusst ablehnt oder nachahmt.

Die **„Aussicht auf Schadenersatz"** kann die Auswirkung von Erkrankungen in erheblicher Weise beeinträchtigen, wir sprechen vom **Krankheitsgewinn** und meinen die mit einer Schädigung möglicherweise einhergehenden Vorteile wie soziale, emotionale oder materielle Zuwendungen.

Störung – Behinderung – Soziale Beeinträchtigung

Das **Krankheitskonzept der WHO** (Weltgesundheitsorganisation) geht davon aus, dass eine bestimmte körperliche oder seelische Schädigung oder Funktionsstörung (impairment) zunächst zu einer Aktivitätsminderung (disability) führt und diese zu einer sozialen Beeinträchtigung mit einer Verminderung der Aktivitäten und Partizipation [Teilhabe] am gesellschaftlichen Leben (handicap), wobei sich diese Faktoren gegenseitig beeinflussen (vgl. Kap. 8.5, S. 113).

10.2 Probleme der Klassifikation psychischer Störungen

Für die organisch bedingten Hirnfunktionsstörungen besteht kein einheitliches Klassifikationssystem, das hat eine ganze Reihe von Gründen.

Typische Syndrome und ihre Einzelsymptome können durch verschiedene Krankheiten hervorgerufen werden. Die gemeinsame systematische Darstellung aller drei Ebenen droht diese Unterschiede zu verwischen. Das ist in einer Darstellung für Pflegeberufe und andere nichtärztliche Berufe aber vertretbar. In diesem Kapitel stehen also Symptome und Syndrome im Vordergrund. Das ist vorteilhaft, weil sie (wie z. B. die neuropsychologischen Syndrome) oft unspezifisch sind. Die hinter den psychiatrischen Begriffen stehenden Erkrankungen werden nur in dem Ausmaß gestreift, in dem sie aus Sicht der Neurologie von Interesse sind.

Symptom – Syndrom – Krankheit

Eine **Einteilung nach Ursachen** entspricht der deutschen nervenärztlichen wissenschaftlichen Tradition. Das „Triadische System" hat didaktische Vorteile und findet seinen Widerhall auch in diesem Kapitel. Es geht davon aus, dass psychische Symptome

Einteilung nach Ursachen – Das „Triadische System"

- durch psychische oder psychosoziale Faktoren verursacht werden (Kap. 10.7, S. 173) bzw. auf Persönlichkeitsstörungen (s. S. 174) beruhen, oder aber
- wesentlich mit einer angenommenen organischen Störung zusammenhängen (Endogene Psychosen, s. S. 172) oder
- Folge einer bekannten organischen Schädigung sind (organische psychische Störungen; s. S. 163).

Wenn man sich diese Ursachen als zunehmend tiefere Schichten der Persönlichkeit vorstellt, so gelangt man zur „**Schichtenregel** nach Jaspers", wonach die tiefste beteiligte Schicht den Ausschlag bei der Diagnose gibt.
Allerdings verhindert diese für Anfänger einleuchtende Regel eine differenzierte Betrachtung kombinierter Wirkungen der genannten Schichten oder weiterer Einflüsse.
Viele der im klinischen Alltag häufig noch benutzten ursachenbezogenen Bezeichnungen wie „Durchgangssyndrom" (Wieck) oder „symptomatische Psychose" (Bonhoeffer, Conrad) oder auch „Endogene Psychose" oder „Neurose"(alle S. 171 ff.) haben wegen der mit ihnen verbundenen fundierten Beschreibungen und theoretischen Überlegungen noch ihre Berechtigung, indem sie den Weg für ein Krankheitsverständnis öffnen, auf das die modernen statistischen Klassifikationen mit ihren Symptom-Checklisten bewusst verzichten.

Durch unterschiedliche Schäden können **gleichartige Psychosyndrome** ausgelöst werden: Diese **unspezifischen Psychosyndrome** verraten also evtl. mehr über die Reaktionen des Gehirns als über die ursächlichen Schäden. Darüber hinaus besteht bei vielen Psychosyndromen **Unkenntnis über die Verursachung.** Ein **Delir** oder eine

Unspezifische Psychosyndrome und unbekannte Ursachen

Aphasie z. B. können viele körperliche Ursachen haben und lassen sich kaum nach auslösenden Ursachen einteilen.

Einteilung nach Schädigungsort

Die **Schädigung bestimmter Hirnbereiche** kann zu typischen Syndromen (Symptomkonstellationen) führen, z. B. das Mittelhirn- oder Bulbärhirn-Syndrom bei der Einklemmung im Tentorium-Schlitz (ab S. 190). Einige hirnregionale Syndrome wie das apallische oder das Locked-in-Syndrom werden im Kap. 10.11, S. 182 beschrieben. Einige der genannten neuropsychologischen Störungen wie die Aphasie, das visuelle Erkennen oder das Gedächtnis sind durchaus an die Funktion umschriebener Hirnareale gebunden (Abb. 10.2, S. 165). Eine systematische Einteilung vor allem der psychoorganischen Veränderungen nach dem Schädigungsort ist aber nicht möglich, weil oft erst das **Zusammenspiel verschiedener Hirnregionen** eine bestimmte interessante Fähigkeit bzw. Störung bewirkt.

Beschreibende Klassifikationssysteme der Krankheiten

Die **international gültigen Klassifikationssysteme** wie z. B. die 10. Revision der Internationale Klassifikation von Krankheiten **ICD-10** oder die 4. revidierte Auflage des Diagnostischen und Statistischen Manuals (Handbuchs) für Psychische Störungen **DSM-IV** ermöglicht eine weltweite Verständigung und Forschung. Sie beruhen auf exakt definierten, d. h. **operationalisierten Diagnosekriterien**. Diese Kriterien sind aber meist beschreibender (syndromatischer) Natur. Die ursächlichen Faktoren können im DSM-IV ergänzend verschiedenen Dimensionen oder Achsen zugeordnet werden: auf Achse 3 können körperliche Störungen und auf Achse 4 psychosoziale Belastungsfaktoren angegeben werden.

10.3 Überblick und Einteilung der psychischen und Hirnfunktionsstörungen

Im Alltag bewährt sich eine Einteilung gemäß Tab. 10.1; allerdings werden sich im konkreten Fall Symptome der genannten Gruppen mischen, die hier aus didaktischen Gründen getrennt besprochen werden.

Tab. 10.1: Hauptgruppen der Störungen von Hirn, Psyche und Persönlichkeit

1. **Neuropsychologischen Störungen**
Es geht um die Störung
- des Denkvermögens (Auffassung, Konzentration, Informationsverarbeitung etc.),
- der räumlichen Vorstellungskraft
- der Kommunikation bzw. Sprache (Aphasie),
- des Erkennens und Klassifizierens (Agnosie) und auch
- der geordneten Nutzung (Apraxie) sowie
- des Gedächtnisses.

Diese Fähigkeiten hat der Mensch mit der Entwicklung des Kortex (der Hirnrinde, auch Hirnmantel = Pallium genannt) gewonnen. Wir sprechen deshalb von **kortikalen** Fähigkeiten (s. Kap. 10.4, S. 157) bzw. vom „Apallischen Syndrom" bei einem isolierten vollständigen Ausfall dieser Fähigkeiten (vgl. Kap. 10.11.1, S. 182).

2. Organische psychische Störungen (hirnorganische Psychosyndrome) Dieser aus der Psychiatrie stammende Begriff konzentriert sich weniger auf die o. g. kortikalen Fähigkeiten, sondern betrachtet das Bewusstsein (das ohne die kortikalen Fähigkeiten nicht denkbar ist) und die dazugehörigen Störungen der Psyche, der Affekte und Emotionen und außerdem die Störung der Wachheit. Die Klassifikation geschieht anhand der besonders häufig auftretenden Syndrome: • Störungen des Bewusstseins (Delir) • Störungen des Gedächtnisses (amnestische Syndrome) • Demenz • andere psychische Störungen (s. Kap. 10.5, S. 167)	Tab. 10.1 (Fortsetzung)
3. Endogene Psychosen (s. Kap. 10.6, S. 172)	
4. Neurotische, Belastungs- und somatoforme Störungen • Angst: Phobien, Panik • Belastungsreaktionen, Anpassungsstörungen • dissoziative und somatoforme Störungen, Konversionen (s. Kap. 10.7, S. 173)	
5. Persönlichkeits- und Verhaltensstörungen (s. Kap. 10.8, S. 174)	
6. Intelligenz- und Entwicklungsstörungen • erworbene Formen (Demenz, s. Kap. 10.9, S. 175) und • angeborene: Oligophrenie (s. Kap. 10.10, S. 179)	
7. Regionale Schädigungssyndrome des Gehirns Im klinischen Alltag begegnen uns häufig Krankheitsbilder, deren Bezeichnung auf eine Schädigung bestimmter Hirnareale zurückgeführt wird: • Syndrom des Hirndrucks und Einklemmungssyndrome (S. 187) • apallisches Syndrom (S. 182) • Locked in-Syndrom (S. 183) • Hirntod (S. 183)	

10.4 Neuropsychologie: die Lehre von den kortikalen Hirnleistungen

Definition Neuropsychologie: Die **Neuropsychologie** ist ein interdisziplinäres Forschungsgebiet, das sich mit dem Zusammenwirken von Gehirnfunktionen und psychischen Prozessen befasst. Anfänglich wurde untersucht, welche Fähigkeiten sich bestimmten Hirnregionen zuordnen lassen. Zu den klassischen „**Werkzeugstörungen**"
• der Kommunikation bzw. Sprache (Aphasie, S. 165),
• des Erkennen und Klassifizieren (Agnosie, S. 163) und
• der geordneten Nutzung (Apraxie, S. 167)
kamen Symptome wie
• räumliche Vorstellungskraft,
• Körperschemastörung,
• Neglect (S. 126) u. a.

> Ein wesentliches Thema sind
> - Gedächtnisstörungen (S. 162).
>
> Von den **„generellen Hirnleistungen"** interessieren besonders
> - Intelligenz und kognitive Fähigkeiten (s. u.),
>
> während trotz der Bezeichnung Neuro**psychologie** die übrigen generellen Störungen (Psychomotorik, Affektivität und Emotionalität und der Persönlichkeit insgesamt) psychiatrisch oder psychologisch besprochen werden (Kap. 10.5 bis 10.8 ab S. 167).

10.4.1 Intelligenz und kognitive Fähigkeiten

Intelligenz wird als hohes Gut angesehen. Sie ist erstrebenswert und attraktiv, sie scheint einen geglückten Lebenslauf zu versprechen, die Menschen wünschen sich intelligente Kinder. Schnell geht es im Zusammenhang mit Intelligenz auch um materielle Werte, Geltung und Führungsanspruch. Entsprechend besteht eine hohe Gefahr, dass Ergebnisse der Intelligenzforschung unwissenschaftlich verwertet werden, wenn z. B. über die Intelligenz von Weiß, Schwarz oder Gelb (Rassismus) oder über die Bildungschancen von armen oder reichen Elternhäusern geforscht wird.

Es gibt bisher nur vorläufige Definitionen von Intelligenz; so werden z. B. unterschiedlichen Kulturen unterschiedliche Intelligenzen zugebilligt. Intelligenz wird gern mit Tests gemessen, und das I. Asimov zugeschriebene Wort „Intelligenz ist das, was ein Intelligenztest misst" deutet auf das Dilemma, dass unterschiedliche Tests zu unterschiedlichen Ergebnissen kommen und von unterschiedlichen Intelligenzvorstellungen ausgehen.

> **Definition: Intelligenz** ist die Fähigkeit, Probleme und Aufgaben effektiv und schnell zu lösen und sich in ungewohnten Situationen zurechtzufinden.
>
> Intelligenz umfasst die Summe der **kognitiven Fähigkeiten** wie
> - Aufmerksamkeit und Konzentration,
> - Erkennen/Wahrnehmen, Zuordnen, Benennen und Formulieren,
> - Denkgeschwindigkeit und -präzision,
> - flüssiges, kreatives Assoziieren, Einfallsreichtum,
> - Merkfähigkeit und Gedächtnis,
> - sich von realen Eindrücken und Situationen lösen, abstrakte Vorstellungen entwickeln, aus ihnen lernen, z. B. mathematisches oder philosophisches Verständnis,
> - Schlussfolgerungen ziehen, strategisches Denken.

Als Neurologe oder Nervenarzt wird man neben den kognitiven Fähigkeiten eine weiter gefasste Vorstellung von Intelligenz haben, sie umfasst z. B. **räumliches Vorstellungsvermögen, Bewegungsintelligenz, emotionale Intelligenz, musikalische Intelligenz oder soziale Intelligenz.**

Im deutschsprachigen Raum wird hauptsächlich der HAWIE (Hamburg-Wechsler-Intelligenztest für Erwachsene) genutzt, er ist so justiert, dass die durchschnittliche Intelligenz der Bevölkerung einem IQ (Intelligenz-Quotienten) von 100 entspricht.
Im klinischen Alltag wird besonders häufig der Mini-Mental-Status-Test (MMST) als Suchtest bei Demenzen eingesetzt (s. S. 176).

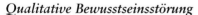

Näheres zu den Oligophrenien (angeborene Intelligenzminderung) und geistiger Behinderung findet sich im Kap. 10.10, S. 179) und zu den Demenzen (erworbene Intelligenzminderung) im Kap. 10.9, S. 175).

10.4.2 Bewusstsein

Bewusstsein ist ein sehr vielschichtiger Begriff. Da ist zunächst die medizinisch bedeutsame und schon im Volksmund vorhandene Vorstellung von **Wachheit** (quantitative Bewusstseinsstörung): Man ist „wach" im Unterschied zu nicht erweckbar.

Wachheit (Vigilanz, quantitative Bewusstseinsstörung)

Definition: Die Vigilanz (Wachheit) meint den Grad der ungerichteten Aufmerksamkeit zwischen „glockenwach und unerweckbar"; dabei meint ungerichtet, dass die Fähigkeit, sich auf ein bestimmtes Thema zu konzentrieren, nicht in die Vigilanz eingeschlossen ist (vgl. „Konzentration" S. 161). Wir unterscheiden
- **Benommenheit:** wach, aber verlangsamte Reaktionen,
- **Somnolenz:** Schläfrigkeit,
- **Sopor:** keine Reaktion auf Ansprache, gezielte Reaktion auf Schmerz
- **Koma:** ungezielte bis völliges Fehlen einer Reaktion auf Schmerz (Glasgow-Coma-Scale GCS).

Gelegentlich findet sich in diesem Zusammenhang der Hinweis auf
- **Hypervigilität:** eine gesteigert übererregte Wachheit bzw. Vigilanz.

Qualitative Bewusstseinsstörung
Es gibt weit komplexere Betrachtungen zum Bewusstsein. Materialistischen Philosophen erscheint das „Rätsel Bewusstsein" unlösbar, da sie nicht erklären können, wie aus einer beliebig komplexen Anordnung von Nerven und Synapsen ein Bewusstsein vom eigenen Ich entsteht. Eine einfache Form dieses Ich-Bewusstseins wird z. B. beim Erkennen des eigenen **Spiegelbildes** erlebbar. Dazu sind aber nicht nur Menschen, sondern offenbar auch Delphine oder Elefanten in der Lage. Auch das **Erleben einfacher Sinnesreize** als Schmerz, Wohlbefinden, Hunger, Frieren usw. wird in den Grundzügen höheren Tieren zugetraut. Das **gedankliche Bewusstsein** wird nur dem

Menschen zugebilligt: Er denkt, plant, erinnert und erwartet (er hat Gedanken, denen er folgen kann). Wenn man bedenkt und reflektiert, dass man selbst aktiv bewusst denkt oder erlebt, so ist man **selbst-bewusst** (Decartes hat dies zur Basis seiner Philosophie gemacht: Ich denke, also bin ich!). Ein **Individual-Bewusstsein** besitzt man, wenn man sich – und andere! – als einzigartige Individuen erlebt.

Definition: Qualitative Bewusstseinsstörungen sind im Unterschied zur Vigilanz inhaltsbezogen. Es geht um Beeinträchtigungen der Selbstwahrnehmung als „Ich" und als fühlendes, erlebendes und denkendes Individuum mit eigenen Erfahrungen, biographischen Fakten, Überzeugungen und Verhaltensweisen. Die qualitative Bewusstseinsstörung beruht auf einer Störung genereller neuropsychologischer Fähigkeit wie der Aufmerksamkeit und Konzentrationsfähigkeit, der Orientierung, der Merkfähigkeit und des Gedächtnisses sowie der Denkfähigkeit bzw. exekutiver Gehirnfunktionen (s. S. 162). Sie wird meist pragmatisch mit den **Orientierungsfragen** geprüft.

„Bewusstseinsstörung" als Kardinalsymptom des Delirs (s. S. 168) umfasst beide Bedeutungen. Eine neuere Analyse bestätigt, dass die „Störung der Bewusstheit der Umgebung" besonders stark zur Diagnose Delir beiträgt.

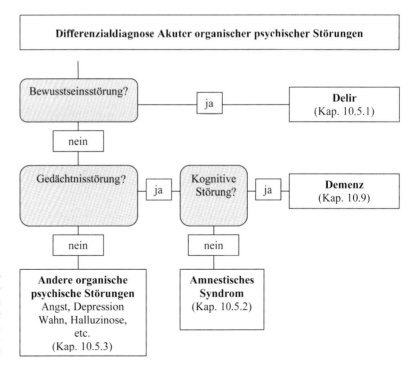

Abb. 10.1: Schema zur Unterscheidung organischer psychischer Störungen durch die Kardinalsymptome Bewusstseinsstörung, Gedächtnisstörung, kognitive Störung

10.4.3 Orientierung

Mit Orientierungsfragen wird im Alltag das qualitative (Selbst-) Bewusstseins (S. 159) geprüft.

> **Definition:** Die mangelnde Kenntnis grundlegender Daten und Fakten des eigenen Lebens und der eigenen Person wird als Orientierungsstörung bezeichnet. Ihre Ebenen werden gezielt geprüft:
> **Person:** Wie heißen Sie? Wie alt sind Sie? Wann/Wo sind Sie geboren? Adresse? Ehepartner?
> **Ort:** Wo sind Sie hier? Stadt? Klinik? Station?
> **Zeit:** Datum? Wochentag? Tages- oder Jahreszeit? Aufenthaltsdauer?
> **Situation:** Grund, Anlass oder besondere Umstände des Aufenthalts?

Die **situative** Orientierung ist schnell gestört, sie gibt Auskunft über die Merkfähigkeit. **Zeitliche** und **örtliche** Orientierung werden im Mini-Mental-Status abgefragt, auch sie können schon bei leichten Beeinträchtigungen wie Fieber gestört sein (z. B. auch beim Delir oder Dämmerzustand). Eine Orientierungsstörung zur **Person** ist in der Regel erst bei schweren zerebralen Funktionsstörungen oder im Rahmen einer Demenz zu beobachten (aber auch psychogen!).

10.4.4 Aufmerksamkeit und Konzentration

> **Definition: Konzentrationsfähigkeit** und gerichtete bzw. gezielte **Aufmerksamkeit** werden meist nicht scharf unterschieden, es geht im Ergebnis um die Schnelligkeit und Genauigkeit der gezielten Wahrnehmung von Informationen (vgl. Vigilanz als ungerichtete Aufmerksamkeit S. 159). Die Störung dieser wichtigen Basisleistungen des Gehirns vermindert auch andere neuropsychologische Fähigkeiten wie das Gedächtnis, das Erkennen und die Ausführung aller psychomotorischen Aktivitäten.

Schwankungen der „tonischen" Wachsamkeit im Tagesrhythmus sind nicht ungewöhnlich, die „phasische" Aufmerksamkeit meint eine Aktivierbarkeit auf äußere Reize. Bei der „selektiven" Aufmerksamkeit geht es um die Konzentration auf eine einzelne Reizquelle (z. B. Radarschirm; D2-Test), bei der „geteilten" Aufmerksamkeit um die Beachtung unterschiedlichster Informationen. Die Prüfung der Aufmerksamkeit ist wesentlicher Bestandteil der verkehrsmedizinischen Beurteilung der Fahrtauglichkeit.
Aufmerksamkeitsstörungen sind die häufigsten und am längsten nachweisbaren Folgen von Hirnschädigungen.

10.4.5 Störung exekutiver Funktionen

Unter diesem Begriff können Störungen der Informationsverarbeitung (des Denkens) und psychomotorischen Reaktionen zusammengefasst werden. Eng gekoppelt mit Störungen der Aufmerksamkeit und Konzentration (s. o.) oder des Gedächtnisses (s. u.) kann es bei exekutiven Funktionsstörungen zu typischen Symptomen kommen, deren Wahrnehmung im klinischen Alltag durchaus lohnt:

- **Verlangsamung**
- umständliche, weitschweifende Ausdrucksweise
- **abschweifende Themenwahl** (durch Zwischenfragen finden die Patienten zurück zum Thema)
- gedankliche und sprachliche **Inkohärenz** (die Äußerungen sind unzusammenhängend, der „rote Faden" kann auch mit ordnenden Zwischenfragen nicht wiedergefunden werden)
- **Haften** an Einzelheiten, fehlender Überblick, mangelnde Problemanalyse, verminderte Planung- und Umstellungsfähigkeit
- vorschnelles, unüberlegt wirkendes Handeln
- **Ablenkbarkeit**
- vorschnelle **gedankliche Erschöpfbarkeit**
- Der Begriff **psychomotorische Verlangsamung"** betont das Zusammenwirken emotionaler, gedanklicher und motorischer Abläufe; letztere lassen sich an Gesten und Reflexbewegungen getrennt vom Denken beobachten. Dieses Zusammenwirken ist z. B. bei Schizophrenien gestört.

10.4.6 Gedächtnis

Nach den Aufmerksamkeitsstörungen stellen Beeinträchtigungen des Gedächtnisses und der Lernfähigkeit die zweithäufigste Leistungsminderung nach Hirnschädigungen dar; vgl. auch Kap. 10.5.2 Amnestische Syndrome, S. 170.

> **Definition:** Gedächtnisstörungen beziehen sich auf die **Merkfähigkeit** (Kurzzeitgedächtnis für 30–60 Sek., Arbeitsspeicher) und das **Langzeit- und Altgedächtnis**, das die Summe aller aufgenommenen Informationen enthält. Es handelt sich um die Fähigkeit, sich Informationen und Erlebtes einzuprägen, sie zu behalten und sie wieder abrufen (erinnern) zu können.

Arbeitsgedächtnis

Das Arbeitsgedächtnis hält Informationen für ca. 60 Sek. zur Verfügung, sie werden in dieser Zeit weiterverarbeitet. Diese Merkfähigkeit geht bei amnestischen Syndromen (S. 170) nicht verloren.
Das „deklarative" Langzeitgedächtnis beinhaltet mit Worten leicht fassbare Erinnerungen der persönlichen Lebensgeschichte (sie sind oft emotional gekoppelt) und ein universelles Faktenwissen. Man kann davon ein „prozedurales" Gedächtnis für erlernte Fähigkeiten (Schleifebinden, Instrumentenspiel, PC-Bedienung etc.) unterschei-

den, dieses Wissen kann auch vom Gesunden nicht einfach in Worte gefasst werden.

Eine Amnesie ist eine Gedächtnislücke, wie sie z. B. im Laufe eines Komas entsteht. Bei leichten Bewusstseinsstörungen kann die Amnesie unvollständig (partiell) sein im Sinne einer bruchstückhaften Erinnerung.

Amnesie

Von praktischer Bedeutung ist die Amnesie im Rahmen von Schädel-Hirn-Verletzungen. Nachher besteht nicht selten eine vor den Verletzungszeitpunkt zurückreichende (retrograde) Amnesie, die in leichten Fällen nur einige Sekunden, in schweren Fällen aber auch leicht Stunden und Tage betragen kann und in der Regel nicht zurückkehrt. Von einer anterograden Amnesie wird gesprochen, wenn nach Abklingen der Vigilanzminderung eine anhaltende Erinnerungslücke besteht, in der meist auch die Merkfähigkeit reduziert ist.

Antero- und retrograde Amnesie

10.4.7 Wahrnehmungsstörungen, Agnosien

> **Definition: Agnosie** meint die **Störung des Erkennens** optischer, akustischer oder taktiler (durch Berührung) Sinnesreize. Das Sinnesorgan selbst ist intakt. Die Agnosie ist bei einer gleichzeitigen Aphasie kaum zu prüfen.

Der Begriff **Wahrnehmung** wird oft nur unscharf definiert gebraucht. Gelegentlich wird die ganze unten dargestellte Kette (s. u. 1.–4.) gemeint oder auch nur deren letzte zwei Schritte, deren Störung als **Agnosie** zusammengefasst wird.

Visuelle Agnosie
Am Beispiel des Sehens (vgl. Abb. 7.1, S. 93) können vier Schritte unterteilt werden: Die Störung der Schritte 3 und 4 werden als visuelle Agnosie zusammengefasst:

1. **Basale optische Sinnesempfindung**
   - Leitung und Fokussierung des Lichtstrahls im Augapfel (Transduktion)
   - Umwandlung von Lichtwellen in Nervenimpulse in der Retina
2. **Fortleitung der Nervenimpulse und primäre „Abbildung"**
   - Abbildung im (alten) Sehzentrum Corpus geniculatum laterale
   - von dort Bahnen zum (neuen) Sehzentrum Primäre Sehregion Area 17
   - Separate Kanäle für Farbe, Form, Bewegung, Tiefe
   - Abzweigung von Fasern zur Vierhügelregion zur Steuerung der Pupillenweite
3. **Apperzeption**: Aufschlüsselung der Seheindrücke
4. **Assoziation**: Erfassung der Bedeutung, dazu Einsatz weiterer Funktionen der Hirnrinde, z. B. Erinnern, Umgang mit dem Gesehenen, Klassifizierung, Benennung

Apperzeptive Agnosien Bei der Apperzeption lassen sich folgende Agnosien unterteilen:
- **Formagnosie:** Formen und geometrische Figuren werden nicht erkannt. Farb- und Bewegungswahrnehmung sind intakt. Ausweichen vor Hindernissen ist möglich!
- **Apperzeptive Agnosie im engeren Sinne:** Gegenstände werden nur erkannt, solange sie zusammenhängend und unverdeckt sichtbar sind. Schwere Behinderung im Alltag!
- **Simultan-Agnosie:** Extreme Einengung der Wahrnehmung auf Details, die nicht zusammengesetzt werden können.
- **Agnosie für atypische Perspektiven:** Gegenstände werden nur aus typischen Blickwinkeln erkannt (fehlende Objektkonstanz).
- **Prosopagnosie:** Gesichter können nicht unterschieden werden.

Assoziative Agnosie Bei den assoziativen Agnosien wird die Bedeutung der Gegenstände (Zweck, Gebrauch, Bezeichnung etc.) nicht erkannt. Gegenstände können abgezeichnet werden. Starke Behinderung im Alltag!
Bei allen visuellen Agnosien gilt, dass die Wahrnehmung desselben Gegenstandes über andere Reize (akustisch, taktil) gelingen kann.

Andere Wahrnehmungsstörungen/Agnosien

Anosognosie Die Patienten erkennen ihre eigene Erkrankung nicht und drängen z. B. nach Hause.

Körperschema-Agnosie Die Patienten mit einer Körperschema-Agnosie können Teile ihres Körpers nicht identifizieren, finden oder vorzeigen. In diesem Zusammenhang werden oft auch gestörte Empfindungen der Körperlage gemeint. So können Parkinson-Patienten gestörte Stellreflexe des Körpers haben: Sie drängen den Körper zur vermeintlichen Gleichgewichtsregulation in Schieflagen und meinen, die unterstützende Pflegeperson wolle sie im Gegenzug umstoßen!
In ähnlicher Weise haben manche Dystonie-Patienten eine falsche Vorstellung von einer Normalstellung des Körpers (z. B. kann beim Torticollis (S. 312) eine Schiefstellung des Kopfs für normal bzw. gerade „gefühlt" werden).

Neglect (s. S. 126, 201, 229 f.)

Illusion Als Illusion oder illusionäre Verkennung wird bezeichnet, wenn ein realer Gegenstand als etwas anderes erkannt wird, z. B. wenn ein Kind oder ein deliranter Mensch Büsche oder wehende Gardinen als Personen verkennt. Illusionen kommen gehäuft bei affektiver Anspannung und bei Minderbegabten oder Dementen vor.

Halluzination Im Unterschied zur Illusion kommt es bei der Halluzination ohne reale Reizquelle zu Wahrnehmungserlebnissen. Im Prinzip können alle Sinne von Halluzinationen betroffen sein (Sehen, Hören, Fühlen, Geschmack, Riechen etc.).

Distanz Wahrnehmungsstörungen werden im Prinzip für „wahr" gehalten. Im klinischen Alltag ist aber dennoch die Unterscheidung von praktischer Bedeutung, ob ein Patient die Wahrnehmungsstörung für realistisch oder unrealistisch hält, ob also eine kritische Distanz besteht oder ob z. B. der Patient unter „optischen Halluzinationen ohne Distanz" leidet, was zu erheblichen Schreckreaktionen oder Verhaltensproblemen führen kann.

10.4.8 Aphasie

Definition: Diese häufigste neuropsychologische Störung meint eine **Störung der Sprache** und darf nicht verwechselt werden mit einer Störung des Sprechens (Dysarthrie). Die Aphasie tritt nach Schäden der sprachdominanten Hirnhälfte (bei Rechtshändern links) auf, z. B. häufig nach Schlaganfällen. Sie führt zur Störungen des sprachlichen Ausdrucks und Verstehens und des Lesens und Schreibens.

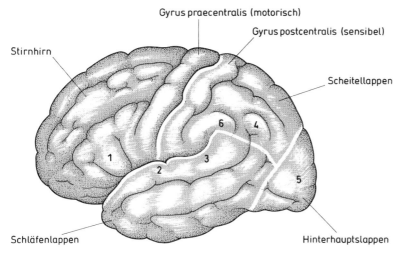

Abb. 10.2: Lokalisation einiger neuropsychologischer Störungen in der Großhirnrinde
1. motorische Sprachregion (Broca-Aphasie)
2. amnestische Sprachregion (amnestische Aphasie)
3. sensorische Sprachregion (Wernicke-Aphasie)
4. Gyrus angularis: Agraphie, Alexie, Akalkulie
5. Okzipitallappen: optische Agnosie
6. Gyrus supramarginalis: Apraxie

Pflegehinweis: Zum pflegerischen Umgang mit Aphasien s. S. 127.

Vier Hauptformen der Aphasie werden unterschieden:

1. Motorische (Broca-)Aphasie
Die Störung liegt in der Region 1 der Abb. 10.2). Während die zum Sprechen erforderlichen Muskeln intakt sind, ist der **Sprachentwurf gestört**. Bei unvollständigem Satzbau werden z. B. Substantive und Verben gebildet und ohne Füllworte aneinander gereiht. Dabei können einzelne Worte durch Vertauschen oder Auslassen von Buchstaben leicht entstellt werden. Insgesamt sind das sprachliche Ausdrucksvermögen und der Sprachfluss gestört. Die Kranken nehmen ihre Beeinträchtigung wahr und bemühen sich, verständlich zu sprechen, was ihnen aber nicht gelingt. Das Sprachverständnis ist meistens erhalten.

2. Amnestische Aphasie

Bei Schäden in der Region 2 der Abb. 10.2 kommt es zu einer **Störung der Wortfindung**. Der Patient kann die richtigen Worte nicht finden, sie „liegen auf der Zunge" und können nicht in die Sprache umgesetzt werden. Diese Sprachstörung ist schnell durch das Vorhalten von Gegenständen, die der Kranke benennen muss, zu erkennen.

3. Sensorische Aphasie

Schäden in der Region 3 der Abb. 10.2 führen zu einer **Störung des Sprachverständnisses**, sodass die Patienten Aufforderungen nicht erfassen, benannte Gegenstände nicht richtig zeigen können. Die Sätze zeigen einen falschen Satzbau („Ich war im Keller bin ich unten gewesen!") und es kann zu Wortverwechselungen (Stuhl statt Tisch) kommen, sodass ein „Kauderwelsch" zu hören ist. Der Sprachfluss ist manchmal erhöht (Logorrhoe). Manchmal fehlt das Verständnis für die ganze Situation und die Patienten geraten in schwere Erregungszustände, in denen sie kommunikativ nicht erreichbar sind und auch selbst nichts erreichen; das hat schon Unterbringungen in geschlossene Abteilungen erfordert.

4. Globale Aphasie

Bei einer umfangreichen Hirnschädigung sind mehrere oder alle Anteile der Sprachbildung, insbesondere **Sprachentwurf und Sprachverständnis gestört**. Nur einige, meist schwer verständliche Worte und Floskeln, die keinen rechten Sinn erkennen lassen, werden mit vermindertem Sprachfluss geäußert, oft mit „Laut-, Silben- oder Wortsalat" und in grammatischer Unvollständigkeit. Es kommt zu einer schweren Störung der Kommunikation.

Modalitäten einer Aphasie

Die Aphasien umfassen die sprachlichen Modalitäten des Lesens und Schreibens, Akalkulien (Störung des Rechnens) werden meist auch in diesem Zusammenhang genannt.

Agraphie (Region 4 in Abb. 10.2)	Es handelt sich um eine Unfähigkeit zu schreiben; die Patienten können z. B. nicht das Wort „Haus" oder ihren Namen aufschreiben. Die Hirnschädigung ist im Bereich des Gyrus angularis der dominierenden Hirnhälfte zu vermuten.
Alexie	Die Leseunfähigkeit (Buchstaben- oder Wortblindheit) tritt selten isoliert auf. Gelegentlich kann ein Patient das soeben selbst geschriebene nicht lesen. Häufig ist sie mit aphasischen und apraktischen Störungen kombiniert. Eine erblich oder geburtstraumatisch mitbedingte Alexie steht der Legasthenie nahe.
Akalkulie	Die Rechenstörung ist ebenfalls mit anderen neuropsychologischer Störungen kombiniert und tritt bevorzugt als Teilerscheinung einer allgemeinen Hirnschädigung auf.

10.4.9 Apraxie

> **Definition:** Bei einer **Apraxie** ist der zielgerichtete Gebrauch von Werkzeugen oder des Körpers (z. B. zu mimischen oder gestischen Zwecken) gestört; sie tritt in der Regel nach Schäden der sprachdominanten, also meist der linken Hirnhälfte auf.

Die Unterteilung der Apraxien ist umstritten, die folgenden Hauptgruppen scheinen aber gesichert (vgl. Region 6 in Abb. 10.2, S. 165):

Die Patienten haben Schwierigkeiten, Aufforderungen zu bestimmten Körperbewegungen korrekt zu folgen, z. B.: *Ideomotorische Apraxie*
- Gesicht: Nase rümpfen, Mund spitzen, Backen aufblasen, Zunge zeigen etc.
- Arme: Bewegung des Kämmens, Zähneputzens, der soldatischen Grußes etc.
- Beine: Bewegung des Gasgebens beim Autofahren, des Fußabstreifens auf einer Matte, des Beineübereinanderschlagens, des Steigens über ein Hindernis etc.

Hier sind **Handlungsfolgen** gestört, die den richtigen **Gebrauch von Gegenständen** betreffen: z. B. das Brot wird mit der Gabel bestrichen. Beim Kaffeekochen werden die benötigten Gegenstände Tauchsieder, Filter, Kaffeepulver usw. falsch (Wasserrühren mit dem Stecker etc.) oder in der falschen Reihenfolge benutzt; oft mit Kommentaren wie „Ich glaube, das ist nicht richtig!" *Ideatorische Apraxie*

10.5 Organische psychische Störungen oder Psychosyndrome (OPS)

Organische psychische Störungen gehen über die beschriebenen neuropsychologischen Störungen (s. S. 157) hinaus, indem die oft gleichzeitig bestehenden Störungen der Affektivität (Angst, Depression, Affektkontrolle) und eine krankhaft gestörte Wahrnehmung bzw. Deutung von Sinnesreizen (Halluzinationen, Illusionen) oder Gedanken (Wahn) in die Betrachtung einbezogen werden.

Die organischen psychischen Störungen OPS müssen folgende Kriterien erfüllen: *Kriterien*
- Nachweis einer zum OPS passenden zerebralen Erkrankung, Verletzung oder Funktionsstörung
- Zeitlicher Zusammenhang zwischen Ursache und OPS nachvollziehbar, und ggf. Rückbildung nach Verschwinden/Behandlung der Grunderkrankung
- Keine überzeugende alternative Ursache erkennbar (familiäre Belastung, belangvoller psychischer Auslöser)

10.5.1 Delir

Der Begriff Delir wurde erstmals im 1. Jh. v. Chr. zur Bezeichnung psychischer Störungen im Fieber gebraucht. Im Volksmund ist das **Delirium tremens** für das akute Entzugssyndrom des Alkoholikers bekannt.

> **Definition:** Die Krankheitsbezeichnung **Delir** umfasst heute alle **akuten organischen psychischen Störungen**, die **mit Bewusstseinsstörungen** (s. S. 159) einhergehen und **kognitive Defizite** (s. S. 157) aufweisen. Dazu kommen in der Regel Störungen der Affektivität, der Psychomotorik und des Antriebs sowie vegetative Phänomene wie Schwitzen, gestörter Schlaf-Wach-Rhythmus usw.

Zentrales klinisches Kennzeichen ist die **qualitative Bewusstseinsstörung**, die allerdings oft schwer feststellbar ist. Zu fragen ist vor allem nach einer verminderten Klarheit in der Umgebungswahrnehmung. Eng damit verbunden ist meist eine gestörte Aufmerksamkeit, nämlich die verminderte Fähigkeit, die Aufmerksamkeit zu fokussieren, aufrechtzuerhalten und umzustellen.

Das Delir wird heute mehr als Prototyp der Aufmerksamkeitsstörung betrachtet als der Bewusstseinsstörung. Durch die eingeschränkte Wahrnehmung der Umgebung und die gestörte Aufmerksamkeit kommt es zur Desorientiertheit zur Situation, Zeit, Ort und oft auch zur Person. Daraus resultieren Veränderungen von Verhalten und Erleben. Neben qualitativen Bewusstseinsstörungen besteht oft (nicht immer!) eine Vigilanzminderung.

Gestörte Psychomotorik — Die **psychomotorischen Reaktionen** sind gestört mit schnellem Wechsel erhöhter oder verminderter psychomotorischer Aktivität. Neben gesteigerten Schreckreaktionen können verlängerte Reaktionszeiten stehen. Möglich sind ein vermehrter wie ein auffällig verminderter Redefluss.

Gestörter Schlaf-Wach-Rhythmus — Man findet Schlafstörungen, Tag-Nacht-Umkehr, nächtliche Verschlimmerung und Alpträume, die nach Erwachen in Halluzinationen oder illusionäre Verkennungen übergehen können.

Halluzinose — Hier stehen Halluzinationen im Vordergrund, sie können optisch, akustisch oder haptisch (auf die Sensibilität bezogen) sein; es kann zu szenenhaften Aneinanderreihungen kommen, in denen mit Gegenständen hantiert wird, die gar nicht vorhanden sind. Das Bewusstsein kann qualitativ gestört sein, meist mit Wahnbildungen; es kann parallel hinsichtlich der Basisorientierung erhalten sein. Meist herrscht eine ängstliche Stimmungslage.

Dämmerzustand — Gemeint ist eine vorübergehende quantitative und qualitative Bewusstseinseinschränkung mit verminderter Ansprechbarkeit auf Außenreize. Man unterscheidet geordnete und ungeordnete Dämmerzustände nach Art der gezeigten Verhaltensweisen.

Wenn die Denkstörungen im Vordergrund stehen und kein geordneter, folgerichtiger Gedankengang das Handeln bestimmt, kann man von einem Verwirrtheitszustand sprechen. Es fehlen die beim Delir möglichen Halluzinationen, Wahnbilder und die Erregung, während Desorientierung, mäßige Verkennungen und aufgelockerter Gedankengang typisch sind.

Verwirrtheit

Alle Symptome können nach meist akutem Beginn im Verlauf stark wechseln oder verschwinden, typisch sind ein rascher Beginn und Tagesschwankungen.
Die Dauer liegt meist bei einigen Tagen bis wenigen Wochen und maximal bei sechs Monaten.

Wechselhafter Verlauf

Richtungweisend für die Diagnose ist die Beobachtung des Patienten im Gesprächsverlauf und die genaue Anamnese, weniger die testpsychologische Untersuchung. Weil es sich um eine Funktionsstörung handelt, sind EEGs zur Diagnose geeigneter als CT- oder MRT-Aufnahmen, die allerdings eine Bedeutung zur Aufdeckung sonstiger Hirnschäden haben.

Diagnosestellung

Risikofaktoren für die Entwicklung eines Delirs sind z. B.:
- Hohes Lebensalter
- Schon bestehende kognitive Defizite und Erkrankungen des ZNS
- **Metabolische Störungen** wie Exsikkose (z. B. durch mangelnde Flüssigkeitsaufnahme), Zuckerentgleisungen, Nieren- und Lebererkrankungen, Infekte, Fieber, unregelmäßige Mahlzeiten
- **Schädel-Hirn-Traumen, Durchblutungsstörungen**, Hitzschlag
- Karzinome
- Operative Eingriffe (v. a. kardiovaskulär und auch nach Hüft-OPs)
- Einnahme von Psychopharmaka (v. a. cholinerge Mittel, manche Urologika). **Sämtliche** in der Roten Liste **aufgeführte Medikamente** können einen Verwirrtheitszustand auslösen oder dazu beitragen! Auch der Entzug einer längere Zeit konsumierten Substanz (Alkohol) kann zum Delir führen.

Risikofaktoren

Bei zerebraler Vorschädigung im Alter können bereits geringfügige Veränderungen ein Delir auslösen, wie etwa die Klinikeinweisung!

Wichtigstes Prinzip bei der **Behandlung** des Delirs ist die zielgerichtete Behandlung der Ursachen. Daneben sind allgemeine Maßnahmen wie Reizabschirmung und die ruhige persönliche Zuwendung ebenfalls hilfreich. Sofern erforderlich erfolgt eine kurzfristige medikamentöse Behandlung mit hochpotenten Neuroleptika bzw. Benzodiazepinen. Bei ausgeprägtem Verwirrtheitszustand oder gefährlichen Wahnbildern und Situationsverkennungen kann eine Schutzfixierung des Patienten erforderlich werden, bei somatisch kritischem Zustand (Tachykardie?) auch. eine intensivmedizinische Überwachung.

Behandlung

10.5.2 Amnestische Syndrome

Schon im Altertum und Mittelalter wurde mit Amnesie eine Gedächtnisstörung bezeichnet; vgl. auch Kap. 10.4.6 Gedächtnis, S. 162).

> **Definition:** Als amnestisches Syndrom werden akute oder chronische organische Störungen mit Gedächtnisverlust und **ohne** Bewusstseinstrübung (→ Delir) und **ohne** kognitive Störungen → Demenz) bezeichnet.

Konfabulation
Mit Konfabulation wird das spontane Auffüllen von Gedächtnislücken mit eigenen Einfällen bezeichnet, dieser Vorgang kann unbewusst ablaufen, da auch das gesunde Altgedächtnis „konstruierbar" ist.

Häufige Ursachen
Akute Amnesien werden häufig durch ein Schädel-Hirn-Trauma (Commotio cerebri), eine Intoxikation z. B. mit Alkohol („Filmriss") oder Benzodiazepine (Dormicum®!) oder durch epileptische Anfälle oder zerebrale Durchblutungsstörungen (Herzstillstand) ausgelöst. Auch funktionelle bzw. dissoziativ (also psychogen ausgelöste) Gedächtnisstörungen sind meist akut.
Chronische Amnesien gehen z. B. auf eine Herpes-Enzephalitis oder chronischen Alkoholismus (Korsakow-Syndrom) zurück, auch Amnesien bei der Demenz sind eher chronisch.

Globale Amnesie
Die Ursache der transienten (vorübergehenden) globalen Amnesie (TGA) ist nicht bekannt. Zusammenhänge mit epileptischen Faktoren, der Migräne und Durchblutungsstörungen werden diskutiert. Oft geht ein emotional stark belastendes Ereignis voraus. Die Inzidenz liegt bei 10 Erkrankungen pro Jahr pro 100.000 Einwohner und tritt gehäuft nach dem 50. Lebensjahr auf. Die Rezidivgefahr ist bei Betroffenen höher als bei bisher Gesunden, bleibt aber eher niedrig.

Symptomatik
Die Amnesie beginnt meist plötzlich mit einer Störung des Kurzzeitgedächtnisses. Die Patienten erkundigen sich im Gespräch immer wieder nach Ort, Zeit und Situation; die Orientierung zur Person bleibt erhalten. Das Bewusstsein ist ansonsten nicht gestört. Das Syndrom bildet sich meist innerhalb von 24 Std. zurück, wobei eine Erinnerungslücke für die Zeit und einige Stunden davor bestehen bleiben kann.

Behandlung
Wichtig ist die Abklärung der zur Amnesie führenden Erkrankung. Eine spezielle Therapie ist nicht bekannt.

10.5.3 Andere organische psychische Störungen

Praktisch alle psychiatrischen Syndrome können organischer Ursache sein. Die Erkrankungen müssen aber die Kriterien einer organischen psychischen Störung OPS (s. S. 167) erfüllen und nicht als Delir, amnestisches Syndrom und die Demenz aufgefasst werden können.

Affektive Störungen
Manien, Depressionen, Dysphorie, Angststörungen und Erregungszustände können vorkommen.

Affektlabilität (pathologisches Lachen oder Weinen)
Das Syndrom ist durch eine fehlende Kontrolle über die genannten Affekte gekennzeichnet, indem diese – nicht selten in schnellem Wechsel – bei geringen Anlässen auftreten. Man nimmt eine Enthemmung z. B. durch Schäden im Hirnstamm oder Frontalhirn im Rahmen z. B. von Durchblutungsstörungen oder einer Multiplen Sklerose an. Eine Affektlabilität lässt also an das Vorliegen einer organischen psychischen Störung OPS denken. Im Unterschied zur Depression besteht keine anhaltende depressive Verstimmung und die Patienten können die Störung oft sehr genau beschreiben.
Zur Behandlung wird meist ein spezielles Antidepressivum wie Citalopram eingesetzt.

Durchgangssyndrom
Die Definition von Wieck meint sämtliche OPS, die **ohne** Bewusstseinsstörung einhergehen; also gehören sämtliche zum Delir gezählten Syndrome (S. 168) nicht hierher. Im klinischen Alltag werden inzwischen häufig **alle** OPS, die akut kommen und wieder gehen (Durchgang!) unter diesem Begriff zusammengefasst.

Wesensänderung
Wenn organische Psychosyndrome akut auftreten und dann bald wieder abklingen, spricht man gern von einem Durchgangssyndrom (s. o.), bei einer **Chronifizierung** haben wir es eher mit einer Wesensänderung zu tun. Dabei können Symptome verschiedener Gruppen zusammentreffen:

- subjektive Störung des Wohlbefindens (Dysphorie), mangelnde Spannkraft, Antriebsminderung, Depressivität, veränderte Stimmungslage (psychische Symptome)
- Kopfschmerzen, Schlafstörung, Schwindel, Schweißneigung (unspezifische neurovegetative Symptome)
- Leistungsminderung, Konzentrationsschwäche, Gedächtnisstörungen, Vergesslichkeit, verminderte planerische Fähigkeiten (neuropsychologische Symptome)
- Reizbarkeit, leichter Erregung, Überempfindlichkeit (affektive Störungen)

Halluzinosen und Bewusstseinsstörungen gelten eher als Kennzeichen der akuten OPS und sind nicht typisch für Wesensänderungen. Kurt Schneider (1887–1967) unterscheidet drei Arten der organischen Wesensänderung:

- apathisch, antriebsarm, langsam, schwerfällig
- euphorisch, umständlich, distanzlos, geschwätzig
- reizbar, unbeherrscht, enthemmt

Ursachen Es muss betont werden, dass praktisch alle psychischen Störungen ursächlich unspezifisch sind. So werden z. B. Depressionen bei etwa einem Drittel aller Demenzen oder Parkinsonsyndrome angenommen, bei Schädel-Hirn-Traumen ist der Anteil etwas geringer, bei Epilepsien soll er höher sein. In Betracht kommen z. B. auch die Neuroborreliose, die Neurolues, die Multiple Sklerose, ein Vitamin-B12-Mangel, eine Hypothyreose, eine Nebennierenrinden-Insuffizienz, ein Cushing-Syndrom.

10.6 Endogene Psychosen

Der Begriff „Psychose" hat mehrere Bedeutungsschwerpunkte. Er bezeichnet psychiatrische Erkrankungen

1. von besonderem **Schweregrad**, sodass die Patienten durch mangelnde Einsicht oder Handlungsfähigkeit den Lebensanforderungen nicht mehr gerecht werden, oder
2. mit besonderer und am ehesten bei Schizophrenien vorkommender **Symptomatik** von Wahn, Halluzinationen, Denkzerfahrenheit oder Ich-Störungen etc., oder
3. von einer besonderen **Verursachung** (**körperlich begründbar** oder **endogen**, wobei endogen „noch nicht körperlich begründbar" oder organisch verursacht bei unbekannter Ursache" meint und die beiden großen Gruppen der Schizophrenien und der affektiven Psychosen (Manie, endogene Depression etc.) umfasst.

Schizophrenie Als Schizophrenien werden schwerwiegende und überwiegend ungünstig verlaufende Psychosen zusammengefasst. Wesentliche Symptome sind:
- Störungen des Gedankengangs: unscharf, verschroben, bizarr, ungewöhnlich, abreißend, gesperrt
- Affektstörung: verflachend, nicht zu Situation passend, labil, freudlos, extrem
- Ambivalenz im Fühlen, Denken, Handeln, Wollen
- Ich-Störungen: die eigene Person wird nicht nur als unwirklich, verändert wahrgenommen (Depersonalisation), sondern als fremdgesteuert, beeinflusst, mit Gedankenlautwerden und Beeinflussungserlebnissen

Dazu kommen Störungen wie:
- Wahn: unkorrigierbare Überzeugung, die nicht stimmen kann; z. B. Verfolgungs- oder Größenwahn

- Halluzination: eine Wahrnehmung ohne Reizquelle; auf allen Sinnesgebieten möglich, häufig z. B. akustisch, optisch

Die **Katatonie** ist als besondere motorische Auffälligkeit gelegentlich bei schizophrenen Psychosen zu sehen: Die Patienten verharren dann in den Positionen, in die sie passiv gebracht werden (z. B. mit erhobenem Arm). Der Ausdrucksgehalt von Gesten passt nicht zur aktuellen Stimmung, zu Denkinhalten oder zu verbalen Aussagen.
Katatonie

Es handelt sich um Störungen des Antriebs und der Stimmungen mit den Polen **Depression** (Mangel) und **Manie** (gehobene Stimmung, Antriebsteigerung). Neben den endogenen gibt es organische und psychogene (erlebnisreaktive und neurotische) affektive Störungen. Als **Stupor** wird ein Zustand äußerlicher Starre und Bewegungsarmut bezeichnet, der als affektiver Ausnahmezustand bei massiven depressiven Erlebnisinhalten angesehen werden kann.
Affektive Störungen

10.7 Neurotische, Anpassungs- und somatoforme Störungen

Die hier vorgestellten Begriffe wurden ausgewählt, weil sie in der Neurologie häufiger vorkommen. Sie sind nicht systematisch entstanden, d. h. ihre Bedeutungen können sich überschneiden je nach im Vordergrund stehendem Kerngedanken.

Als **Neurosen** werden psychische Störungen ohne Hinweise auf eine organische oder endogene Entstehung bei Personen bezeichnet, deren Einsicht und Persönlichkeit ungestört sind. Es geht um **Konflikte** (zwischen triebhaften Impulsen und Über-Ich/Gewissen), die **nicht bewusst** sind, die durch aktuelle psychische oder soziale Ereignisse ausgelöst werden, oft in der Kindheit entstanden sind und nicht adäquat verarbeitet werden, sondern z. B. durch Verdrängung.
Neurose

Auf eine tatsächlich **vorhandene aktuelle Belastung** reagieren die Patienten inadäquat mit z. B. Depressivität, Aggression, Regression (Rückzug in Kinderrollen, Einnässen etc.), Drogenmissbrauch etc.
Anpassungsstörung/ Posttraumatische Belastungsstörung

Beiden gemeinsam ist die Angst als beherrschendes Symptom. Während bei der **Phobie** der Auslöser (z. B. eine Spinne) bekannt ist, tritt bei **Panikattacken** die Angst unvermittelt und ohne erkennbaren Zusammenhang zum Auslöser auf.
Angst: Phobien und Panik

Dissoziative oder **somatoforme** Störung und **Konversion** werden oft gleichsinnig verwendet. Die Besonderheit der Begriffe erhöht das Verständnis für diese psychogenen Störungen:

Mit „Dissoziation" wird die „Abspaltung" wesentlicher belastender **psychischer** Erlebnisse aus dem Bewusstsein oder Gedächtnis verstanden. Diese bleiben unbewusst aktiv und führen zu psychischen Störungen wie Amnesie, Flucht in andere Lebensumstände, Stupor (angespanntes inneres Erleben mit verminderten oder fehlenden Re-
Dissoziative Störungen

aktionen auf die Außenwelt), Bewegungsstörungen („Kriegszitterer", psychogene Krampfanfälle), multipler Persönlichkeit und Verlust der Eigenempfindung.

Somatoforme Störungen

Eine somatoforme Störung liegt vor, wenn **körperliche** Störungen vorgebracht werden, für die keine adäquate körperliche Ursache gefunden werden kann; auch eine andere psychiatrische Erkrankung besteht nicht. Die hintergründige Angst oder Panik wird neben den körperlichen Beschwerden nicht beklagt oder bemerkt. Hartnäckig und besorgt fordern die Kranken immer neue Untersuchungen, obwohl dies bei nüchterner Betrachtung aussichtslos erscheint. Die Beschwerden sind oft multipel, sie können wechseln, bestehen insgesamt oft seit Jahren und betreffen verschiedene Organsysteme (gastrointestinal, kardiovaskulär, urogenital, Haut, Schmerzen).
Vorsicht: Menschen mit somatoformen Störungen erkranken häufiger organisch als andere!

Konversion

Die inadäquate Verarbeitung seelischer **Konflikte** führt zu körperlichen Symptomen, deren **Symbolgehalt** mit unbewussten Trieben oder Konflikten in Verbindung steht, z. B. psychogene Blindheit statt der Wahrnehmung einer abgewehrten unangenehmen Tatsache, die auf diese Weise an Bedeutung verliert.

Psychosomatische Störung: Zusammenspiel psychischer und somatischer Ursachen

Hyperventilationssyndrom
Bei Angst, Aufregung, Stress oder Erbrechen kann es besonders bei jüngeren Menschen durch rasche, flache Atmung (Hyperventilation) zu einer Verminderung des Kohlendioxids im Blut kommen (Hypokapnie) und damit zu einem relativen Kalzium-Mangel, durch den die Erregbarkeit der Nervenzellen zunimmt. So erklären sich symmetrisch an Händen (Pfötchenstellung), Lippen (Kussmund), Stimmbändern (Stridor) auftretende Verkrampfungen (Tetanie), ein Engegefühl im Brustkorb und Kribbelparästhesien an Händen und Füßen. Dadurch wird die ursächliche Erregung oft gesteigert. Niemals kommt es zu Sauerstoffmangel oder Ohnmacht. Fast immer liegt ein falscher Atemtyp (reine Brust- und fehlende Zwerchfellatmung) vor, was einen physiotherapeutischen Ansatz bietet.

Artifizielle Störung, Simulation

Wenn Patienten bestimmte Symptome vortäuschen, verstärken oder durch Manipulation hervorrufen (**Simulation**), so geschieht das bewusst, das Motiv dafür kann unbewusst sein. Oft geht es um Fieber, nicht heilende Wunden und Hauterscheinungen. Wenn bewusst eine psychische Störung, z. B. durch Reden von Unsinn, vorgetäuscht wird, spricht man vom Ganser-Syndrom.

10.8 Persönlichkeits- und Verhaltensstörungen

Persönlichkeitsstörungen

Alle Menschen haben ihre individuelle und langfristig stabil bleibende Persönlichkeit. Die auffälligen Besonderheiten werden auch als „Akzente" bezeichnet. Wenn diese so ausgeprägt sind, dass die Menschen oder ihre Umgebung darunter leiden, spricht man von Persönlichkeitsstörungen (Psychopathie). Die Einteilung in **exzentrische** (paranoide, schizoide), **dramatische** (dissoziale, emotional instabile, histrionische, narzißtische) und **ängstliche** (zwanghafte, selbstunsichere, abhängige, depressive) Persönlichkeiten gibt einen kleinen Überblick. Diese Störungen können kaum behandelt werden, wichtiger ist ein geschickter Umgang bzw. die Schaffung einer Situation, in der die Patienten zurechtkommen.

10.9 Demenz

Birte Steinberg und Martin Bonse

Allein in Deutschland leiden derzeit fast 1 Mio. Menschen an einer Demenz. Die Häufigkeit einer Demenz steigt mit dem Alter: Mit 65–70 Jahren sind ca. 1,5 % der Menschen dement. Diese Prävalenz verdoppelt sich ca. alle fünf Jahre und erreicht mit 85–90 Jahren 25 %! Unter Berücksichtigung der demographischen Entwicklung wird der Anteil der Demenzerkrankungen weiter zunehmen.

Epidemiologie

> **Definition:** Als **Demenz** bezeichnet man einen durch organische Hirnerkrankungen verursachten **Verlust erworbener intellektueller Fähigkeiten** (vgl. Intelligenz, S. 158). Bei der Demenz kommt es ohne Bewusstseinsveränderung zu einer Störung des Gedächtnisses und mindestens einer weiteren höheren Teilfunktion des Gehirns und im Ergebnis zu einer Beeinträchtigung der sozialen und beruflichen Aktivität. Im Unterschied zum Delir handelt es sich um eine eher chronische Erkrankung.

Die **ICD-10** definiert eine Demenz anhand folgender Kriterien:
- Im Alltag spürbare Abnahme des **Gedächtnisses** (mehr des Kurz- als des Langzeitgedächtnisses)
- Abnahme der **intellektuellen Fähigkeiten** (S. 158) mit Beeinträchtigung, z. B. von Denkvermögen, Orientierung, Auffassung und Konzentration, Urteils- und Planungsvermögens, Rechnen, Lernfähigkeit
- Abnahme **kommunikativer Fähigkeiten** (Sprache, Sprechen, Mimik, Gestik)
- **Beeinträchtigung** der **Affektkontrolle**, Verminderung des **Antriebs**, Vergröberung des **Sozialverhaltens**
- Fehlen eines Delirs (Bewusstseinstrübung!), außer als Komplikation
- Zur sicheren Diagnosestellung sollten die Symptome 6 Monate bestehen

Diagnosekriterien

Die Diagnose wird in erster Linie klinisch gestellt, wobei die Erfahrungswerte durch neuropsychologische Tests unterstützt werden können (s. u.).

Diagnosestellung

Die technischen Untersuchungen (Bildgebung und Labor) dienen in erster Linie der Abklärung möglicher Demenzursachen. Die **Liquordiagnostik** dient dem Ausschluss entzündlicher oder tumoröser Veränderungen sowie dem Nachweis demenztypischer pathologischer Eiweißabbauprodukte (Phospho-Tau, ß-Amyloid u. a.).

Die wichtigsten **Differenzialdiagnosen** der Demenz sind das Delir (S. 168) und die Depression, die eine andere Behandlung erfordern.

Testverfahren

Der **Mini-Mental-Status Test (MMST)** ist der international am häufigsten eingesetzte Such-Test. Der Test standardisiert die Untersuchung auf kognitive Defizite (Orientierung, Merkfähigkeit, Rechnen/Konzentration/Aufmerksamkeit, Gedächtnis, sprachliche und visuokonstruktive Fähigkeiten, s. S. 158 ff.) und quantifiziert den Schweregrad. Er ist leicht und sicher im klinischen Alltag anwendbar, erfordert vom Untersucher keine umfangreichen Vorkenntnisse (lediglich eine kurze Einführung) und ist in der Regel ohne großen Zeitaufwand (ca. 10 Min.) durchzuführen. Es handelt sich allerdings nur um ein Screeningverfahren, auf den allein die Diagnose nicht gestützt werden darf! In der **weiterführenden Diagnostik** kann eine umfangreiche **neuropsychologische Testuntersuchung** sinnvoll werden, anhand derer ein genaues neuropsychologisches Leistungsprofil des Patienten erstellt werden kann. Diese Untersuchungen finden in spezialisierten Gedächtnissprechstunden statt oder im Rahmen des stationären Aufenthalts des Patienten auf einer Demenzstation.

Prägnanztypen

Je nach Schwerpunkt der beteiligten Hirnregionen und der zugrunde liegenden Störung wurden folgende Typen unterschieden:

Tab. 10.2: Prägnanztypen der Demenz

Typ	Schwerpunktsymptome
Kortikale Demenz	Störung kortikaler Funktionen wie Aphasie, Akalkulie, Orientierung, Apraxie, z. B. bei Alzheimer-Demenz (S. 178)
Subkortikale Demenz	Verlangsamung, Antriebsmangel, Konzentrationsschwäche, z. B. bei Chorea Huntington, Multisystematrophie, DLB (S. 179)
Frontale Demenz	Verlangsamung von Sprache und Antrieb, inadäquater Affekt, Persönlichkeitsveränderung, sozialer Rückzug (S. 179)
Fokale (vaskuläre) Demenz	Schlaganfalltypisch wechselnde Neurologische Befunde mit partieller Rückbildung (S. 178)
Die Unterscheidung ist aber nur orientierend und oft im Einzelfall nicht möglich, sie schärft vielleicht den Blick für individuell unterschiedliche Demenzausprägungen.	

Ursachen von Demenz

Die Suche nach möglichen behandelbaren Ursachen ist von großer individueller Bedeutung. Am häufigsten sind die primär degenerativen Formen, deren Ursache unbekannt ist, aber zeigt auch die Notwendigkeit einer sorgfältigen Diagnostik.

A Primär degenerative Demenzen	• Alzheimer-Demenz • Lewy-Body-Demenz und anderen atypischen Parkinsonsyndromen (S. 299)	**Tab. 10.3:** Einteilung der Demenzen nach möglichen Ursachen
B potenziell neurochirurgisch behandelbare Demenzen	• bei Hydrozephalus • bei chronisch-subduralem Hämatom oder Hygrom • bei Hirntumoren • bei Hirnabszessen	
C potenziell neurologisch-internistisch behandelbare Demenzen	• bei Infektionen: virale, bakterielle oder mykotische Enzephalitis, Neurolues, AIDS • bei hormonellen Erkrankungen: Schilddrüse, Hypophyse, Nebenniere etc. • bei Vitaminmangel: Funikuläre Myelose (B12), Wernicke-Enzephalopathie (B1) etc. • bei Autoimmunerkrankungen: Lupus erythematodes, Vaskulitis etc. • bei Intoxikationen (Medikamente?!), Chron. Alkoholismus • bei M. Wilson (Kupferstoffwechselstörung) • bei Leber- oder Niereninsuffizienz; Lungen- und Herzerkrankungen • bei Multiple Sklerose • bei Hirntumoren, Metastasen, Lymphomen etc. • bei Multi-Infarkt-Geschehen, zerebraler Mikroangiopathie (Hypertonus, Diabetes mellitus etc.)	
D Demenzen bei noch nicht behandelbaren Erkrankungen	• bei Prion-Erkrankung Creutzfeld-Jakob (S. 279) • bei Chorea Huntington (S. 314)	

Der Beginn ist meist schleichend oder wird als „normale Altersvergesslichkeit" verkannt. Verhalten und Erscheinungsbild der Patienten sind unverändert. Nahestehende Personen jedoch nehmen Unsicherheiten der Erinnerung, Vergesslichkeit sowie Verstimmungszustände wahr. Die Patienten können mit Floskeln ihre Schwächen zu überbrücken versuchen, oder sie zeigen zunehmend auffällige Verhaltensweisen (Stereotypien) oder wirken vielleicht wesensverändert (antriebsarm, reizbar oder indifferent, unbesonnen etc.). Weitere Hinweise können ungekannte Schwierigkeiten im Beruf (Merkschwäche! Nachlassende Übersicht!) sein. Die Orientierungsstörungen und die intellektuellen Einbußen werden schließlich deutlicher, die Patienten werden hilfsbedürftig und mit zunehmender Behinderung pflegeabhängig. Manche Patienten nehmen die Veränderungen nicht wahr und wissen z. B. nicht, weshalb Angehörige sie „zur Abklärung" in die Klinik bringen. Andere bemerken die Veränderungen, vor allem wenn diese – bei der vaskulären Demenz! – wechselhaft und nur zeitweilig vorhanden sind, und können depressiv reagieren. Andererseits findet man nicht ganz selten auch die „heitere Demenz", bei der es nicht zu reaktiven oder organischen Verstimmungen gekommen ist oder die Patienten noch lernen konnten, mit ihren neuen Defiziten gelassener umzugehen.

Meist progredienter Verlauf

Therapie — Eine kausale (gegen die Ursache gerichtete) **Therapie** z. B. der Alzheimer-Demenz ist heute noch nicht möglich. Schon eine Verzögerung des Beginns der Alzheimer-Erkrankung von 2 Jahren hätte wegen der Alterspyramide eine Abnahme der Betroffenen von etwa 20 % zur Folge. Medikamentös lässt sich ein Fortschreiten der Erkrankung durch den Einsatz von **Cholinesterasehemmern** (z. B. Donepezil) hinauszögern. Im späteren Krankheitsstadium kommen **Glutamatmodulatoren** (z. B. Memantine) zum Einsatz. **Nicht-medikamentöse Therapieverfahren** sind wirksam, sie steigern mit z. B. Musik- und Ergotherapie über Trainingseffekte die geistige Regsamkeit, in frühen Stadien kann ein Hirnleistungstraining hilfreich sein.

Pflegehinweis: Zur Pflege bei Demenzpatienten s. S. 123

Demenz vom Alzheimer-Typ

60 % aller Demenzen sind vom Alzheimer-Typ (benannt nach dem Erstbeschreiber Alois Alzheimer 1907). Es handelt sich um eine **primär degenerative kortikale** (Tab. 10.2, S. 176) Erkrankung, deren Ursache noch nicht vollständig bekannt ist und die charakteristische neuropathologische und neurochemische Merkmale aufweist. Man findet einen Rückgang von Nervenzellen besonders im temporoparietalen und frontalen Kortex, im Hippocampus und in der Regio entorhinalis (wichtig für die Speicherung neuer Gedächtnisinhalte, sodass bei Alzheimer-Patienten typischerweise das Kurzzeitgedächtnis als erstes betroffen ist). Es folgen Konzentrations- und Orientierungsstörungen. Im Verlauf können depressive, wahnhafte Symptome, Schlafstörungen, motorische Unruhe oder Apathie hinzukommen. Typischerweise bleibt die Primärpersönlichkeit lange erhalten. In einem **späteren Stadium** finden sich eine Vielzahl neurologischer Symptome wie Parkinson-Symptome, Harn- und Stuhlinkontinenz, fokale neurologische Defizite wie Aphasie oder epileptische Anfälle. Der Beginn ist typischerweise im mittleren Erwachsenenalter (= senile Form), selten früher (= präsenile Form, vor dem 65. Lebensjahr). Die **Diagnose** gründet sich auf die Beobachtung eines progredienten demenziellen Prozesses und den Ausschluss anderer Ursachen. Zu betonen ist aber, dass man die Diagnose letztlich nur post mortem sichern kann durch den Nachweis typischer Hirnläsionen.

Genetik — Es gibt einige Hinweise auf genetische Ursachen: So ist z. B. das Alzheimer-Risiko bei Patienten erhöht, die auf einem oder beiden Genen nicht den Haupttyp eines Lipidtransportproteins (ApoE-3), sondern dessen Varianten ApoE-2 oder -4 bilden.

Vaskuläre Demenz

Vaskuläre Demenzen (vgl. auch Prägnanztypen S. 176) entstehen im Wesentlichen auf dem Boden von Durchblutungsstörungen. Das klinische Bild ist also häufig durch einen plötzlichen Beginn und eine stufenweise oder fluktuierende Verschlechterung gekennzeichnet. In der Vorgeschichte finden sich gehäuft Schlaganfälle oder

Erkrankungen, die das Risiko einer zerebralen Gefäßerkrankung erhöhen, wie Diabetes mellitus oder eine unbehandelte arterielle Hypertonie. Dadurch kommt es häufiger als bei Alzheimer zu schlaganfallartigen fokal-neurologischen Störungen der Hirnfunktion und nicht selten zu einem schwankenden Symptomverlauf. Die vaskulären Demenzen sind die **zweithäufigste Demenzform.** Die Diagnose wird aufgrund der Symptomatik, vaskulärer Risikofaktoren und entsprechender Befunde mit der CT oder MRT des Gehirns gestellt, wenn sich ein plausibler Zusammenhang mit der Entwicklung der Demenz ergibt.

Fronto-temporale Demenz (FTD)
Im Gegensatz zur Alzheimer-Krankheit kann die Hirnatrophie und die damit einhergehende Funktionsstörung vorwiegend auf den Stirn- und Schläfenlappen begrenzt sein (vgl. auch Prägnanztypen S. 176).
Bei dieser auch M. Pick genannten Erkrankung stehen zu Beginn Verhaltensauffälligkeiten oder Sprachstörungen klinisch im Vordergrund: Die Patienten fallen durch den Verlust sozialer Fähigkeiten auf, zeigen oft eine Distanzlosigkeit in zwischenmenschlichen Kontakten bzw. beim Essverhalten oder zeigen eine deutliche Antriebsminderung und unflüssige motorische Abläufe. Das Gedächtnis ist relativ lange erhalten; in der neuropsychologischen Testung sind die Exekutivfunktionen (Konzentrationsvermögen, Handlungsplanung, vgl. S. 162) frühzeitig gestört.

Demenz mit Lewy-Körperchen/-Bodys (DLB)
Der Name erklärt sich durch den histochemischen Nachweis sogenannter **Lewy-Körperchen,** also von intrazellulären Proteinablagerungen, die Alpha-Synuklein enthalten (gefunden von Friedrich Lewy 1912, einem deutsch-jüdischen Neurologen, der später vor den Nazis in die USA floh). Die Demenz ist typischerweise stark fluktuierend, und es kommt auffällig häufig zu optischen oder akustischen Halluzinationen. Durch den Befall der Stammganglien entwickelt sich ein Parkinson-Syndrom, dass aber schlechter als der eigentliche M. Parkinson auf eine L-DOPA-Therapie anspricht. Die Patienten vertragen weder die typischen Parkinsonmittel (Halluzinationen!) noch Neuroleptika (Parkinson-Syndrom!). Es kommt häufig zu Stürzen oder unklarer Bewusstlosigkeit.

10.10 Angeborene Minderung geistiger Fähigkeiten, geistige Behinderung

Merke: Mit dem Begriff „geistige Behinderung" kommt leicht etwas Minderwertiges und Abwertendes zum Ausdruck. Der Begriff wird deshalb vermieden und die zugrunde liegende angebo-

> rene **Störung oder verzögerte Entwicklung der geistigen** (kognitiven bzw. neuropsychologischen) **Fähigkeiten** bzw. der Intelligenz (vgl. S. 158) als Diagnose genannt. Die **angeborene** Intelligenzminderung (**Oligophrenie**, s. u.) wird von der erworbenen Intelligenzminderung (Demenz) unterschieden, die Behandlung unterscheidet sich grundsätzlich.

Man rechnet mit etwa 2 % angeborener geistiger Behinderung in der Gesamtbevölkerung. Im Kindes- und Jugendalter ist die geistige Behinderung sogar die häufigste psychische Auffälligkeit.

Oligophrenie – eine Krankheit?

Aus pädagogischer Sicht haben geistig behinderte Menschen einen geistigen Entwicklungsrückstand und damit besonderen Betreuungs- und Förderungsbedarf bis hin zur Notwendigkeit einer beschützenden Arbeit oder Wohnsituation. Dies entspricht auch der medizinischen therapeutischen Sicht, allerdings wird aus Sicht der WHO immer dann von einer Krankheit gesprochen, wenn es durch die Störung zu einer Behinderung und damit zu einer verminderten gesellschaftlichen Teilhabe kommt inkl. einer oft unzureichenden Lern- und Fördersituation.

Krankheitsursachen und Komplikationen

Aus medizinischer Sicht wird auf die angeborenen und früh erworbenen körperlichen Schäden hingewiesen, wie z. B. Fehlbildungen des Hirns, Epilepsien oder auf die als „Zerebralparese" CP (cerebral palsy) zusammengefassten vielfältigen Beeinträchtigungen des Bewegungsapparats. Wesentliche Schädigungen beruhen
- in etwa 20 % auf neurometabolischen und chromosomalen und
- in etwa 50 % auf frühkindlichen Hirnschädigungen;
- in etwa 30 % bleibt die verursachende Störung verborgen.

Es ist zu bedenken, dass diese Schäden die gesamte neuronale Vernetzung des noch unreifen Hirns beeinträchtigen und zu einer umfassenden Schädigung und damit Beeinträchtigung der Entwicklung des Hirns führen. Durch fehlendes motorisches „begreifen" oder „verstehen" kommt es aufgrund bestehender Vernetzungen zu Schädigungen von Hirnteilen und Funktionsbereichen, die sich sonst normal hätten entwickeln können.

Schweregrad der Oligophrenie

Drei Schweregrade der geistigen Behinderung werden unterschieden:
Leicht: IQ 69–50 eigene Versorgung unter günstigen Umständen möglich,
einfache Sozialtechniken werden beherrscht,
geringes Lese- und Schreibvermögen,
einfache Arbeiten
Mittelschwer: IQ 49–20 ständige Aufsicht und Hilfestellung,
Waschen, Anziehen und Essen sind alleine nicht möglich,
Sprachfähigkeit häufig gestört,
Arbeit in beschützenden Werkstätten

Schwer: IQ unter 20 ständige Pflege und Aufsicht, einfache Tätigkeiten nicht möglich, Sprache ist nicht entwickelt

Häufig kommt es im Rahmen verminderter Einsicht, Besonnenheit und kritischer Urteilsfähigkeit auch zu Verhaltensstörungen, deren Ausmaß so bedeutsam ist, dass es zur Klassifikation herangezogen wird. Es kann sich dabei z. B. um schlichte Erziehungsdefizite handeln, wie sie sich bei mangelnder Bildungsfähigkeit, oft überfordertem familiären Umfeld, aber auch bei falsch verstandener Rücksichtnahme leicht ergeben können. Aus der besonderen Lebenswelt eines geistig Behinderten können sich völlig andere Lebenserfahrungen ableiten, die für Ungeschulte nicht gleich nachvollziehbar sind.

Geistig behinderte Menschen können deshalb ihre Lebenssituation nicht oder nur unvollständig einschätzen, sie können hilflos und gefährdet sein. Sie haben – mehr oder weniger stark ausgeprägt – einen anderen Lebensraum, eine andere Gefühls- und Erlebniswelt.

Verhaltensstörungen

Geistig behinderte Menschen erkranken häufiger. Sie haben eine erhöhte Infektanfälligkeit und leiden unter einer allgemein ungesünderen Lebensweise (Ernährung? Bewegungsmangel? Schmerzhafte Arthrosen bei Bewegungsstörung; Nierenschäden bei Analgetikaeinnahme). Zudem äußern sich Krankheiten oft verschlüsselt und lassen sich sehr schwer feststellen. Bei geistiger Behinderung werden Symptome mitunter anders wahrgenommen, erlebt oder mitgeteilt. So können heftige Schmerzen, die auf einen Hirntumor oder einen Bandscheibenvorfall hinweisen, ausbleiben. Andererseits werden psychische Unzufriedenheit mit Klagen über Schmerzen und Verhaltensauffälligkeiten „somatisiert" geäußert. So kann ein Hinweis von Heimbetreuern, der Patient könne schlechter Karten spielen als früher etc., bei einer sorgfältigen Untersuchung oft erstaunliche Organbefunde nach sich ziehen.

Häufige Organerkrankungen und verschlüsselte Symptomatik

Hier geht es vor allem um eine symptomatische Behandlung bestehender motorischer Defizite: Spastikbehandlung, frühzeitiges Erkennen und Vermeiden von Gelenk- und sonstigen Folgeschäden, die Versorgung mit Hilfs- und Fördermitteln zum Ausgleich der sozialen Behinderung. Auf die Verhaltensstörungen kann nur begrenzt mit Medikamenten Einfluss genommen werden, die aber ein vernünftiges Erregungsniveau einstellen oder einen förderlichen Schlaf-Wach-Rhythmus bewirken. Stimmungsschwankungen können in geeigneten Fällen mit Psychopharmaka behandelt werden. Epileptische Anfälle werden in der üblichen Weise behandelt. Die ärztliche Betreuung beinhaltet vor allem das gesamte hausärztliche, internistische und orthopädische Spektrum.

Aufgaben des ärztlichen Dienstes

Pflegehinweis: Zur pflegerischen Versorgung bei angeborener geistiger Behinderung vgl. S. 125

10.11 Hirnregionale Syndrome

Die moderne Neuropsychologie betont, dass neuropsychologische Symptome nicht durch eine isolierte, umschriebene Hirnläsion, sondern aus einer Störung des Zusammenspiels verschiedener Hirnareale entstehen. Dennoch lassen sich einige charakteristische Syndrome als Folge regionaler Hirnschäden beschreiben.
Spezielle **Psychosyndrome einzelner Hirnlappen** werden im Kapitel über die Hirntumoren skizziert (S. 201).
Im Kapitel über die Demenzen findet sich der Abschnitt über die **Fronto-temporale Demenz** (FTD) (S. 179).
Das Kapitel über den **Hirndruck** beinhaltet die psychischen Symptome des Hirndrucks bis hin zu den Ausfällen bei den **Einklemmungssyndromen** (S. 188).

10.11.1 Apallisches Syndrom

Definition: Es handelt sich um einen Ausfall der kortikalen Hirnfunktionen (Kap. 10.4, S. 157) und des Bewusstseins (S. 159) bei erhaltener Wachheit und vegetativer Regulation. Weitere Bezeichnungen dieses Zustandes sind „Wachkoma" oder „Coma vigile".

Als Ursache wird ein funktioneller Ausfall der Hirnrinde (lat. Pallium = Mantel) oder des beidseitigen Thalamus („Tor zum Bewusstsein") bei erhaltenen Hirnstammfunktionen angesehen. Dies kann geschehen durch:

- diffuse Hypoxie (Sauerstoffmangel, z. B. bei Herzstillstand)
- Schädel-Hirn-Traumen (Verkehrsunfälle!)
- Entzündungen (Enzephalitis) und Intoxikation
- angeborene Missbildungen, frühkindliche Hirnschäden
- degenerative Hirnerkrankungen (M. Alzheimer, Chorea Huntington etc.)

Häufig geht ein akutes Koma voran, aus dem die Patienten nicht „erwachen", indem sie vielleicht die Augen geöffnet haben, aber nicht „erkennen" (vgl. Agnosie, S. 163) oder andere schwere Bewusstseinsstörungen haben. Der Eindruck der Wachheit kann durch erhaltene Mimik oder psychomotorische Reflexe (Primitivreaktionen auf Sinnesreize etc.) verstärkt werden. Die Patienten fixieren aber nicht, der Blick „schwimmt", sensorische Reize führen allenfalls zu groben, ungezielten Massenbewegungen ohne erkennbare Absicht. Die vegetativen Funktionen sind nicht selten ebenfalls entzügelt (Tachykardie, übermäßiges Atmen, gesteigerter Stoffwechsel, vermehrtes Schwitzen etc.).
Das EEG zeigt flache, uncharakteristische Wellen oder eine schwere Allgemeinstörung. CT/MRT können das Ausmaß der Schäden oft nur zum Teil wiedergeben.

Im Verlauf kann man einerseits voranschreitende Verschlimmerungen (Spastik! Kontrakturen!) sehen, aber auch Stabilisierungen und leichte Verbesserungen auf niedrigem Niveau; gelegentlich ist sogar wieder ein begrenztes Reagieren auf die Umwelt möglich. Entsprechend schwierig sind diagnostische und prognostische Festlegungen.

10.11.2 Locked-in-Syndrom

Im Unterschied zum apallischen Syndrom liegt die Schädigung nun im vorderen Bereich des Hirnstamms auf Höhe der Brücke. Es resultiert eine spastische Tetraparese, oft mit der Unfähigkeit zu sprechen oder zu schlucken. Durch die erhaltenen vertikalen Blickbewegungen können ein intaktes Bewusstsein mit erhaltenen kognitiven Fähigkeiten, Seh- und Höreindrücken sowie einer Körpersensibilität signalisiert werden. Die Atmung ist meist stark beeinträchtigt. Zu welchen Leistungen solche Patienten gelegentlich fähig sein können, zeigt der auf einer realen Krankheitsgeschichte beruhende preisgekrönte Film „Schmetterling und Taucherglocke" von J. Schnabel 2007.

10.12 Hirntod

Wenn über einen Zeitraum von 1–3 Tagen (je nach Ort der primären Schädigung) ein vollständiger und irreversibler Ausfall aller Hirnfunktionen besteht, so wird dies heute mit dem Eintritt des Todes gleichgesetzt. Unter Intensivbedingungen kann dies eintreten, obwohl die früher als sicheres Todesmerkmal geltende Herz- und Kreislauffunktion noch intakt ist und der Körper deshalb auch nicht erkaltet. Die **klinischen Zeichen des Hirntods** umfassen das gleichzeitige Auftreten folgender Symptome:

- Koma
- fehlende Reaktion auf Schmerzreize einschließlich Trigeminusgebiet
- lichtstarre, mittel- bis maximal weite Pupillen
- fehlender okulozephaler oder vestibulookulärer Reflex (Augenbewegungen bei Kopfbewegungen oder Thermoreizen im Ohr)
- fehlender Kornealreflex und Ziliarreflex
- fehlender Reflex des Rachens oder der Trachea bei Berührung oder Absaugen
- fehlende Spontanatmung (geprüft durch einen Apnoe-Test)

Diese klinischen Zeichen werden durch zwei intensivmedizinisch erfahrene Ärzte geprüft und dokumentiert. Die gesetzlich vorgeschriebene Wartezeit kann mit technischen Mitteln verkürzt werden, z. B. durch den Nachweis eines Null-Linien-EEGs oder des Erlöschens der zerebralen Perfusion mit Szintigraphie oder angiographischen Methoden. Die erforderliche Sicherheit gewinnt diese Diagnostik durch die standardisierte Durchführung durch erfahrene Ärzte.

Der Nachweis des eingetretenen Hirntods hat große praktische Bedeutung, z. B. in der Transplantationsmedizin für die Gewinnung von Spenderorganen.

11 Schlaf-Wach-Störungen

11.1 Schlafstörung (Insomnie)

Die Schlafforschung ist noch jung – manche sehen ihren Beginn mit der Entdeckung bestimmter EEG-Veränderungen im Schlaf (REM-Schlaf etc.) 1953. Die genaue Funktion des Schlafs ist bisher unbekannt, allerdings dürfte die allgemeine Auffassung richtig sein, dass er der Erholung sowie körperlichen und seelischen Entspannung dient. Der Schlafbedarf sinkt von 16 Std. bei Neugeborenen auf etwa 6 Std. ab dem 50. Lebensjahr. Das tägliche Schlafprofil ist zum Teil Folge gesellschaftlicher und individueller Gewohnheiten, aber auch Ergebnis einer inneren biologischen Uhr, die sich mit dem 24-h-Hell-Dunkel-Wechsel gleichschaltet, selbst aber wohl etwas „langsamer" geht.

REM-Schlaf Der Schlaf lasst sich in verschiedene, rhythmisch aufeinander folgende Stadien einteilen. Die bekannteste ist der REM-Schlaf (von **r**apid **e**ye **m**ovement), der etwa alle 80–100 Min. durchlaufen wird, wobei der REM-Anteil des Schlafs von 50 % bei Neugeborenen auf etwa 20 % ab dem 50. Lebensjahr abfällt. Der REM-Schlaf geht mit erhöhter Traumaktivität und gesteigerten vegetativen Aktivitäten ähnlich dem Wachzustand einher.

> **Definition: Insomnie** ist das Empfinden unzureichenden oder nicht erholsamen Schlafs.

Es wird geschätzt, dass etwa ein Drittel der Bevölkerung an Insomnie leidet, Frauen und Ältere sind häufiger betroffen. Etwa die Hälfte der Patienten leiden an psychiatrischen Störungen, ein weiteres Viertel dürfte an der Kombination Unruhe, Angst vor Schlafstörung und Schlafstörung leiden. Weitere wichtige Ursachen sind das Restless legs-Syndrom, Alkohol- und Substanzmissbrauch, das Schlaf-Apnoe-Syndrom und weitere seltene neurologische Erkrankungen.

Die Behandlung hat drei Komponenten:

- Die körperliche Ursache einer Insomnie sollte gefunden und nach Möglichkeit behandelt werden.
- Die Patienten werden beraten hinsichtlich allgemeiner Maßnahmen zur Schlafhygiene.

- Falls es dann noch erforderlich ist, kann bei Bedarf 2–3x/Woche ein Schlafmittel genommen werden.

Allgemeine Regeln zur Verbesserung des Schlafs (Schlafhygiene)

- Im Bett nicht grübeln, wachliegen, arbeiten! Ausnahmen: sexuelle Aktivität und entspannende/schlafanstoßende Lektüre. Konsequenz: Aufstehen, zumindest Hinsetzen bei grüblerischer Schlaflosigkeit!
- Regelmäßigkeit hinsichtlich Schlaf und Mahlzeiten herstellen, um die „innere Uhr" zu stärken. Keine nächtlichen Mahlzeiten angewöhnen!
- „Nickerchen" am Nachmittag oder abends vor dem Fernseher vermeiden!
- Nach 14 Uhr keine koffeinhaltigen oder aufputschenden Getränke!
- Nikotinkonsum einschränken (Nikotin putscht auf)!
- Alkohol vor dem Schlaf meiden (fördert Einschlafen, mindert Durchschlafen)!
- Nicht hungrig oder übersättigt zu Bett gehen. Die letzte Mahlzeit wird 2–3 Stunden vor dem Zubettgehen empfohlen. Ideal für Zwischenmahlzeiten vor dem Schlaf sind Milchprodukte oder Bananen, die das schlaffördernde L-Tryptophan enthalten!
- Morgens das Tageslicht nutzen. Helles Licht hellt auch die Stimmung auf, ersatzweise werden Lichttherapielampen eingesetzt. Licht vor oder während des Schlafs oder in nächtlichen Wachphasen vermeiden!
- Körperliche Aktivität bis 18 Uhr ist schlafförderlich.

11.2 Schlaf-Apnoe-Syndrom

> **Definition:** Das **Schlaf-Apnoe-Syndrom** ist durch nächtliche Unruhe, Schnarchen und Tagesschläfrigkeit gekennzeichnet und vor allem durch gehäufte Phasen von Apnoe: Häufiger als 10 x pro Stunde kommt es zu Atempausen, die länger als 10 Sek. anhalten. Durch den nächtlichen Sauerstoffmangel kann es zu Insomnie, Depressivität, Kopfschmerzen, arterieller Hypertonie, Herzinsuffizienz, koronarer Herzerkrankung sowie Myokardinfarkt und Schlaganfällen kommen.

Als mögliche Ursache kommt eine Reihe von neuromuskulären Erkrankungen in Betracht. Ein HNO-Arzt muss Veränderungen im Verlauf der Atemwege ausschließen. Übergewicht und Alkoholgenuss sind Risikofaktoren.

Meistens handelt es sich um ein **obstruktives** Schlaf-Apnoe-Syndrom, bei dem die Verlegung der Atemwege durch muskuläre Schwäche, Zurückfallen der Zunge mit Schnarchen entsteht; nur 10 % gehen auf eine **zentrale** Atemregulationsstörung zurück,

Ursache

z. B. die **Cheyne-Stokes-Atmung** ist durch einen periodischen Wechsel von Apnoe und tiefen Atemzügen gekennzeichnet.

Diagnostik Mit einer Schlafpoly(somno)graphie werden Sauerstoffsättigung, Augenbewegungen, EMG des M. mentalis oder von Extremitätenmuskeln, die Luftströmung in Mund und Nase, thorakale und abdominelle Atemexkursionen, Schnarchgeräusche und das EKG registriert. Das MESAM-Screening wird als Suchtest eingesetzt und zeichnet mit einem tragbaren Gerät die Sauerstoffsättigung, das EKG und Schnarchgeräusche auf.

Therapie Schlafmittel müssen vermieden werden, eher werden Theophyllin oder antriebsteigernde Antidepressiva eingesetzt. Als eindeutig wirksam hat sich das nächtliche Tragen einer geeigneten Atemmaske mit einem kontinuierlichen Druck von 5–15 cm H_2O CPAP erwiesen, mit der es zu erheblichen Besserungen des Allgemeinzustandes kommen kann.

11.3 Narkolepsie

Bei diesem Syndrom kommt es neben ausgeprägte Tagesmüdigkeit zu regelrechten Schlafattacken auch in Situationen, die sich nicht mit Schlaf vereinbaren lassen wie Spazierengehen, Fahrradfahren. Es kann zu automatisiertem Verhalten kommen, bei dem die Tätigkeit wie abwesend und unvollständig weitergeführt wird. Charakteristisch für dieses Syndrom sind auch Zustände mit attackenartigem Tonusverlust (**Kataplexie**) der Muskulatur, die typischerweise durch affektive Auslöser wie Schreck, übergroße Freude etc. ausgelöst werden können. Neben gestörtem Nachtschlaf können seltsame Zustände von Bewegungsunfähigkeit in der Einschlaf- oder Aufwachphase kommen, die quälend sind und nur durch äußeren Weckreiz durchbrochen werden können. Es handelt sich um eine Störung des REM-Schlafs, der beim Einschlafen vorzeitig auftritt. Diese „Wachanfälle" zeigen bei erhaltenem Bewusstsein das REM-typische Erschlaffen der Muskulatur ohne sonstige Schlafzeichen.

Die Ursache ist unbekannt; genetische und immunologische Faktoren scheinen eine Rolle zu spielen. Wahrscheinlich besteht eine Störung im Zusammenspiel der Neurotransmitter.

11.4 Parasomnien

Das **Schlafwandeln** ist familiär gehäuft, soll bei bis zu 15 % der Bevölkerung vorkommen und sistiert spontan nach dem Jugendalter. Die Patienten befinden sich trotz Umhergehens und teils geordneter Verhaltensweisen im Tiefschlaf, sind schwer erweckbar und haben anschließend eine Amnesie.

Pavor nocturnus werden nächtliche Angstschreie, Panikattacken mit Schweiß und Tachykardie genannt, in denen die Betroffenen zunächst kaum zu beruhigen sind, sich bei motorischen Attacken verletzen können und meist keinen Traum erinnern.

Alptraum nennt man angstbesetzte und erinnerliche Träume mit Schlafstörung.

12 Hirndruck

Definition: Ein erhöhter Hirndruck liegt bei einer dauerhaften Erhöhung des intrakraniellen Drucks über 15 mmHg vor. Der Druck im Hirnparenchym, Liquorraum und den Blutgefäßen beeinflusst sich gegenseitig, sodass Drucksteigerungen von jedem der drei genannten Räume (Kompartimente) ausgehen können. Fortschreitender Hirndruck kann lebensbedrohlich sein.

12.1 Pathogenese des Hirndrucks

Das Schädelinnere ist zu etwa 80 % von Hirngewebe und zu je etwa 10 % von Liquor und Blut gefüllt. Aus jedem dieser Kompartimente kann Druck auf die anderen ausgeübt werden, im Gegenzug kann auf diesem Weg auch erhöhter Druck begrenzt ausgeglichen werden, z. B. Verminderung des venösen Drucks durch eine Hochlagerung des Oberkörpers (s. u.). Pressen oder Flachlagerung erhöhen den Venendruck und damit den Hirndruck.

Grundwissen: Bei Kleinkindern lösen sich bei zunehmendem Hirndruck die noch nicht festen Knochennähte des Schädeldachs, und der Schädel wird insgesamt größer. Beim ausgewachsenen Schädel mit seinen festen Nähten hingegen droht nach Ausschöpfung der Kompensationsmechanismen die Massenverschiebung von verdrängtem Hirngewebe mit der Folge einer „Einklemmung".

Hauptursachen des pathologischen Hirndrucks sind:
- Hirnödem (Hirnschwellung)
  - zytotoxisch, z. B. durch Schlaganfall, Enzephalitis, Hirnkontusion
  - vasogen, z. B. im Umfeld eines Hirntumors
  - interstitiell, z. B. durch erhöhten Liquordruck
- Hirntumoren (vgl. Kap. 13, S. 196)
- Subduralhämatome oder -hygrome
- Hirnblutung (S. 240)
- Vasodilatation, z. B. durch Hyperkapnie bei Schlaganfällen, durch Azidose etc.

- erhöhter zentraler Venendruck, z. B. Thrombose der ableitenden Sinusvenen, Herzinsuffizienz oder Flachlagerung
- Liquorzirkulationsstörungen, Hydrozephalus (S. 193)

Hirnödem Nur das vasogene Ödem spricht sehr gut auf eine Behandlung mit Kortikosteroiden, wie z. B. Dexamethason (Fortecortin®) an. Steroide sind ein wichtiger Bestandteil der Behandlung von raumfordernden Hirntumoren, die oft ein vasogenes Ödem zeigen.

Zeitlicher Verlauf und Dynamik des Hirndrucks Je nach Ursache kann der Verlauf hochakut (z. B. Hirnblutung) oder völlig unspektakulär und chronisch sein. Bei raumfordernden Schlaganfällen kann es besonders bei jungen Menschen unter 40 Jahren recht schnell innerhalb von 24 Std. zu Hirndruck kommen, während das Schlaganfallödem sich bei älteren Menschen oft erst am 2.–4. Tag bemerkbar macht. Es kann beim Schlaganfall und vor allem beim Hirntrauma (Kontusion) noch bis zum 10. Tag zunehmen. Besonders bei schwerer, bakterieller Meningitis muss mit Hirnschwellungen und Liquorzirkulationsstörungen gerechnet werden. Bei einem Shuntsystem der Ventrikel kann es jederzeit zu einer Fehlfunktion z. B. des Ventils und dann zu akutem Hirndruck kommen. Kurzfristige Druckspitzen beim Pressen, Husten, Bücken können 60 mmHg erreichen und symptomlos bleiben. Andererseits kann ein anhaltend erhöhter Hirndruck ab 20 mmHg erste Einklemmungszeichen bewirken. Ein über 30 Min. anhaltender Hirndruck von über 50 mmHg führt zum Tod.

12.1.1 Einklemmung

Pathogenese Durch Hirndruck und Hirnschwellung kommt es zu einer Verlagerung von Hirngewebe. Diese wird vor allem durch zwei breite, starre Durafalten behindert (Abb. 12.1): der Sichel (Falx), die senkrecht in der Schädelmitte steht und beide Hirnhemisphären trennt, und von dem querverlaufenden Dach (Tentorium) im Bereich der hinteren Schädelgrube, welches das Großhirn vom Kleinhirn trennt. Auch das Foramen magnum kann Einklemmungsort sein.
Zu den häufigsten Massenverschiebungen zählen:

- **Mittellinienverlagerung** unter oder mit der Falx zur gesunden Gegenseite
- **Abklemmen von Hirnarterien** (z. B. der A. carotis anterior oder A. pericalosa unter der Falx) mit nachfolgenden Schlaganfällen
- **laterale Druckschäden** durch Druck des Tentoriumschlitzes der Gegenseite auf den Hirnschenkel mit nachfolgender Extremitätenparese auf der Hirndruckseite (gleichseitig!)
- **axiale symmetrische Quetschung** des Hirngewebes durch Verlagerung von Hirnanteilen durch die Engstellen: z. B. Tiefstand der Kleinhirntonsillen und der Medulla oblongata im **Foramen magnum** Richtung Spinalkanal oder Hochstand von Kleinhirnanteilen oder der oberen Medulla oblongata durch den **Tentoriumschlitz** „nach oben" bei einer Raumforderung im Kleinhirn

Einklemmungsmöglichkeiten:

- unterhalb der Falx
- am und im Tentoriumschlitz
- im Foramen occipitale magnum

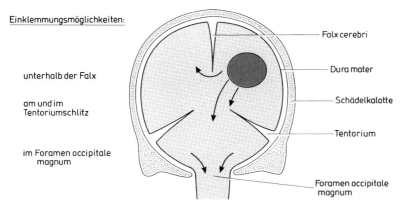

Abb. 12.1: Einklemmungsmechanismen durch Hirnverlagerung infolge einer Raumforderung im linken Marklager. Die Pfeile geben die Richtung der Massenverschiebung an.

12.1.2 Diagnostik des Hirndrucks

Klinische Symptome der Einklemmung

> **Merke: Hauptsymptome** des Hirndrucks (Einklemmungssymptome) mit ansteigendem Druck sind:
> - morgendliche Kopfschmerzen, Erbrechen im Schwall ohne Übelkeit, Hypertonus und Bradykardie (ab 20 mmHg), evtl. Stauungspapille, Sehstörungen
> - Abnahme von Vigilanz/Wachheit, Bewusstsein (Sopor ab ca. 30 mmHg)
> - Koma, Pupillenstörungen, Streckkrämpfe, Atemregulationsstörungen (ab ca. 40 mmHg)

> **Pflegehinweis:** Für das Pflegepersonal ist es wichtig, eine drohende Einklemmung rechtzeitig zu erkennen.
> In der Frühphase sind die Patienten oft „nur" unruhig, eine Wesensänderung ist oft schwer zu erkennen. **Leitsymptome** sind **zunehmende Bewusstseinsstörungen** und bei Intensivpatienten **pathologische Atemrhythmen, gestörte Pupillenreaktionen und Augenbewegungen** (okuläre Reflexe) und das **Auftreten von Massenbewegungen**.
> - Wachheit/Vigilanz: Somnolenz bis Koma
> - Bewusstsein qualitativ: Orientierungsfragen
> - Reaktion auf Schmerzreize vermindert oder ungezielt?
> - Spontane Körperstellungen: Beuge- oder Strecksynergismen (Massenbewegungen)
> - Pupillenregulation: Weite/Form, Reaktion auf Licht, im Seitenvergleich
> - Hirnstammreflexe: Vestibulo-okulärer Reflex (VOR), Korneal- und Wimpernreflex, Rachen-/Würgereflexe
> - Extremitätenmotorik: Kraft, Selektivität/Feinmotorik, Pyramidenbahnzeichen, Muskeltonus
> - Atemregulation: pathologische Muster?

Beobachtungsbogen

> Die meisten Parameter (nicht Pupillen, Atmung, Extremitätenmotorik) sind in der gebräuchlichen **Glasgow-Coma-Scale** abgebildet.

Einsatz von Sonden zur Druckmessung
Bei klinischen Zeichen eines erhöhten intrakraniellen Drucks kann eine Druckmessung nicht als generelle Routinemaßnahme empfohlen werden. Technische Messungen durch neurochirurgische Sonden epidural, subdural oder im Hirnparenchym sind nur bei therapeutischen Konsequenzen sinnvoll, vor allem wenn die Hirndrucksymptomatik nicht mehr klinisch beurteilt werden kann, z. B. im Koma oder bei tiefer Sedierung.

12.1.3 Einklemmungssyndrome

Je nach Ort der Einklemmung kommen unterschiedliche Symptomschwerpunkte vor, dabei sind natürlich Mischbilder und Übergänge möglich:

Zwischenhirnsyndrom
: Das **dienzephale oder Zwischenhirn-Syndrom** (Thalamus, Hypothalamus) macht sich durch zunehmende Vigilanzminderung, Konzentrations- und Orientierungsstörung bemerkbar. Die Pupillen sind eng und reagieren. Die Augen blicken konjugiert (also etwa parallel), spontan ungezielt mit z. T. enthemmten Stellreflexen. Schmerzreize werden anfangs gezielt abgewehrt, später kommt es zu Massenbewegungen mit bevorzugter Beugestellung der Arme und Streckung der Beine und pathologischem Atemmuster (Cheyne-Stokes).

Mittelhirnsyndrom
: Beim **mesenzephalen oder Mittelhirn-Syndrom** besteht ebenfalls zunehmender Vigilanzverlust. Die Pupillen reagieren schlecht auf Licht. Die Blickachsen machen diskonjugierte Bewegungen, die Blickreflexe sind schwach. Schmerzreize führen zu Streckkrämpfen der Extremitäten mit Adduktion-Innenrotation der Arme. Das Atemmuster stellt sich nun maschinenartig dar (Maschinenatmung), außerdem zeigen sich Kreislauf- und Temperaturstörungen.

Pontines Syndrom
: Beim **pontinen Syndrom** (Pons = Brücke, S. 40) reagieren die mittelweiten und oft entrundeten Pupillen der komatösen Patienten nicht mehr auf Licht, die Blickreflexe sind erloschen. Schmerzreize können noch vereinzelte Strecksynergismen auslösen. Der Muskeltonus lässt nach. Die Atmung wird unregelmäßiger, schnappender.

Bulbärhirnsyndrom
: Beim **Bulbärhirnsyndrom** mit Kompression der Medulla oblongata im Foramen magnum entsteht ein schlaffes Koma mit weiten, lichtstarren Pupillen und bewegungslosen diskonjugierten (Blickachsen nicht koordiniert) Augen. Über Schnappatmung kommt es zum Tod.

12.2 Hirndrucktherapie

Je bedrohlicher der Hirndruck erscheint, desto sinnvoller ist die Behandlung auf spezialisierten intensivmedizinischen Stationen. Die beim Schlaganfall als wirksam nachgewiesene metabolische Basisbehandlung dürfte auch beim Hirndruck vorteilhaft sein.

Konservative Basistherapie

Pflegehinweis:
- sehr gute arterieller Oxygenierung (Sauerstoffsättigung)
- völlige Normalisierung des Blutzuckers
- ein stabil ausgeglichener Elektrolyt- und Wasserhaushalt inkl. guter Nierenfunktion
- Normalisierung der Körpertemperatur

Die Patienten sollten nicht pressen (z. B. nicht aktiv heben und sich nicht anstrengen). Stuhlgang wird gefördert durch Gabe von Laxanzien, Hustenstöße können z. B. durch Antitussiva unterdrückt werden. Eine schnelle Mobilisierung zum Sitzen erscheint ebenfalls empfehlenswert.

- Häufigkeit des endotrachealen Absaugens gering halten — Absaugen
- Zeitpunkt zu einem niedrigen Hirndruck- bzw. ICP-Wert wählen
- in Kopfmittelstellung und nicht länger als 15 Sek. absaugen
- evtl. vorherige Oxygenierung

- Flachlagerung des Patienten vermeiden — Körperpflege
- ruhige Atmosphäre schaffen
- ggf. auf Ganzwaschung verzichten

Schmerzen und Ängste können den Hirndruck erheblich steigern. Es ist eine möglichst ruhige, angenehme und angstfreie Atmosphäre zu schaffen. — Angst und Schmerz

Der venöse Abfluss sollte nicht durch Abknicken des Kopfs behindert werden, eine leichte Oberkörperhochlagerung um ca. 30° wird empfohlen, außer bei bedrohlich hohem (> 30 mmHg) Hirndruck oder niedrigem Blutdruck, bei denen eine Flachlagerung die arterielle **Hirndurchblutung** verbessern soll. — Oberkörperhochlagerung

Eine Besserung der Hirndurchblutung zur Verkleinerung von Schlaganfällen trägt indirekt zur Minderung einer Hirnschwellung bei. Allerdings würde eine Flachlagerung (Besserung des arteriellen Drucks) oder eine Volumenbelastung auch den Hirndruck steigern, besser sind also herzstützende Maßnahmen, die neben der arteriellen Durchblutung auch den venösen Abfluss fördern. — Besserung der Hirndurchblutung

Weitere technische Maßnahmen zur Hirndrucksenkung
- Beatmung durch möglichst **niedrigen endexspiratorischen Druck** („best PEEP").

- **Sedierung und Narkose** mit „Burst-Suppression-Muster" im EEG zur Minderung des metabolischen Bedarfs des Hirns und damit des Blutflusses und -volumens. Barbiturate könnten zu einer willkommenen leichten Temperatursenkung führen.
- **Vorsichtige Hyperventilation**: Durch induzierte Hypokapnie kommt es für einige Stunden zur Vasokonstriktion und Verminderung des zerebralen Blutvolumens, die nicht zu stark bzw. nachteilig werden darf.
- **Hyperosmolare Therapie** (z. B. mit Mannit 20 %; Sorbit 40 % im Bolus i.v., Glycerin 10 % kontinuierlich i.v. und Glycerin 85 % oral 3–4 x/d) vermindert ein zytotoxisches Ödem; die i.v. einsetzbaren Substanzen sind heikel (Rebound-Effekt? Hämolyse?).
- **Glukokortikosteroide** mindern ein vasogenes Ödem und haben vielfältige Auswirkungen auf Entzündungsprozesse. Darüber hinaus wirken sie auf das Hirnparenchym insgesamt dehydrierend. Bei Pneumokokkenmeningitis können 4 x 10 mg Dexamethason über 4 Tage die Sterblichkeit senken. Es gibt gute Erfahrungen beim Einsatz gegen das Ödem von Hirntumoren oder Metastasen.
- **Tris-Puffer**: Ein Bolus senkt erhöhten Hirndruck schnell und deutlich, führt allerdings zu einer Alkalisierung des Blutes, die der Therapie Grenzen setzt.

Liquordrainage
Die Ableitung von ventrikulärem Liquor nach außen (vorübergehende externe Ventrikeldrainage) oder nach innen (mit einem dauerhaften Shunt bzw. einen Ventilkatheter in den rechten Vorhof des Herzens (atrialer Shunt) oder ins Peritoneum (peritonealer Shunt) ist bei erhöhtem Liquordruck durch z. B. Hydrocephalus occlusus oder malresorptivus eine traditionelle und allgemein als wirksam angesehene Therapie.
In eine Seitenkammer des Hirns wird durch ein Bohrloch ein Katheter eingebracht, der mit einem Ventil und einer Pumpe versehen ist. Das Ventilsystem gewährleistet einen erforderlichen Restdruck im Ventrikel, indem es nur bei Überschreitung dieses eingestellten Druckwerts einen Liquoraustritt erlaubt (s. Abb. 12.2, S. 194).

Druckentlastung durch Tumor-Operation
Epi- oder subdurale Hämatome werden drainiert, wenn von ihnen eine erkennbare Druckwirkung ausgeht und wenn sie leicht erreichbar und operabel sind. Ähnlich verhält es sich mit der OP von intrazerebralen Blutungen, Tumoren oder anderen Raumforderungen. Gegen eine Operation sprechen bereits bestehende Einklemmungssyndrome mit z. B. weiten lichtstarren Pupillen oder eine chirurgisch nur schwierig erreichbare Lokalisation (z. B. Hirnstamm, Thalamus). Es empfiehlt sich ein frühzeitiges Einbeziehen neurochirurgischer Fachkompetenz.

Dekompressionskraniektomie
Durch Entfernung von ausgedehnten Teilen der Schädeldecke inkl. erforderlicher Duraerweiterungsplastik und im Einzelfall auch durch Entfernung von Blut und Gewebe wird Platz geschaffen und eine Vorwölbung des Hirns ermöglicht, um einen intrakraniellen Druckanstieg zu vermeiden. Die Kalotte kann nach Abklingen der Schwellung (in der Regel nach wenigen Wochen) wieder eingesetzt werden. Erfahrungen bei raumfordernden Schlaganfällen sprechen für eine möglichst frühzeitige Trepanation.

Hypothermie
Der Vorteil einer Hypothermie (Zieltemperatur meist um 32–34 °C) ist eine Drosselung des Stoffwechsels und damit der Durchblutung. Als Begleitkomplikationen kann es zu Infekten, hypovolämischem Schock oder Elektrolytstörungen mit Herzrhythmusstörungen kommen. Der Nutzen des Verfahrens ist noch nicht so eindeutig nachgewiesen wie die Senkung erhöhter Temperaturen in den Normalbereich.

12.3 Liquorzirkulationsstörung

Definition: Hydrozephalus bedeutet Wasserkopf. Die äußeren und inneren Liquorräume sind im Verhältnis zum Hirngewebe erweitert. Dieses Missverhältnis kann durch einen Schwund des Hirngewebes (**Hydrocephalus e vacuo**), auf einem Missverhältnis von Liquorproduktion und -resorption (**H. hypersecretorius** bzw. **malresorptivus**) oder auf einer Verlegung der Abflusswege (**H. occlusus**) beruhen.

Der **Liquor** befindet sich in den äußeren und inneren Liquorräumen, die im Bereich des Hirnstamms durch drei kleine Öffnungen miteinander in Verbindung stehen. Der äußere Liquorraum entspricht dem Subarachnoidalraum zwischen den weichen Hirnhäuten Pia mater und Arachnoidea (vgl. S. 39), der innere den Hirnventrikeln. Der Liquor wird im Plexus chorioideus der Seitenventrikel gebildet und fließt über den dritten Ventrikel durch das Aquädukt in den vierten Ventrikel und von dort durch die o. a. Verbindungsöffnungen in die Kleinhirnzisterne und den Subarachnoidalraum. Hier wird der Liquor durch die Pacchioni-Granulationen in die großen Hirnvenen und damit in den Blutkreislauf aufgenommen.

Anatomie

12.3.1 Hydrozephalus und erhöhter Hirndruck

Behinderungen des Liquorflusses führen je nach Lokalisation zu charakteristischen Erweiterungen der Hirnkammern. Als Ursachen kommen Tumoren, Verklebungen nach Entzündungen (**H. occlusus**) oder eine Schädigung der Resorptionswege durch Blutungen, Traumen oder Eiweißabscheidungen von Tumoren (**H. malresorptivus**) in Betracht.

Beim **Hydrozephalus e vacuo** besteht keine Liquordruckerhöhung, sondern ein Schwund des Hirngewebes (meistens altersbedingt, aber auch posttraumatisch oder frühkindlich).

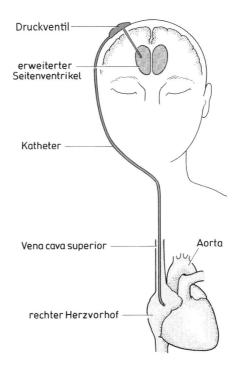

Abb. 12.2: Ventrikeldrainage; Verbindung zwischen Seitenventrikel und rechtem Herzvorhof

12.3.2 Normaldruck-Hydrozephalus

Eine Sonderform ist der Normaldruckhydrozephalus. Es wird eine Abflussbehinderung im Subarachnoidalraum angenommen; der Liquordruck wird als nicht deutlich erhöht angesehen, kann allerdings vorübergehend doch erhöht sein.

Trias   Die typischen **Leitsymptome** eines Normaldruck-Hydrozephalus sind
- **Gangstörung** (> 85 %): oft breitbeinig, kleinschrittig, mit steifem Rumpf, am Boden haftend
- **Demenz** (60–80 %): oft nur leicht ausgeprägt, prognostisch ungünstig
- **Blasenstörung** (30-60 %): oft als Drang-Inkontinenz, meist ohne Restharn

Diagnostik und Therapie   Wenn klinisch (s. o.) und röntgenologisch (CT, MRT) der Verdacht auf einen Normaldruck-Hydrozephalus besteht, wird präoperativ meist probeweise eine Liquorentnahme von ca. 40 ml (**Spinal-Tap-Test**) oder eine probeweise intermittierende **Drainage** angelegt. Der Effekt muss sorgfältig dokumentiert werden. Nach einem Tag der Eingewöhnung in den Krankenhausalltag sind die Gangparameter (Geschwindigkeit, Schrittlänge etc.) und nicht lernabhängige kognitive Fähigkeiten (Zahlenverbindungstest, Konzentrationsaufgaben), die täglich zur gleichen Zeit durchgeführt werden müssen, geeignete Verfahren.

12.3.3 Liquorunterdruck-Syndrom

Der niedrige Liquordruck ist ursächlich häufig nicht zu klären. Denkbar wäre ein Liquorverlust durch verborgene Lecks (Risse, nach Traumen, Husten etc.) oder nach einer artifiziellen Liquorpunktion bei orthopädischer Spritzenbehandlung in der Nähe der Spinalwurzeln („Periradikuläre Therapie").
Die MRT zeigt oft eine diffuse Kontrastmitteilanreicherung oder Verdickung der Hirnhäute.
Klinisch besteht ein Syndrom aus migräneähnlichen Kopfschmerzen, die sich im Liegen in typischer Weise bessern, evtl. Ohrgeräuschen, Hypakusis, leichtem Meningismus und Abgeschlagenheit.
Behandelt wird mit Bettruhe, erhöhter Flüssigkeitszufuhr und Geduld. In Einzelfällen kann eine Eigenblut-Injektion (blood patch) zur Verklebung einer Fistel führen.

12.4 Pseudotumor cerebri

Es besteht ein **erhöhter Hirndruck** ohne erkennbare auslösende Ursache. Als Risikofaktoren gelten vor allem Übergewicht und Gewichtszunahme; oft sind junge Frauen betroffen. Ein Zusammenhang mit der Einnahme bestimmter Medikamente oder mit endokrinologischen Störungen wird vermutet. Auszuschließen sind vor allem eine Sinusvenenthrombose, ein Plexuspapillom (mit erhöhter Liquorproduktion) sowie verschiedene Anomalien des Liquorraums.

Leitsymptome sind **drückende Kopfschmerzen, beidseitige Stauungspapillen** und wechselhafte **Sehstörungen**. Die Liquorpunktion im Liegen zeigt einen Eröffnungsdruck von > 25 cm Liquorsäule im Queckenstedt-Röhrchen.	Trias

Therapeutisch stehen serielle Liquorpunktionen und eine medikamentöse Therapie mit Acetazolamid (Diamox®) und in Zukunft evtl. häufiger Topiramat im Vordergrund. Kontrolliert werden der Visus, der Augenhintergrund und der Liquor-Eröffnungsdruck (bei Eröffnung des Liquorraums; Steigröhrchen).

13 Tumoren des Zentralnervensystems

Karin Hanewinkel

Definition: Die Tumoren des Hirns und Rückenmarks entstehen als gut- oder bösartige Gewebewucherungen aus den Zellen des Hirngewebes und seiner Häute und werden als primäre Tumoren des zentralen Nervensystems (ZNS) bezeichnet. Deutlich häufiger sind die sekundären ZNS-Tumoren, die als Metastasen extrakranieller Tumoren im ZNS auftreten. Eine Sondergruppe bilden die seltenen primären ZNS-Lymphome.

Ursache — Umwelteinflüsse spielen wohl keine Rolle. Nach hochdosierter Strahlenbehandlung ist das Tumorrisiko erhöht. Wahrscheinlich sind punktuelle Fehlregulationen des Zellwachstums wesentlich. Es findet sich ein erhöhtes Risiko für Gliome bei Verwandten ersten Grades. Darüber hinaus existieren erbliche Krankheiten, in deren Verlauf Hirntumoren gehäuft auftreten, u. a. tuberöse Sklerose, Neurofibromatose I und II (S. 396 f.) und das Von- Hippel-Lindau-Syndrom.

13.1 Einteilung

Die Hirntumoren werden nach ihrem histologischen Befund klassifiziert, indem man versucht, die ursprüngliche Herkunft des Tumors (Neuron, Gliazellen, Hirnhäute etc.) zugrunde zu legen (vgl. Tab. 13.1). Schwierigkeiten ergeben sich, wenn der Tumor entdifferenziert ist und den ursprünglichen Zelltypus nicht mehr erkennen lässt, oder wenn gleichzeitig verschiedene Zelltypen nachweisbar sind (Mischgliome etc.).

Häufigkeit — Die Daten zur Häufigkeit von primären ZNS-Tumoren schwanken auch in so großen Registern wie dem der USA (vgl. Tab. 13.1) noch immer von Jahr zu Jahr. Man geht von 11–12 Neuerkrankungen pro 100.000 Einwohner und Jahr (Inzidenz) aus, gut die Hälfte gilt als maligne. In den letzten Jahren zeigt sich die Inzidenz primärer ZNS-Lymphome deutlich steigend. Die Inzidenz maligner ZNS-**Metastasen** ist 10x höher als die der malignen hirneigenen Tumoren.

Als neuroepithelial werden die vom Hirngewebe ausgehenden Tumoren genannt. Sie gehen in aller Regel nicht von den Nervenzellen (Neuronen) aus, sondern viel häufiger von ihrem Stützgewebe (Gliazellen S. 36).

Hirneigene Tumoren (ohne Metastasen)	Mittleres Erkrankungsalter	Relative Häufigkeit
Neuroepitheliale Tumoren	53	39,2 %
davon:		
Anaplastische Astrozytome	51	2,7 %
Pilozytische Astrozytome	12	2,1 %
andere Astrozytome	44	3,7 %
Glioblastom	64	18,5 %
andere maligne Gliome	41	2,5 %
Oligodendrogliome	41	2,0 %
Mischgliome	42	1,1 %
Ependymome	41	2,1 %
Embryonale / Medulloblastome	9	1,5 %
Pinealis-Tumoren	20	0,2 %
Andere		2,8 %
Tumoren der Hirnnerven und Rückenmarkswurzeln	52	9,0 %
Meningeome	63	32,1 %
Lymphome	63	2,8 %
Keimzelltumoren, Zysten, Heterotopien	16	0,5 %
Tumoren der Sella-Region	49	9,1 %
Hämangiome	67	1,5 %
andere hirneigene Tumoren		5,8 %
	57	100,0%

Tab. 13.1: WHO-Klassifikation der primären Hirntumoren
Es liegt einer Tabelle des US-Hirntumorregisters (2000-2004) zugrunde, die auch Mittleres Erkrankungsalter und relative Häufigkeit primärer, hirneigener Tumoren angibt

13.2 Wachstumsverhalten

Malignität und Benignität

Wir nennen Tumoren maligne (bösartig), wenn sie
- einen Drang zur Metastasierung zeigen,
- eine hohe Wachstumsgeschwindigkeit haben und
- das umgebende Körpergewebe durchwachsen (infiltratives Wachstum).

maligne = bösartig

Die Malignität von Hirntumoren gründet sich kaum auf Metastasierung, die praktisch keine Rolle spielt. Viel gefährlicher ist das infiltrative Wachstum in die umliegenden Hirngewebe, die dadurch Funktionsstörungen erleiden und bei Operationen und Bestrahlung mitgeschädigt werden. Je nach Funktion des Umgebungsgewebes kann schon ein kleines Geschwulst, z. B. im Hirnstamm, zu schwerwiegenden und mit dem Leben nicht vereinbaren Ausfällen führen. In weniger wichtigen Hirnarealen können Tumoren dagegen lange symptomarm bleiben.

Die Bösartigkeit des Hirntumors kann sich auch in einer fortschreitenden **Malignisierung** zeigen, indem im Verlauf die Wachstumsgeschwindigkeit und/oder die Infiltration der Nachbargewebe zunehmen. Zeigt ein ehemals benigner Hirntumor im Verlauf eindeutige Kriterien für ein nun bösartiges Verhalten, spricht man von sekundärer Malignisierung.

Benigne = gutartig

Vermeintlich benigne Hirntumor verhalten sich häufig nicht so „gutartig", wie man erwarten könnte. Manche bilden zwar eine Kapsel, sodass sie leichter operabel erscheinen, allerdings kann die Kapsel so eng mit Knochen oder Hirn verbunden sein, dass sie nicht vollständig entfernt werden kann und eine Quelle anhaltenden Tumorwachstums darstellt. Auch kann ein gutartiger, abgrenzbarer Tumor in der räumlichen Enge des umhüllenden Schädelknochens schon früh zu verdrängendem (expansiven) Wachstum und Druckschäden im umliegenden Nervengewebe und zu Hirndruck (S. 187 ff.) führen. Auch ein langsames, infiltrierendes Wachstum (diffuse Gliose) kann mit der Zeit Druck aufbauen.

WHO-Gradeinteilung

Die WHO-**Gradeinteilung** versucht über die Gewebetypisierung hinaus, die Tumoren einer vierstufigen Malignitäts-Skala zuzuordnen. In der Summe ergibt sich die Diagnose aus der Gewebetypisierung (z. B. pilozytisches Astrozytom, vgl. Tab. 13.1) und der Gradeinteilung WHO III (Tab. 13.2), also z. B.: Pilozytisches Astrozytom WHO III.

Tab. 13.2: Gradeinteilung der Hirntumoren

Grad	Dignität/Prognose	Beispiel
Grad I	gutartig, lange Überlebenszeit	Meningeom I
Grad II	noch gutartig, Malignisierung möglich	Astrozytom II
Grad III	bösartig, kürzere Überlebenszeit	Astrozytom III
Grad IV	sehr bösartig, kurze Überlebenszeit	Glioblastom, Medulloblastom

13.3 Besonderheiten einzelner Hirntumoren

Malignes Glioblastom IV

Ausgehend von histologisch nicht mehr differenzierbaren Gliazellen; häufigster Hirntumor; Lokalisation vorwiegend frontal, temporal und parietal; Auftreten im mittleren und höheren Lebensalter; kurzer Krankheitsverlauf (6 Monate); wächst gefäßreich, infiltrierend. Trotz Operation und Bestrahlung ist der weitere Verlauf meistens ungünstig.

Oligodendrogliom II und III

Geht von der Oligodendroglia aus; meist frontal, temporo-medial und parietal lokalisiert; Auftreten im mittleren Lebensalter; längerer

Verlauf (3 Jahre); wächst solide, verdrängend und leicht infiltrierend; oft Rezidive noch nach 3–5 Jahren; vergleichsweise besseres Ansprechen auf Chemotherapie.

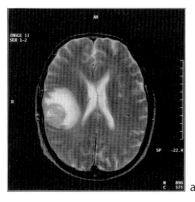
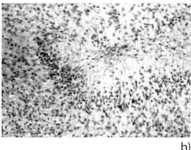

a) b)

Abb. 13.1: Hirntumor eines 63-jährigen Mannes. Die MRT (a) zeigt einen kugelförmigen Tumor rechts parieto-zentral, von einigen Gefäßen durchzogen, und ein umgebendes (perifokales) Ödem. Weitere Schichtbilder zeigen: Kontrastmittelaufnahme und zapfenförmige Tumorausläufer in das umliegende Hirn. Das histologische Präparat (b) zeigt pseudopalisadenförmig angeordnete astrozytenähnliche Zellen mit teils vielgestaltigen Kernen. Diagnose: Glioblastom WHO IV

Geht von den Astrozyten aus; wächst vorwiegend frontal und temporal; tritt im mittleren Lebensalter auf, eher etwas früher; Verlauf bei Grad II länger (3 Jahre) als bei der schon malignen Form Grad III (anaplastisches Astrozytom); wächst gelegentlich zystisch; Abgrenzbarkeit häufig nur unscharf; neuroradiologisch nicht so gut fassbar.	Astrozytom II
Gutartigste Form der Astrozytome (Grad I); langsam wachsend; vorwiegend im Bereich der Mittellinie (Kleinhirn, Hirnstamm, Thalamus); häufig im Kindes- und Jugendalter; gute operative Ergebnisse wegen meist guter Abgrenzbarkeit.	Pilozytisches Astrozytom I
Embryonaler Tumor der Kinder und jungen Erwachsenen; wächst nur unterhalb des Tentoriums im Bereich des Kleinhirns und des Hirnstamms und macht sich bemerkbar mit Hirndruck (Hydrozephalus); neigt zu „Abtropf"-Metastasen in den Liquorraum, deshalb müssen liquorableitende Shunt-Systeme vermieden werden; immer wieder Rezidivbildung; gute Operabilität und Möglichkeit zur Radiatio verbessern die Prognose.	Medulloblastom IV
Geht von den Ependymzellen der Ventrikelwand aus; Auftreten im Kindes- und Jugendalter, im Erwachsenenalter selten; langsamer Verlauf (viele Jahre); Liquoruntersuchung zur Frage der meningealen Aussaat: dann auch spinale Radiatio, die die Prognose deutlich bessert.	Ependymom II und III

Von Nervenzellen ausgehende Tumoren

Tumor der Nervenfaserhülle, besonders des N. acusticus (Akustikusneurinom, Kleinhirnbrückenwinkeltumor); Hörminderung oft Erstsymptom. AEP (S. 73) sind empfindlicher Suchtest. 35.–40. Lebensjahr; langsamer Verlauf, OP nur bei Jüngeren (< 65 J.), dann günstige Erfolge, aber Risiko des Fazialisnerv-Ausfalls. Radiatio bessert die Prognose.	Neurinom/Neurofibrom

Von der Hirnhaut ausgehende Tumoren

Meningeom I–III — Ausgehend von den Hirnhäuten, meist kugelig, gelegentlich rasenförmig, häufig mit Knochenveränderungen (Verdickung oder Verdünnung, kann in den Knochen einwachsen); wächst vorwiegend in der Nähe der Mittellinie an der Falx, am Keilbeinflügel und an der Konvexität des Gehirns; relativ häufiger, gutartiger Tumor; langsamer Verlauf (viele Jahre); nach vollständiger operativer Entfernung bei Grad I praktisch kein Rezidiv.

Vom Lymphgewebe ausgehende Tumoren

ZNS-Lymphome — „Primäre" ZNS-Lymphome entstehen im ZNS und metastasieren nicht. Vermutlich verdanken sie ihre Entstehung der Blut-Hirn-Schranke, die sie vor der körpereigenen Tumorabwehr schützt. Sie haben durch die AIDS-Epidemie und die steigende Zahl immungeschwächter Patienten stark an Häufigkeit zugenommen. Sekundäre ZNS-Lymphome entsprechen der Metastasierung maligner Hodgkin- oder Non-Hodgkin-Lymphome ins ZNS.

Tumoren der Sellaregion

Hypophysenadenom — Die Tumorzellen sezernieren (auch mehrere) Hormone, die entsprechende Nebenwirkungen verursachen:

- Prolaktin (35 %): Galaktorrhoe, Dysmenorrhoe, Libido-/Potenzverlust
- Wachstumshormon (21 %): Weichteilschwellung, Akromegalie, Diabetes mellitus, Müdigkeit, Schwitzen
- ACTH (10 %): M. Cushing, arterielle Hypertonie, Osteoporose
- FSH, LH (9 %): Störung der Sexualfunktionen
- TSH: Hyperthyreose

Durch Druck kann es auch zur verminderten Hormonfreisetzung kommen: Es drohen außerdem eine Erblindung durch Druck auf die Sehnerven, Gangstörung oder ein Hydrozephalus.
Therapie: Operation durch Nase oder/und Schädelkalotte. Eine lebenslange Betreuung über eine Hormonsprechstunde ist erforderlich. Prolaktinome werden zunächst mit Prolaktin-Hemmern (z. B. Pravidel®) behandelt.

Kraniopharyngeom — Ausgehend von Hypophysenresten, die während der Entwicklung im Rachendach verblieben sind; am häufigsten im Kindes- und Jugendalter; endokrine Störungen, Sehverschlechterung, Gesichtsfelddefekt; langsamer Verlauf; gutartig; Therapie: Operation und Strahlentherapie.

Metastasen

Hirnmetastasen — Hirnmetastasen treten regellos im Gehirn auf und stammen in etwa 50 % der Fälle vom Bronchialkarzinom, in etwa 20 % der Fälle vom Mammakarzinom und in 5 % der Fälle vom Hypernephrom (Nierenkarzinom).

Meningeosis carcinomatosa

Diese seltene Komplikation von Karzinomen entsteht durch ein metastatisches Wachsen von Tumorzellen in Hirn- und Rückenmarkhäuten und entsprechend im Liquor. Typischerweise entstehen Funktionsstörungen der Hirnnerven (Augenmuskelparesen, Hörminderung, Fazialislähmung, Sehstörung etc.), spinale Ausfälle (v. a. der Nervenwurzeln), meningeale Reizsymptome (Meningismus) oder neuropsychologische Veränderungen. Die am häufigsten vom Mammakarzinom stammenden Tumorzellen sind im eiweißreichen Liquor nachweisbar, oft in Verbindung mit einer Erniedrigung des Liquorzuckers. Die MRT kann die abnorme Aufnahme von Kontrastmittel („Enhancement") in die Meningen zeigen, häufig auch die parallel vorhandenen ZNS-Metastasen und einen sich evtl. ausbildenden Hydrozephalus. Die Lebenserwartung hängt nach der Erstdiagnose des Ursprungstumors von seiner histologischen Klassifikation ab. Eine Behandlung kann mit Methotrexat (MTX) in den Liquorraum (intrathekal) erfolgen. Ein Ommaya-Reservoir kann die Applikation erleichtern und die Wirkung verbessern. Die Therapie ist palliativ und kann im Einzelfall das subjektive Befinden deutlich bessern.

13.4 Diagnostik

Spezielle Hirntumorsymptomatik der Hirnregionen

> **Pflegehinweis:** Im Zeitalter von CT, MRT usw. werden die speziellen Syndrome der Hirnregionen nicht mehr zur Lokalisation des Tumors genutzt; ihre Kenntnis fördert jedoch den Umgang mit den betroffenen Patienten.

Stirnhirntumor

Antriebsverarmung und Schwerfälligkeit bei nur wenig gestörtem Bewusstsein fallen am meisten auf. Generalisierte Krampfanfälle können in einen Status epilepticus übergehen.

Schläfenlappentumor

Stimmungsschwankungen (z. B. Reizbarkeit, Ängstlichkeit) und eine Halbseitenlähmung sowie Partialanfälle (psychomotorische Anfälle), weniger auch generalisierte Anfälle sind zu beobachten.

Scheitellappentumor

Frühzeitig kommt es zur Halbseitenlähmung und gelegentlich zu einer Vernachlässigung der gegenüberliegenden Körperhälfte (Neglect). Ferner sind sogenannte neuropsychologische Störungen zu beobachten. Häufig treten fokale und generalisierte Anfälle auf.

Kleinhirntumor

Eine gleichzeitige Ataxie der Extremitäten sowie des Gehens und Stehens bestimmt das Bild. Früh kommt es zum Hirndruck mit beidseitiger Stauungspapille.

Bildgebung und Funktionstests

Die besten Untersuchungsergebnisse und Verlaufsbeurteilungen ermöglicht eine MRT. Kostengünstiger und schneller verfügbar ist ein CT. Spezialuntersuchungen wie MR-Spektroskopie, SPECT oder PET werden eingesetzt, wenn z. B. nicht genau zwischen den Folgen einer OP, der Bestrahlung, einer Durchblutungsstörung und einem Tumor unterschieden werden kann. Die Untersuchungen sind ab S. 52 beschrieben.

Früh-postoperative Kernspintomographie (Früh-MRT)

72 Std. nach der OP kann die OP-Radikalität beurteilt werden. Zu diesem Zeitpunkt können kontrastmittelaufnehmende Strukturen als Tumorrest entlarvt werden. Später sind Kontrastmittelaufnahmen vieldeutig.

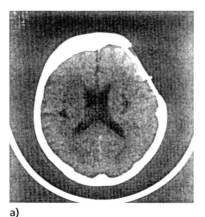
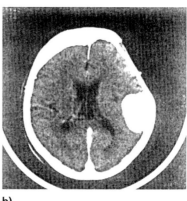

Abb. 13.2: Computertomogramme eines Konvexitätsmenigeoms. Abb. a) zeigt eine osteoklastische Trepanation, bei der der Knochendeckel nicht wieder eingesetzt wurde; das Meningeom stellt sich in Abb. b) erst nach Gabe von Kontrastmittel dar

a)   b)

Elektrophysiologie

Das EEG kann zum Erkennen epileptischer Aktivität hilfreich sein, deren Folgen gelegentlich nicht von den Hirntumorsymptomen abgrenzbar sind. Evozierte Potenziale können bei der Diagnostik und Verlaufbeurteilung von Raumforderungen (besonders im Spinalkanal) hilfreich sein. Die AEP haben eine gute Sensitivität bei Akustikusneurinomen.

Hirnbiopsie: offen oder stereotaktisch

Bei inoperablen Hirntumoren wird zur Planung der Therapie eine kleine Hirngewebsprobe entnommen: „stereotaktisch" mit einer Biopsienadel/-hülse nach Koordinatenberechnung nach CT- oder MRT-Bildern oder auch konventionell offen operativ. Ernsthafte Komplikationen bei der Gewebsentnahme treten nur noch in etwa 1 % der Fälle auf.

Histologie

Die pathologisch-anatomische Untersuchung durch den Neuropathologen ist entscheidend für die Einordnung des Tumors (Staging) und seines Schweregrades (Grading) nach den WHO-Kriterien (vgl. Tab. 13.1 und Tab. 13.2, S. 198 f.) Dies ist erforderlich zur Planung der weiteren Behandlung. Der Operateur benötigt schon intraoperativ die Ergebnisse von Schnellschnitt-Untersuchungen zur Planung des weiteren operativen Vorgehens.

Eine Liquoruntersuchung durch Punktion des Spinalkanals darf nur nach Beurteilung der Druckverhältnisse mit CT oder MRT durchgeführt werden, weil durch die Druckveränderung die Gefahr der Einklemmung (S. 188) besteht. In besonderen Fällen wird Liquor auf Tumorzellen untersucht (Meningeosis carcinomatosa).

Liquoruntersuchung

13.5 Therapieprinzipien

Therapieplanung: Mit der modernen Hirntumortherapie kann eine erhebliche Verbesserung der Überlebenszeit und eine Besserung des Allgemeinzustandes der Patienten erreicht werden. Die Führung des Kranken und die Beratung der Angehörigen verlangen große Erfahrung. Sinnvoll ist eine gute Zusammenarbeit mit der Familie, einem Hausarzt und im Spätstadium auch mit Pflegediensten oder einem Hospiz.

Zu den Grundlagen der speziellen Therapie zählen:
- Operation (Biopsie, Tumormassenverkleinerung, Druckentlastung)
- Strahlentherapie, Radiochirurgie
- Chemotherapie

Für den sinnvollen Einsatz dieser Verfahren ist die genaue Kenntnis des Tumors (Histologie, Grading, Ausdehnung, Wachstumsverhalten etc.) und der individuelle Gesundheitszustand der Patienten (Alter, Lebensqualität, Begleiterkrankungen, Belastbarkeit etc.) erforderlich.

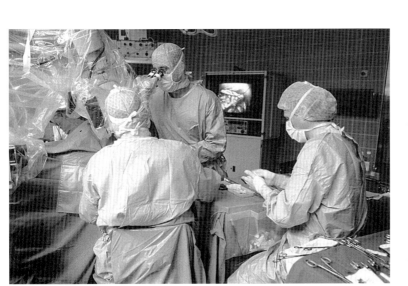

Abb. 13.3: Neurochirurgische Hirntumoroperation mit einem Operationsmikroskop.
In jüngerer Zeit werden zunehmend zusätzlich Navigationstechniken eingesetzt, die dem Operateur ein äußerst genaues Auffinden seines Ziels bei minimaler Eröffnung des Schädels und Verletzung des Gehirns ermöglichen

13.5.1 Operation

Therapieziele
Maßgeblich ist der Erhalt bzw. die Wiederherstellung der Lebensqualität. Die Operation kann helfen durch

- die Tumorentfernung bzw. bei diffus wachsenden Tumoren die Massenreduktion,
- Druckentlastung bzw. Tumorvolumenminderung und Beseitigung von Liquorabfluss-Störungen,
- Gewinnung von Gewebeproben zur histologischen Untersuchung und Therapieplanung.

Beurteilung des OP-Ergebnisses
Durch den Neuropathologen wird das Ausmaß der Resektion beschrieben:

- R0-Resektion: Tumor komplett entfernt, Resektatränder histologisch tumorfrei
- R1-Resektion: Resektatränder histologisch befallen
- R2-Resektion: makroskopisch verbliebene Tumorreste

Chirurgische Technik
Die hoch entwickelten Techniken der mikrochirurgischen Operation ermöglichen eine hohe Effizienz in der Behandlung von ZNS-Tumoren bei zeitgleicher Verminderung der chirurgisch verursachten Morbidität. Im Folgenden soll ein kurzer Überblick der aktuell wichtigsten chirurgischen Techniken gegeben werden.

Neuronavigation — Präoperativ wird ein spezieller MRT- oder CT- Datensatz gewonnen, wobei zuvor auf die Schädeldecke geklebte kontrastgebende Marker oder „anatomische Landmarken" des Patienten (z. B. Nasenansatz, Ohr etc.) die Verbindung zwischen Bildern und Patientenschädel herstellen und mit errechneten Koordinaten die Auffindung des Tumors und seiner Ausdehnung erleichtert wird. Durch intraoperativen Einsatz eines Pointers oder eines speziellen Operationsmikroskops kann die aktuelle Position im Gehirn mit dem Datensatz abgeglichen werden. Der Vorteil der Neuronavigation liegt in der höheren Radikalität der OP. Nachteilig wirkt sich aus, dass durch intraoperativen „Brainshift" (Verschiebungen des weichen Hirngewebes durch Manipulation, Liquorverlust, Tumorvolumenminderung, Hirnschwellung) der Datensatz „veraltet" und durch intraoperative Kernspintomographie (ioMRT) – falls verfügbar! – aktualisiert werden müsste.

Fluoreszenzgestützte Resektion — 5-Aminolävulinsäure (5-ALA) ist eine körpereigene Substanz, die zur Blutbildung benötigt wird. Tumorzellen nehmen 5-ALA auf, und können sie in eine stark fluoreszierende Substanz umwandeln. Um diesen Effekt zu verstärken, wird zusätzliches 5-ALA in Wasser aufgelöst und vom Patienten vor der OP getrunken. Intraoperativ kann dann durch Einsatz spezieller Beleuchtungsquellen und Filter der Tumor sichtbar gemacht und somit die OP-Radikalität erhöht werden.

Auch durch die elektrophysiologische Stimulation kortikaler Areale, Hirnnerven oder spinaler Nervenwurzeln durch die Ableitung z. B. akustisch evozierter Potenziale (AEP), somatosensorisch evozierter Potenziale (SEP) oder motorisch evozierter Potenziale (MEP) kann eine Schädigung funktionsbedeutsamer Hirnareale vermieden werden.
Elektrophysiologische Stimulation

Eine Methode zur Darstellung der sprachrelevanten Areale ist die Wachkraniotomie. Hier werden dem Patienten intraoperativ im wachen Zustand bei ausgeschaltetem Schmerzempfinden Bilder gezeigt, die er benennen muss, oder der Operateur spricht mit dem Patienten. Alternativ wird vor dem operativen Eingriff ein System von Stimulationselektroden auf den Kortex aufgebracht und ein „mapping" z. B. der Sprachareale vorgenommen. Führen elektrische Stimulationen bei den zwei verschiedenen Methoden zu Sprachproblemen, sollten diese Hirnareale geschont werden.
Brainmapping und Wachkraniotomie

Der intraoperative Ultraschall gilt als kostengünstigere, aber leider auch ineffektivere Alternative zur intraoperativen Kernspintomographie. Durch Entwicklung der 3D-Technik haben sich die jedoch die Möglichkeiten der Resektionskontrolle und Aktualisierung der Neuronavigation in den letzten Jahren verbessert.
Intraoperativer Ultraschall

13.5.2 Pflegerische Prinzipien der postoperativen Versorgung

Die unmittelbare postoperative Betreuung folgt den bekannten intensivpflegerischen Prinzipien.

Die Prinzipien der Hirndruck-Überwachung sind ab S. 191 dargestellt.
Hirndruck

Im postoperativen Stress erhöht sich durch die oft erforderliche Kortisongabe die Gefahr eines Magengeschwürs enorm. Antazida oder Protonenpumpen-Blocker helfen genauso wie der frühzeitige Nahrungsaufbau.
Ulkusprophylaxe

Hirntumorpatienten haben ein hohes Risiko für Thrombosen und Lungenembolien; eine konsequente Prophylaxe ist besonders wichtig!
Thromboseprophylaxe

Die Behandlung der Paresen einschließlich der drohenden Spastik ähnelt der beim Schlaganfall und anderen Hirnschädigungen (s. S. 134 u. 294).
Spastikprophylaxe

Postoperative Psychosyndrome sind nach Hirnoperationen häufiger als nach anderen Operationen, sie zeigen aber keine prinzipiell anderen Symptome. Die Führung der Patienten bedarf besonderer Erfahrung. Eine systematische Darstellung findet sich ab S. 156.
Postoperative Psychosyndrome

Es ist gut, wenn Patienten möglichst früh zur Aktivität und Selbsthilfe ermuntert werden, indem sie die Möglichkeit zu kleinen Hand-
Frühförderung

Aufklärung und Patientenführung

reichungen und Hilfestellungen erhalten und ggf. an einer systematischen Ergotherapie teilnehmen. Wie bei anderen Hirnschäden muss jedoch eine Überforderung unbedingt vermieden werden.

Während der Zeit der diagnostischen Abklärung und oft auch noch zu Beginn der Therapie sind die Patienten sehr verunsichert. Die Konfrontation mit einer existenziell gefährdenden Erkrankung kann zu einer Krise führen. Patienten (und in Absprache auch die nächsten Angehörigen) werden einfühlsam, aber klar über Untersuchungsergebnisse und Therapiemöglichkeiten aufgeklärt. Die Pflegenden dürfen nicht vergessen, dass die Patienten schwerwiegende Informationen zu verkraften haben und oft unter nachvollziehbaren Befürchtung leben mit dem zunehmenden Wissen, dass ein Hirntumor das weitere Leben entscheidend verändert. In dieser angespannten Situation sind die Reaktionen und Äußerungen der Patienten oft ungeduldig, sprunghaft oder von wechselnden Stimmungen geprägt; sie bedürfen einer besonders verständnisvollen Zuwendung und Begleitung vonseiten des Pflegepersonals. Das Pflegepersonal kann durch ein sachliches, freundliches und konstruktives Verhalten den Patienten beruhigen und zur Bewältigung der Situation beitragen. Im Stationsteam wird der Stand der Diagnostik und Aufklärung abgestimmt, um unklare und missverständliche Auskünfte zu vermeiden. Hierbei haben der Stationsarzt und die Pflegeteamleitung eine wichtige koordinierende Funktion. Daneben wird es hilfreich sein, die Patienten zu gewohnten Tätigkeiten und Aktivitäten – soweit das möglich ist – anzuhalten, also z. B. Lesen der gewohnten Zeitung oder von Büchern bzw. Illustrierten; Nachrichten und Musik hören, Kontakte über Telefon oder Besuche mit der Familie und eventuell der Arbeitsstelle pflegen.

13.5.3 Strahlentherapie

Indikationen

> **Grundwissen:** Die Indikation einer Strahlentherapie gründet sich in erster Linie auf die histologische Klassifikation, die individuelle Prognose sowie die Tumorlokalisation und -ausdehnung. Eine Schaden-Nutzen-Abwägung berücksichtigt Alter und Allgemeinzustand des Patienten. Die Radikalität der Operation und die Durchführbarkeit einer Chemotherapie sind zu berücksichtigen.

Man unterscheidet:
- **Primäre** Radiotherapie: Beim hoch strahlensensiblen Germinom, markerpositiven Pinealistumoren, bei inoperablen malignen Hirntumoren, evtl. bei Hirnmetastasen wird vor oder statt einer Operation bestrahlt.
- **Postoperative** Radiotherapie (häufigste Form).
- **Prophylaktische** Bestrahlung: nach Prüfung beim kleinzelligen Bronchialkarzinom oder bei malignen Systemerkrankungen, wie z. B. der Leukämie.

Bestrahlungsfelder und Fraktionierung
Man unterscheidet drei mögliche Bestrahlungsfelder:
- **Erweiterte Tumorregion**: Zielvolumen erfasst auch einen Sicherheitsraum um den neuroradiologisch abgrenzbaren Tumor, besonders wichtig bei infiltrativ wachsenden Tumoren
- **Ganzhirnbestrahlung**: eine prophylaktische Bestrahlung bei malignen Systemerkrankungen und dem kleinzelligen Bronchialkarzinom
- **Kraniospinalbestrahlung**: Bestrahlung des gesamten Liquorraums, bei Tumoren, die zu Metastasierung im Liquorraum neigen (z. B. Medulloblastom, Ependymom)

Die Dosierung der Tumorbestrahlung hängt von der Histologie und Lokalisation des Tumors ab. So wird ein Glioblastom in der Regel mit einer Tumordosis von 60 Gy (Abk. für Gray) bestrahlt, das Zielvolumen ist die erweiterte Tumorregion mit Sicherheitsraum von bis zu zwei cm in Abhängigkeit von der Histologie. Die geplante Gesamtdosis kann in einzelnen Teildosen (Fraktionen) verabreicht werden. Man unterscheidet die

- **konventionell fraktionierte Bestrahlung**: Einzeldosen von 1,8–2 Gy pro Tag bei Erwachsenen und 1,5–1,8 Gy pro Tag bei Kindern und die
- **hyperfraktionierte Bestrahlung**: täglich mehrfache, aber reduzierte Einzeldosen (z. B. 2x 1,2 Gy pro Tag) mit im Vergleich zur konventionellen Fraktionierung leicht erhöhter Gesamtdosis.

Stereotaktische Bestrahlungstechniken
Durch Verarbeitung von CT- und MRT-Datensätzen ist es möglich, sich ein dreidimensionales Bild des Tumors zu erarbeiten. Mithilfe von schmalen Lamellenblenden wird dann die Kontur des Tumors als Zielvolumen komplett nachgebildet unter Schonung von gesundem Hirngewebe oder Risikostrukturen wie z. B. des Sehnervs. Durch Einsatz eines reproduzierbaren rigiden Fixationssystems kann nun fraktioniert mit dem Linearbeschleuniger das Zielvolumen bestrahlt werden, wobei die Strahlendosis außerhalb des Zielvolumens steil abfällt.

Stereotaktisch fraktionierte Präzisionsbestrahlung

In der klinischen Routine sind zwei Verfahren bekannt:
- **Invasive Radiochirurgie**: In das Gewebe oder in präformierte Zysten werden radioaktive Seeds bzw. Kolloidlösungen eingebracht. Die Strahlendosis ist dabei durch die Wahl des Isotops und die Dauer der Implantation regulierbar.
- **Nichtinvasive Radiochirurgie**: („Gammaknife" oder „X-Knife"): Durch präzise gebündelte Einmalbestrahlung wird die komplette Zerstörung der Zellen im Zielvolumen angestrebt. Die Dosis der Strahlung wird hierzu komplett innerhalb weniger Minuten appliziert.

Stereotaktische Radiochirurgie

Strahlenfolgen
Die Reaktion des Hirngewebes auf die Strahlentherapie kann in drei Phasen eingeteilt werden:

- **Akute Phase oder Frühreaktion:** Innerhalb weniger Stunden bis Wochen nach der Bestrahlung macht sich eine Verschlechterung vorbestehender neurologische Symptome durch Zunahme des den Tumor umgebenden Hirnödems bemerkbar. Diese Reaktion ist in der Regel vollständig reversibel.
- **Frühe Spätphase:** 2 Wochen bis 4 Monate nach Strahlentherapie kommt es mit unspezifischen Symptomen wie Übelkeit, Erbrechen, Lethargie, Somnolenz zu einer herdförmigen Demyelinisierung, die ebenfalls in der Regel vollständig reversibel ist.
- **Späte Spätphase:** Monate bis Jahre nach der Bestrahlung machen Symptome wie Wesensänderung, demenzielle Entwicklung, fokal neurologische Ausfälle auf bleibende Hirnschäden bis hin zur tödlichen Hirnnekrose aufmerksam.

Pflege unter Strahlentherapie

> **Pflegehinweis:** Bei der Bestrahlung muss die (Kopf-)Haut, die im Bestrahlungsfeld liegt, geschützt werden. Die Pflege sollte mit dem Strahlentherapeuten abgestimmt werden. Das Bestrahlungsfeld ist u. U. mit einem wasserfesten Stift markiert.
> Die gefährdete Haut (in der Regel)
> - nicht waschen, parfümieren, salben. Starken Schmutz evtl. mit weichem Tuch und Panthenol-Lösung oder Kamillelösung entfernen,
> - vor Sonne, Kälte, Hitze und mechanischen Reizen schützen, z. B. lockere Mütze aus Mullschlauch,
> - gelegentlich wird Pudern mit Kamillepuder empfohlen.

13.5.4 Chemotherapie

Indikation
Wegen der eher verzögert einsetzenden Effekte einer Chemotherapie sind Prognosefaktoren wie das Alter und der Karnofsky-Index (Tab. 13.3) stärker zu berücksichtigen. Es ist zu erwarten, dass in der Zukunft zusätzliche Parameter die Planung bereichern, z. B. der Verlust genetischen Materials auf dem Chromosomenabschnitt 1p und 19q oder ein Mangel des DNA-Reparaturenzyms O^6-Methylguanin-DNA-Methyltransferase („MGMT – Status") scheinen bestimmte Chemotherapien zu begünstigen. Auch die Physiologie des Tumors (Durchblutung, Gefäßpermeabilität, Glukose-Nutzung) könnte bei der Chemotherapieplanung an Bedeutung gewinnen.

Der Karnofsky-Index ist weit verbreitet zur pragmatischen Einschätzung der Lebensqualität und Belastbarkeit von Chemotherapiepatienten:

Tab. 13.3: Karnofsky-Index zur Abschätzung der Lebensqualität und der Selbstständigkeit

100	**normal, keine Beschwerden oder Symptome**
90	geringe Symptome, normale Lebensführung und Arbeit möglich
80	leichte Symptome, normale Lebensführung mit Anstrengung möglich
70	Selbstversorgung möglich, **Arbeitsunfähigkeit**
60	Selbstversorgung mit gelegentlicher Hilfe möglich
50	zuhause erhebliche Unterstützung/häufige Hilfe erforderlich
40	behindert, besondere Pflege und Unterstützung
30	schwer behindert, **Krankenhauseinweisung** erforderlich
20	schwer krank, Krankenhausbehandlung unerlässlich
10	moribund, schnell voranschreitende Verschlechterung
0	Tod

Chemotherapiestrategien
Chemotherapie kann nach ihrer Zielsetzung bezeichnet werden:
kurativ: auf Heilung ausgerichtet
adjuvant: unterstützende Chemotherapie eines malignen Tumors nach „vollständigen" Entfernung z. B. durch OP oder Strahlenchirurgie
neoadjuvant: wie adjuvant, aber vor jeder anderen Therapie
palliativ: auf Linderung zielend
Salvage-Chemotherapie: Ersatztherapie nach erfolgloser Standardtherapie

Beurteilung des Therapieerfolgs
Die Wirksamkeit einer Chemotherapie wird neuroradiologisch (durch CT- oder MRT-Datensätze mit Kontrastmittelgabe) durch folgende Definitionen beschrieben:

- **CR Komplette Remission (Complete Response):**
  Tumormasse ist nicht mehr darstellbar
- **PR Partielle Remission (Partial Response):**
  Abnahme der Tumormasse um mehr als 50 %
- **SD Stabil (Stable Disease):**
  Befunde zwischen partieller Remission und Progression
- **PD Progression (Progressive Disease):**
  Zunahme des Tumorareals um mind. 25 % oder Nachweis neuer Läsionen

Applikationsformen
Es existieren vier Möglichkeiten, eine Chemotherapie zu verabreichen:

- **systemisch, intravenös:** häufigste Applikationsform

- **intrathekal:** (S. 286) Applikation über einen ventrikulären (z. B. über ein Ommaya- oder Rickham-Reservoir) oder lumbalen Zugang in den Liquorraum
- **intraarteriell:** Im Rahmen einer konventionellen Angiographie wird supraselektiv ein Zytostatikum injiziert, seltene Applikationsform
- **Interstitiell und intrakavitär:** Über ein subkutanes Reservoir mit Anschluss an die Tumorhöhle oder durch Einbringen eines biologisch abbaubaren und mit dem Chemotherapeutikum versetzten Polymerplättchens („wafer") wird die Substanz direkt mit dem Tumor in Kontakt gebracht

Die wichtigsten Zytostatika

Tab. 13.4: Die wichtigsten Zytostatika in der Neurologie

Gruppe	Wirkprinzip	Beispiele
Mitosehemmstoffe	Hemmung des Zellzyklus in der Mitosephase	Taxane, Vinca-Alkaloide, z. B. Vincristin®
Alkylanzien	phasenunspezifische Alkylierung von Nukleinsäuren, hemmen die Zellvermehrung und wirken zytotoxisch	Cyclophosphamid Cisplatin Nitrosoharnstoffe Temozolomid
Antimetabolite • Folsäureantagonisten • Purin- und Pyrimidinantagonisten	Antimetabolite verdrängen notwendige Stoffe im Molekülaufbau → Synthese bestimmter Substanzen wird gehemmt, oder Aufbau falscher Produkte	Methotrexat
Ribonukleotidreduktasehemmer	Hemmung des Enzyms Ribonukleosiddiphosphatreduktase, wichtig für die DNA-Synthese	Hydroxyharnstoff
Polymerasehemmer	Hemmung der DNA-Synthese	Cytosinarabinosid (Ara-C)
Topoisomerasehemmer	Hemmung des Enzyms Topoisomerase, welches wichtig für die DNA-Strukturintegrität ist	Etoposid (VP16) Teniposid (VM26) Irinotecan Topotecan Mitoxantron

Ein neues Wirkprinzip bieten **monoklonale Antikörper** gegen einen Wachstumsfaktor der Gefäßneubildung (VEGF): Durch Hemmung dieses Hormons mit Bevacizumab (z. B. Avastin®) wird das Gefäßwachstum solider Tumoren gestört.

Komplikationen
Die unerwünschten Wirkungen der einzelnen Chemotherapeutika unterscheiden sich. Dennoch ist ein allgemeiner Überblick sinnvoll: Zu den **früh** auftretenden unerwünschten Wirkungen zählen Erbrechen, Übelkeit, allergische Reaktionen, Schwitzen und Fieber.

Mit einer gewissen **Latenz** können sich darüber hinaus zeigen:

- Haarausfall (Alopezie), meist reversibel
- Bauchschmerzen, Resorptionsstörungen, Diarrhoe durch Schädigung der Schleimhaut
- Fibrotischer Umbau des Leber- und Lungenparenchyms
- Nephropathien, Nierenversagen durch Anstieg des Harnsäurespiegels nach erhöhtem Zellzerfall
- Teilweise irreversible Schädigung der Spermatogenese bzw. Ovulation
- Zytostatika gelten selbst als mutagen, teratogen und kanzerogen (krebserregend)
- Knochenmarksdepression mit Erythrozytopenie (Anämie), Thrombozytopenie (Blutungsgefahr), Leukozytopenie (Infektionsgefahr besonders für „opportunistische Erreger" (bei Resistenzminderung)

Merke: i.m.-Injektionen unter Chemotherapie bedürften strenger Indikation und besonderer Vorsicht (Blutungs- bzw. Infektionsgefahr)!

Umgang mit Zytostatika
Zytostatika sind hochwirksame Zellgifte, die nicht nur Tumorzellen, sondern auch gesunde Zellen und Gewebe schädigen können; besonders die sich schnell teilenden Zellen (Tumorzellen, aber z. B. auch Blut- und Schleimhautzellen) werden angegriffen. Zytostatika schädigen auch bei unsachgemäßem Kontakt, z. B. bei Einatmung, durch Wirkung auf Haut und Schleimhäute sowie als Paravasate (Eintritt ins Gewebe bei schlechter Braunülen-Lage).

Merke: Vorsichtsmaßnahmen sind notwendig bei der Zubereitung, Anwendung und Entsorgung von Chemotherapeutika!
Der Umgang ist nur speziell geschulten Mitarbeitern erlaubt, keinesfalls Schwangeren oder Jugendlichen!

Zubereitung von Injektionslösungen: Aufziehen in Spritzen und Infusionen erfordert Einweghandschuhe, langärmelige Schutzkittel, Schutzbrille sowie Mund- und Nasenschutz. Meist werden die Zytostatika fertig gemischt und speziell verpackt von der Krankenhausapotheke (die über eine Laminar-flow-Werkbank verfügt) geliefert. Auf eine fachgerechte Entsorgung auch der Infusionsbestecke ist zu achten (in gesonderten Plastiktüten oder Containern verschlossen als Sondermüll).
Kontaminierte Haut sofort mit viel Wasser abspülen, D-Arzt oder Betriebsarzt informieren.

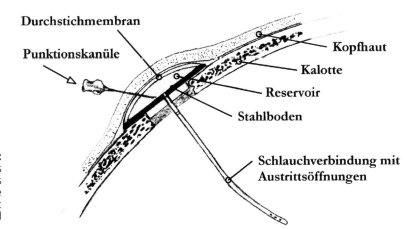

Abb. 13.4:
Schemazeichnung eines Ommaya-Reservoirs, das unter der Haut in die Schädelkalotte eingepflanzt wird

Es handelt sich um ein Reservoir unter einer Durchstichmembran und über einem Stahlboden. Der Verbindungsschlauch wird in die Seitenventrikel des Liquorraums (oder in die Tumorhöhle) gelegt. Bei geeigneter Schnittführung bleibt die Haut über dem Reservoir schmerzunempfindlich (anästhetisch), sodass eine schmerzfreie und komplikationsarme diagnostische oder therapeutische Punktion möglich ist.

14 Schädel-Hirn-Verletzungen

Gewalteinwirkungen auf den Kopf führen zu einer Verletzung der Weichteile des Kopfs (Schädelprellung, Kopfplatzwunde), des knöchernen Schädels (Schädelbruch) oder zu einer Hirnfunktionsstörung.

Häufigkeit

Schädel-Hirn-Traumen (SHT) sind häufig. Auf 100.000 Bewohner kommen jährlich etwa 180 SHT, davon behalten etwa 15 % bleibende Schäden. In etwa der Hälfte der Fälle handelt es sich um Verkehrsunfälle; weitere Ursachen sind Stürze (knapp 15 %) und Tätlichkeiten inkl. Sportverletzungen (10 %). Unter Alkoholeinfluss (fast 20 %) steigt der Schweregrad der Hirnverletzung, weil die angetrunkene Person sich im Moment des Unfallgeschehens nicht entsprechend absichern und schützen kann. Außerdem wirken sich die toxischen Einflüsse des Alkohols ungünstig auf die Regeneration des Gehirns aus.

14.1 Einteilung nach klinischem Schweregrad

Der **Schweregrad** einer Hirnschädigung richtet sich nach Länge und Tiefe der Bewusstseinsstörung sowie nach neurologischen Ausfällen, hirnelektrischen Auffälligkeiten und nachweisbaren Gewebsveränderungen in der CT oder MRT.

- Eine **Schädelprellung** geht ohne Bewusstseinsverlust oder sonstige Hinweise auf eine Hirnverletzung einher.
- **Leichtes Schädel-Hirn-Trauma** (SHT Grad I, Commotio cerebri, Gehirnerschütterung): Es kommt zu einer kurzen (meist < 15 Min, nie > 1 h) Bewusstlosigkeit. Die Amnesie umfasst meist auch eine gewisse Zeit unmittelbar vor der Verletzung (retrograd), sodass das eigentliche Trauma nicht erinnert werden kann! Nicht selten geht die Ohnmacht in einen kurzen Zustand über, in dem die Verletzten sich weitgehend geordnet verhalten, ohne sich später aber an diese Zeit erinnern zu können (Dämmerzustand). Anschließend können noch Konzentrationsminderungen oder andere neuropsychologische Beeinträchtigungen bestehen. Die neuropsychiatrischen Symptome sind aber nach 24 Std. abgeklungen. Die CT ist unauffällig, die Commotio heilt vollständig aus. Glasgow-Koma-Scale GCS: 14–15 (s. S. 218).
- **Mittelschweres SHT** (Grad II, leichte Kontusion): leichte Substanzschädigung des Gehirns (ohne Hirnstammbeteiligung) und oft bleibende neuropsychiatrische Störungen geringer Ausprägung. Die Bewusstseinsstörung dauert bis zu 24 Std., die Bewusstlosigkeit bis zu 1 Std. GCS zwischen 9–13.
- **Schweres SHT** (Grad III, schwere Kontusion:) schwere Substanzschädigung des Gehirns (auch Blutungen und Ödeme) und entsprechende neuropsychiatrische Störungen, die sich nur unvollständig zurückbilden. Häufig ist auch der Hirnstamm betroffen. Der GCS-Wert liegt bei 5–8.

14.2 Einteilung nach Art der Schädigung

Bei den schwereren Schädel-Hirn-Traumen kommt es immer zu einer **Zerstörung von Hirngewebe**, z. B. mechanisch als **Zerreißung** oder **Quetschung**, wobei auch Scherkräfte zwischen den harten Schädelstrukturen und dem Hirn eine wesentliche Rolle spielen. **Einblutungen** sind manchmal schon in der primären CT zu sehen, entwickeln sich aber manchmal verzögert (in den ersten Stunden). Die Schäden zeigen bei lokaler Gewalteinwirkung oft eine kleine Läsion unter der Kalotte am Wirkort (**Coup**) und eine größere Läsion auf der Gegenseite (**Contre Coup**). Wichtige Komplikationen nach einem Hirntrauma sind intrakranielle Hämatome und epileptische Anfälle.

Als **diffuse axonale Schädigung** bezeichnet man die in der CT oft kaum wahrnehmbaren kleinsten, aber ausgedehnten Hirnschäden,

Diffuse axonale Schädigung

die bei schweren Kontusionen zur Ausbildung eines schweren postkontusionellen Syndroms, zu einem apallischen Syndrom (S. 182) oder auch zum Tode führen können.

Offen – gedeckt

Die Schädel-Hirn-Verletzung ist je nach Intaktheit der Hirnhüllen entweder **gedeckt** (geschlossen) oder **offen**. Ein offenes Schädel-Hirn-Trauma führt durch Zerreißung der Hirnhäute und Fraktur des Schädelknochens zu einer Öffnung des Hirns gegenüber der Außenwelt und damit zu einer Infektionsgefährdung.

Liquorfistel

Bei einer Liquorfistel kommt es zu einem Liquoraustritt.

> **Pflegehinweis:** Wenn Patienten nach einem Schädeltrauma einen auffälligen wässrigen Ausfluss z. B. aus der Nase oder dem Ohr haben, dann sollte versucht werden, einen Tropfen aufzufangen: Wenn er Glukose enthält, so handelt es sich nicht um ein dünnflüssiges Nebenhöhlensekret, sondern um Liquor und damit um eine behandlungspflichtige Fistel! Es gibt weitere Liquormarker wie Beta-2-Transferrin oder Beta-Trace Protein.

Schädelfrakturen

Schädelfrakturen gehen mit der Gefahr einer Ruptur von Hirnhautarterien einher, die zu schwerwiegenden epi- oder subduralen Hämatomen führen können. Ebenso gefürchtet sind Impressionen von Knochenteilen mit Druck auf das Gehirn. Beide Mechanismen führen zu Hirnschäden. Aus pflegerischer Sicht unterscheidet sich deren Behandlung aber nicht wesentlich von der bei unmittelbar durch das Trauma entstandenen Hirnverletzungen (Hirnkontusion, -quetschung) oder Hirnblutungen. Bei den Frakturen werden Kalotten- und Schädelbasis-Frakturen unterschieden, zu den letzteren gehören die Felsenbeinfrakturen, die mit Schäden des Hörorgans einhergehen können.

Meningeale Blutungen

Ursache ist die Zerreißung einer Hirnhautarterie oder eines großen venösen Abflussgefäßes (Hirnsinusvenen). Mit der CT lassen sich akute epidurale, subdurale und subarachnoidale Blutungen (Hämatome) unterscheiden. Der Unterschied liegt in der Lokalisation der Blutung: außerhalb oder innerhalb der harten Hirnhaut (Dura mater) oder im Subarachnoidalraum (s. S. 39). Charakteristisch sind eine sekundäre Verschlechterung und das Auftreten neuer neurologischer Symptome.

Traumatische Subarachnoidalblutung

Bei etwa einem Drittel der Patienten mit schwerem Schädel-Hirn-Trauma kommt es akut zu einer Blutung in den Subarachnoidalraum. Der Verlauf ist ähnlich wie bei den duralen Blutungen, aber hier kann es zu Spasmen der durch den Subarachnoidalraum laufenden Arterien kommen mit der Folge sekundärer, schlaganfallähnlicher Hirnschäden.

Komplikationen und Folgezustände

Durch verminderte Blutversorgung (z. B. durch Blutdruckabfall, Atemstillstand, Spasmen von Hirnarterien etc.) kann es zu einer Ausweitung der Schäden kommen, ebenso können Schwellungszustände (Ödem, Blutungen etc.) zu einer Hirngewebeschädigung führen.

Sekundäre Hirnschäden

Hirnverletzungen können kompliziert werden durch das Auftreten eines stärkeren Hirnödems (Flüssigkeitsvermehrung vorwiegend außerhalb der Hirnzellen, s. S. 187), das zu einer intrakraniellen Drucksteigerung beitragen kann. Das Hirnödem bildet sich vorwiegend im Marklager und führt später zur Marklageratrophie, die in der CT als Substanzdefekt nachzuweisen ist. Dadurch die Drucksteigerung verschlechtern sich die Durchblutungsverhältnisse, und die Hirnfunktion wird zusätzlich erheblich beeinträchtigt.

Traumatisches Hirnödem

Etwa 20 % der schweren Schädel-Hirntraumen gehen mit einer „Frühepilepsie" einher, von denen etwa ein Viertel spontan nach einiger Zeit sistiert, sodass Absetzversuche der primär begonnenen antiepileptischen Therapie durchaus sinnvoll sind. Eine schlechtere Spontanprognose haben Anfälle, die erst spät als Traumafolge in Erscheinung treten (S. 246).

Posttraumatische Epilepsie

Der Zusammenhang mit einem Trauma ist oft gar nicht mehr erkennbar. Die Blutung wird Wochen oder Monate nach einem Trauma in der CT gefunden, die meistens wegen psychischer Veränderung, chronischer neuartiger Kopfschmerzen oder neuaufgetretener epileptischer Anfälle etc. veranlasst wurde. Falls das Hämatom stärker ist als „Kalottenbreite" (Dicke des Schädelknochens), wird eine neurochirurgische Entlastung zu diskutieren sein (Bohrloch-Trepanation, Anlage einer externen Drainage für einige Tage).

Chronisches Subduralhämatom

Es gibt zwischen Tod und vollständiger Heilung ein weites Spektrum chronischer organischer Psychosyndrome. Die schwerwiegenderen lassen sich als Mittelhirn-Syndrom, Bulbärhirnsyndrom (S. 188 f.) oder apallisches Syndrom (S. 182) beschreiben.

Bei den leichteren handelt es sich um diffuse Befindlichkeitsstörungen, depressive Verstimmungen, Reizbarkeit, Stimmungsschwankungen, Hirnleistungsschwächen neuropsychologischer Art (S. 157 f.) und deren subjektives Erleben. Die organischen Psychosyndrome sind ab S. 167 systematisch beschrieben.

Posttraumatische organische Psychosyndrome

14.3 Diagnostik bei Schädel-Hirn-Traumen

Die ärztliche Diagnostik muss den eingetretene Schaden und die beteiligten Ursachen (Vorschäden?) genau dokumentieren, dies ermöglicht eine optimale Behandlung und Schadensregulierung. Folgende Regeln sind zu beachten:

Optimierte Diagnostik und Dokumentation

- Alle SHT erhalten ein Nativ-Röntgen der Schädelkalotte und -basis zum Ausschluss einer Fraktur. Eine CT klärt Zweifel und

stellt die hirneigenen Komplikationen (Blutungen, Hirnödem etc.) dar und ist deshalb bei neurologischen Befunden, bei Verschlechterungen im Verlauf und besonders bei Hinweisen auf eine Verletzung in der hinteren Schädelgrube unverzichtbar.
- Röntgen der Halswirbelsäule bei Bewusstlosigkeit (Luxationsfraktur?).
- Das EEG weist mit Herdbefund, Verlangsamung, Allgemeinveränderung etc. auf Funktionsstörungen und ihren Verlauf hin, die in der CT unsichtbar bleiben.
- Genaue Beschreibung des neurologischen und psychischen Befundes inkl.
  - **Retrograde Amnesie**: (Erinnerungslücke): Die verletzte Person kann sich an den Unfallhergang und an einen Zeitabschnitt vor dem Unfall nicht erinnern.
  - **Anterograde Amnesie**: Die verletzte Person kann sich an den Unfallhergang und an einen Zeitabschnitt nach dem Unfall nicht erinnern.
- Rekonstruktion des Unfallhergangs: Art und Stärke der Gewalteinwirkung. Einfluss von Faktoren wie Alkohol, Medikamente oder Drogen.

14.4 Verlauf und Prognose

Prognostische Faktoren

Die Prognose ergibt sich aus dem **Schweregrad** (S. 213); weitere Faktoren sind:
- **Dauer** von Koma und Amnesie beim leichten Schädel-Hirn-Trauma:
  - Koma < 10 Min. und Amnesie < 60 Min.: vollständige Erholung in 6–12 Wochen zu erwarten
  - Koma > 10 Min. und Amnesie > 4–6 Std.: Erholung meist innerhalb von Monaten bis Jahren
- Mit **Alter** und **Vorschäden** sinken die Chancen auf eine gute Prognose: Bei einer Komadauer von 3 Tagen erlangen 70–90 % das Bewusstsein zurück; bei einem Komadauer von 5–12 Tagen wird das volle Bewusstsein nicht wiedererlangt.
- Beidseitige lichtstarre Pupillen oder fehlende Stellreflexe der Augachsen am ersten Tag gehen mit einer Sterblichkeit um 90 % einher.
- Interessant ist die EEG-Reaktivität auf Geräusche oder Schmerzen 2–3 Tage nach dem Trauma: Ist sie erhalten, so haben 90 % keine oder nur eine geringe Behinderung; fehlt sie jedoch, so enden 90 % schwer behindert oder versterben.
- In der CT erkennbare Traumafolgen führen zu einer deutlich schlechteren Prognose.

14.5 Behandlung von Schädel-Hirn-Traumen

Leichtes Schädel-Hirn-Trauma: Die Patienten haben Nahrungskarenz, bekommen parenteral Flüssigkeit und werden kontinuierlich pflegerisch überwacht. Ärztliche Verlaufsuntersuchung inkl. EEG nach 24 Std. Kopfschmerzen, Erbrechen, übermäßiger Schwindel und Wirbelsäulenschmerzen werden medikamentös behandelt. Am 2. Tag beginnende Mobilisierung, ab dem 3. Tag möglichst kaum noch Bettruhe, um Kreislaufbeschwerden entgegenzuwirken. Baldige Wiederaufnahme der Arbeit ist vorteilhaft.

Bei **schweren Schädel-Hirn-Traumen** ist die Behandlung in einer Klinik mit neurochirurgischer Versorgung vorteilhaft. Es geht dabei um

- Optimierung der respiratorischen, kardiovaskulären und metabolischen Bedingungen.
- Eine leichte Oberkörperhochlagerung wirkt dem Hirnödem und Hirndruck entgegen, alle Register der Hirndrucktherapie (S. 191) können gezogen werden.
- Zur Stressreduktion sind Analgetika vorteilhaft.
- Bei Frühanfällen ist eine antikonvulsive Behandlung sinnvoll.
- Die Entstehung von Aspirationspneumonien muss vermieden werden, alle Infekte werden umgehend gezielt behandelt.
- Die Normalisierung der Körpertemperatur ist vorteilhaft, gelegentlich ist eine Hypothermiebehandlung angezeigt.

14.6 Pflege bei akuten Schädel-Hirn-Traumen

Für jeden Schädel-Hirn-Verletzten ist die Erstversorgung entscheidend. Nach den allgemeinen Regeln der Notfallversorgung werden zunächst die Vitalparameter gesichert. Die Möglichkeit einer begleitenden HWS-Schädigung ist vergleichsweise hoch, das muss bei der Lagerung berücksichtigt werden. Zur Minderung des Hirndrucks ist eine 30°-Oberkörperhochlage vorteilhaft. Entscheidend ist die Sauerstoffversorgung des Gehirns, deshalb wird die Indikation zur Intubation großzügig gestellt. Opiate müssen mit „Augenmaß" gegeben werden: Sie stören die zur Verlaufsbeobachtung wichtige Pupillomotorik. Alle Schädel-Hirn-Traumen müssen umgehend in eine geeignete stationäre Beobachtung.

Erstversorgung von Schädel-Hirn-Verletzten

Nicht (mehr) bewusstlose Verletzte können irritiert sein und sich unbesonnen verhalten, sodass sie Rat, Zuspruch und Hilfe benötigen. Die Pflegeperson, die einen solchen Verletzten zu betreuen hat, muss damit rechnen, dass sich Verhalten und Emotionalität anders als vor dem Unfall äußern. Unruhige und aggressive Hirnverletzte sind vorsichtig zu sedieren, ohne eine Atemstörung unnötig zu verstärken; Sedativa beeinflussen die zur Verlaufsbeobachtung wichtige

Umgang mit akuten organischen Psychosyndromen

Bewusstseinslage. Nach Besserung des Bewusstseins bestehen häufig noch amnestische und affektive Störungen. Die Verletzten können ängstlich oder aggressiv reagieren. Hinweise auf ein organisches Psychosyndrom (S. 167) können nur fremdanamnestisch im Vergleich mit dem Vorzustand beurteilt werden. Bei Ermahnungen, etwa sich zusammenzureißen oder zu beruhigen, ist zu prüfen, ob die Patienten sie befolgen können. Pathologisches Verhalten ist als krankhafte Störung anzusehen und durch geschickte Führung des Pflegepersonals zu beeinflussen.

Weitere Hinweise geben die Pflegehinweise auf S. 119 und 121.

Beobachtung des Verlaufs nach einem SHT: Bei ausbleibender Besserung oder gar bei Verschlechterung ist mit einer Komplikation zu rechnen; die Ärzte sind zu informieren, in der Regel erfolgt dann sofort eine (ggf. erneute) CT-Untersuchung. Zu beachten sind:
- Hinweise der Patienten
- Bewusstseinslage gem. Glasgow-Coma-Scale GCS
- Atmung (Sättigung), Blutdruck, Puls
- Die Häufigkeit der Untersuchungen wird nach Absprache angeordnet

Beurteilung der Bewusstseinslage

Die anfängliche „Bewusstlosigkeit" entspricht einer Vigilanzminderung, sie kann in eine qualitative Störung des Bewusstseins übergehen (Details S. 158 f.) oder in andere organische Psychosyndrome (OPS, S. 167), die im Alltag mit Verwirrtheitszustand oder Durchgangssyndrom allzu oft falsch zusammengefasst werden. Die Beurteilung ist nicht einfach, denn die Befunde können schwanken, wobei der Schlafrhythmus des Patienten, die Vigilanzabnahme nach Mahlzeiten und natürlich auch die medikamentösen Effekte zu berücksichtigen sind. Hilfreich dabei ist die Glasgow-Coma-Scale (Tab. 14.1). Bei einer maximalen Punktzahl von 15 kann die Vigilanz dennoch leicht gemindert sein (z. B. durch Somnolenz). Bei einer Punktzahl < 3 besteht ein tiefes Koma.

Tab. 14.1: Einteilung der Bewusstseinsstörungen in Schweregrade nach der Glasgow-Coma-Scale

		Punkte
Öffnen der Augen	Spontan	4
	auf Ansprache	3
	auf Schmerzreiz	2
	keine Reaktion	1
Motorische Reaktion	befolgt Aufforderungen	6
	reagiert auf Schmerzreize	5
	Beugemechanismen	4
	Beugehaltung	3
	Streckhaltung	2
	keine Bewegung	1
Sprachliche Äußerung	orientiert	5
	verwirrt	4
	einzelne Worte	3
	unartikulierte Laute	2
	keine Äußerung	1

Rehabilitation

Rehabilitation der Phase B beginnt bereits in der Akutbehandlung. Das Überstehen einer schweren Hirnverletzung hinterlässt neurologische und psychische Ausfälle. Es ist Aufgabe verschiedener Therapeuten, diese Ausfälle und Defizite zu vermindern, um die Integration der Verletzten in das gesellschaftliche Leben wieder herzustellen oder zu erleichtern.

Psychologische Führung und Beratung. Integration des Verletzten in das gesellschaftliche Leben

Bei einer Überforderung kann der Verletzte schnell sein Therapieziel aufgeben und scheinbar versagen. Er zieht sich zurück und glaubt, nichts mehr leisten zu können. Dabei kann er ungehalten und aggressiv reagieren. Wird das Training jedoch behutsam durchgeführt und an seine Persönlichkeit und Leistungsfähigkeit angepasst, ist er zu mehr Ausdauer, Leistung und seelischer Ausgeglichenheit fähig. Bei einer Unterforderung wird der tatsächliche Leistungsstand nicht erreicht, das funktionelle Defizit erscheint ausgeprägter, als es in Wirklichkeit ist. Der Verletzte hat nicht genug Vertrauen für die Bewältigung seines Lebens, er kann ängstlich und zaghaft reagieren.

Über- und Unterforderung vermeiden

Physiotherapie

Mit der Physiotherapie ist möglichst bald nach der Hirnverletzung zu beginnen. Je nach Befund müssen der **Muskeltonus** reguliert und physiologische **Bewegungsmuster** angebahnt werden. Eine frühzeitige Mobilisation fördert den **Wachheitszustand** und ist insbesondere auch für die schnellere und bessere **Rückbildung psychischer Beeinträchtigungen** wichtig. Die Mobilisation geschieht durch das möglichst häufige Heraussetzen aus dem Bett in einen Sessel oder Rollstuhl, durch ein Stehtraining am Stehbrett und allgemein durch gymnastische Übungen. Das Erfahren und Erleben eines Fortschritts in der Beweglichkeit ist die beste Anregung für das Gehirn auf dem Wege zur Rehabilitation. Die Physiotherapie ist wirkungsvoller als Medikamente, welche die hirnorganische Leistungsfähigkeit verbessern sollen. Hilfsmittel wie Gehhilfen und Schienen müssen zur Verfügung gestellt werden.

Frühzeitige Mobilisation

Ergotherapie

Die Ergotherapie ergänzt die Physiotherapie im Rehabilitationsprogramm. Bereits bei bewusstlosen oder komatösen Verletzten beginnt die spezielle Basale Stimulation. Bereits bei Komatösen werden durch einfache Reize (Temperatur, Geräusche, Berührung, Schwingungen) die noch vorhandenen Rezeptoren angeregt, um damit eine Beeinflussung der zentralen Neurone zu erwirken. Das sind Maßnahmen, die auch bei der Pflege in Absprache mit der Ergotherapie zu leisten sind. Beispielhaft sind Saugschwämme zu nennen, welche die Lippen, die Zunge und die Wangenschleimhaut anregen und einen bestimmten Geschmack vermitteln. Die dabei gegebene Flüssigkeitsmenge ist so gering, dass eine Aspiration nicht zu befürchten ist. Auch über das Riechen können Anregungen gegeben werden. Bei wachen Kranken können Aufmerksamkeit, Gedächtnis und Konzentrationsfähigkeit noch deutlich gestört sein. Die Ergotherapie

Anwendung der Basalen Stimulation bei komatösen Patienten

bietet bestimmte Übungsprogramme und -strategien an, ohne den Verletzten zu überfordern. Dabei kann es den Patienten schon Schwierigkeiten bereiten, z. B. die Hände einzucremen und gleichzeitig die Tätigkeit der Hände wahrzunehmen.

Weitere Ziele der Ergotherapie liegen beim Üben insbesondere feinmotorischer Fähigkeiten, beim Ausdauertraining und bei der beruflichen Wiedereingliederung. Bleiben im psychischen und motorischen Bereich Ausfälle bestehen, müssen diese kompensiert werden.

15 Schlaganfälle

Christoph Hagemeister

Grundwissen: Ursache von Schlaganfällen ist eine umschriebene Unterbrechung der Hirndurchblutung (**ischämischer Schlaganfall**) durch Verschluss oder selten auch eine sehr hochgradige Verengung hirnversorgender Arterien. Eine weitere große Gruppe von Schlaganfällen beruhen auf einer akuten Hirnblutung (**hämorrhagischer Schlaganfall**), die jedoch sekundär aufgrund ihrer raumfordernden Wirkung bzw. aufgrund von Blutmangel in nachgeordneten Regionen ebenfalls zu einer Ischämie führt. Selten führt eine Thrombose (Blutgerinnsel) in den ableitenden Venen auch zu einer Mangeldurchblutung durch venöse Stauung (Stauungsinfarkt durch **zerebrale Venenthrombose** oder **Sinusvenenthrombose**) (vgl. S. 226).

Definition: Als Schlaganfall wird eine plötzlich auftretende umschriebene **Funktionsstörung des Gehirns** bezeichnet, die durch kritische **Störungen der Blutversorgung** des Gehirns verursacht wird. Die Ausfälle können vollkommen reversibel sein, zu bleibenden Schäden und auch zum Tod führen.

15.1 Grundlagen

15.1.1 Anatomie der hirnversorgenden Arterien und Venen

Extrakranielle hirnversorgende Arterien
Die Blutzufuhr zum Gehirn (Abb. 15.1) erfolgt über insgesamt vier Arterien. Vorne findet sich bds. die A. carotis communis (Halsschlagader), die sich aufteilt (Carotisgabel) in die A. carotis externa (Kopfhaut, Meningen) und A. carotis interna (Hirn). Die A. carotis communis geht links direkt aus dem Aortenbogen ab, rechts aus dem Truncus brachiocephalicus.

Die A. vertebralis (Wirbelsäulenarterie) geht auf beiden Seiten aus der A. subclavia (Armarterie) hervor und zieht etwa ab dem 6. Wirbelkörper durch die Querfortsätze. In Höhe des zweiten Wirbelkörpers tritt sie aus diesen aus und bildet die sogenannte Atlasschleife, mit der sie nach vorne und zur Mitte hin zieht.

Intrakranielle hirnversorgende Arterien

Die A. carotis interna zieht in einem knöchernen Kanal durch die Schädelbasis (Carotissiphon) und teilt sich anschließend in die A. cerebri anterior und A. cerebri media (sogenanntes Carotis-T).

Die beiden Vertebralarterien vereinigen sich vor dem Hirnstamm zur A. basilaris, die sich an ihrem Ende in die A. cerebri posterior aufteilt. Man unterscheidet einen vorderen Kreislauf (aus der Carotis) von einem hinteren Kreislauf (A. vertebralis und basilaris).

Die intrakraniellen Arterien versorgen Hirnregionen mit unterschiedlichen Aufgaben. So kommt es bei Arterienverschlüssen zu charakteristischen Ausfallserscheinungen (siehe Schlaganfallsyndrome).

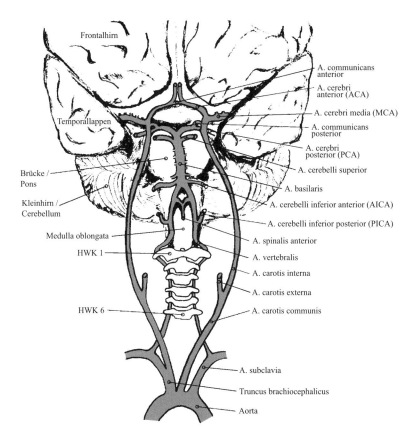

Abb. 15.1: Schematische Darstellung der hirnversorgenden Arterien

Kollateralversorgung — Zwischen den intrakraniellen Arterien existieren Verbindungen, die den Circulus Willisii bilden. Dieser ermöglicht bei Verschlüssen der extrakraniellen Arterien Umgehungskreisläufe. Hierbei kann es zur Strömungsumkehr in einzelnen Hirnarterien kommen. Allerdings ist der Circulus Willisii nicht regelhaft vollständig ausgebildet, und es existieren viele Normvarianten. So ist ein Abgang der A. cerebri posterior aus der A. carotis interna oder auch eine Versorgung beider Aa. cerebri anteriores über eine Seite nicht selten.

Gefäßverschlüsse der intrakraniellen Arterien können bei einem akuten Verschluss zumeist nicht ausreichend über Umgehungskreisläufe abgefangen werden. Es existieren Verbindungen (Anastomosen) über die Hirnhäute, die von der A. cerebri externa versorgt werden und vor allem bei schleichendem Verschluss der Gefäße einen Umgehungskreislauf ermöglichen können. Ein weiterer wichtiger Umgehungskreislauf ist die Augenarterie, die im Bereich des Siphons aus der A. carotis interna abgeht und Verbindungen zu Gesichtsarterien hat (Ophthalmica-Anastomose).

Hirnvenen und Sinusvenen
Der Abfluss des venösen Bluts erfolgt über die Hirnvenen in die sogenannten Sinus unterhalb der Schädelkalotte und an der Hirnbasis. Von dort fließt das Blut über die V. jugularis, die neben der A. carotis interna und communis verläuft, zurück zum Herzen. Die äußeren Sinusvenen sind eng dem Knochen angelagert und können daher bei Verletzungen leicht einreißen.

15.1.2 Durchblutung und Hirnfunktion

Durchblutung, HMV — Die Nervenzellen des Gehirns können keine Energie speichern und sind von einer kontinuierlichen Versorgung mit Sauerstoff und Nährstoffen (insbesondere Glukose) abhängig, die mit einer guten Hirndurchblutung sichergestellt wird. Obwohl das Gehirn nur 2 % des Körpergewichts ausmacht, benötigt es 15 % des **Herzminutenvolumens (HMV)**, es wird also außergewöhnlich gut mit Blut versorgt.

Ischämie, Hypoxämie, Hypoglykämie — Unter einer **Ischämie** versteht man eine verminderte oder unterbrochene arterielle Durchblutung eines Organs.
Bei einer **Hypoxämie** besteht ein verminderter Sauerstoffgehalt des Blutes, z. B. im Rahmen einer schweren Anämie, respiratorischer Insuffizienz oder bei Kohlenmonoxidvergiftung.
Die **Hypoglykämie** führt zu Funktionsausfällen des Hirns durch Glukosemangel. Es kommt zu Bewusstseinsstörungen, neuropsychologischen Defiziten, epileptischen Anfällen, Vigilanzminderung bis zum Koma und schließlich zum Tod.
Beim Schlaganfall treten die Störungen umschrieben (fokal) auf. Beim hypoxischen Hirnschaden oder einer Hpoglykämie dagegen ist das gesamte Gehirn von der Hypoxie betroffen.

Autoregulation der Hirndurchblutung — Im Falle einer Hypoxie wird infolge des Sauerstoffmangels die Energiegewinnung durch Glukoseabbau gestört und Milchsäure angehäuft. Diese Übersäuerung des Hirngewebes (Lactatazidämie) und der Anstieg von Kohlendioxid sorgen für eine Erweiterung der Hirngefäße und damit für eine verbesserte Durchblutung. Auf diese Weise reguliert das Gehirn auftretende Durchblutungsstörungen selbständig (autonom). Allerdings ist diese autonome Regulation nur in einem gewissen Umfang möglich. Bei Überforderung bricht das System zusammen: dann besteht trotz maximal weit gestellter Gefäße eine Unterversorgung des Gehirns, und es droht ein Schlaganfall. Die Durchblutung im Ischämiebezirk wird bei maximal weitgestellten Arterien nur noch durch den Perfusionsdruck (arterieller Druck minus Widerstandskräfte, z. B. venöser Druck) bestimmt.

15.1.3 Entstehung von Hirnschäden bei Minderdurchblutung

Sinkt die Hirndurchblutung unter kritische Grenzen (s. Abb. 15.2), kommt es zu einer Störung des Funktionsstoffwechsels der Nervenzellen. Für 100 g Hirnsubstanz werden mindestens ca. 30 ml Blut pro Minute benötigt. Zu ersten **Funktionsstörungen** kommt es, wenn der regionale Blutfluss unter 25–30 ml/Min. absinkt. Dies kann reversibel sein. Bleibende Schäden sind bei einem Absinken des HMV unter 15–20 ml/Min. zu erwarten, dann ist auch der **Strukturstoffwechsel** der Zellen gestört, sodass die Zellen absterben (Nekrose).

Minderung der Durchblutung

Bei einer Restdurchblutung von 12 ml/Min. tritt nach 120 Min., bei einer Durchblutung von 6 ml/Min. sogar schon nach 13 Min. der Zelltod ein. Gelangt überhaupt kein Blut mehr in das betroffene Hirnareal, so sterben die Neuronen schon nach 5–6 Min. ab.

Zeitfaktor

Fast alle Schlaganfallpatienten weisen in der Akutphase über mehrere Stunden Areale mit unterschiedlich schweren Durchblutungsstörungen nebeneinander auf. So findet sich regelhaft ein Infarktkern mit Nekrosen, umgeben von einem Areal mit erhaltenem Strukturstoffwechsel, aber gestörtem Funktionsstoffwechsel. Dieses Gewebe kann nach Wiederherstellung der Durchblutung seine Funktion wieder aufnehmen und daher gerettet werden. Medizinisch wird es als „Penumbra" oder auch als „tissue at risk" bezeichnet.

Infarktkern und Penumbra

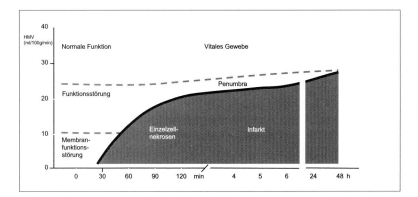

Abb. 15.2: Entstehung von Strukturschäden (dunkel) in Abhängigkeit von Zeit und Ausmaß der Durchblutungsstörung (HMV = Herzminutenvolumen)

Der Schlaganfall ist dabei ein dynamischer Prozess. Gelingt keine Wiederherstellung der Durchblutung, wächst der Infarktkern zuungunsten der Penumbra: Das noch rettbare Gewebe wandelt sich also in einen irreversiblen Infarkt um. Daher ist es insbesondere in der Akutphase eines ischämischen Schlaganfalls entscheidend, dass eine Rekanalisierung verschlossener Gefäße erreicht wird (z. B. Lysetherapie) und eine zusätzliche Gewebeschädigung vermieden wird (Basistherapie).

„Schlaganfall!": Der Begriff Schlaganfall ist ein Sammelbegriff für Durchblutungsstörungen des Gehirns. Er unterscheidet nicht nach der Ursache (Blutung oder Gefäßverschluss) oder der Dauer der Symptomatik (TIA, Infarkt). Ältere Begriffe wie „Apoplex" oder „Hirnschlag" sollten keine Verwendung mehr finden. Da alle Durchblutungsstörungen des Gehirns als Notfall anzusehen sind, ist es für die Aufklärung der Bevölkerung und für die Rettungsdienste der einfache Oberbegriff Schlaganfall sinnvoll.
In der Klinik wird man dann nach entsprechender Diagnostik die Unterscheidung nach der Schlaganfallursache treffen und das Krankheitsbild genauer benennen.

Es ergibt sich folgende Häufigkeitsverteilung:
- 70–80 % zerebrale Ischämie/ischämische Hirninfarkte
- 15–20 % Hirnblutungen
- 2–5 %   Subarachnoidalblutungen
- selten: Sonstige z. B. venöse Stauungsinfarkte

15.2 Ischämische Schlaganfälle

15.2.1 Häufigkeit und Prognose von Schlaganfällen

In den Industriestaaten steht der Schlaganfall mit 15 % an dritter Stelle der Todesursachen nach Herzinfarkten und Krebsleiden und ist die häufigste Ursache erworbener Behinderungen im Erwachsenenalter und von Pflegebedürftigkeit im Alter. Die jährlichen Häufigkeiten (Inzidenzen; S. 26) betragen in Deutschland:

- 180/100.000 Einwohner für primär ischämische Hirninfarkte
- 24/100.000 für Hirnblutungen
- 6/100.000 für sogenannte Subarachnoidalblutungen (s. u.)

In Deutschland rechnet man mit ca. 150.000 neu aufgetretenen Schlaganfällen/Jahr und ca. 15.000 Rezidivschlaganfällen/Jahr. Die Altersgruppe über 60 Jahren macht mit 80 % den größten Anteil aus. Zur Prognose s. Abb. 15.3.

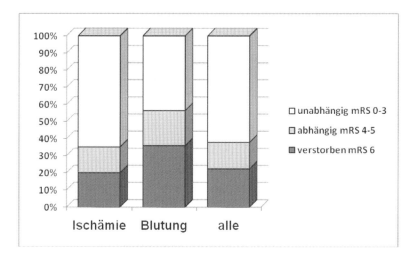

Abb. 15.3: Behinderung und Sterblichkeit ein Jahr nach Schlaganfall (mRS = modifizierte Rankin-Scale s. Kap. 15.6.2)

15.2.2 Risikofaktoren

Die Kenntnis der Risikofaktoren ist bedeutsam für die Beratung und Schulung der Patienten mit dem Ziel einer Prävention.
Bei Patienten, die bereits eine zerebrale Ischämie erlitten haben, spricht man von Sekundärprävention (Verhinderung eines erneuten Ereignisses, s. S. 239). Hat sich noch keine zerebrale Ischämie ereignet, handelt es sich um Primärprävention.

Risikominderung durch Prävention

> **Präventionsassistenten:** Hier hat das Pflegepersonal auf einer Stroke Unit aber auch in der weiteren Betreuung der Patienten auf Normalstationen oder in Rehabilitationseinrichtungen eine wichtige Funktion. Die Entwicklung von **Präventionsassistenten** (S. 29), die Patienten schulen, steht erst am Beginn.

Wichtige beeinflussbare Risikofaktoren werden in Tab. 15.1 dargestellt.

Beeinflussbare Risikofaktoren	Relatives Risiko
Vorhofflimmern	ca. 5
Arterielle Hypertonie	2–4
Diabetes mellitus	1,8–6
Koronare Herzkrankheit oder Herzinsuffizienz	2–3
Nikotinabusus	1,5–1,8
Bewegungsmangel	2,7
Alkoholabusus	2
Erhöhte Triglyceridwerte	1,8

Tab. 15.1: Beeinflussbare Risikofaktoren: das Relative Risiko beschreibt den Multiplikator gegenüber einer altersgleichen Durchschnittsperson

Beeinflussbare Risikofaktoren	Relatives Risiko
Übergewicht	1,7–2,3
Erhöhte Cholesterinwerte	1–2
Hormontherapie nach der Menopause	ca. 1,3

Nicht beeinflussbare Risikofaktoren für eine zerebrale Ischämie sind:

- das Alter (ab dem 50. Lebensjahr steigt das Risiko mit jeder Dekade um das 2–3-fache)
- das Geschlecht (Männer haben eine ca. 1,25-faches Schlaganfallrisiko)
- die familiäre Belastung (genetische Disposition für Schlaganfälle und/oder für vaskuläre Risikofaktoren)
- die ethnische Zugehörigkeit (hohes Risiko für schwarze Amerikaner, Japaner und Chinesen)
- die Migräne (nur leicht erhöhtes Risiko)

Daneben gibt es eine Reihe von Erkrankungen oder Veranlagungen, bei denen ein erhöhtes Schlaganfallrisiko diskutiert wird, aber nicht als gesichert gelten kann. Dies gilt z. B. für angeborene Gerinnungsstörungen oder das persistierende Foramen ovale (Verbindung in der Vorhofscheidewand).

15.2.3 Ursachen (Ätiologie)

Grundwissen: Während beim Herzinfarkt praktisch immer eine Arteriosklerose in den Herzkranzgefäßen zum Gefäßverschluss führt, sind die Ursachen bei der zerebralen Ischämie vielfältig und verteilen sich wie folgt:
- Arteriosklerose: ca. 15 %
- kardiogen embolisch: ca. 30 %
- Mikroangiopathie: ca. 24 %
- andere Ursachen: ca. 4 %
- unbekannte oder konkurrierende Ursachen: ca. 25 %

Die Arteriosklerose führt über eine Entzündungsreaktion in der Gefäßwand zu Plaquebildungen. Diese können ein Gefäß einengen oder sogar zu einem Verschluss führen. Zumeist erst bei Befall mehrerer Arterien können dann **hämodynamische Infarkte** entstehen. Häufiger führt allerdings eine Plaque zu einer Aktivierung von Blutplättchen (Thrombozyten) mit Bildung eines frischen Thrombus. Von diesem können Teile mit dem Blutstrom mitgerissen werden (Embolie), die dann kleinere Gefäße im Gehirn verstopfen (**arterio-arteriell embolischer Infarkt**).

Solche Embolien können auch im Herzen entstehen, wenn es dort zu einer Verlangsamung des Blutstroms kommt. Dies geschieht z. B. bei Vorhoferweiterungen, Herzwandaneurysmen, künstlichen Herzklappen oder bei Rhythmusstörungen (insbesondere Vorhofflimmern). Diese Infarkte nennt man **kardiogen-embolische Infarkte**.

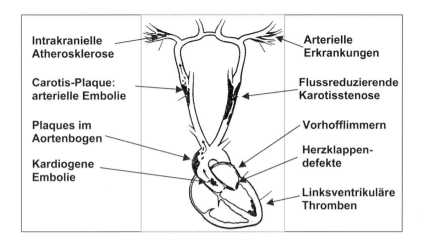

Abb. 15.4: Schlaganfallursachen

Die Mikroangiopathie entsteht durch Hyalinose der kleinen Arteriolen (< 200μm Durchmesser) durch Gefäßrisikofaktoren (insbesondere Bluthochdruck und Diabetes mellitus), sehr selten durch angeborene Störungen (M. Fabry, CADASIL-Erkrankung). Die mikroangiopathischen Infarkte bezeichnet man auch als **lakunäre** Infarkte.

Subcortikale arteriosklerotische Enzephalopathie (SAE)
Eine Mikroangiopathie kann sich schleichend über Jahre entwickeln, ohne dass Schlaganfälle vom Patienten bemerkt werden. Erreicht die Hirnschädigung ein kritisches Maß, kommt es zu Symptomen einer dann als vaskulär bezeichneten Demenz. Hauptrisikofaktoren sind Bluthochdruck und Diabetes mellitus.

15.2.4 Einteilung

Eine immer noch verbreitete Einteilung der ischämischen Schlaganfälle erfolgt nach der zeitlichen Dauer der Symptome. Kürzer als 24 Std. andauernde Syndrome werden als transitorisch ischämische Attacke (**TIA**) bezeichnet. Inzwischen gilt die Unterscheidung von transitorisch ischämischen Attacken und vollendetem ischämischem Schlaganfall als weniger entscheidend. Grund dafür ist einerseits, dass auch bei vielen Patienten mit einer sogenannten TIA morphologische Hirninfarkte kernspintomographisch nachweisbar sind und andererseits das Risiko für einen Re-Infarkt nach TIA und vollendetem Schlaganfall etwa gleich groß ist.
Der Begriff (P)RIND (prolongiertes) reversibles ischämisches neurologisches Defizit für länger als 24 Std., aber kürzer als drei Wochen anhaltende Befunde sollte ebenfalls nicht mehr angewendet werden, da dies bereits einem manifesten Schlaganfall entspricht.
Gleichwohl findet sich die hier beschriebene Einteilung in eine TIA und einen manifesten ischämischen Schlaganfall in den Kodierricht-

Dauer der Symptome: TIA oder anhaltender Schlaganfall

linien des ICD-10 und somit auch in der Refinanzierung von Schlaganfallbehandlungen wieder. Hier besteht sicher Anpassungsbedarf.

Makro-/Mikroangiopathie

Eine sinnvolle Einteilung der ischämischen Schlaganfälle berücksichtigt die Ursache. Man unterscheidet dabei Infarkte, die durch Erkrankungen der großen extra- oder intrakraniellen Hirnarterien entstehen (Makroangiopathie) von der Mikroangiopathie, die durch Verschluss der kleinen penetrierenden Arterien der Stammganglien bedingt ist (s. o.).
Verschlüsse der großen intrakraniellen Arterien (A. cerebri ant., med. und post., s. o.) führen zu Territorialinfarkten in dem entsprechenden Versorgungsgebiet der Arterie. Ursächlich ist hier häufig eine Embolie aus dem Herzen (kardiale Embolie) oder eine Embolie aus Stenosen der hirnversorgenden Arterien (arterio-arteriell embolisch).

Hämodynamisch bedingte Grenzzoneninfarkte

Selten sind **hämodynamisch** bedingte Infarkte, die bei Verengungen oder Verschlüssen der extrakraniellen Arterien auftreten, wenn die Umgehungskreisläufe (Kollateralen) nicht ausreichen für eine suffiziente Hirnperfusion. Dies ist z. B. der Fall, wenn der Circulus Willisii nicht vollständig ausgebildet ist oder mehrere extrakranielle Hirnarterien verschlossen sind. Es kommt zu einer Mangeldurchblutung in den Endbereichen der einzelnen Versorgungsgebiete (Grenzzoneninfarkte, Endstrominfarkte), weil am Ende des Versorgungsgebiets der Perfusionsdruck nicht mehr ausreicht.

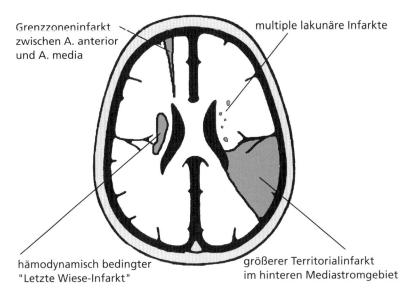

Abb. 15.5: Einteilung der Schlaganfälle nach Infarktkonfiguration

Grenzzoneninfarkt zwischen A. anterior und A. media

multiple lakunäre Infarkte

hämodynamisch bedingter "Letzte Wiese-Infarkt"

größerer Territorialinfarkt im hinteren Mediastromgebiet

Seltene Ursachen

Neben der Arteriosklerose als häufigster Ursache für Gefäßveränderungen finden sich insbesondere bei jungen Schlaganfallpatienten seltene Ursachen für Schlaganfälle. Diese bezeichnet man in der Gruppe der unter 45–55-jährigen als juvenile Schlaganfälle. Zu den seltenen Ursachen zählen Dissektionen (Einblutung in die Gefäßwand) der hirnversorgenden Arterien, Vaskulitiden (Gefäßentzündungen, auch Angiitis genannt), das Moya-Moya-Syndrom, genetische Erkrankungen wie Morbus Fabry, CADASIL und Koagulopathien (Gerinnungsstörungen). Diese können hier nicht ausführlich dargestellt werden.

15.2.5 Schlaganfallsyndrome der Gefäßbezirke

Abb. 15.6 zeigt schematisch die Versorgungsgebiete der drei großen, paarigen Hirnarterien (s. S. 230). Beim Rechtshänder findet sich die dominante Hemisphäre in der Regel auf der linken Seite. Dort ist dann auch im Versorgungsgebiet der A. cerebri media das Sprachzentrum lokalisiert. Beim Linkshänder ist die Anordnung der Sprache häufiger beidseitig oder variabel rechts oder links zu finden. Die Untersuchung von Hirnfunktionen ist heute in der Forschung oder auch im klinischen Alltag bei speziellen Fragestellungen mittels funktioneller Kernspintomographie möglich.

Die Hirnhemisphären versorgen jeweils die gegenüberliegende Körperhälfte, die Verbindungsbahnen (S. 47f., Abb. 4.9) „kreuzen" also, und zwar auf die „kontralaterale" Seite. Die auf der Seite des Schlaganfalls gelegene Körperseite heißt „ipsilateral".

Infarkte in den betroffenen Hirnabschnitten führen zu folgenden Ausfallserscheinungen:

Arteria cerebri media
Ein Schlaganfall im Gebiet der A. cerebri media zeigt **kontralateral**:
- Parese (Lähmung), betont an Hand/Unterarm oder Gesicht (hängender Mundwinkel)
- Hemihypästhesie (Gefühlsstörung, Sensibilitätsstörung), besonders an Arm oder Gesicht

Dominante Hemisphäre:
- Aphasie
- motorische Aphasie (Unfähigkeit zu sprechen), auch Dysarthrie
- sensorische Aphasie (Unfähigkeit zu verstehen)
- Akalkulie, Agraphie (Unfähigkeit zu rechnen bzw. zu schreiben)

Nichtdominante Hemisphäre:
- Anosognosie (Patient erkennt/versteht seine Krankheit nicht)
- **Neglect** (Bei dieser Störung wird die betroffene Seite vom Patienten nicht wahrgenommen. Der Patient merkt nicht, dass seine Wahrnehmung gestört ist, und realisiert seine Ausfallserscheinungen teilweise oder vollständig nicht. Der Neglect kann das Sehen, Hören, Fühlen und die Motorik betreffen)
- Verwirrtheit, Psychosydrome
- Apraxie (vertraute und gewohnte Handlungsabläufe gelingen nicht mehr, z. B. Benutzung der Zahnbürste, Ankleiden etc.)

Stammganglieninfarkte/lakunäre Schlaganfallsyndrome
Kommt es durch einen Verschluss einer einzelnen Endarterie zu einem umschriebenen Infarkt in den Stammganglien (max. 1,5 cm

Durchmesser, „lakunärer Infarkt"), entstehen charakteristische Ausfälle, wobei rein motorische Ausfälle oder rein sensible Ausfälle auftreten („pure motor stroke", pure sensory stroke"," Dysarthria/clumsy hand-syndrome")

Arteria cerebri anterior:
- beinbetonte Parese
- beinbetonte Hypästhesie
- Inkontinenz (ohne Restharn)
- Antriebsminderung

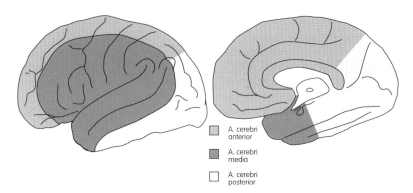

Abb. 15.6: Die arteriellen Versorgungsgebiete der intrakraniellen Hirnarterien

Arteria cerebri posterior
- Sehstörungen, bei der auf beiden Augen die eine Hälfte (oder ein Viertel) des Gesichtsfelds nicht mehr wahrgenommen wird (homonyme Hemianopsie oder Quadrantenanopsie; Störung der Verarbeitung von Bildinformationen im Gehirn) (s. S. 93)
- Hemihypästhesie
- Alexie (Lesestörung) meist nur bei Befall der dominanten Hemisphäre
- Neglect (s. o.) im kontralateralen Gesichtsfeld
- Orientierungsstörung

Arteria vertebralis und basilaris
Betroffene Hirnareale sind der Hirnstamm, das Mittelhirn sowie das Kleinhirn.

- Plötzlich einsetzender Schwindel mit Nystagmus (S. 369)
- Gangunsicherheit
- Unsicherheit beim Ergreifen von Gegenständen durch überschießende Arm- und Handbewegungen (Ataxie, S. 317)
- Doppelbilder durch Störungen der Augenbewegung (Hirnnerv III), Blickparesen (Blicklähmung, S. 94)
- Schmerzen im Hinterkopf
- Bulbärparalyse (schlaffe Lähmung der Muskeln für Sprechen, Schlucken, Kauen und Mimik, S. 391)
- Tetraparese mit Pyramidenbahnzeichen (S. 295)

Basilaristhrombose
Bei einem vollständigen Verschluss der A. basilaris kommt es zu einer starken Bewusstseinstrübung (Koma) durch Ischämie des Hirnstamms. Hier liegen die Zentren für die Wachheit (Formatio reticularis). Dies stellt einen lebensbedrohlichen Zustand dar, da durch erloschene Schutzreflexe eine Aspiration droht. Darüber hinaus sind weitere wichtige Zentren für die Kreislaufregulation und das Atemzentrum im Hirnstamm gelegen, die bei ausgedehnten Infarkten mit betroffen sein können.

15.2.6 Klinische Diagnostik

Bei der Aufnahme in die Klinik erfolgen in der Notaufnahme zuerst eine Blutentnahme (wichtige Voraussetzung für die Lysetherapie s. u.), eine neurologische und allgemeinkörperliche Untersuchung und anschließend eine Schnittbildgebung des Gehirns. Bei Patienten, die für eine Lysetherapie in Frage kommen, sind standardisierte Abläufe erforderlich, um Zeitverzögerungen zu vermeiden.
Notfall-Laboruntersuchung

Die ideale Schnittbilddiagnostik für Patienten, die mit akutem Schlaganfall in die Klinik aufgenommen werden, sollte rasch durchführbar sein, valide Befunde ergeben und Informationen über die Art der Schädigung (Blutung, Ischämie, andere Ursachen), das Ausmaß der irreversiblen Gewebeschädigung, die Größe des rettbaren Gewebes (Penumbra) und über mögliche Gefäßverschlüsse geben.
CT, MRT

Eine Vielzahl von Studien hat gezeigt, dass die Kernspintomographie (MRT) diese Voraussetzungen weitgehend erfüllt. Mit unterschiedlichen Messsequenzen lassen sich Blutungen sicher erkennen, das Infarktareal abgrenzen, Areale mit verminderter Perfusion darstellen und Gefäßverschlüsse zumindest an den größeren extra- und intrakraniellen Arterien darstellen. Insbesondere in der anatomischen Auflösung und der Darstellung akuter Ischämien ist die MRT der Computertomographie (CT) überlegen. Vorteil der CT ist, dass die Untersuchungszeit kürzer ist, Blutungen sehr einfach diagnostiziert werden können, praktisch alle Patienten untersucht werden können und die Geräte weit verbreitet und rasch verfügbar sind. Auch mit der CT sind Perfusionsmessungen und Gefäßdarstellungen möglich (nach Kontrastmittelgabe).

Je nach Gegebenheiten wird man in jeder Klinik unterschiedliche Vorgehensweisen antreffen. Sinnvoll ist auch die Kombination verschiedener Methoden. So kann nach einer normalen CT durch Ultraschalluntersuchungen ein Gefäßverschluss festgestellt werden. Häufig ist es erforderlich, eine Kontrolluntersuchung im Verlauf durchzuführen, um die endgültige Infarktgröße darzustellen, die sich in der ersten Untersuchung häufig noch nicht abgrenzen lässt.

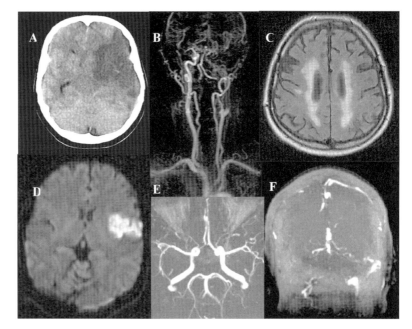

Abb. 15.7: Beispiele Schnittbilddiagnostik des ischämischen Schlaganfalls:
A: CT nach 24 Std. Mediateilinfarkt links
B: MR-Angio: Carotis interna Verschluss links
C: MRT Mikroangiopathie
D: MRT akuter Mediateilinfarkt links
E: MR-Angio Circulus Willisii Normalbefund
F: venöse MR-Angio Sinusvenenthrombose

Neurosonographie

Die **Doppler- und Duplexsonographie** ermöglicht die Untersuchung der hirnversorgenden Arterien auf das Vorliegen von Stenosen oder Verschlüssen. Dies ist wichtig für die Aufdeckung der Schlaganfallursache. So können hochgradige Stenosen als Emboliequellen rasch festgestellt und ggf. operativ behandelt werden. Besser als in der Schnittbilddiagnostik werden hämodynamische Veränderungen sichtbar (Kollateralkreisläufe, Flussumkehr etc.). Günstig ist die zeitnahe Untersuchung des Patienten mit akutem Schlaganfall nach der Aufnahme. Dies ist mit mobilen Geräten am Krankenbett möglich.

Schluckdiagnostik
Nach Aufnahme auf die Stroke Unit ist vor der Nahrungszufuhr bei allen Patienten eine **Schluckuntersuchung** sinnvoll (z. B. Wasserschlucktest nach Daniels). Hierbei wird vom Pflegepersonal oder Logopäden eine kleine Menge Wasser verabreicht und auf Anzeichen einer Aspiration geachtet. Ergeben sich Hinweise auf eine mögliche Aspiration, erfolgt eine ausführliche logopädische Untersuchung. Häufig ist zur weiteren Abklärung eine videoendoskopische Schluckdiagnostik sinnvoll. Über die Nase wird ein Laryngoskop eingeführt und der Kehlkopf mit der Stimmbandebene beim Schlucken angefärbter Nahrung in flüssigen, angedickten und/oder festen Konsistenzen getestet. Ergänzend kann eine Videofluoroskopie (Schlucken von Kontrastmittel und Aufnahme mittels Röntgen) in Einzelfällen sinnvoll werden.

Kardiologische Untersuchung

Im Rahmen der weiteren Abklärung der Schlaganfallursache werden praktisch immer eine kardiologische Untersuchung mit transthorakaler Echokardiographie und häufig ein Röntgen-Thorax erforderlich. Zur Abklärung kardialer Emboliequellen ist zumeist eine transösophageale Echokardiographie sinnvoll, bei der eine endoskopische Ultraschallsonde in die Speiseröhre eingeführt wird. Von dort ist eine sehr viel genauere Untersuchung insbesondere der hinteren Herzabschnitte möglich.

Auch das auf der Stroke Unit durchgeführte Monitoring hat diagnostische Bedeutung. Es dient der Aufdeckung von Schlaganfallursachen sowie der Überwachung des Patienten, damit Komplikationen möglichst rasch erkannt werden. Überwacht werden routinemäßig das EKG, die Sauerstoffsättigung mit Pulskurve, der nicht-invasiv gemessene Blutdruck, die Temperatur und meist die Atemfrequenz. Die Alarmgrenzen und die Messintervalle müssen dabei individuell angepasst werden. Bei Bedarf ist die invasive, arterielle Blutdruckmessung, der zentrale Venendruck (ZVD), eine intrakranielle Druckmessung über eine Ventrikeldrainage und ein EEG-Monitoring möglich. Andere invasive Verfahren kommen eher auf neurologischen Intensivstationen zum Einsatz.

Stroke-Monitoring

Die Blutzuckerwerte und die Blutgasanalyse werden regelmäßig und bei Bedarf untersucht. Laborkontrollen im Verlauf und spezielle Laboruntersuchungen (Vaskulitisdiagnostik, Gerinnungsdiagnostik oder genetische Testungen) dienen der Klärung spezieller Fragestellungen und der Aufdeckung von Komplikationen (insbesondere Kontrolle der Entzündungswerte mit der Frage nach Pneumonie).

Die Katheter-Angiographie (s. S. 58) wird beim ischämischen Schlaganfall nur für spezielle Fragestellungen, wie z. B. der Frage nach einer Vaskulitis (Gefäßentzündung) eingesetzt.

15.3 Therapie

15.3.1 Schlaganfallstation/Stroke Unit

Grundwissen: In Deutschland existieren zurzeit etwa 200 Schlaganfallstationen, die von der Stiftung Deutsche Schlaganfall-Hilfe und der Deutschen Schlaganfallgesellschaft in einem gemeinsamen Verfahren zertifiziert wurden (Karte unter www.schlaganfallhilfe.de). Wissenschaftliche Arbeiten der letzten Jahre haben eindeutig gezeigt, dass die Aufnahme eines Patienten mit akutem Schlaganfallpatienten auf eine solche Spezialstation die Wahrscheinlichkeit des Überlebens deutlich erhöht und die Gefahr einer bleibenden Behinderung senkt. Diese Effekte sind sogar noch Jahre nach der Akutbehandlung nachweisbar. So fordern die aktuellen Leitlinien sowohl der Deutschen Schlaganfallgesellschaft als auch der Europäischen Schlaganfallorganisation, dass jeder Schlaganfallpatient auf einer Stroke Unit akut behandelt wird. Dies wird in Deutschland zurzeit noch nicht erreicht.

Die Konzeption unterscheidet zwischen regionalen und überregionalen Schlaganfallstationen, wobei letztere das gesamte Spektrum

Regionale und überregionale Stroke Units

der Behandlungsmöglichkeiten vorhalten. Dies beinhaltet insbesondere neurochirurgische Interventionen (Entlastungsoperationen, operative Behandlung von Blutungen etc.).

Besonders wichtig wurde die Einrichtung von Stroke Units mit Einführung der Thrombolysetherapie, die ein intensives Monitoring des Patienten erfordert.

Zertifizierungsbedingungen

Stroke Units werden von einem Facharzt für Neurologie geleitet und zeichnen sich aus durch eine hohe Personaldichte (ärztlicher Schichtdienst, ca. 1,5–2 Pflegepersonen/Bett, Stellenanteile für Physiotherapie, Ergotherapie, Logopädie, Sozialdienst), eine enge Kooperation mit anderen Fachdisziplinen (insbesondere Gefäßchirurgie, Neurochirugie, Neuroradiologie, Innere Medizin), ein nicht-invasives und/oder invasives Monitoring (kontinuierlich werden die Basisparameter von Blutdruck, Puls, Temperatur und Atmung kontrolliert) sowie eine engmaschige Überwachung des neurologischen Status (zumeist mit standardisierten Scores). Für die Zertifizierung von Schlaganfallstationen ist die räumliche Einheit der Station Voraussetzung. Die Stationen weisen in der Regel 6–8 Monitorplätze auf. Günstig ist die Verzahnung mit einer weiterbehandelnden Normalstation, um Übergabeverluste bei der Verlegung von der Stroke Unit zu minimieren. Ziel ist die Stabilisierung der Vitalparameter, die Wiedereröffnung verschlossener Gefäße (Thrombolyse), die rasche Durchführung der Diagnostik, die Vermeidung von Komplikationen und der rasche Beginn rehabilitativer Maßnahmen.

Patientenauswahl

Aufgenommen werden Patienten mit akuter Schlaganfallsymptomatik, aufgrund des hohen Rezidivrisikos auch Patienten mit rückläufiger Schlaganfallsymptomatik (siehe Ausführung zur TIA S. 227). Intensivpflichtige Patienten mit schwerer Vigilanzminderung und der Notwendigkeit zur Intubation und Beatmung werden nicht auf Schlaganfallstationen behandelt.

Spezielle Fachkunde, Qualifikationslehrgänge

Pflegekräfte auf Stroke Units übernehmen wichtige Aufgaben sowohl in der Überwachung des Patienten (z. B. auch Erhebung der entsprechenden Scores), der Schluckdiagnostik (bedside-Testung), der beginnenden Rehabilitation (z. B. Mobilisierung) und auch der Führung und Aufklärung von Angehörigen und Patienten.

Es existiert ein von der Deutschen Schlaganfallgesellschaft zertifizierter Qualifikationslehrgang „Spezielle Pflege auf Stroke Units" (www.dsg-info.de).

Der Aufwand der Stroke Unit wird von den Kostenträgern über die Anrechnung einer „Komplexbehandlung Schlaganfall" erstattet. Hierfür ist eine penible Dokumentation der durchgeführten Maßnahmen erforderlich.

Telemedizin in ländlichen Regionen

In ländlichen Regionen, wo eine ausreichende Dichte von Stroke Units nicht erreicht werden kann, existieren Pilotprojekte mit Telemedizin, die eine Behandlung des Schlaganfallpatienten vor Ort mit Supervision durch ein Schlaganfallzentrum über eine Videoverbindung erfolgreich testen. Die Ergebnisse erreichen aber nicht die Qualität einer Versorgung direkt auf einer Schlaganfallstation.

15.3.2 Bevölkerungsaufklärung/Rettungskette

„Schlaganfall ist ein Notfall" oder auch „Time is brain!" sind Schlagwörter aus Aufklärungskampagnen, die zum Ziel haben, die Bevölkerung über die Symptome eines Schlaganfalls aufzuklären und zu sensibilisieren. Der Schlaganfall ist im Allgemeinen schmerzlos und wird daher von Betroffenen und Angehörigen häufig nicht als Notfall wahrgenommen. Dies führt zu Verzögerungen in der Rettungskette, die Patienten von akuten Therapiemöglichkeiten (insbesondere der Lysetherapie s. u.) ausschließen und die Wahrscheinlichkeit einer Wiederherstellung von Funktionen verschlechtern.

Daher sollte bei Anzeichen eines Schlaganfalls, auch wenn sie nur flüchtig oder leicht sind, sofort der Rettungsdienst über die Notfall-Nummer „112" gerufen werden!

Schlaganfallverdacht = Notfall

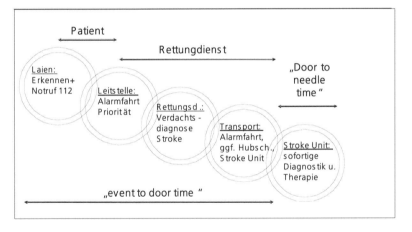

Abb. 15.8: Rettungskette beim Schlaganfall („door to needle time" ist die Zeit vom Eintreffen im Krankenhaus bis zum Beginn der Lysetherapie)

Merke: Bei folgenden Symptomen kann es sich um einen Schlaganfall handeln, bei dem schnelle Hilfe wichtig ist! Deshalb sofort NOTRUF 112!

Typisch ist ein **relativ plötzliches Auftreten** folgender Symptome:
- **Sehstörung** auf einem oder beiden Augen (evtl. einseitige Pupillenerweiterung), Gesichtsfeldausfall, Doppelbilder, fehlende Wahrnehmung eines Teils des Umfelds (Neglect)
- **Schwindel, Gleichgewichts- oder Koordinationsstörung** (Ataxie)
- **Taubheitsgefühl**
- **Lähmung oder Schwäche:** herabhängender Mundwinkel, Armschwäche, Gangstörung
- **Sprach- oder Verständnisstörung** (Gesprochenes oder Gelesenes wird nicht verstanden, Silben werden verdreht, die Sprache versiegt oder klingt verwaschen und undeutlich)

> - stärkster Kopfschmerz ohne erkennbare Ursache
> - **Schluckstörungen** (Dysphagie)
>
> Keine Angst vor „falschem Alarm"!
> Besser den Arzt einmal zu viel rufen als zu warten, bis es zu spät ist!

Test zur Erkennung eines Schlaganfalls

Ein einfacher Test zur Erkennung eines Schlaganfalls durch Laien ist die *Cincinnati Prehospital Stroke Scale* (CPSS). Mit diesem Test gelingt es auch ungeschulten Laien, innerhalb einer Minute einen Schlaganfall relativ sicher zu erkennen:

1. Bitten Sie die Person, zu lächeln (Das Gesicht wird bei Lähmung einseitig verzogen)
2. Bitten Sie die Person, gleichzeitig beide Arme nach vorne zu heben, Handflächen nach oben (Bei einer Lähmung kann ein Arm nicht gehoben werden bzw. sinkt ab oder dreht sich, v. a. bei geschlossenen Augen)
3. Bitten Sie die Person, einen einfachen Satz nachzusprechen, z. B.: „Ich benötige keine Hilfe." (Der Satz muss korrekt wiederholt werden, die Sprache darf nicht verwaschen sein.)

Falls der Patient Probleme mit **einem** dieser Tests hat, soll sofort ein Notarzt gerufen und die Symptomatik der Person bereits am Telefon beschrieben werden.

Marginalie: FAST (engl. schnell) für face-arms-speech-test

15.3.3 Präklinische Versorgung

Für Patienten mit akutem Schlaganfall wird der Notfalltransport in ein Schlaganfallzentrum mit Option der Thrombolysetherapie durch den Rettungsdienst empfohlen (s. S. 233). Da zunächst nicht bekannt ist, ob es sich um eine zerebrale Ischämie oder eine Blutung handelt, sind spezifische Behandlungen durch den Notarzt vor Ort nicht möglich.

Eine Überwachung und Stabilisierung der Vitalfunktionen ist vordringlich. Der Blutdruck sollte erst ab Werten von 220/120 mmHg vorsichtig gesenkt werden, eine Sauerstoffgabe ist sinnvoll, Blutzuckerwerte zwischen 100 und 160 mg/dl sind anzustreben, Fieber ≥ 38,9°C soll gesenkt werden. Der Transport ist eine Alarmfahrt.

15.3.4 Thrombolyse

Alle Maßnahmen beim akuten Schlaganfallpatienten zielen darauf ab, ein Anwachsen des Infarktkerns zu verhindern und das kritisch minderdurchblutete Gewebe (Penumbra) zu retten. Hierzu dient die Wiedereröffnung eines verschlossenen Gefäßes. Für den rekombinanten Tissue-Plasminogenaktivator (rt-PA, Actilyse®) wurde die

Wirksamkeit innerhalb der ersten 4½ Stunden eindeutig nachgewiesen. Die Therapie ist dabei umso effektiver, je eher sie durchgeführt wird! Daher müssen Zeitverzögerungen unbedingt vermieden werden (s. Rettungskette)! Die Indikationsstellung setzt Erfahrung mit dem Medikament voraus. Zentren mit hohen Fallzahlen haben bessere Ergebnisse als solche, die nur selten Lysetherapien durchführen. Die Dosis wird gewichtsadaptiert errechnet und intravenös über einen Perfusor appliziert (**Systemische Lyse**).

Kontraindikationen für eine Lysetherapie sind kürzlich aufgetretene Blutungen, große Operationen oder Punktionen schlecht komprimierbarer Gefäße, ein aktuelles schweres Trauma, Gerinnungsstörungen, Thrombozytenmangel, eine schwere Hyperglykämie und ein nicht behandelbarer, schwerer Hypertonus. Hauptkomplikation aller Lyseverfahren sind Blutungen, insbesondere Gehirnblutungen. Daher sind ein engmaschiges Monitoring und eine Steuerung der Blutdruckwerte sowie der Blutzuckerwerte unter und nach der Therapie vordringlich.

Kontraindikationen, Komplikationen

Das Anlegen von Kathetern und Sonden unter oder kurz nach Lysetherapie ist kontraindiziert, ebenso auch die Gabe anderer gerinnungsaktiver Medikamente.

Gute Daten existieren auch für die **Katheterlyse** bei Verschlüssen der A. cerebri media. Es wird eine Angiographie durchgeführt, der Katheter bis in das verschlossene Gefäß vorgeschoben und dort lokal das Thrombolytikum (zumeist Actilyse®) gegeben. Vorteil dieser Methode ist, dass geringere Dosierungen benötigt werden, die Wiedereröffnung des Gefäßes häufiger gelingt und sofort im Bild dokumentiert werden kann. Nachteile sind der erhöhte Aufwand (Narkose, Angiographie ...), der zu zeitlichen Verzögerungen führen kann. Hier spielen die Voraussetzungen in einem Schlaganfallzentrum eine entscheidende Rolle.

Katheterlyse

Häufig eingesetzt wird die Katheterlyse bei der Thrombose (Verschluss) der A. basilaris, da dieses Krankheitsbild ohne Wiedereröffnung des Gefäßes meist nicht überlebt wird. Alternativ kann auch eine systemische Lyse durchgeführt werden.

15.3.5 Basistherapie

Da Teile des Gehirns bei einem akuten Schlaganfall kritisch minderdurchblutet sind (Kap. 15.1.3, S. 223), können geringe weitere Schädigungsfaktoren zu einer Vergrößerung des Infarkts führen. Die Basistherapie wird für alle Patienten auf einer Stroke Unit empfohlen und ermöglicht eine Optimierung der Hirnversorgung durch Beachtung des Monitorings (möglichst für 72 Std.): Neurologische Befundänderungen können weitere Maßnahmen erfordern und müssen dem Arzt mitgeteilt werden. Eine Sauerstoffgabe wird bei einer Sättigung < 95 % empfohlen. Es werden hochnormale Blutdruckwerte angestrebt, da die Durchblutung der Penumbra direkt vom systemischen Blutdruck abhängt. Eine vorsichtige und langsame Blutdrucksenkung wird ab Werten > 220/120 mmHg und für Patienten mit

Herzversagen, Aortendissektion oder hypertensiver Enzephalopathie empfohlen (Nach der Akutphase ist eine strikte Blutdrucksenkung angezeigt, siehe Sekundärprophlaxe!) Blutzuckerwerte über 180 mg/dl sollen durch Insulingaben gesenkt, Hypoglykämien < 50 mg/dl ausgeglichen werden. Temperaturen > 37,5 °C sollen medikamentös und/oder physikalisch gesenkt werden (z. B. Paracetamol, Eisleisten). Infekte sind frühzeitig antibiotisch zu behandeln.

15.3.6 Ernährung und Aspirationsprophylaxe

Patienten mit akutem Schlaganfall sollen eher hochkalorisch ernährt werden. Bei Schluckstörungen (s. S. 232 und 129) müssen eine orale Nahrungskarenz und die Anlage einer Magensonde erfolgen. Die Aspirationsprophylaxe ist ein herausragendes Qualitätsmerkmal der Akutbehandlung des Schlaganfalls und verbessert die Prognose der Patienten. Sollte auch unter Nahrungskarenz ein ausreichendes Schlucken des Speichels nicht möglich sein, ist eine Tracheotomie angezeigt, da nur eine geblockte Kanüle einen suffizienten Aspirationsschutz gewährleistet. Auch bei optimaler **Aspirationsprophylaxe** sind Aspirationspneumonien eine häufige Komplikation bei Schlaganfallpatienten. Vermutlich spielt neben der Aspiration eine zentral bedingte Störung des Immunsystems eine Rolle. Eine rasche Antibiotikatherapie ist angezeigt, eine prophylaktische Antibiotikagabe ist in der Diskussion, die Studienlage aber nicht eindeutig.

15.3.7 Rehabilitation

> **Pflegehinweis:** Ein entscheidender Pfeiler der Behandlung auf einer Stroke Unit ist die Integration rehabilitativer Ansätze in das Behandlungskonzept. Alle Patienten ohne Hirndrucksymptomatik sollten möglichst rasch mobilisiert werden. Atem-, Schluck- und Sprachtraining, Physiotherapie, Ergotherapie, Lagerung und die Behandlung von Aufmerksamkeitsstörungen (Neglect) werden durch das Pflegepersonal und Logopäden, Physiotherapeuten und Ergotherapeuten möglichst hochfrequent durchgeführt.

15.3.8 Komplikationen/Spezielle Therapien

„Nach dem Schlaganfall ist vor dem Schlaganfall!"

Das Rezidivrisiko eines Schlaganfalls ist insbesondere in den ersten Tagen und Wochen erhöht. Daher sind erneute Infarkte auf der Stroke Unit nicht selten. Die Behandlung entspricht dann dem oben beschriebenen Vorgehen.

Hirndruck

Eine weitere wichtige und häufige Komplikation ist ein erhöhter **Hirndruck** (s. S. 187). Durch die Ischämie kommt es zu einem zytotoxischen Hirnödem (intrazelluläre Wasseransammlung) mit Schwellung der betroffenen Hirnanteile.

Bei großen raumfordernden Infarkten existieren inzwischen gute Daten für die **Entlastungs- oder Dekompressions-Kraniektomie** (s. S. 193), bei der das Überleben gesichert wird, ohne dass sich die Zahl schwer behinderter Patienten entscheidend erhöht. Diskussionen um die Altersgrenze, ab der solche Verfahren nicht mehr durchgeführt werden sollten, sind noch nicht abgeschlossen. Es muss aber aufgrund der Infarktgröße und den entsprechend meist schweren Ausfallserscheinungen mit einer langen Rehabilitationsphase gerechnet werden.

Schlaganfallpatienten sind häufig multimorbide Patienten mit kardiovaskulären Vorerkrankungen. Daher ist eine Wachsamkeit hinsichtlich solcher Erkrankungen (Angina pectoris, Herzinfarkt, Niereninsuffizienz etc.), aber auch Folgen der Immobilisierung insbesondere bei Paresen (Thrombosen, Lungenembolie, Dekubitus) angezeigt. Eine Thromboseprophylaxe mit niedrig-dosiertem Heparin (low-dose Heparin) über subkutane Gaben ist großzügig sinnvoll.

Hypothermie

Die **differenzierte Therapie** des Schlaganfalls kann hier nicht umfassend dargestellt werden. Es existieren mittlerweile ausführliche Leitlinien und weiterführende Literatur zu diesem Thema, auf die verwiesen werden muss. Viele Therapien, die beim Schlaganfall in der Vergangenheit breit angewendet wurden, haben in entsprechenden Studien keine Wirksamkeit gezeigt und gelten daher als überholt und obsolet. Hierunter fällt die hochdosierte Heparintherapie, die nur selten indiziert ist, sowie die Hämodilution oder auch eine rasche, aggressive Blutdrucksenkung.

15.3.9 Sekundärprävention

Medikamentöse Therapie
Die Sekundärprävention zielt auf die Vermeidung eines erneuten Schlaganfalls und beginnt schon im Rahmen der Akutbehandlung. Sie ist abhängig von der Ursache des Schlaganfalls. Bei kardiogen-embolischen Schlaganfällen, insbesondere bei Vorhofflimmern, ist eine **Antikoagulation** mit Marcumar® zu erwägen. Alle anderen ischämischen Schlaganfallpatienten sollten **Thrombozytenfunktionshemmer** erhalten. Neben Acetylsalicylsäure (ASS) sind neuere Substanzen entwickelt worden, von denen vor allem Hochrisikopatienten profitieren (Clopidogrel und die fixe Kombination aus Dipyridamol und ASS). Die Leitlinien empfehlen eine Risikoabschätzung nach dem Essener Risk Score.

Thrombozytenfunktionshemmer

Gute Daten liegen auch für die **Statintherapie** vor. Statine werden zur Senkung des Cholesterinspiegels eingesetzt, haben aber auch darüber hinaus eine schützende Wirkung.

Statine

Nach der Akutphase des Schlaganfalls muss der **Blutdruck** effektiv gesenkt werden. Günstige Medikamente sind ACE-Hemmer und Sartane (AT-1 Blocker). Für Diabetiker gelten Werte bis 130/80 mmHg und für alle anderen Werte bis 140/80 mmHg als obere Grenze für den Ruheblutdruck. Häufig ist eine Kombinationstherapie notwendig.

Blutdruckregulation

Blutzuckereinstellung Für Diabetiker ist eine strenge **Einstellung des Blutzuckers** mit entscheidend. **Gewichtsreduktion, mediterrane Ernährung, Ausdauersport, Nikotinabstinenz** und **Vermeidung eines erhöhten Alkoholkonsums** sind weitere Ansatzpunkte.

Carotisoperation/Carotisangioplastie
Ereignet sich eine zerebrale Ischämie im Stromgebiet einer hochgradigen Carotisstenose, spricht man von einer symptomatischen Stenose. Mit dieser Konstellation ist eine frühzeitige Beseitigung der Stenose durch eine Carotisendarterektomie angezeigt. Die Operation soll in einem Zentrum mit niedriger Komplikationsrate erfolgen. Eine frühe Operation innerhalb der ersten Tage ist anzustreben. Alternativ kann über einen Katheter eine Aufdehnung der Enge mit einem Ballon und gleichzeitiger Einbringung eines Stents (Metallgeflecht) erfolgen. Die Hoffnung, dass dieses Verfahren schonender als die Operation ist, hat sich nicht bestätigt, sodass die offene Operation das Standardverfahren bleibt.

15.4 Intrakranielle Blutungen

Blutungen innerhalb des Hirnschädels (intrakraniell) können auftreten:
- intrazerebral (im Hirngewebe)
- subarachnoidal zwischen Hirnoberfläche bzw. Pia mater und Arachnoidea
- epidural zwischen Schädelkalotte und Dura mater (harte Hirnhaut), meist aus Arterien nach Trauma (rasche Zunahme der Blutung, häufig lebensbedrohlich)
- subdural zwischen Dura mater und Arachnoidea, aus Venen, häufig nach Trauma, selten spontan

Epi- und Subduralhämatome werden häufig neurochirurgisch (d. h. operativ) behandelt und daher hier nur am Rand erwähnt.

15.4.1 Intrazerebrale Blutung (ICB)

Spontane intrazerebrale Blutung
Die spontane Blutung in das Hirngewebe kommt durch einen Einriss kleiner Hirnarteriolen (Durchmesser 50–200 μm) zustande. Von großer Bedeutung ist eine Schädigung dieser kleinen Arterien vor allem durch langjährigen Bluthochdruck.

Sekundäre intrazerebrale Blutung
Für sekundäre Blutungen existieren sehr unterschiedliche Ursachen:
- Gefäßmissbildungen wie arteriovenöse Malformationen, Aneurysmen, Streuherde im Rahmen einer Sepsis, Kavernome (bei ca. 25 % der ICB)

- medikamentöse Gerinnungsstörungen wie Marcumartherapie (Blutungsrisiko 1–2 %/Jahr), ASS, Thrombolysetherapie (akut)
- angeborene Gerinnungsstörungen
- vermehrte Blutungsneigung im Rahmen einer Tumorerkrankung, einer disseminierten intravasalen Koagulopathie (DIC), einer Gefäßentzündung, einer Eklampsie (Schwangerschaft)
- Einblutung in einen Tumor
- Blutungen bei Sinusvenenthrombose und Amyloidangiopathie (S. 242)

Diagnostik
Die frische Blutung ist in der CT leicht zu erkennen. Zur Abklärung der Blutungsursache sind die Kernspintomographie sowie die Angiographie ergänzend häufig sinnvoll. Untersuchungen der Gerinnungswerte und eine Intensiv-Überwachung eines Patienten mit frischer ICB sind zwingend erforderlich.

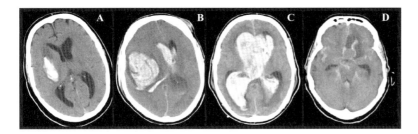

Abb. 15.9: Beispiele Schnittbilddiagnostik der Hirnblutung
A: typische spontane Stammganglienblutung,
B und C: Massenblutungen mit Einbruch in das Ventrikelsystem,
D: Subarachnoidalblutung (mit Infarkt)

Therapie
Grundwissen: Die Behandlung von Patienten mit intrakraniellen Blutungen erhalten im Prinzip die Schlaganfall-Basistherapie (s. o.); einige **Besonderheiten sind aber zu beachten**.

Die Hauptgefahr besteht in der Vergrößerung der Blutung. Vordringlich ist daher eine **effektive Senkung erhöhter Blutdruckwerte**. RR-Werte systolisch < 180 mmHg, besser < 160 mmHg sind anzustreben. Eine engmaschige Überwachung des Blutdrucks, ggf. auch mittels invasiver arterieller Messung, ist angezeigt.
Darüber hinaus sollte man eine **Erhöhung des Hirndrucks vermeiden**: Daher wird eine strenge Bettruhe, Regulierung des Stuhlgangs und ggf. medikamentöse Unterdrückung eines Hustens empfohlen.
Bei Patienten mit **Gerinnungsstörungen** (z. B. Marcumar®) wird eine sofortige Korrektur der Gerinnungsstörung angestrebt (Gerinnungskonzentrate, Vitamin K).
Eine operative **Ausräumung von intrazerebralen Blutungen** ist nur selten angezeigt (ggf. bei Kleinhirnblutungen, oberflächennahen Blutungen, Verschlechterung im Verlauf). **Arteriovenöse Malformationen** können heutzutage oft erfolgreich durch eine Embolisation im Rahmen einer Angiographie und – wenn erforderlich – durch eine anschließende Operation behandelt werden.

Komplikationen | Komplikationen sind im Verlauf dieses Krankheitsbilds nicht selten. So kann es zum **Einbrechen des Bluts in die Ventrikel** kommen und dadurch zu einem Liquoraufstau mit der Gefahr der **Einklemmung** (s. S. 188). Dann ist die Anlage einer Ventrikeldrainage sinnvoll. Nicht selten sind auch **epileptische Anfälle**, die eine antiepileptische Therapie erforderlich machen.
Bei einem **Koma** mit unzureichenden Schutzreflexen und **instabilen Vitalparametern** ist eine Intensivbehandlung mit Intubation und Beatmung erforderlich.

Amyloidangiopathie
Dieses Krankheitsbild geht einher mit vielen kleinen Mikroblutungen und großen oberflächennahen Blutungen (lobäre Blutungen). Die Diagnosestellung ist nur sicher über eine Gewebeuntersuchung (Histologie) bei einer Operation oder im Rahmen einer Obduktion möglich. In speziellen Kernspintomographie-Messungen können die Mikroblutungen sichtbar gemacht werden, was den Verdacht auf eine solche Erkrankung erhärtet. Bei diesen Patienten sollte auf Marcumar® verzichtet werden.

15.4.2 Subarachnoidalblutung (SAB)

Diese Blutungen entstehen spontan häufig aus Gefäßaneurysmen. Das sind Gefäßaussackungen an den Hirnbasisarterien, die sich durch eine angeborene Veranlagung entwickeln können. Wenn diese eine kritische Größe erreichen, kommt es zum Einriss und zum Austritt des Bluts in den Subarachnoidalraum, seltener auch in das Gehirn (intrazerebral). Charakteristisch sind plötzliche Nackenkopfschmerzen.
Die Aneurysmen können in der Angiographie dargestellt und oft auch über den Katheter mit Platinspiralen (Coils) ausgestopft werden. Ist dies nicht möglich, kann das Aneurysma operativ mit einem Clip abgeklemmt werden.
Eine häufige Komplikation nach SAB sind Engstellungen der Hirnbasisarterien (Vasospasmen), die zu ischämischen Schlaganfällen führen können.

15.5 Sinusvenenthrombosen

Die ableitenden Hirnvenen und Sinusvenen können durch eine Thrombose verlegt werden. Dann kommt es zum Aufstau des Bluts in den Gefäßen des Gehirns. Dies führt zu venösen Stauungsinfarkten, in die es häufig einblutet. Therapeutisch wird durch eine Hemmung der Blutgerinnung (Antikoagulation anfangs mit Heparin, langfristig mit Marcumar®) versucht eine Wiedereröffnung der Venen zu erreichen.

15.6 Scores

15.6.1 National Institute of Health Stroke Scale (NIHSS)

Tab. 15.2: National Institute of Health Stroke Scale (NIHSS)

NIH – SS	Name:			Datum:	Uhrzeit:		
Vigilanz	0 Wach	1 Schläfrig aber durch geringe Stimulation erweckbar	2 Stupors, lethargisch, abgestumpft	3 Koma			
Fragen zum Bewusstsein	0 Zwei korrekte Antworten	1 Eine korrekte Antwort	2 Keine korrekte Antwort				
Kommandos (Kognition)	0 Befolgt beide korrekt	1 Befolgt eines korrekt	2 Beides nicht korrekt				
Beste Blickbewegung	0 Normal	1 Partielle Blickparese	2 Starke Abweichung, totale Blickparese				
Gesichtsfeld	0 Keine Einschränkung	1 Partielle Hemianopsie	2 Komplette Hemianopsie	3 Blindheit auch kortikal			
Fazialislähmung	0 Normal	1 Gering, Asymmetrie beim Lächeln, verstrichene Nasolabialfalte	2 Partiell, Lähmung des unteren Gesichts (oder den oberen)	3 Komplett			
linker Arm*	0 Kein Absinken über 10 Sekunden	1 Absinken innerhalb von 10 Sekunden	2 Fällt zurück ins Bett, Anheben gegen Schwerkraft möglich	3 Kein Anheben gegen die Schwerkraft	4 Keine Bewegung		
rechter Arm*							
linkes Bein*	0 Kein Absinken über 5 Sekunden	1 Absinken innerhalb von 5 Sekunden	2 Fällt zurück ins Bett, Anheben gegen Schwerkraft möglich	3 Kein Anheben gegen die Schwerkraft	4 Keine Bewegung		
rechtes Bein*							
Gliederataxie	0 Fehlt	1 Eine Extremität	2 Beide Extremitäten				
Sensorium	0 Normal	1 Partieller Verlust, gestört aber noch wahrgenommen	2 Fehlt, spürt keine Berührung, keine Wahrnehmung				
Sprache	0 Keine Aphasie	1 Geringe bis mäßige Aphasie, Fehlbenennungen, Paraphrasie	2 bruchstückhafter Ausdruck	3 Globale Aphasie			
Dysarthrie	0 Normale Artikulation	1 Undeutliche Worte	2 Nahezu unverständlich	Physikal. Barriere, intubiert, Scorewert 9 angeben			
Neglect (Wahrnehmung)	0 Kein Neglect	1 Partieller Neglect, visuell, taktil, Gehör, Raum, Person	2 Kompletter Neglect der mehr als eine Modalität betrifft				
Bei Amputation/Versteifung Scorewert 9 angeben			Gesamtsumme NIH-SS:				

15.6.2 Modified Rankin Scale (mRS)

Beurteilung des Gesundheitszustandes des Patienten:

Tab. 15.3: Modified Rankin Scale (mRS)

0	keine Symptome
1	keine signifikanten Einschränkungen trotz Symptomen
2	Unfähigkeit alle früheren Aktivitäten auszuführen, jedoch in der Lage ohne Hilfe auszukommen
3	Hilfsbedürftig, jedoch gehfähig
4	Unfähigkeit ohne Hilfe zu gehen und den körperlichen Bedürfnissen ohne Hilfe nachzukommen
5	bettlägerig, inkontinent, ständig hilfsbedürftig
6	Tod

15.6.3 Barthel-Index

Tab. 15.4: Barthel-Index

Tätigkeit	Bewertung	Punkte
Essen und Trinken („mit Unterstützung" wenn Speisen vor dem Essen zugeschnitten werden)	Nicht möglich	0
	Mit Unterstützung	5
	selbständig	10
Umsteigen aus den Rollstuhl ins Bett und umgekehrt (einschl. Aufsitzen im Bett)	Nicht möglich	0
	Mit Unterstützung	5
	selbständig	10
Persönliche Pflege (Gesicht waschen, Kämmen, Rasieren, Zähne putzen)	Nicht möglich	0
	Mit Unterstützung	5
	selbständig	10
Benutzung der Toilette (An-/auskleiden, Körperreinigung, Wasserspülung)	Nicht möglich	0
	Mit Unterstützung	5
	selbständig	10
Baden/Duschen	Nicht möglich	0
	Mit Unterstützung	5
	selbständig	10
Gehen auf ebenem Untergrund oder **Fortbewegung mit dem Rollstuhl auf ebenem Untergrund**	Nicht möglich	0
	Mit Unterstützung	5
	selbständig	10
Treppen auf-/absteigen	Nicht möglich	0
	Mit Unterstützung	5
	selbständig	10
An-/Ausziehen (einschließlich Schuhe binden, Knöpfe schließen)	Nicht möglich	0
	Mit Unterstützung	5
	selbständig	10
Stuhlkontrolle	Nicht möglich	0
	Mit Unterstützung	5
	selbständig	10
Harnkontrolle	Nicht möglich	0
	Mit Unterstützung	5
	selbständig	10
Gesamtsumme (0–100)		

16 Epilepsie

Christian Brandt

16.1 Definition

> **Definition:** Eine **Epilepsie** wird nach gängiger Auffassung definiert durch das Auftreten von mindestens zwei unprovozierten epileptischen Anfällen.

In diesem Satz sind mehrere wichtige Aussagen enthalten: Zum einen ist die Epilepsie durch Anfälle gekennzeichnet, die einen Anfang und in der Regel auch ein Ende haben. Auf der zellulären Ebene ist ein epileptischer Anfall gekennzeichnet durch plötzliche, zeitlich begrenzte, rhythmische, synchrone Entladungen von Neuronengruppen, die zu typischen klinischen Anfallssymptomen führen können; die folgende Gliederung zeigt einige Beispiele.

Anfall: zeitlich begrenzte rhythmische Entladung von Neuronengruppen

motorisch: z. B. tonische Streckung oder Myoklonien
sensorisch: z. B. Geruchswahrnehmungen
sensibel: z. B. sich ausbreitende Kribbelparästhesien
vegetativ: z. B. Änderung der Herzfrequenz, Schwitzen, Speichelfluss
psychisch: z. B. déjà-vu, Veränderung der Stimmung (Angst etc.)

Typische Anfallssymptome

Zum anderen sollen die Anfälle unprovoziert sein, d. h. nicht durch Schlafentzug, Alkoholentzug oder im Rahmen einer akuten Krankheit aufgetreten sein. Mögliche Situationen, in denen **provozierte epileptische Anfälle** auftreten können, sind:
- entzündliche Hirnerkrankungen
- metabolisch-toxische Hirnschäden
- Schädel-Hirn-Traumata
- zerebrale Durchblutungsstörungen
- Alkohol-/Drogenentzug
- Schlafentzug

Provoziert - unprovoziert

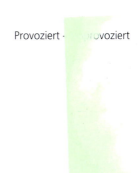

In einem solchen Fall würde man (zumindest zunächst) nicht von einer Epilepsie sprechen, sondern von einem **provozierten Anfall**. Oft wird auch der Begriff „Gelegenheitsanfall" verwendet, der allerdings umstritten ist.

Zum dritten beinhaltet die Definition, dass die Diagnose einer Epilepsie noch nicht bei einem ersten epileptischen Anfall gestellt werden darf. Dies ändert sich aber. Nach einem neueren Vorschlag soll von einer Epilepsie auch schon dann gesprochen werden, wenn zwar erst ein einziger Anfall aufgetreten ist, aber in der Bildgebung (z. B. MRT) eine Läsion festgestellt wird, die typischerweise epileptische Anfälle verursachen kann, z. B. ein Hirninfarkt.

Tendenz zur Wiederholung

16.2 Pathophysiologische Grundlagen

Zwei Ansätze werde im Wesentlichen diskutiert: Zum einen eine Verschiebung des Gleichgewichts zwischen hemmender und erregender synaptischer Transmission (also der Informationsübertragung an den Synapsen des Gehirns mittels Botenstoffen, s. S. 34 f.) und zum andern Veränderungen der Eigenschaften spannungsabhängiger Kanäle der Zellmembran (S. 37).

16.3 Ätiologie

Wichtige Ursachen für die Entstehung einer Epilepsie sind:
- Mesiale temporale Sklerosen (bindegewebige fibrotische Umbauten/Verhärtungen im Bereich der Medialfläche des Temporallappens, z. B. im Hippocampus als **Hippocampussklerose**)
- Schädel-Hirn-Traumata (posttraumatische Epilepsie)
- zerebrovaskuläre Erkrankungen (Ischämien, Blutungen)
- degenerative Erkrankungen, z. B. Demenz vom Alzheimer-Typ
- Malformationen kortikaler Entwicklung (Störungen bei der Entwicklung der Hirnrinde)
- Phakomatosen (angeborene, meist genetisch bedingte Fehlbildungen, S. 397)
- Tumoren (gut- und bösartig)
- entzündliche und infektiöse ZNS-Erkrankungen
- Stoffwechselstörungen (angeboren)

Ein „frühkindlicher Hirnschaden", z. B. aufgrund einer perinatalen Hypoxie (Sauerstoffmangel um die Geburt herum), ist ebenfalls eine mögliche Ursache, in der Praxis aber häufig eine Fehl- oder Verlegenheitsdiagnose.

16.4 Klassifikation

Klassifikation der Internationalen Liga gegen Epilepsie ILAE

Die Epileptologie zeichnet sich durch eine Terminologie aus, die den Außenstehenden möglicherweise verwirrt und die sich in einzelnen Punkten auch vom sonst üblichen medizinischen Sprachgebrauch unterscheidet. Für denjenigen, der sich mit der Epileptologie näher beschäftigen möchte, lohnt sich die Einarbeitung in die Terminologie aber auf jeden Fall, da nur auf diese Weise ein sinnvoller Austausch mit Kollegen auf einer gemeinsamen Sprachebene möglich ist. Die Einarbeitung in die Klassifikation wird dadurch erschwert, dass neben den aktuell gültigen Klassifikationen der epileptischen Anfälle bzw. der epileptischen Syndrome der Internationalen Liga gegen Epilepsie (ILAE) auch noch ältere, traditionelle Begriffe verwendet werden, die durchaus ihre Berechtigung haben können, und dass in

Teilen der Fachwelt bereits Vorschläge einer neueren Klassifikation angewandt werden. Dieses Kapitel bezieht sich auf die derzeit gültige ILAE-Klassifikation, die dort, wo es nötig erscheint, durch traditionelle Begriffe ergänzt wird.

Zunächst einmal ist zu unterscheiden zwischen der Klassifikation epileptischer Anfälle und der Klassifikation der Epilepsiesyndrome. Die **Epilepsiesyndrome** konstituieren sich durch unterschiedliche Konstellationen epileptischer Anfälle sowie ggf. von anamnestischen Details und Zusatzbefunden.

Zur Klassifikation epileptischer Anfälle s. Abb. 16.1. **Fokale Anfälle** sind so definiert, dass sie von einer bestimmten Stelle (Herd oder Fokus) oder Region im Gehirn ausgehen, während **generalisierte Anfälle** beide Hirnhälften betreffen. Fokale Anfälle werden in Anlehnung an englischen Sprachgebrauch manchmal auch partielle Anfälle genannt. Bei **einfach-fokalen** Anfällen ist das Bewusstsein erhalten, während es bei **komplex-fokalen** aufgehoben ist. **Generalisierte tonisch-klonische** Anfälle („Grand mal-Anfälle") können sich aus fokalen Anfällen entwickeln (dann nennt man sie sekundär generalisiert) oder primär generalisiert sein, also bereits von Beginn an beide Hemisphären betreffen. **Absencen** sind Anfälle, die ausschließlich oder überwiegend mit einer kurzen Bewusstseinspause einhergehen. **Myoklonische Anfälle** zeigen gemäß ihrer Bezeichnung charakteristische Myoklonien (rasche, unwillkürliche Muskelzuckungen zentraler Ursache mit Bewegungseffekt) aus, bei **tonischen Anfällen** kommt es zu einer Anspannung, u. U. auch zur Wendung des Kopfs, des Körperstamms oder der Extremitäten, und bei **atonischen Anfällen** zu einem Tonusverlust.

Klassifikation epileptischer Anfälle

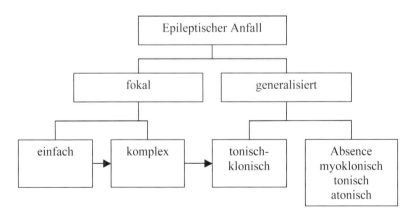

Abb. 16.1: Klassifikation epileptischer Anfälle. Die Pfeile verdeutlichen, dass sich eine Anfallsart in eine andere fortentwickeln kann

Da dieses Raster recht grob ist, empfehlen sich in der Praxis weitere Zuordnungen mittels traditioneller Begriffe. Ein einfach-fokaler Anfall, der nur vom Betroffenen selbst gespürt wird (also z. B. Kribbelparästhesien einer Extremität oder psychische Veränderungen), wird, wenn er einem anderen Anfall vorhergeht, **Aura** genannt. **Psychomotorische Anfälle** gehen mit Automatismen einher, z. B.

Traditionelle Anfallsbezeichnungen

Schmatzen oder Nesteln, **hypermotorische Anfälle** mit Bewegungssturm.

Klassifikation epileptischer Syndrome bzw. der Epilepsien

Eine grobe Einteilung der epileptischen Syndrome bietet die Abb. 16.2. Vereinfacht ausgedrückt gehören Syndrome, bei denen primär generalisierte Anfälle auftreten, zu den **generalisierten Epilepsien**, während solche Syndrome, die mit fokalen oder sekundär generalisierten Anfällen einhergehen, die Gruppe der **fokalen Epilepsien** bilden. Bei den fokalen Epilepsien kann eine genauere Einteilung vorgenommen werden, wenn die Lokalisation (frontal, temporal, parietal, okzipital) und/oder die Lateralisation (links, rechts, bilateral) des Fokus bekannt sind. **Idiopathische Epilepsien** sind durch eine genetische Komponente gekennzeichnet, bei **symptomatischen** ist eine strukturelle Ursache nachzuweisen, z. B. eine Hippocampussklerose (S. 246, 251), und bei **kryptogenen Epilepsien** muss man eine Ursache annehmen, ohne sie jedoch nachweisen zu können. Zu weiteren, speziellen Epilepsiesyndromen, wie sie besonders in der Kindheit beginnen, sei auf weiterführende Literatur verwiesen.

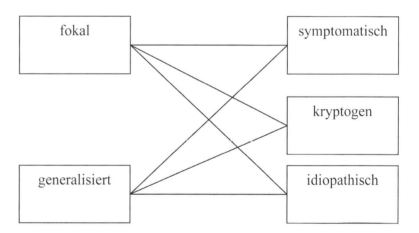

Abb. 16.2: Klassifikation epileptischer Syndrome

16.5 Epidemiologie

Obwohl bislang noch keine ganz genauen Untersuchungen vorliegen, kann man davon ausgehen, dass ca. 0,5–1,0 % der Bevölkerung an einer Epilepsie leiden. Für Deutschland sind das immerhin 400.000–800.000 Menschen. Ca. 5 % der Bevölkerung erleiden mindestens einmal im Leben einen provozierten epileptischen Anfall. Epilepsien entstehen besonders in den ersten Lebensjahren, einen weiteren Inzidenz-Gipfel gibt es ab dem 60. Lebensjahr. Dieser ist vor allem auf zerebrovaskuläre Erkrankungen, Hirntumoren und Demenzen zurückzuführen (vgl. S. 26).

16.6 Prognose

Ca. 60–80 % der Patienten können unter Behandlung anfallsfrei werden oder nur noch in sehr großen Zeitabständen Anfälle haben. Dabei gibt es große Unterschiede, abhängig vom Syndrom und der individuellen Ursache der Epilepsie. So haben Patienten mit der juvenilen myoklonischen Epilepsie („Janz-Syndrom", eine idiopathische generalisierte Epilepsie) eine besonders gute Prognose unter Behandlung, allerdings auch ein hohes Risiko von Rezidivanfällen nach Absetzen der Medikation. Betroffene, deren Epilepsie auf eine Hippocampussklerose oder eine fokale kortikale Dysplasie (FCD) zurückzuführen ist, haben eine eher ungünstige Prognose für eine Besserung unter medikamentöser Behandlung, dafür aber unter Umständen eine gute Chance, von einem epilepsiechirurgischen Eingriff zu profitieren.

16.7 Differenzialdiagnostik

Eine Reihe von Krankheitsbildern kann mit epileptischen Anfällen „verwechselt" werden und muss deshalb differenzialdiagnostisch ausgeschlossen werden:

- Dissoziative Anfälle (S. 173, auch als psychogen bezeichnet, häufig gemeinsam mit epileptischen Anfällen auftretend)
- Synkopen (kurze Bewusstlosigkeit durch Kreislaufkollaps)
- Schlafattacken bei Narkolepsie bzw. Stürze bei Kataplexie (S. 186)
- transitorische ischämische Attacken (TIA, S. 227)
- Hyperekplexie: gesteigertes Erschrecken = Startle mit Verkrampfung
- Panikattacken (S. 313)
- extrapyramidale Bewegungsstörungen (S. 292 ff.)

16.8 Anamneseerhebung

Wenn ein Patient, der einen epileptischen Anfall erlitten hat, zum Arzt oder ins Krankenhaus kommt, ist der Anfall in aller Regel bereits vorbei. Dies unterscheidet die Epilepsie von anderen Krankheiten: Die Symptome eines Parkinsonsyndroms sind in Praxis oder Krankenhaus untersuchbar, die eines Schlaganfalls in der Regel auch, bei der Epilepsie ist es eben nicht so. Umso wichtiger ist es, den Betroffenen bzw. Beobachter eines Anfalls eingehend zu befragen. Besondere Bedeutung kommt dabei dem Beginn des Anfalls zu, weil so unter Umständen Hinweise auf die Lokalisation des Fokus gewonnen werden können. Wichtige Symptome, die erfragt werden sollen und auf die man selbst achten soll, wenn man Zeuge eines epileptischen Anfalls wird, finden sich im Kap. 16.9 zur Anfallsbeobachtung. Natürlich wird eine komplette Anamnese wie in allen anderen Bereichen der Neurologie auch erhoben. Bei der früheren Vorgeschichte soll u. a. nach der frühkindlichen Entwicklung sowie nach dem Auftreten eventueller Fieberkrämpfe gefragt werden. In der Familienanamnese ist zu erfragen, ob Angehörige ebenfalls epileptische Anfälle haben oder gehabt haben, und im Sinne einer ganzheitlichen Behandlung hat die Sozialanamnese einen hohen Stellenwert. Auch wenn dies in den Zeiten knapper Ressourcen im Gesundheitswesen schwieriger wird, muss der Patient genügend Raum zum Berichten haben, da auf diese Weise unter Umständen wichtigere Informationen erhältlich sind als beim „Abhaken" eines Fragenkatalogs.

16.9 Anfallsbeobachtung

> **Merke:** Wenn professionelle Beobachter einen epileptischen Anfall beobachten können, ist dies eine diagnostisch sehr wertvolle Situation, die gut genutzt werden muss. Es ist also wichtig, ein Schema für die Anfallsbeobachtung zu kennen, einzuüben und zu befolgen.

Wichtige Aspekte der Anfallsbeobachtung und -beschreibung sind:
- Auraphänomene
- Haltungskontrolle (Sturz)
- Bewusstseinslage
- Sprache
- Augenpartie
- Kopfbewegungen
- Extremitäten
- Atmung und Haut
- Automatismen
- weitere Phänomene
- Zeitpunkt, Dauer und zeitlicher Verlauf des Anfalls
- die postiktale Phase (Phase nach dem Anfall)
- anfallsauslösende Momente

Beobachten und testen!

Es ist absolut notwendig, sich nicht nur auf Beobachtungen zu verlassen, sondern insbesondere die Bewusstseinslage, die Sprachfunktion und die Motorik immer wieder z. B. mit Fragen zu testen: „Können Sie mir Ihren Namen nennen?" „Merken Sie sich bitte das Wort ...!" „Wie nennt man diesen (vom Beobachter gezeigten) Gegenstand?" „Heben Sie bitte Ihre rechte/linke Hand!"
Auch wenn man sehr geübt in der Beobachtung epileptischer Anfälle ist, ist es nicht einfach, alle Aspekte zu beachten, später zu erinnern und zu dokumentieren. Deshalb kommt der **Videodokumentation** von Anfällen eine große Rolle zu, auch mit einer Videokamera auf

der Krankenhausstation oder im häuslichen Rahmen (z. B. durch Angehörige mit der Videofunktion eines Handys). Idealerweise wird die Videodokumentation mit einer EEG-Ableitung gekoppelt.

16.10 Zusatzuntersuchungen

Hierbei handelt es sich neben der Kernspintomographie des Schädels um eins der beiden wichtigsten apparativen Untersuchungsverfahren in der Epileptologie (S. 62).

Elektroenzephalographie (EEG)

Während die Computertomographie als Mittel der Notfalldiagnostik noch eine Bedeutung hat, ist in der westlichen Welt die Kernspintomographie des Schädels die bildgebende Standarduntersuchung bei Epilepsien. Sie ist unerlässlich bei Voruntersuchungen eines epilepsiechirurgischen Eingriffs. Neben Untersuchungen auf strukturelle Läsionen (z. B. eine Hippocampussklerose, Tumoren oder fokale kortikale Dysplasien) hilft die funktionelle Kernspintomographie z. B. bei der Identifizierung von Sprach- und Gedächtnisfunktionen vor einer epilepsiechirurgischen Operation.

CT/MRT

Diese nuklearmedizinischen Untersuchungsverfahren dienen ebenfalls – allerdings bei sehr ausgewählten Fragestellungen – der Fokuslokalisation bzw. -lateralisation.

PET/SPECT

Diese in der Neurologie generell sehr wichtige Untersuchung dient auch in der Epileptologie der Diagnostik bei akuten Krankheitsbildern, z. B. um bei einem ersten epileptischen Anfall eine Meningo-Enzephalitis nachzuweisen oder auszuschließen. Sie hat aber derzeit im Rahmen der Diagnostik bei länger bestehenden Epilepsien nur eine geringe Bedeutung. Dies könnte sich ändern, falls Labormarker im Nervenwasser mit klinischer Bedeutung etabliert werden sollten.

Liquoruntersuchung

Diese dient der Einschätzung des allgemeinen kognitiven Leistungsniveaus, z. B. bei der Beratung zur Berufswahl, der Vorbereitung epilepsiechirurgischer Eingriffe. Bei der Austestung antikonvulsiver Medikamente kann das Monitoring kognitiver Fähigkeiten (S. 158) Hinweise auf Unverträglichkeit liefern.

Neuropsychologische Untersuchung

16.11 Therapie

16.11.1 „Erste Hilfe" beim epileptischen Anfall

> **Pflegehinweis:** Der einzelne epileptische Anfall braucht in der Regel keine gesonderte Behandlung. Eine Gabe eines Bedarfsmedikaments (Diazepam, Midazolam o. ä.), um den Anfall zu beenden, ist in der Regel unnötig und sogar schädlich, da sie z. B. eine unnötige Sedierung zur Folge haben kann. Eine Ausnahme kann bestehen, wenn bei einem Patienten bekannt ist, dass er häufig einen Status epilepticus (s. Kap. 16.12) erleidet.

> „Erste Hilfe" im und nach einem Anfall ist der individuellen Gefährdungssituation anzupassen. So kann es sinnvoll sein, gefährliche Gegenstände oder brennende Zigaretten zu entfernen oder scharfe Tischkanten o. ä., an denen sich ein Patient, der einen Grand mal-Anfall erleidet, verletzen könnte, abzupolstern. Bleibt ein Patient nach einem Anfall bewusstlos, kann eine stabile Seitenlage sinnvoll sein. Gewaltanwendung wie das Einführen eines „Beißkeils" zwischen die Zähne ist unnötig und gefährlich.

16.11.2 Lebensregeln

Individuelle Regeln, keine pauschalen Verbote!

Bei einigen Formen der Epilepsie, insbesondere bei idiopathischen generalisierten, hängt der Behandlungserfolg unter Umständen davon ab, ob der Betroffene **anfallsprovozierende Faktoren** meidet. Wenn Anfälle nach **Schlafentzug** oder **Schlafrhythmusverschiebung** auftreten, ist die Einhaltung eines regelmäßigen Schlaf-Wach-Rhythmus anzuraten. **Alkoholische Getränke** sollten nur in geringem Ausmaß konsumiert werden, da zwar in der Regel Anfälle nicht unter Alkoholeinfluss, wohl aber im Alkoholentzug ausgelöst werden können. Außerdem wirkt Alkohol ebenso wie die Antiepileptika auf das Zentralnervensystem, was zur Verstärkung von Nebenwirkungen führen kann. Wenn Anfälle durch bestimmte Frequenzen von Lichtblitzen ausgelöst werden („**Photosensibilität**"), kann eine stark reduzierende Sonnenbrille sinnvoll sein, und bei weiteren Auslösefaktoren muss über individuelle Vorsichtsmaßnahmen beraten werden. In jedem Fall müssen unsinnige und pauschale Verbote („kein Discobesuch", „keine Arbeit am Computer" u. ä.) vermieden werden (s. auch S. 256).

16.11.3 Medikamentöse Behandlung

Wann beginnen?

Der Beginn einer medikamentösen Behandlung mit Antiepileptika (AED; diese vom englischen „antiepileptic drugs" kommende Abkürzung hat sich eingebürgert) sollte vom Wiederholungsrisiko und der Lebenssituation des Betroffenen abhängig gemacht werden. Nach einem zweiten unprovozierten epileptischen Anfall besteht in der Regel die Indikation zur medikamentösen Behandlung (vgl. Kap. 16.1 Definition), aber bei entsprechendem Wunsch des Patienten oder bei hohem Wiederholungsrisiko (z. B. bei einem ersten epileptischen Anfall nach einem Schlaganfall, ebenfalls s. o.) kann die Indikation auch schon nach einem ersten Anfall gegeben sein.

Therapieprinzipien

Monotherapie

Ein wichtiges Therapieprinzip ist, ein geeignetes Medikament in Monotherapie, also als alleiniges AED, nicht in Kombination mit einem anderen zu verabreichen. Wenn nach Erreichen einer üblicherweise gut wirksamen Dosis und eines entsprechenden Serumspiegels (s. u.) noch Anfälle auftreten, wird die Dosis schrittweise erhöht, bis entweder Anfallsfreiheit erreicht ist oder Nebenwirkungen auftreten. Bei ausbleibender Anfallsfreiheit und gleichzeitigen Nebenwirkungen spricht man von Therapieresistenz in Bezug auf dieses Medikament. In diesem Fall wechselt man überlappend auf ein anderes geeignetes Medikament.

Eine Kombinationstherapie, also die gleichzeitige Gabe von zwei (nach Möglichkeit nicht mehr!) AED kann sinnvoll sein, generell ist eine Monotherapie aber verträglicher. In den letzten Jahren kann man feststellen, dass wieder mehr Patienten auf Kombinationstherapien eingestellt werden. Dies hat sicher auch damit zu tun, dass zahlreiche neue AED eingeführt worden sind, die – zumindest zunächst – nur für die Kombinationsbehandlung zugelassen worden sind. Eine wichtige Aufgabe einer Krankenhausbehandlung bei Epilepsie kann die Vereinfachung der Therapie sein, also die Rückführung auf eine Monotherapie oder zumindest eine Kombinationstherapie aus zwei Medikamenten.

Kombinationstherapie

Bei Patienten mit einer fokalen Epilepsie sollte spätestens nach zwei erfolglos eingesetzten medikamentösen Therapiestrategien die Möglichkeit eines epilepsiechirurgischen Eingriffs geprüft werden.

Die Medikamente und ihre Nebenwirkungen
Einige wünschenswerte Eigenschaften eines AED sind:
- hohe Wirksamkeit
- kein Wirkverlust
- günstiges Nebenwirkungs-Profil
- keine Teratogenität
- wenige Wechselwirkungen mit anderen Medikamenten
- geringe Kosten

Kein Medikament erfüllt alle Anforderungen voll, aber es stehen einige gut wirksame und verträgliche Medikamente zur Verfügung. Die Medikamente können z. B. nach ihrem Wirkmechanismus oder nach Besonderheiten ihrer Metabolisierung (also ihres Stoffwechselweges) eingeteilt werden. Es ist auch durchaus üblich, sie nach dem Jahr ihrer Markteinführung in ältere und neuere AED einzuteilen. Gemäß den o. a. pathophysiologischen Grundlagen greifen einige AED in die Funktion der spannungsabhängigen Ionenkanäle ein (z. B. Carbamazepin, Oxcarbazepin, Phenytoin, Lamotrigin), einige haben multiple Wirkmechanismen (z. B. Topiramat, Zonisamid), wieder andere haben neuartige Angriffspunkte (z. B. Levetiracetam).

Tab. 1.6 teilt die wesentlichen AED nach ihren (Haupt-)Indikationen ein und zeigt gleichzeitig, ob sie wesentliche Enzyminduktoren sind, d. h. ob sie die Funktion bestimmter Enzymsysteme der Leber (meist der Isoenzyme des Cytochrom P450) verstärken. Dies ist wichtig, weil die Enzyminduktion für viele störende Wechselwirkungen zwischen Medikamenten (auch zwischen AED und anderer Begleitmedikation, z. B. hormoneller Kontrazeptiva) verantwortlich ist. Auch werden Langzeitnebenwirkungen der AED, z. B. die Erhöhung des Osteoporose-Risikos, auf die Enzyminduktion zurückgeführt.

Tab. 16.1: Die wichtigsten Antiepileptika

Fokale Epilepsien	Carbamazepin[i], Oxcarbazepin[i], Phenytoin[i], Valproinsäure, Lamotrigin[(i)], Topiramat[(i)], Levetiracetam, Gabapentin, Pregabalin, Zonisamid, Lacosamid, Primidon[(i)], Phenobarbital[(i)]
Generalisierte Epilepsien	Valproinsäure, Ethosuximid[a], Lamotrigin[(i)], Topiramat[(i)], Levetiracetam, Primidon[b(i)], Phenobarbital[b(i)]
Lennox-Gastaut-Syndrom	Felbamat®[(i)], Rufinamid

[a] nur bei Absencen
[b] nicht bei Absencen
[i] Enzyminduktor
[(i)] schwacher Enzyminduktor
[*] Reservemedikament unter besonderen Voraussetzungen wegen besonderer Risiken

Typische Nebenwirkungen

Nebenwirkungen (NW) der AED lassen sich grob einteilen in solche, die dosisabhängig auftreten und bei Dosisreduktion wieder nachlassen, und solche, die durch die Substanz **unabhängig** von der Dosierung (z. B. durch Allergie) verursacht werden. Typische **dosisabhängige** NW einiger AED (insbesondere Carbamazepin, Oxcarbazepin, Phenytoin, Phenobarbital, Lamotrigin) sind Schwindel, Ataxie, Doppeltsehen, Übelkeit, Erbrechen, zusammengefasst NW, die auf einer Beeinträchtigung des Kleinhirns durch die Medikamente beruhen (zerebelläre NW). Die Erfassung der NW ist wichtig, da Umfragen gezeigt haben, dass für Menschen mit Epilepsie die Lebensqualität mindestens so sehr von NW wie von der Anfallsfrequenz abhängt.

Unterschiedliche Bedürfnisse von Frauen und Männern mit Epilepsie

Trotz der Vielzahl der zur Verfügung stehenden AED hat sich keines als absolut wirksamstes herausgestellt, dem deshalb der Vorzug vor allen anderen zu geben wäre. Vielmehr muss ein Medikament gewählt werden, dass der Lebenssituation des Betroffenen angemessen ist. So unterscheiden sich in dieser Hinsicht die Bedürfnisse von Frauen und Männern mit Epilepsie, aber auch die von Frauen in verschiedenen Lebensphasen.

Die enzyminduzierenden AED können die **Wirkung hormoneller Kontrazeptiva** beeinträchtigen, sodass eine entsprechende Beratung erforderlich ist. Andererseits ist bei Behandlung eine mögliche **Teratogenität**, also das Risiko, dass bei einem ungeborenen Kind, dessen Mutter AED einnimmt, eine Fehlbildung auftritt, zu bedenken. Unter Valproinsäure ist das Risiko, dass eine Spina bifida auftritt, erhöht, für einige andere AED liegen noch keine hinlänglich sicheren Erkenntnisse vor. Generell wird Frauen mit Epilepsie, sofern die Möglichkeit besteht, dass eine **Schwangerschaft** eintreten könnte, die Einnahme von Folsäure empfohlen. Diese Empfehlung wird ja auch Frauen der Allgemeinbevölkerung mit Kinderwunsch gegeben, bei Frauen mit Epilepsie wird allerdings eine deutlich höhere Tages-

dosis (5 mg/d) empfohlen. Der Eintritt einer Schwangerschaft bei einer Frau, die AED einnimmt, zieht die Notwendigkeit einer gründlichen Beratung durch Neurologen und Frauenarzt nach sich.
Bei Männern mit AED ist insbesondere zu bedenken, dass unter Einnahme von AED eine **erektile Dysfunktion** auftreten kann. Da Patienten dies nicht unbedingt spontan berichten, sollte nach einer Einstellung auf ein AED danach gefragt werden.

Bedarfsmedikation

> **Pflegehinweis:** Der einzelne epileptische Anfall bedarf in der Regel keiner Notfallbehandlung. Beim Auftreten mehrerer epileptischer Anfälle nacheinander oder bei einem lang anhaltenden Anfall mit der Gefahr eines Status epilepticus (s. S. 256) kann die Gabe eines Bedarfsmedikaments sinnvoll sein, das – sofern der Betroffene nicht schlucken kann – durch Betreuer oder Angehörige verabreicht wird. Etabliert ist beispielsweise die rektale Gabe des Benzodiazepins Diazepam. Da die rektale Gabe häufig als unangenehm oder schwer praktikabel empfunden wird, wird zunehmend Lorazepam in einer Zubereitung, die über die Mundschleimhaut resorbiert wird, eingesetzt, ohne dass für dieses Verfahren allerdings eine Zulassung vorliegt.

Serumspiegeluntersuchungen
Die Untersuchung der AED-Konzentration im Serum kann insbesondere sinnvoll sein
- bei der Neueinstellung auf ein Medikament sowie
- beim Auftreten von NW,
- zur Beurteilung der Compliance (d. h. der Frage, ob der Patient die Medikamente regelmäßig in der verordneten Höhe eingenommen hat) sowie
- zum Beleg einer Pharmakoresistenz bzw. eines hohen Blutspiegels, wenn bei vermeintlich hoher Dosis noch Anfälle auftreten.

Wenn es um eine Umverteilung der Tagesdosis zur Verbesserung der Verträglichkeit geht (also z. B. Dreifach- statt Zweifachverteilung oder die Wahl eines morgendlichen oder abendlichen Dosisschwerpunkts), kann ein **Tagesprofil**, also die Blutentnahme zu verschiedenen Zeitpunkten im Tagesverlauf, unter Umständen wichtige Anhaltspunkte geben. In der Routine ist allerdings der morgendliche Nüchternspiegel, also der Spiegel bei Blutentnahme vor der Medikamenteneinnahme, am wichtigsten.

Compliance
Die wichtigste Ursache des Wiederauftretens von Anfällen nach einer anfallsfreien Periode ist die mangelnde Compliance (oder Adherence), also das Abweichen von der verordneten Einnahme. Ein wichtiger Baustein der Epilepsiebehandlung ist die Förderung der Compliance. Dies erfolgt mittels Aufklärung über die Bedeutung der regelmäßigen Einnahme, Durchführung von Patientenschulungen

(z. B. nach dem MOSES-Programm, www.moses-schulung.de), aber auch die Einnahme der AED mithilfe einer Wochendosette, anhand derer der Patient selbst prüfen kann, ob die Einnahme erfolgt ist oder vergessen wurde.

16.11.4 Epilepsiechirurgie

Resektion

Wie oben schon erwähnt, sollten Patienten mit einer fokalen Epilepsie spätestens nach zwei erfolglosen medikamentösen Therapieversuchen in einem epilepsiechirurgischen Zentrum vorgestellt werden. In Zentren mit entsprechender Erfahrung besteht beispielsweise bei Patienten mit einer Temporallappenepilepsie bei einseitiger Hippocampussklerose eine Aussicht auf Anfallsfreiheit von über 70 % nach einer resektiven epilepsiechirurgischen Operation. Die Möglichkeit der Operation wird nach mehrtägigem Video-EEG-Monitoring sowie auf der Grundlage kernspintomographischer Befunde und unter Zuhilfenahme von Zusatzuntersuchungen (Neuropsychologie) beurteilt.

Vagusnervstimulation

Wenn ein resektiver epilepsiechirurgischer Eingriff nicht möglich bzw. nicht erfolgversprechend ist, kann die Implantation eines Vagusnervstimulators (VNS) als palliativer Eingriff sinnvoll sein. Hierbei wird – ähnlich wie bei einem Herzschrittmacher – eine Batterie unter die Haut unterhalb des linken Schlüsselbeins implantiert, von der dann ein Elektrodenkabel zum linksseitigen Nervus vagus geführt wird, dessen intermittierende Stimulation einen anfallshemmenden Einfluss ausübt. Man kann davon ausgehen, dass längerfristig ca. 30 % der Patienten von der Implantation eines VNS profitieren.

Unterstützende/alternativmedizinische Verfahren
Maßnahmen der Lebensführung (Einhaltung eines regelmäßigen Schlaf-Wach-Rhythmus, allenfalls geringer Alkoholkonsum) können eine wichtige Funktion bei der Behandlung haben (S. 252). Im Kindesalter ist bei schwer behandelbaren Epilepsien die ketogene Diät (eine fettreiche und kohlehydratarme Kost in verschiedenen Varianten zur Erzeugung einer ketotischen Stoffwechsellage) ein etabliertes Verfahren, für das Erwachsenenalter liegen noch keine schlüssigen Daten dazu vor.
Generell gibt es für die Wirksamkeit alternativmedizinischer, traditionell-chinesischer, anthroposophischer oder ayurvedischer Therapieverfahren keine überzeugenden Belege.

16.12 Status epilepticus SE

Merke: Wenn ein Anfall nicht innerhalb einer bestimmten Zeit endet (eine kontinuierliche Entwicklung in den letzten Jahren hat dazu geführt, dass man diese Zeit bereits bei 5 Min. ansetzt!) oder

> der Betroffene zwischen zwei oder mehr Anfällen nicht das Bewusstsein wiedererlangt, liegt ein Status epilepticus (SE) vor. Hierbei handelt es sich um eine **Notfallsituation.**

Ein Status epilepticus ist zumindest im Fall des Grand mal-Status (also des Status generalisierter tonisch-klonischer Anfälle) – lebensbedrohlich und erfordert – ggf. nach Gabe von Bedarfsmedikation – einen Einsatz des Notarztes und die Einweisung in ein Krankenhaus, oft auf die Intensivstation. Sowohl aufgrund der Krankheit als solcher als auch aufgrund der NW der im SE verabreichten AED ist ein Herz-Kreislauf-Monitoring erforderlich, nach einem orientierenden Algorithmus ist nach Versagen von zwei bis drei medikamentösen Strategien (Benzodiazepin, Phenytoin, Valproinsäure oder Phenobarbital), deren Einsatz nicht mehr als 60 Min. betragen sollte, eine Intubationsnarkose mit Thiopental, Propofol oder Midazolam erforderlich. Beim non-konvulsiven SE ist die Nutzen-Risiko-Abwägung zwischen aggressiverer und vorsichtigerer Therapieeskalation schwieriger.

16.13 Besonderheiten der Behandlung bei Menschen mit geistiger Behinderung

Epilepsie ist keinesfalls mit geistiger Behinderung (GB) gleichzusetzen. Allerdings liegt bei Menschen mit GB eine erhöhte Prävalenz von Epilepsien vor, und umgekehrt gilt dies ebenfalls. Generell gelten bei Menschen mit GB die gleichen Therapieprinzipien wie bei Menschen ohne GB. Allerdings kann man von einer erhöhten Empfindlichkeit gegenüber NW der AED ausgehen. Gerade kognitive NW bedürfen einer großen Wachsamkeit von Angehörigen, Betreuern, Pflegemitarbeitern und Ärzten.

16.14 Psychosoziale Belange

Vorurteile und Stigmatisierung in der Bevölkerung spielen auch heute noch eine Rolle. Aufklärung und andere Wege der Ent-Stigmatisierung sind also immer noch erforderlich.
Unter Menschen mit Epilepsie findet sich eine erhöhte Zahl von Frühberenteten sowie Arbeitslosen. Dies hat z. B. mit Einschränkungen bei der Berufswahl, aber auch mit kognitiven Problemen, Stigma sowie inadäquatem Bewerbungsverhalten zu tun. Damit kommt der speziellen Rehabilitation Epilepsiekranker eine große Bedeutung zu. Die Begutachtungsleitlinien zur **Fahrtauglichkeit** werden derzeit überarbeitet. Nach derzeitiger Lage besteht eine Mindestbedingung für das Führen führerscheinpflichtiger Fahrzeuge der Klasse I in einer einjährigen Anfallsfreiheit, wobei es Ausnahmen gibt, z. B. bei Gelegenheitsanfällen, bei nächtlichen und einfach-fokalen Anfällen. Für das Führen von Fahrzeugen der Klasse II sind die Vorschriften sehr viel schärfer.

16.15 Besondere Stellung der Pflege

Multiprofessionelles Team

Grundwissen: Die Epilepsie als chronische Krankheit mit vielen Facetten bedarf eines Teams, in dem neben Ärzten und Pflegekräften Psychologen, Ergo- und Physiotherapeuten und Sozialarbeiter vertreten sein sollten. Pflegekräften kommt im stationären Rahmen mit u. U. längeren Liegezeiten durch den kontinuierlichen und direkten Umgang mit den Betroffenen eine Schlüsselrolle zu. Diese umfasst z. B. Anfallsbeobachtung und -beschreibung, Beratung über den Umgang mit der Krankheit und Compliance-förderung.

Epilepsiefachassistenz

Merke: In den Epilepsiezentren und Schwerpunktpraxen bildet sich derzeit ein neues Tätigkeitsprofil. Nach überwiegend angelsächsischem Vorbild übernehmen Pflegekräfte – soweit rechtlich möglich – Aufgaben, die traditionell eher dem ärztlichen Bereich zugeordnet waren, bzw. nehmen eine Brückenfunktion zwischen dem Patient und den Angehörigen der verschiedenen Berufsgruppen ein. Während im englischen Sprachraum der Begriff „Epilepsy Nurse" verwendet wird, lautet die derzeitige deutschsprachige Beschreibung „Epilepsiefachassistent/-in". Formalisierte Weiterbildungsgänge sind in Erprobung.

17 Entzündlich-infektiöse Erkrankungen des zentralen Nervensystems (ZNS)

Definition: Eine Entzündung der Meningen (der Hirnhäute, die Gehirn und Rückenmark umfangen) wird **Meningitis** genannt, eine des Gehirns (Enzephalon) **Enzephalitis** und die des Rückenmarks (Myelon) **Myelitis**. Da die Grenzen von Entzündungen fließend sind, kann man häufig von Kombinationen ausgehen, z. B. von einer **Meningo-Enzephalitis**. Die Nervenwurzeln gehören zwar nicht zum ZNS, sie können aber in die Entzündungen des Rückenmarks einbezogen sein, z. B. als Myelo-Radikulitis. Wichtig ist auch, evtl. bestehende **Abszesse** zu bedenken; diese können im Hirngewebe, aber auch im Bereich der Hirnhäute liegen und Druck ausüben.

17 Entzündlich-infektiöse Erkrankungen des zentralen Nervensystems (ZNS)

In Westeuropa muss mit ca. 15 infektiösen Meningitis- bzw. Enzephalitisfällen pro 100.000 Einwohner und Jahr gerechnet werden, die Verursachung durch Meningokokken liegt bei 1/100.000, am häufigsten ist eine virale Verursachung.

Häufigkeit, Inzidenz

Infektiös – autoimmun: Die MS ist die häufigste **autoimmun** entstandene entzündliche Erkrankung des ZNS (Enzephalomyelitis), sie wird in einem eigenen Kapitel (S. 280) besprochen; es gibt weitere autoimmune Entzündungen des ZNS, z. B. im Rahmen von systemischen Autoimmunerkrankungen wie dem Lupus erythematodes oder bei einer Panarteriitis nodosa.
Die **infektiösen** ZNS-Erkrankungen werden durch Bakterien, Viren, Pilze, Parasiten und Protozoen sowie Prionen hervorgerufen.

Definitionen

Mit aseptisch wird im Allgemeinen das Gegenteil von purulent (eitrig) bezeichnet, und in der Hygiene eine „keimfreie" Situation. In der Neurologie beschreibt man mit diesem Begriff bestimmte Liquorbilder. Man unterscheidet zwischen eitrigem Liquor mit starker Zellzahlerhöhung (ganz überwiegend Granulozyten), Eiweißerhöhung, oft Gelbfärbung usw. und bezeichnet auf der anderen Seite mit aseptisch entsprechend die zellärmeren Liquores (vorwiegend Lymphozyten oder Plasmazellen) mit wenig Eiweiß und ohne Gelbfärbung. Diese Unterscheidung hat prognostische Bedeutung (die Prognose ist bei purulenten Entzündungen schlechter). Die meisten bakteriellen Meningitiden sind purulent, einzelne können aber auch mit aseptischem bzw. lymphozytärem Liquor einhergehen (Leptospiren, Tbc-Bakterien, Rickettsien etc.).

Aseptisch – purulent bzw. lymphozytär – granulozytär

Es gibt natürlich auch aseptische – im Sinne von nichtinfektiöse – ZNS-Entzündungen. Häufigste Ursache einer solchen aseptischen Meningitis ist die durch Antikörper hervorgerufene entzündliche Erkrankung (immunologische Entzündung). Die gegen körpereigene Gewebe gerichteten Antikörper werden vom Patienten selbst gebildet (Auto-Antikörper). Eine solche Antikörperbildung kann auf akute oder bereits überwundene Infektionen (parainfektiöse Entzündungen), Tumorzellen (paraneoplastische Entzündungen), auf eine rheumatische Erkrankung (Kollagenose) und noch unbekannte Mechanismen (idiopathische Entzündungen) zurückgehen, wie z. B. bei der Multiplen Sklerose oder der Sarkoidose. Seltene Ursachen aseptischer Entzündungen sind toxisch-allergische Reaktionen auf bestimmte Antibiotika, Chemotherapeutika oder nichtsteroidale Antiphlogistika (Reye-Syndrom).

Aseptisch im engeren Sinne

17.1 Klinisches Syndrom

Es handelt sich um eine Krankheitsgruppe mit sehr verschiedenartigen Symptomen und Verläufen. Neben extrem schnell und bösartig verlaufenden Erkrankungen mit tödlichem Ende finden sich auch blande, chronische Formen. In aller Regel handelt es sich bei den Infektionen aber um schwerwiegende Erkrankungen, die sich akut manifestieren und wegen ihres Schweregrades stationär behandelt werden.

Die Symptomatik ist gekennzeichnet durch ein **meningitisches Syndrom** (s. u.) und meist durch Zeichen einer Allgemeininfektion, weil die Infektion oft auch andere Regionen des Körpers befallen kann.

Infektionsweg

Die Erreger erreichen das ZNS auf dem Blutweg (Sepsis, septischembolische Herdenzephalitis etc.), auf dem Wege einer Durchwanderung (z. B. bei Sinusitis, Mastoiditis etc.) oder auf direktem Wege bei bestehenden offenen Verletzungen oder verbliebenen Fisteln.

Definition: Als **meningitisches Syndrom** werden alle klinischen Symptome zusammengefasst, die auf eine Reizung der Hirnhäute (Meningitis) deuten können:
- **Kopfschmerzen:** Äußerst heftige und reißende Schmerzen im Hinterkopf- und Stirnbereich, als wenn der Kopf zerspringen will. Überempfindlichkeit der Haut und Weichteile bei Berührung. Lichtscheu und Geräuschempfindlichkeit. Druckschmerzhaftigkeit der Nervenaustrittsstellen im Gesicht (N. trigeminus) und im Nacken
- **Entzündungszeichen und (oft hohes) Fieber:** Diese werden eher bei Allgemeininfekten mit meningitischer Komplikation als bei einer primären Meningitis beobachtet
- In einzelnen Fällen können **Hirnnervenausfälle** hinzukommen (Doppelbilder, Hörminderung, Gesichtslähmung – bei bakterieller Meningitis bei etwa 10 % der Fälle)

Als **Meningismus im engeren Sinne** werden folgende Symptome zusammengefasst:
- **Nackensteifigkeit:** Der Kopf kann beim liegenden Patienten nur unter erheblichen Schmerzen nach vorne gebeugt werden (beim HWS-Syndrom ist auch oder vorrangig die Drehung des Kopfs schmerzhaft!)
- **Brudzinski-Zeichen:** Beim Vorwärtsbeugen werden Knie und Hüfte reflektorisch gebeugt
- **Kernig-Zeichen:** Reflektorische Kniebeugung beim Anheben des gestreckten Beins
- **Opisthotonus:** Der auf dem Rücken liegende Patient bohrt seinen überstreckten Kopf in das Kopfkissen, hat die Arme und Beine gebeugt sowie bei Hohlkreuzbildung den Leib eingezogen

Das meningitische Syndrom ist **unspezifisch**! Es muss nicht infektiös bedingt sein, es kann auch toxisch, allergisch, im Rahmen von Blutungen (v. a. subarachnoidal) oder durch Druck entstehen!
Es gibt Fälle infektiöser Meningitis ohne Meningismus!

Enzephalitisches Syndrom

Das **enzephalitische Syndrom** beinhaltet alle Symptome, die ein Übergreifen der Entzündung auf das Hirn anzeigen. Es ist (mit Ausnahme eines evtl. vorhandenen meningitischen Begleitsyndroms und von evtl. vorhandenen Infektzeichen) völlig **unspezifisch,** die Symptome werden also auch bei Hirnfunktionsstörungen anderer Art beobachtet! Ein Koma kann die Symptome überlagern. Zudem sind die Symptome nicht verpflichtend: sie können, müssen aber nicht vorhanden sein!

- Kopfschmerz, Fieber, Entzündungszeichen, meningitisches Syndrom s. o.
- Vegetative Störungen: Übelkeit/Erbrechen kann auftreten. Der Puls kann zunächst verlangsamt sein und bei Versagen der zentralen Regulation schneller. Störungen der Temperaturregulation und rote Flecken beim Drücken der Haut werden beobachtet
- Psychische Veränderungen bzw. neuropsychologische Funktionsstörungen: Vigilanzminderung, Bewusstseinsveränderung und Delir, Wesensänderung bei chronischem Verlauf; nachlassende kognitive Fähigkeiten, Verwirrtheit, Agnosie, Apraxie, Gedächtnisstörungen
- Manifestation von epileptischen Anfällen
- Fokalneurologische Defizite (Aphasie, Lähmungserscheinungen, Koordinationsstörung, Hirnnervenausfälle etc.)

17.2 Notfall-Diagnostik

Merke: Besonders wenn es sich um schwerwiegende Erkrankungen handelt, ist absolute Eile geboten, wobei durchaus schon vor der Diagnosestellung mit der Therapie begonnen werden kann. In letzter Zeit haben sich besondere Verfahrenswege entwickelt.
- Bei Verdacht auf Meningo-/Enzephalitis werden schon mit dem ersten Notfalllabor auch Blutkulturen abgenommen!
- Bei **Bewusstseinsstörungen** und **fokalen neurologischen Funktionsstörungen** wird **unmittelbar** nach Labor und Kulturen 10 mg Dexamethason (Kortison) i.v. und dann eine breite, ungezielte Antibiotika-Infusionstherapie gegeben. Erst **danach** wird eine CT des Kopfs veranlasst und wenn möglich eine Liquorpunktion (LP) durchgeführt!
- Bei bewusstseinsklaren Patienten wird die LP primär (vor CT und Antibiose) durchgeführt, um auch aus dem Liquor eine Kultur anlegen zu können, bevor die Antibiotikatherapie beginnt. Die CT wird nur dann vor die LP und Antibiose geschoben, wenn dies unverzüglich möglich ist, vor allem um etwaige Kontraindikationen für die LP (Hirndruck etc.) auszuschließen.
- Die Antibiotikatherapie muss möglichst schnell beginnen, spätestens 3 Std. nach der Aufnahme in die Klinik. Ein späterer Beginn führt eindeutig zu einer schlechteren Prognose und höherer Sterblichkeit!
- Bei Verdacht auf bakterielle Entstehung schließt sich eine umgehende Suche nach der Bakterienquelle an. Es kann sich um

> eine „Durchwanderungs-Meningitis" z. B. bei Infektionen der Nebenhöhlen oder des Mastoids handeln: In aller Regel ist also eine frühe HNO-Untersuchung erforderlich; evtl. ist eine operative Sanierung anzustreben!

Liquorbefund
Die Untersuchung des Liquors liefert die entscheidenden diagnostischen Hinweise und auch wichtige Hinweise auf die unterschiedlichen Entstehungsmöglichkeiten.

Entscheidend ist die Erhöhung der **Zellzahl**: eine Vermehrung der Leukozyten über 5/µl. Bei einer bakteriellen Genese haben wir es mit einer Zellzahl über 1000/µl zu tun, wobei es sich in typischer Weise um **Granulozyten** handelt (Abb. 17.1); bei einer viralen Genese liegt die Zellzahl typischerweise zwischen 30 und 300/µl, und es handelt sich vorrangig um **Lymphozyten**. Das **Eiweiß** ist bei bakterieller Genese stark, bei viraler Genese leicht erhöht. Der **Liquorzucker** kann bei der bakteriellen Form stark erniedrigt sein und ist viral in der Regel normal.

Der Liquor wird überdies **mikroskopisch** auf Bakterien untersucht, außerdem werden **Kulturen** zum Erregernachweis angelegt; bei der bakteriellen Meningitis gelingt dieser Nachweis in etwa 70–90 % der Fälle (Blutkulturen sind in 50 % positiv). Ersatzweise kann **serologisch** eine Immunantwort des Körpers auf bestimmte Erreger nachgewiesen werden.

Mit einer **PCR**-Untersuchung (s. S. 87) wird die DNA des Erregers vermehrt, sodass er auf diese Weise nachweisbar wird (Viren, Tbc). Bei einer Enzephalitis ist mit zunehmender Entfernung der Entzündungsregion vom Liquorraum der Liquorbefund weniger dramatisch als bei einer Meningitis, sogar Normalbefunde sind denkbar.

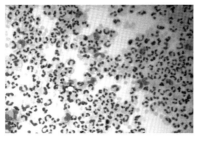 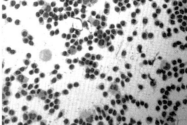

Abb. 17.1: Bakterielle Meningitis mit Granulozytenvermehrung (links) und virale Meningitis mit starker Lymphozytose (rechts)

EEG   EEG-Veränderungen sind bei einer Enzephalitis in aller Regel vorhanden. Es handelt sich um Herd- und Allgemeinveränderungen, die teilweise für eine bestimmte Enzephalitisform charakteristisch sein können; die Untersuchung kann für die Verlaufsbeurteilung hilfreich sein.

MRT   Bei jedem Enzephalitis-Verdacht liefert eine MRT entscheidende Hinweise auf die Lokalisation, ein evtl. vorhandenes Hirnödem, auf Hirndruck und auf den Verlauf.

17.3 Komplikationen

Die Verlaufsbeobachtung ist sehr wichtig, um die schwerwiegenden Komplikationsmöglichkeiten rechtzeitig adäquat behandeln zu können. Bei **Verschlechterungen** und auch routinemäßig werden deshalb CT-Untersuchungen durchgeführt.

Verlaufsbeobachtung

Durch Ödem, Abszess, Hirnschwellung und Hydrozephalus kann es zu einem erhöhten Hirndruck kommen. Die wichtigste pflegerische Maßnahme ist die Oberkörperhochlagerung (s. S. 191 ff.)

Hirndruck

Durch Verklebung der Liquorzirkulationswege oder Funktionsstörung der den Liquor resorbierenden Häute kann es zum **Hydrozephalus** kommen (s. S. 193).

Liquorzirkulationsstörung

Im Rahmen der Entzündung kann es zu Spasmen oder entzündlichen Veränderungen der Blutgefäße kommen (Arteriitis, Vasospasmus, septische Thrombose), die zu schlaganfallähnlichen Störungen führen können. Der Nachweis wird mit Doppler- oder MR-angiographischen Methoden geführt.
Wahrscheinlich ist die PTT-wirksame Antikoagulationsbehandlung auch bei septischer Sinus-Thrombose vorteilhaft.

Gefäßkomplikationen

Falls nicht innerhalb von zwei Tagen eine deutliche Besserung eintritt, müssen Therapie und Diagnostik ärztlich überdacht werden. Denkbar ist eine Erregerresistenz, die Abkapselung in einem Abszess, die Entwicklung einer Enzephalitis etc.

Stillstand, Resistenz

17.4 Umgang mit Meningitis-Patienten

Die Patienten benötigen nicht selten eine intensive Überwachung der
- Vitalzeichen,
- des psychischen Befundes (v. a. der Vigilanz),
- der primären Symptome (Kopfschmerz, Fieber, neurologische Ausfälle etc.),
- des meningitischen Syndroms.

Überwachung

Bei einer Verschlechterung muss der Arzt informiert werden (vgl. Kap. 17.3)!

> **Spezielle Pflegehinweise:** Meningitiskranke sind mitunter sehr lärm- und lichtempfindlich. Die Unterbringung sollte in einem ruhigen und abgedunkelten Zimmer erfolgen. Auch sonst sind unangenehme Reize (z. B. schlechte Lagerung, hartes Anfassen, zu viel Besuch) zu vermeiden.
> Bei hohem Fieber muss auf ausreichende Flüssigkeitsaufnahme geachtet werden; notfalls ist insbesondere bei benommenen Patienten eine intravenöse Dauerinfusion anzulegen. Die Ausscheidung der Urinmenge ist zu überprüfen.

Bei Verwirrtheit und inadäquatem Verhalten sind die Patienten entsprechend zu schützen, z. B. durch Überwachung, Sedierung, Bettgitter, Schutzfixierung etc.
Es besteht eine Neigung zur Obstipation.
Auf Nebenwirkungen von Antibiotika (z. B. Hautveränderungen, wunde Mundschleimhaut, Magenbeschwerden, Durchfall) muss geachtet werden.
Unter Umständen besteht eine vollständige Pflegebedürftigkeit. Besonders **enzephalitische Krankheitsbilder**, die mit anhaltenden komatösen Zuständen, neurologischen Ausfällen und epileptischen Anfällen einhergehen können, erfordern zunächst intensivmedizinische Überwachung.
Bei komatösen Patienten sind besondere Hinweise zu beachten (S. 121 f.)
Die Immobilität und die entzündlichen Vorgänge können Thrombosen führen und damit die Gefahr einer Lungenembolie erhöhen, sodass entsprechende Prophylaxen angezeigt sind.
Häufiges Umlagern zur Dekubitus- und Pneumonieprophylaxe sind erforderlich.
Bei hohem Fieber sind in der üblichen Weise fiebersenkende Medikamente, reichlich Flüssigkeit und evtl. weitere kühlende Wickel, Waschungen oder Auflagen im Bereich der großen Gefäße („Eisleisten") hilfreich. Feuchte Stirnkompressen und das Anfeuchten der Lippen werden als angenehm empfunden.
Während der wochen- und monatelangen Erholungsphase sind Physio- und Ergotherapie erforderlich (Rehabilitation). Die häufig schnell erschöpfbaren Patienten dürfen nicht überfordert werden, weil sich sonst eine resignativ-depressive Haltung entwickeln oder verstärken kann. Eine Absprache mit Psychologen und anderen Therapeuten ist hinsichtlich der zumutbaren Belastbarkeit erforderlich.

Isolationsbehandlung, Hygiene

Pflegehinweis: Immer wieder stellt sich die Frage der Infektiösität und der Gefährdung von Mitpatienten und des Personals durch eine infektiöse ZNS-Erkrankung, denn in der Anfangsphase ist der Erreger nicht bekannt. Es hat sich bewährt, zumindest die allgemeinen Hygienemaßnahmen besonders in der Anfangsphase und hinsichtlich einer Tröpfcheninfektion (Absaugen!) strikt zu beachten.
Eine Isolierung mit Unterbringung in Einzelzimmern (Schutzkittel, Mundschutz, Handschuhe etc. zum Fremd- und Eigenschutz) ist vor allem bei möglicher epidemischer Verlaufsform erforderlich.
Kinder und Jugendliche sowie Resistenzgeschwächte sind besonders zu schützen!
Von Beginn an soll auf die Zeichen einer möglichen **Meningokokkenmeningitis** geachtet werden s. S 267!

17.5 Sonderformen

Hirnabszess
Hirnabszesse entstehen vergleichsweise selten (0,4 auf 100.000 Einwohner pro Jahr).

> **Definition:** Bei einem Hirnabszess handelt es sich um eine eitrige Einschmelzung von Hirngewebe, wobei mit voranschreitender Erkrankung eine Kapsel aus entzündlichem Gewebe ausgebildet wird. Darum liegt nicht selten ein größeres Hirnödem. Die klinischen Symptome beruhen auf Schäden durch entzündliche Veränderungen und Raumforderung.
> Auch meningeale oder spinale Abszesse kommen vor.

In der Regel werden regionale Entzündungen des Mastoids, des Ohrs oder der Nebenhöhlen fortgeleitet. Denkbar ist auch eine hämatogene Ausbreitung (über das Blut). Als Erreger kommen vorwiegend Staphylokokken, Streptokokken und seltener Proteus, Pseudomonas und auch Anaerobier in Frage. Die multiplen Abszesse bei Toxoplasmose beruhen auf Resistenzschwäche, z. B. im Rahmen einer HIV- oder Tumorerkrankung.
Der Abszess bildet sich überwiegend im Großhirn, weniger im Kleinhirn und selten im Hirnstamm. Er tritt klinisch häufig als schnell wachsende Raumforderung in Erscheinung, wobei die BKS und die Leukozyten im Blut deutlich erhöht sind und Fieber besteht. Der Liquor ist oft nur gering verändert. Im CT ist eine ringförmige Kontrastmittelanreicherung erkennbar.

Ursachen

Die Therapie besteht im akuten Stadium neben der Gabe von Antibiotika unter Umständen in einer sofortigen (evtl. diagnostisch-stereotaktischen) Punktion und Drainage des Abszesses. Abgekapselte Abszesse werden mit ihrer Kapsel operativ entfernt. Trotz der operativen Möglichkeiten ist die Mortalität immer noch recht hoch.

Therapie

Embolische Herdenzephalitis
Bei der embolischen Herdenzephalitis gelangen Bakterien oder entzündlich veränderte infektiöse Partikel auf dem Blutweg (embolisch) ins Gehirn und führen dort zu herdförmigen Entzündungen. Es besteht also in jedem Fall eine Sepsis, sodass Blutkulturen diagnostisch von entscheidender Bedeutung sind.
Die Symptome entsprechen dem enzephalitischen Syndrom (s. Kap. 17.1), sie können uncharakteristisch und flüchtig sein, aber auch anhaltende schwere Schäden anzeigen. Der Verlauf ist schubförmig. Im klaren Liquor finden sich etwa 50/3 bis 500/3 Zellen.

Myelitis

> **Definition:** Bei einer Myelitis handelt es sich oft um herdförmig auftretende entzündliche Veränderungen des Rückenmarks, die neben den verschiedenen Bahnsystemen auch die Nervenwurzeln schädigen können.

Es resultiert ein wenig einheitliches Krankheitsbild. Meistens klagen die Patienten über gürtelförmig auftretende reißende und ziehende Schmerzen, die in die Extremitäten ausstrahlen können. Handelt es sich um einen ausgedehnten lokalisierten Entzündungsprozess, kommt es zum Bild einer Querschnittsmyelitis. Häufig tritt die Myelitis zusammen mit einer Enzephalitis auf.

Das klinische Erscheinungsbild einer Myelitis wird im Kapitel „Erkrankungen des Rückenmarks" (S. 320 f.) dargestellt.

17.6 Infektionen durch Bakterien

Die häufigsten Erreger

Bakterielle Infektionen des ZNS führen überwiegend zu einer Meningitis, Virusinfektionen dagegen eher zu einer Enzephalitis.

Infektionen durch Bakterien sind nur etwa halb so häufig wie die durch Viren. Die häufigsten Erreger der außerhalb eines Krankenhauses erworbenen eitrigen Meningitis sind im Jugend- und Erwachsenenalter Meningokokken (vgl. S. 266), im höheren Lebensalter Pneumokokken, Hämophilus, Listerien und bei Infektionen im Krankenhaus gramnegative Enterobakterien, Pseudomonas aeroginosa und Staphylokokken. Kleinkinder sind vorzugsweise von Hämophilus influenzae betroffen. Die Diagnose wird kulturell und serologisch gestellt, in einigen Fällen auch durch DNA-Nachweis mittels PCR (S. 87).

Gelegentlich liefern Spezialkenntnisse gute Hinweise, so können Schwangere und Patienten mit Abwehrschwäche bevorzugt eine Infektion mit Listeria monozytogenes erleiden, wenn unpasteurisierte Milchprodukte bei bestehenden Darmvorschäden aufgenommen werden.

Prognose

Heilungen sind nicht selten (10–50 %) unvollständig (Defektheilungen können z. B. zu Hirnfunktionsstörungen und organischen Psychosyndromen führen, s. Kap. 10, S. 152 ff.). Die Todesrate (Mortalität) wird mit über 25 % angegeben.

17.6.1 Meningokokken-Meningitis

Infektionsquelle

Meningokokken werden nur von Menschen übertragen. 10 % aller Menschen tragen das Bakterium im Nasen-Rachen-Raum, haben aber keinerlei Symptome. Mit serologischen Tests lassen sich einzelne besonders virulente (krankheitserregende) Stämme identifizieren. Die Krankheit tritt besonders im Winter bzw. in den Monaten Januar bis März auf. Die jährliche Inzidenz liegt bei 0,7–1 pro 100.000 Einwohner. Kinder und Jugendliche erkranken bevorzugt.

Übertragung und Inkubation: Die Krankheit wird durch Tröpfchen von oro-naso-pharyngealem Sekret (also bei vergleichsweise engem Kontakt) übertragen. Die Inkubationszeit liegt in der Regel bei 3–4 (2 bis max. 10) Tagen.

Die Infektion läuft in 2/3 der Fälle schwerpunktmäßig als Meningitis, bei 1/3 steht das Bild einer Sepsis mit Blutdruckabfall, disseminierter intravaskulären Koagulation und Organversagen im Vordergrund. Bei 10–15 % aller Fälle ist dieser septische Schock besonders schwerwiegend und mit einer hohen Letalität behaftet (Waterhouse-Friderichsen-Syndrom). Je nach Schweregrad beträgt die Sterblichkeit 3–30 %, andererseits ist bei frühzeitiger Behandlung die Prognose besser als z. B. bei einer Pneumokokkenmeningitis.

Klinisches Erscheinungsbild

Die akute Meningokokkenmeningitis beginnt mit einem einige Stunden anhaltenden **Vorstadium eines Nasen-Rachen-Infekts** mit allgemeinem Krankheitsgefühl, Rachen- oder Nasenbeschwerden, Frösteln, Abgeschlagenheit, dem heftige Kopfschmerzen, Fieber schwerstes Krankheitsgefühl und **Symptome des meningitischen und evtl. des enzephalitischen Syndroms** (Kap. 17.1, S. 259) folgen. Es wird über reißende Schmerzen entlang der Wirbelsäule, über Übelkeit, Erbrechen und Überempfindlichkeit der Haut geklagt. Petechiale **Exantheme** oder großflächigere Hauteinblutungen sind charakteristisch und vor allem bei septischen Verläufen ausgeprägt, auch makulopapulöse Schwellungszustände der Haut können auftreten. Ein **Herpes simplex labialis** (der Lippengegend) begleitet häufig die Erkrankung. Seltener werden auch Entzündungen der Lunge, des Herzens, von Gelenken und Knochen oder der Harnröhre beobachtet. Der septische Schock beruht auch auf möglichen Schädigungen der Nebenniere mit entsprechendem Hormonausfall. Bei **Säuglingen und Kleinkindern** sind die Symptome oft weniger charakteristisch. Es können Fieber, Erbrechen, Reizbarkeit oder auch Schläfrigkeit, Krämpfe, Aufschreien sowie eine vorgewölbte oder harte Fontanelle auftreten. Die Nackensteifigkeit kann fehlen.

Merke: Verdachtsmomente für eine Meningokokkenmeningitis sind
- nach einem schweren Nasen-Racheninfekt auftretende schwere Meningoenzephalitis mit
- petechialem Exanthem und anderen Hautveränderungen und/oder
- gramnegative Kokken im Liquor-Zellpräparat.

Hygienemaßnahmen: Bei einer Meningitis durch Meningokokken (Neisseria meningitidis) wird empfohlen,
- den Patienten bis 24 Std. nach Beginn einer wirksamen Antibiotikatherapie zu isolieren,
- wirksame Hygienemaßnahmen zu ergreifen (Tragen von im Patientenzimmer hängenden Schutzkitteln, Nasen-Mund-Schutz besonders bei endotrachealem Absaugen, Handschuhe, Händedesinfektion) und
- eine antibiotische Chemoprophylaxe bei Kontaktpersonen durchzuführen.

Als **Kontaktpersonen** gelten (gemäß Robert Koch-Institut):
- Mitglieder des Haushalts eines Erkrankten
- Personen, bei denen der begründete Verdacht besteht, dass sie

> mit oropharyngealen Sekreten des Patienten in Berührung gekommen sind, z. B. Intimpartner, enge Freunde, evtl. Banknachbarn in der Schule, medizinisches Personal, z. B. bei Mund-zu-Mund-Beatmung, Intubation und Absaugen des Patienten ohne Atemschutz und ohne geschlossene Absaugsysteme
> - Kontaktpersonen in Gemeinschaftseinrichtungen (Kindereinrichtungen, Internate, Wohnheime sowie Kasernen etc.)

Diese Kontaktpersonen werden über das erhöhte Risiko und mögliche Frühsymptome einer Meningokokkenerkrankung (s. o.) aufgeklärt, und es wird ihnen eine antibiotische **Chemoprophylaxe** z. B. mit Rifampicin empfohlen.

Vorbeugung Bereits bei begründetem Verdacht auf eine Meningokokkenmeningitis muss eine **Meldung an die zuständigen Gesundheitsbehörden** erfolgen, damit eine lokale Häufung von Erkrankungsfällen rechtzeitig erkannt und behandelt werden kann.

Für einzelne Meningokokkenstämme gibt es eine **Impfung**, die in bestimmten Situationen (Risikogruppen, Risikoländer etc.) empfohlen wird.

17.6.2 Tuberkulöse Meningitis

Die tuberkulöse Meningitis kann sich von anderen akuten bakteriellen Meningoenzephalitiden (z. B. durch Meningo- oder Pneumokokken) deutlich unterscheiden und wird deshalb hier beschrieben. Sie entsteht fast immer durch eine Aussaat von Tuberkulosebakterien auf dem Blutweg von den Lungen. Der Beginn dieser Erkrankung ist schleichend mit leichten psychischen Erscheinungen im Sinne einer vermehrten Reizbarkeit und Lustlosigkeit. Die Kopfschmerzen sind nicht so heftig. Da die Hirnbasis besonders betroffen wird, kommt es häufig zu Ausfällen der Hirnnerven, z. B. zu Augenmuskelstörungen, die zu Doppelbildern führen, und zu Stauungspapillen. Es kann bald zu einer Benommenheit und zu deliranten Zuständen kommen. Auch Halbseitenlähmungen, epileptische Anfälle, aphasische Störungen und andere enzephalitische Symptome (vgl. Kap. 17.1, S. 259) kommen vor. Die Temperaturen sind leicht erhöht.

Der **Liquor** ist klar. Er hat etwa 30–300 Zellen/µl, vorwiegend Lymphozyten. Das Eiweiß ist vermehrt und kann sich, wenn das Reagenzglas mit dem Liquor längere Zeit steht, als „Spinngewebsgerinnsel" absetzen. Der Liquorzucker ist stark erniedrigt. Beweisend ist der Nachweis von Tbc-Bakterien-Partikeln mit der Polymerase-Kettenreaktion (PCR, S. 87). Ein Hydrozephalus oder ein Hirninfarkt kann komplizierend hinzutreten.

Behandelt wird mit einer Kombination verschiedener tuberkulostatischer Medikamente über einen Zeitraum von 1,5–2 Jahren. Oft kommt es nur zu Defektheilungen, tödliche Komplikationen sind nicht selten, zumal die Erkrankung häufig im Rahmen von z. B. Immunschwächen auftritt.

17.6.3 Lues des zentralen Nervensystems

Der Erreger der Lues (Syphilis) ist die 1905 entdeckte Spirochäte Treponema pallidum, die durch den Geschlechtsverkehr übertragen wird. Die Erreger breiten sich im Blut aus. Die neurologischen Erscheinungsformen sind vielfältig, in neurologischen Kliniken werden zumindest unbekannte Patienten routinemäßig mit einem Treponemen-Suchtest untersucht. Man rechnet mit etwa einer Erkrankung pro Jahr bei 100.000 Einwohnern. Der nach dem Krieg mit dem geänderten Sexualverhalten gefürchtete Häufigkeitsanstieg scheint aber nicht einzutreten, was evtl. auf die häufigeren unspezifischen Antibiotika-Therapien zurückzuführen ist.

Allgemeines

Etwa drei Wochen nach der Infektion treten vorwiegend im Genitalbereich schmerzlose Geschwüre der Haut auf (**Primäraffekt**). Etwa zwei Wochen später schwellen die regionalen Lymphknoten an. In diesem Primärstadium der Erkrankung können die Erreger bereits das zentrale Nervensystem erreichen, ohne dass es zu einer neurologischen Störung kommt. Auch ohne Behandlung überwindet der Körper in den meisten Fällen dieses Primärstadium der Erkrankung folgenlos.

Klinische Symptomatik

Das **Sekundärstadium** ist durch eine septische Ausbreitung des Erregers etwa neun Wochen später gekennzeichnet. Es kommt zu Exanthemen der Haut und Absiedlung in den inneren Organen. Eine Antibiotika-Therapie wäre spätestens jetzt sehr sinnvoll, die Krankheit kann aber auch jetzt spontan zur Ausheilung kommen. Nach dieser Krankheitsphase sind keine Krankheitserscheinungen mehr erkennbar. Im Serum der Infizierten ist der TPHA-Test positiv, man spricht von einer (latenten) Lues latens.

Bei etwa 10 % der unzureichend oder nicht behandelten Lues-Patienten breiten sich die Treponemen-Entzündungen weiter aus. Dabei haben einige Treponemen eine besondere Affinität zum Nervensystem, sodass es 3–5 Jahre nach der Infektion zu einer Erkrankung von Gehirn und Rückenmark kommen kann.

Bei 30 % der Infizierten tritt im Sekundärstadium eine **frühluische Meningitis** auf, die häufig als Grippe mit Kopf- und Gliederschmerzen verkannt wird.

Frühluische Meningitis

Im **Spätstadium** der unbehandelten Erkrankung kommt es zu charakteristischen Erkrankungsformen, die auf einen sich verselbstständigenden Autoimmunprozess deuten. Die **Lues cerebrospinalis** führt über vaskulitische Veränderungen der Hirnarterien zu schlaganfallartigen Störungen und meningitischen Symptomen.

Spätlues, Neurolues

Die **Tabes dorsalis** tritt 15–25 Jahre nach der Infektion in Erscheinung. Ihr Anteil an der Neurolues beträgt etwa ein Drittel, Männer erkranken häufiger als Frauen. Vorwiegend sind die Hinterstränge des Rückenmarks betroffen. Im Vordergrund des Erkrankungsbildes stehen deshalb eine Ataxie und sensible Störungen. Besonders in den Beinen (seltener in Bauch und Rücken) können heftige, plötzlich einschießende, unangenehme („lanzinierende") Parästhesien auftreten. Die Beineigenreflexe sind in der Regel erloschen, und es kommt zu Blasenentleerungsstörungen. Eine Unempfindlichkeit besonders der Kniegelenke führt zu Gelenkschäden. Fast immer bestehen spezielle Pupillenstörungen. Seltener ist eine Optikusatrophie mit Erblindung des Auges (Amaurose) anzutreffen. Besonders bei Dunkelheit macht sich eine Gleichgewichtsstörung bemerkbar, weil das gestörte Lageempfinden der Extremitäten (spinale Ataxie) nicht durch Augenkontrolle korrigiert werden kann.

Progressive Paralyse: Fast die Hälfte der Patienten mit einer Neurolues erleidet eine progressive Paralyse, die etwa 8–20 Jahre nach der Infektion auftritt und Männer häufiger als Frauen befällt. Vorwiegend im Bereich des Stirnhirns kommt es zu einer Atrophie der Hirnwindungen. Es kommt zu einer Wesensänderung mit Leistungsabfall, zum Nachlassen aller Aktivitäten, einem depressiv-klagsamen Versagen und/oder schließlich zu expansiver Wesensänderung mit Größenideen und Kritiklosigkeit, Demenz und intellektuellem Abbau. Pupillenstörungen, eine verwaschene Sprache (Dysarthrie) und ein schlaffer Gesichtsausdruck gelten als typisch. Selten können auch epileptische Anfälle, Halbseitenlähmungen und ein Tremor hinzukommen.

17.6.4 Neuroborreliose

In den letzten Jahren wurde eine neuartige Infektionskrankheit bekannt, die im Rahmen einer Multisystemerkrankung sowohl das zentrale als auch das periphere Nervensystem befallen kann. Da die Erkrankung auch in der Laienpresse einen hohen Bekanntheitsgrad erreicht hat, soll sie hier genauer besprochen werden.

Erreger   Erreger ist ein schraubenförmiges Bakterium aus der Familie der Spirochäten, das nach dem amerikanischen Entdecker W. Burgdorfer (1982) Borrelia burgdorferi genannt wurde und von dem inzwischen eine Reihe von Typen bekannt sind.

Die übertragenden Zecken (in Deutschland v. a. der „Holzbock" Ixodes ricinus) sind regional und je nach Reifegrad unterschiedlich infiziert (von ca. 1–37 %, im Mittel wohl um 10 %) und können sehr unterschiedlich häufig in der Natur vorhanden (in der Schweiz zwischen 2 und 58 infizierte Zecken pro 100 m^2 schwankend) sein.

Risiko der Infektion   Die Borreliengefährdung ist abhängig von äußeren Faktoren. So ist in der vergleichsweise zeckenreichen Schweiz bei 20 % aller Orientierungsläufer, aber nur bei 8 % aller gesunden Blutspender ein Kontakt mit Borrelien (Bildung von Serum-Antikörpern = Serokonversion) nachzuweisen. Da der Mechanismus der Borrelienübertragung beim Zeckenstich kompliziert ist (er benötigt vor allem Zeit!), kommt es in Deutschland (in der Westschweiz sind die Werte etwas höher) nur bei etwa 3–5 % der Zeckenbisse zu einer Serokonversion; viele Borrelien-Kontakte verlaufen zudem völlig symptomfrei, denn nur 0,3–1,4 % der Zeckenbisse führen zu einer manifesten Borrelienerkrankung.

Im Raum Würzburg (1999) wurde die Erkrankungswahrscheinlichkeit mit jährlich 111 neuen Borrelienerkrankungen auf 100.000 Einwohner berechnet.

Die frühe Borrelieninfektion manifestiert sich bei 80–90 % der Patienten als lokales **Erythema migrans** (flächige Hautrötung mit dunklerem Rand). Gelegentlich kommt es wenige Tage bis Wochen nach der Borrelieninfektion zu **Allgemeinsymptomen** wie Krankheitsgefühl, Gelenk- und Muskelschmerzen, subfebrilen Temperaturen oder Nachtschweiß. Wochen bis Monate nach dem Zeckenstich kann eine disseminierte Infektion auftreten, die überwiegend das Nervensystem (**Neuroborreliose**), die Gelenke und das Herz betrifft. Die Hälfte der Neuroborreliosepatienten bemerkt kein Erythema migrans.
Symptomatik

In seltenen Fällen kann es nach Monaten bis Jahren zu einer **späten bzw. chronischen Manifestation** kommen mit Beteiligung der Haut, des Nervensystems und der Gelenke.

Die **Neuroborreliose** ist in 90–95 % der Fälle akut (Symptomdauer < 6 Monate, Beginn der Symptome wenige Wochen bis einige Monate nach dem Zeckenstich) und in seltenen Fällen chronisch mit Beginn der Symptomatik nach Monaten bis Jahren und einer Dauer von > 6 Monaten.
Verlauf

Typisch sind **Hirnnervenausfälle, Meningitis** oder Meningoradikulitis, fokale neurologische Ausfälle im Sinne einer **Enzephalitis** oder **Myelitis**, die für die Neuroborreliose typische Kombination wird (Garin-Bujadoux-)Bannwarth-Syndrom (Meningoradikuloneuritis) genannt und ist nach dem Erythema migrans die häufigste Manifestation einer akuten Lyme-Borreliose bei Erwachsenen in Europa. Die isolierte Meningitis (ohne radikuläre Symptomatik) wird in Europa überwiegend bei Kindern beobachtet. Die Neuroradikulitis zeigt zunächst heftige, nächtlich betonte, radikulär bzw. segmental verteilte Schmerzen (neuropathischer Schmerz). Entzündungen der Hirnnerven kommen vor, davon in über 80 % eine Fazialisparese (oft doppelseitig), gefolgt von Augenmuskelparesen (N. abducens). Die übrigen Hirnnerven sind erheblich seltener betroffen, der Riechnerv nie. Weitere seltene neurologische Symptome kommen vor.
Symptomatik der Neuroborreliose

Ein „**Post-Borreliose-Syndrom**" wird besonders in Laienkreisen gefürchtet und viel besprochen (chronische Erschöpfung und Ermüdung bzw. fibromyalgieartige Beschwerden). Es ist jedoch nach einer Lyme-Borreliose nicht häufiger als nach anderen schwereren Erkrankungen, und die Symptomatik spricht nicht auf antibiotische Therapie an. Das Syndrom ist nicht gesichert und kann andere (auch psychosomatische) Ursachen haben.

Der **Liquor** ist bei der Neuroborreliose pathologisch verändert. Die Zellzahl ist erhöht mit zahlreichen aktivierten Lymphozyten und Plasmazellen. Es besteht eine Störung der Blut-Liquor-Schranke und eine nachweisbar intrathekale (S. 286) Immunglobulinsynthese mit Antikörpern gegen Borrelien.
Liquoruntersuchung

Borrelienserologie IgM-Antikörper sind auch bei akuten Verläufen (Erythema migrans) nur in ca. 40 % der Fälle nachweisbar, Titerabfall und Verschwinden der IgM-Antikörper oft erst nach 4–6 Monaten, gelegentlich jedoch persistiert ein positiver IgM-Titer (10 %) über Jahre trotz Beschwerdefreiheit.
IgG-Antikörper zeigen bei chronischen Verläufen häufig höhere Titer als bei akuten Verläufen; andererseits finden sich auch persistierende IgG-Titer (bis 25 %) über viele Jahre trotz ausgeheilter Symptomatik.

Prophylaxe
- Vermeidung von Zeckenstichen durch geeignete Kleidung!
- Nach Aufenthalt in Endemiegebieten Absuchen des Körpers nach Zecken!
- Rasches Entfernen der Zecken mit geeigneter Zange; Quetschung der Zecke sowie Anwendung von Öl, Klebstoff etc. vermeiden!
- Keine routinemäßige Borrelienserologie nur bei klinischen Symptomen! Beobachtung der Stichstelle auf Hautveränderungen über mehrere Wochen!
- Eine Impfung gegen Borrelien ist nicht verfügbar.

Therapie Die Therapie erfolgt sicher und erfolgreich mit geeigneten Antibiotika über mind. 14 Tage (akute Form) bzw. drei Wochen (chronische Form).

17.7 Infektionen durch Parasiten

Definition: Parasiten sind kleine einzellige Lebewesen (Protozoen) und Würmer, die zu einer Infektion des zentralen Nervensystems (Myelitis, Enzephalitis) führen können.

Toxoplasmose
Die Durchseuchung mit dem zu den Protozoen gehörenden Toxoplasma gondii ist in Deutschland groß. Die Übertragung erfolgt bei der erworbenen Toxoplasmose durch Nahrungsmittel, z. B. durch rohes Fleisch, oder durch Kontakt mit Tieren (z. B. Hunde, Katzen und Kaninchen) Die erworbene Erkrankung bleibt häufig symptomlos, führt aber z. B. bei Immunschwäche zu einer Meningoenzephalitis. Die meisten AIDS-Patienten haben eine zerebrale Toxoplasmose. Die konnatale (angeborene) Erkrankung wird von der frisch infizierten Mutter auf das Ungeborene übertragen und führt dort häufig zu schweren Hirnmissbildungen und zum Bild einer (infantilen) Zerebralparese mit Lähmungen, epileptischen Anfällen und einer zerebralen Behinderung. Die Diagnostik ist serologisch.

Malaria
In den vom Tourismus erschlossenen Reiseländern Afrikas, Asiens sowie Mittel- und Südamerikas tritt die durch die Stechmücken der

Gattung Anopheles übertragene Malaria gehäuft auf. Erreger ist das zu den Protozoen gehörende Plasmodium falciparum, das in etwa 1 % der Infektionen zu einer schweren Enzephalitis mit Lähmungen, Bewusstseinsstörungen, Verwirrtheit und Myoklonien führen kann.

Wurmerkrankungen
Mit der Nahrung oder durch andere orale Kontakte kann der Mensch Larven des Schweinebandwurms (Zystizerken) oder Eier des Hundebandwurms (Echinokokken) aufnehmen, die vorwiegend eine chronische Meningoenzephalitis bewirken. Im Differenzialblutbild fällt eine Vermehrung der eosinophilen Leukozyten (Eosinophilie) bis zu 40 % auf. Auch im entzündlich veränderten Liquor sind eosinophile Leukozyten vermehrt nachzuweisen. Der diagnostische Nachweis erfolgt mit entsprechenden Komplement-Bindungsreaktionen (KBR), Nachweis von Parasiteneiern im Stuhl und anhand typischer Veränderungen in der CT und MRT.

17.8 Infektionen durch Pilze

Pilzerkrankungen (Mykosen) des zentralen Nervensystems, die z. B. durch Candida albicans, Kryptokokken oder Aspergillen hervorgerufen werden, treten bevorzugt bei abwehrgeschwächten Patienten auf, also bei AIDS, nach längerer Therapie mit Kortison, Zytostatika oder Immunsuppressiva. Aus diesen Gründen haben Pilzinfektionen des ZNS zugenommen. Eintrittspforten sind die Atemwege, der Gastrointestinaltrakt und Hautschäden. Neben einer Meningitis und Herdenzephalitis kann es auch zu einem Hirnabszess kommen. Diagnostisch stehen der Pilznachweis mit einer Tuschefärbung des Liquorpräparates (bei nur geringen unspezifischen Liquorveränderungen mit Zuckerverminderung) sowie Antigennachweise zur Verfügung. Für die antimykotische Behandlung werden Amphotericin B und Ancotil® sowie Diflucan® eingesetzt.

17.9 Infektionen durch Viren

> **Definition:** Viren sind nicht wie Bakterien als einzellige Lebewesen zu bezeichnen, sondern als DNS- oder RNS-Verbindungen, die keinen eigenen Stoffwechsel haben, nur in anderen Zellen existieren und diese auch schädigen können. Diese Zellschädigung wird als zytopathogener Effekt bezeichnet. Die Vermehrung der Viren geschieht biochemisch in der Wirtszelle.

Viren sind überall vorhanden und können durch Schmier- und Tröpfcheninfektion auch von Tieren (z. B. durch Ausscheidungen der

Epidemiologie

Mäuse und Vögel oder durch Zeckenbiss) übertragen werden. Die Viren führen erst dann zu einer Erkrankung, wenn aus verschiedenen Gründen die immunologische Abwehr geschwächt ist. Viruserkrankungen sind bis auf wenige Ausnahmen immer Infektionen, die den ganzen Organismus betreffen. Kommt es zu einer Beteiligung des zentralen Nervensystems, ist das als Komplikation zu sehen.

Verlauf Die Virusinfektion kann in zwei Phasen beschrieben werden. Nach einer Phase der Ausbreitung der Viren im Blut (Virämie) mit allgemeinen Krankheits- und Infektzeichen wie Kopf- und Gliederschmerzen, Abgeschlagenheit und Fieber (erste Phase) treten einige Tage später neurologische Symptome als Ausdruck einer **Meningitis oder Enzephalitis** auf (zweite Phase). Die Viren können aber auch über einen Aufstieg entlang der peripheren Nerven das ZNS erreichen.

Symptomatik Virusinfektionen führen über eine Beteiligung der Hirnhäute oder des Hirns zu einem meningitischen und/oder enzephalitischen Syndrom (vgl. Kap. 17.1, S. 259). Allgemeinsymptome sind Fieber, Hauterscheinungen, Lymphknotenschwellungen und evtl. internistische Organmanifestationen. Eine Parotisschwellung deutet auf eine Mumps-Meningitis, Art und Ausbreitung eines Erythems können auf Masern- oder Varizella-Zoster-Viren hindeuten.

Häufigkeit In den USA ist die virale ZNS-Infektion mit jährlich 10–20 auf 100.000 Einwohner deutlich häufiger als eine bakterielle Meningitis. Die Viren haben regional eine unterschiedliche Bedeutung als Krankheitserreger, durch Fernreisen gewinnen neue Viren an Bedeutung, z. B. die Japanische Enzephalitis oder bestimmte Togaviren Nordamerikas. Die Herpes simplex-Virusenzephalitis HSVE ist mit 5/100.000 die häufigste sporadische Enzephalitis in Westeuropa, während die Tollwut hier als ausgerottet gilt, weltweit aber jährlich noch 35.000–100.000 Menschen an der Tollwut sterben.
Häufigkeitsangaben für Virusinfektionen des ZNS sind schwer fassbar, weil einige Infektionen nicht erkannt oder wegen ihres leichten Verlaufs nicht gemeldet werden. Man kann mit etwa 10 Neuerkrankungen bei 100.000 Einwohnern im Jahr rechnen.

Diagnostik Der Liquor ist bei Virusinfekten des zentralen Nervensystems klar, die Zellzahl ist nur mäßig vermehrt, die Eiweißwerte sind allenfalls leicht erhöht, und der Liquorzucker ist normal (Abb. 17.1, S. 262). Der Erregernachweis kann im Stuhl, Urin, Sputum, Serum und Liquor erfolgen, ist aber schwierig und wird häufig unterlassen. Dies könnte sich in den kommenden Jahren ändern, weil es zunehmend spezifische Medikamente für einzelne Virusformen gibt. Die Bedeutung der Polymerase-Kettenreaktion (PCR, S. 87) ist in den letzten Jahren deutlich gestiegen, sie wird besonders bei Herpes simplex-, Varizella-Zoster-, HIV- und Masern-Viren eingesetzt. Der Nachweis einer Virusinfektion gelingt leichter serologisch und die Beobachtung der Titerbewegungen (Abfall oder Anstieg des Titers) im Rahmen der Verlaufskontrolle.

Die zerebrale Bildgebung (besonders MRT) kann eine enzephalitische Beteiligung des ZNS zeigen, aber nur wenig zur Differenzialdiagnose beitragen.

Auf einige relativ häufige und bekannte Virusinfektionen des zentralen Nervensystems soll näher eingegangen werden.

17.9.1 Herpes-simplex-Virus-Enzephalitis HSVE

Die Durchseuchung der Bevölkerung mit dem Herpes-simplex-Virus (HSV) ist groß. Einige der Virenträger bekommen rezidivierende Infektionen im Lippen- (Herpes labialis) oder Genitalbereich (H. genitalis), dies scheint kein erhöhtes Risiko für die gefährliche Herpesenzephalitis zu bedeuten. Oft kommt es durch Stress, Reisen oder auch Menstruation zum Aufflammen des „Lippenherpes", der harmlos, aber lästig ist und lokal mit Aciclovir behandelt wird.   *Herpes labialis*

Die HSVE ist unbehandelt bei mindestens 70 % tödlich.   *Gefährliche HSVE*

Beim Erwachsenen ist ein zweiphasiger Verlauf typisch: Nach einem grippalen Vorstadium (Kopfschmerz, hohes Fieber, danach oft kurzzeitige Besserung) setzt die enzephalitische Phase mit Aphasie, epileptischen Anfällen, Vigilanzminderung bis zum Koma, Wesensänderung, Gedächtnisstörung, Situationsverkennungen oder anderen fokalen neurologischen Ausfällen ein.   *Symptomatik*

Ursache ist eine akute nekrotisierende Zerstörung von (meist basalen, nasennahen) Hirnanteilen.

Liquor und CT sind in den ersten Tagen noch unauffällig. In der MRT sind von Anfang an die späteren Nekrosen als Entzündungsherde zu erkennen. Die Bestätigung der Diagnose erfolgt durch die Liquor-PCR (S. 87) in den ersten Tagen oder durch Nachweis steigender Antikörper im Liquorraum.   *Diagnostik*

Bereits im Verdachtsfall wird mit Aciclovir i.v. behandelt, durch frühzeitigen Therapiebeginn lässt sich die Letalität auf 20 % senken. Die Substanz wird gut vertragen, muss jedoch bei Niereninsuffizienz dosisangepasst werden.   *Therapie*

Ohne rechtzeitige Behandlung kommt es zu einem schweren Hirnödem, Atemstörungen, Streckkrämpfen und weiteren Hirnstammzeichen, die den Tod bedeuten. Defektheilungen sind unter Therapie seltener. Eine antiödematöse Therapie wird meist prophylaktisch durchgeführt. Sinnvoll ist auch eine zumindest vorübergehende antikonvulsive Therapie.

17.9.2 Zoster-Radikulitis und -Enzephalitis

Das Varizella-Zoster-Virus führt meist in der Kindheit zur Windpocken/Varizellen-Infektion und bleibt latent im Körper vorhanden. Wenn im späteren Leben z. B. bei einer Schwächung des Immunsystems die Infektion reaktiviert wird, kommt es besonders in den Spinalganglien (Abb. 4.8, S. 47) der sensiblen Nervenbahnen zu   *„Gürtelrose"*

einer Entzündung (Neuritis), die im zugehörigen Dermatom zunächst zu Schmerzen und bald darauf zu serösen Hautbläschen (oft mit Hautrötung) führt, die eitrig infizieren können und schließlich verschorfen. Diese Effloreszenz tritt halbseitig in einem oder mehreren Dermatomen an Rumpf (im Volksmund deshalb als „Gürtelrose" bekannt), an den Extremitäten oder besonders häufig auch im 1. Trigeminusast (Zoster ophthalmicus) in Erscheinung. Es besteht also typischerweise eine charakteristische, dermatombezogene einseitige Verteilung, selten werden multiple Dermatome befallen. Lähmungserscheinungen können hinzukommen, im Vordergrund stehen aber meistens die Schmerzen (vgl. Zosterneuralgie, S. 378).
Seltener kommt es auch zu Entzündungen der Hirnhäute oder des Hirns und Rückenmarks. Die Meningoenzephalitis verläuft ähnlich wie die HSV-Enzephalitis, in der Regel aber nicht so schwerwiegend. Eine Zostermyelitis zeigt sich klinisch mit Blasen- und Mastdarmstörungen oder gar mit einem Querschnitt-Syndrom. Der Liquor zeigt schon bei der „einfachen" Radikulitis bereits die unspezifischen Zeichen einer Virusinfektion. Eine Polymerase-Kettenreaktion (PCR, S. 87) ermöglicht einen relativ schnellen Virusnachweis. Die Therapie beginnt möglichst frühzeitig mit Virustatika, z. B. Aciclovir.

Spezifische Hautpflege: Besonderer Aufmerksamkeit bedarf die Hautpflege der befallenen Dermatome.
- Im Bläschenstadium kann es schnell zu einer Superinfektion kommen, die einer speziellen lokalen Therapie bedarf.
- Zinkhaltige Salben oder Pasten fördern die Abtrocknung.
- Aciclovir-Salben sind nur in der Bläschen-Phase wirksam.

Neuropathischer Schmerz

Der neuropathische Schmerz bei der Zosterradikulitis wird ab S. 378 beschrieben.

Merke: Der Bläschen-Inhalt ist infektiös! Schwangere, Abwehrgeschwächte und Kinder sollten den Patienten fernbleiben. Für den persönlichen Schutz ist die Anwendung der allgemeinen Hygienevorschriften sinnvoll und ausreichend.

17.9.3 AIDS/HIV-Infektion

1981 wurde die durch das HIV (human immunodeficiency virus) genannte Retrovirus übertragbare Immunschwächekrankheit AIDS (acquired immunodeficiency syndrome) in der medizinischen Fachwelt bekannt. Das Virus wird durch Sexualkontakt, Blut- oder Blutprodukte sowie von der Mutter auf das Kind übertragen. Das HIV schädigt bestimmte Zelltypen des Menschen, darunter besonders Zellen des Immunsystems, z. B. die T4-Helferzellen, die im Krankheitsverlauf gefährlich abnehmen und die Entwicklung opportunistischer (nur bei Abwehrschwäche auftretender) Infektionen ermöglichen.
Das HIV befällt auch bevorzugt Nervenzellen und führt damit zu charakteristischen Krankheitsbildern.

Durch die Entwicklung der **hochaktiven antiretroviralen Therapie (HAART)** hat sich der Krankheitsverlauf entscheidend verbessern lassen, eine Heilung ist aber weiter nicht möglich, und die Bedeutung der Infektionsprophylaxe ist unverändert hoch!

HIV-assoziierten neurologischen Erkrankungen
50 % der Erwachsenen mit einer HIV-Infektion haben im Krankheitsverlauf neurologische Symptome, Kinder sogar noch häufiger. Durch Sektionen lässt sich eine Neuromanifestationen in 70–90 % der Fälle nachweisen.

Sie wird bei der ersten Auseinandersetzung mit dem HIV gelegentlich (1–8 %) beobachtet und ist kaum von anderen Meningitisfällen zu unterscheiden. Der HIV-Test wird im Rahmen der Erkrankung (Kontrolle nach 6 Wochen und 6 Monaten) positiv (Serokonversion). Die Symptomatik klingt spontan ab.	Akute HIV-**Meningoenzephalitis**
Es handelt sich um ein Syndrom mit Störung der Feinmotorik, kognitiver Leistungsminderung (S. 158 f.) und organischem Psychosyndrom (S. 167 f.), das schließlich zu einer spastischen Tetraparese mit Blasenstörungen und Mutismus führt. Unter der aktuellen Medikation ist die Häufigkeit dieser Erkrankung massiv zurückgegangen, deutlich zugenommen haben aber die Vorstufen der HAD, die als asymptomatische, HIV-assoziierte, neurokognitive Einschränkung (ANCE), HIV-assoziiertes, mildes neurokognitives Defizit (MNCD) vor dem Vollbild der HIV-assoziierte Demenz (HAD) genau definiert werden. Die Vorstadien können sich unter Therapie bessern (in Remission gehen), die HAD ist unumkehrbar.	HIV-assoziierte **Demenz** HAD
Es handelt sich um eine langsam progrediente Rückenmarkserkrankung mit beinbetonter Tetraparese und spastisch-ataktischem Gang, Störung der Ausscheidungsfunktionen und handschuh- und sockenförmigen sensiblen Störungen ohne Nachweis eines abgrenzbaren sensiblen Niveaus im Rumpfbereich, das sich wahrscheinlich wie die HAD (s. o.) durch direkte Viruseinwirkung entwickelt. Eine spezifische Therapie ist nicht gesichert, in der Regel wird die antiretrovirale Therapie intensiviert.	HIV-1-assoziierte **Myelopathie**
Es handelt sich um polyneuropathische Syndrome, wie sie auch außerhalb der HIV-Infektion vorkommen. In der Frühphase kommt es selten zu Guillain-Barré-artigen Erkrankungen mit akutem oder eher chronischem Verlauf. Besonders häufig (35–88 %) handelt es sich um eine vorwiegend sensible Polyneuropathie mit distal-symmetrischer Verteilung. Daneben kommt es zu Schwerpunktneuropathien durch zelluläre Infiltration oder Durchblutungsstörung einzelner Nerven und dabei auch zu Fazialisparesen. Auch die opportunistischen Infektionen können das periphere Nervensystem schädigen, z. B. Zytomegalie- oder Zoster-Viren. Außerdem gibt es die medikamentös-toxische Schädigung von Nerven durch einzelne Medikamente.	HIV-1-assoziierte **Neuropathien**

Therapie: Gegen die entzündlichen, Guillain-Barré-artigen Störungen lassen sich Immunglobuline, Immunadsorption oder Plasmapherese einsetzen In der Regel wird die antiretrovirale Therapie intensiviert bzw. bei toxischen Schäden umgestellt. Bei einer HIV-Vaskulitis kann Kortison helfen. Die opportunistischen Infektionen werden nach Möglichkeit spezifisch behandelt. Die neuropathischen Schmerzen werden symptomatisch mit Antikonvulsiva, Opiaten und/oder Antidepressiva behandelt.

HIV-1-assoziierte **Myopathien**

In etwa 1 % aller Stadien der HIV-Infektion kann es zu einer Muskelschädigung (Myopathie) kommen, die sich zunächst mit belastungsabhängigen Myalgien (Muskelschmerzen) und Erhöhung der CPK anzeigen; später werden die Paresen und Muskelatrophien deutlicher, oft wird zur Diagnose eine Muskelbiopsie empfohlen. Einfache Myalgien können mit antientzündlichen Schmerzmitteln (z. B. Ibuprofen) behandelt werden. Eine HIV-assoziierte Polymyositis lässt sich meistens mit Prednison bessern. Toxische Anti-HIV-Medikamente können umgestellt werden.

Opportunistische zerebrale Infektionen

Definition: Opportunistische Infektionen sind durch Parasiten (Toxoplasmose), Viren (JC-Virus, Zytomegalie-Virus), Pilze (Cryptococcus neoformans) oder Bakterien (Mykobakterien) bei HIV-Infizierten oder sonstig immungeschwächten Patienten hervorgerufene zerebrale Infektionen. Bei einer HIV-Erkrankung markieren sie den Schritt zur AIDS-Erkrankungen und treten bei CD 4 + Zellzahlen < 150/µl auf.

Bei der Diagnostik spielen Bildgebung (CT, MRT, Kontrastmittelanreicherungen und ihre Konfiguration), Liquoruntersuchungen (Liquordruck bei Kryptokokkenmeningitis meist deutlich erhöht) eine wesentliche Rolle. Der Liquor wird mikroskopisch (Tuschepräparate für Kryptokokkose), kulturell (Bakterien, Mykobakterien, Pilze), mit PCR (JC- und das Zytomegalie-Virus, Mykobakterien) sowie serologisch mit Antigennachweis (Kryptokokkose, Lues) untersucht. Im Einzelfall ist eine Hirnbiopsie sinnvoll.

Primär zerebrales Lymphom

Das primär zerebrale Lymphom ist der häufigste zerebrale Tumor bei HIV-infizierten Patienten und tritt bei schlechtem Immunstatus auf. Die Prognose ist schlecht, eine Bestrahlung und die Intensivierung der Therapie (HAART) können versucht werden.

Immunrekonstitutionssyndrom (IRIS)

Es handelt sich um eine neu erkannte Komplikation der HIV-Therapie bei einer hohen Viruslast: Durch zu schnellen Einsatz der HAART kann es zu entzündlichen Reaktionen des aus dem Gleichgewicht geratenen Immunsystems kommen, wodurch eine subklinische opportunistische Infektion manifest werden und anbehandelte sich wieder klinisch verschlechtern können. IRIS kann sich auch als Vaskulitis in der MRT zeigen.

> **Spezielle Pflegehinweise:** Die Pflege von HIV-/AIDS-Patienten stellt aus psychologischen Gründen hohe Anforderungen, zumal die Therapie häufig konzentriert in spezialisierten Abteilungen mit angeschlossenen Ambulanzen erfolgt. Freiwilligkeit und spezielle Schulungen sind in diesem Fall besonders zu fordern.
>
> Die Infektionsgefahr besteht eher für die Patienten als für die Pflegenden:
> Die Unterbringung in Einzelzimmern ist deshalb wünschenswert. Die Einhaltung der bekannten Hygienevorschriften, wie sie z. B. auch gegen Hepatitis B etc. eingesetzt werden, ist ausreichend. Der normale Umgang mit alltäglichen Kontakten ist nicht ansteckend!
> Die meisten bekannt gewordenen Infektionen geschahen beim Zurückschieben blutiger Kanülen in Schutzkappen!
> Bei Gefahr von Tröpfcheninfektionen Mundschutz und evtl. Schutzbrille tragen!
> Bei Operationen und Endoskopien gelten besondere Vorschriften. Eigene Hände und Haut gut pflegen und eincremen, um einem Erregereintritt über rissige Haut vorzubeugen!

Infektionsgefahr

17.10 Infektionen durch abnorme Prionen

Die Diskussion um die Prion-Erkrankungen wurde entfacht durch die „Rinderwahn"-Seuche, die Ende der 80er-Jahre in England auftrat und seitdem weitgehend, aber nicht völlig eingedämmt werden konnte. Die Diskussion der Übertragbarkeit der Bovinen spongiformen Enzephalopathie (BSE) auf den Menschen wurde angeheizt durch das Auftreten einer neuen Variante der bereits bekannten Creutzfeldt-Jakob-Erkrankung im Umfeld der BSE-Seuche. Die neue Variante zeigt ein geringeres Erkrankungsalter, einen schleichenderen Verlauf und geht meist früher mit psychopathologischen Auffälligkeiten einher als die bekannte Form der Creutzfeldt-Jakob-Erkrankung. Alle drei Erkrankungen weisen eine Reihe klinischer und pathologischer Vergleichbarkeiten auf und scheinen durch infektiös wirksame Prion-Proteine verursacht zu werden.

> **Definition:** Prionen gelten als Erreger der Prionerkrankungen. Prionen sind isoliert nicht lebensfähige infektiöse proteinhaltige Teilchen, die im Unterschied zu Viren keine Nukleinsäure enthalten. Sie stellen kein Antigen dar und rufen keine Bildung von Antikörpern hervor, ein immunologischer Abwehrprozess findet also nicht statt. Prionen sind sehr widerstandsfähig, und die üblichen Sterilisationsverfahren sind nicht wirksam. Sie wirken vermutlich durch katalytische Umwandlung körpereigener Prionproteine in pathologische Prionen, wobei sich diese Umwandlung exponentiell ausbreitet.

Prionerkrankungen sind insgesamt selten. Die klassische sporadische Creutzfeldt-Jakob-Erkrankung tritt nur bei 1–1,5 von 1 Mio. Einwohner pro Jahr auf. Die neue Variante wurde weltweit in etwa 200 Fällen gefunden, davon 165 in Großbritannien.

Creutzfeldt-Jakob-Erkrankung
Die am längsten bekannte Prion-Erkrankung wurde 1920 nach dem Kieler Neuropsychiater H.-G. Creutzfeldt und dem Hamburger Neurologen A. Jakob benannt.

Symptomatik

Nach einer Inkubationszeit von 10–25 Jahren beginnt die Erkrankung im mittleren Lebensalter mit Myoklonien, visuellen oder zerebellären Störungen, Bewegungsstörungen und spastischen Lähmungen, akinetischem Mutismus und vor allem einer schnell fortschreitenden Demenz. Sie führt innerhalb kurzer Zeit zum Tod. Eine wirksame Therapie ist nicht bekannt.
Im Liquor ist die neuronenspezifische Enolase NSE (unspezifisch) erhöht; eine höhere Spezifität hat der Nachweis von Protein 14-3-3. Im EEG zeigen sich typische Veränderungen.

Übertragungsweg

Eine Übertragung Mensch zu Mensch ist bekannt durch Schnittverletzungen (chirurgische oder pathologische Instrumente), Korneatransplantation und Wachstumshormongaben. In Analogie zur Kuru-Krankheit wird eine theoretische Übertragbarkeit durch Kannibalismus gesehen. So könnte die neue Variante der Erkrankung durch orale Aufnahme BSE-infizierten Fleisches entstanden sein.

Therapie

Eine ursächliche Therapie ist nicht bekannt.

18 Multiple Sklerose MS (Enzephalomyelitis disseminata)

Geschichtliches

Antike Schilderungen der MS sind nicht bekannt. Erstmals lassen sich die für eine MS typischen Veränderungen mit vielfältigen (multiplen, disseminierten) herdförmigen Vernarbungen (Sklerosierungen) im Bildatlas des Anatomen Hooper, London 1825, erkennen. Die Fortschritte der Mikroskopierkunst ermöglichen Schwann 1833 die erste präzise Beschreibung von Nervenfasern (Axone etc.) und ihrer Myelinscheide. 1847 wurde erstmals bei einem Lebenden die Diagnose einer MS gestellt, und der französische Neurologe Charcot beschrieb 1868 erstmals die typischen klinischen Krankheitszeichen. Der Begriff „Enzephalomyelitis disseminata" wurde erst geläufig, als man erkannte, dass es sich um eine entzündliche Erkrankung handelt.

Sozialmedizinische Bedeutung

Die Multiple Sklerose ist die häufigste neurologische Erkrankung, die im jungen Erwachsenenalter zu bleibender Behinderung und vorzeitiger Berentung führt. Bei Berücksichtigung auch der verminderten Arbeitsproduktivität betragen die volkswirtschaftlichen Gesamtkosten bundesweit ca. 4 Mrd. Euro, wobei die Kosten mit zunehmender Behinderung exponentiell ansteigen.

Die Erkrankung ist in den gemäßigten Klimazonen der Nord- und Südhalbkugel besonders häufig und betrifft bevorzugt Weiße. Frauen sind 2–3x häufiger erkrankt als Männer. Verwandte 1. Grades haben ein ca. 10–20-fach erhöhtes Erkrankungsrisiko, dennoch ist die MS sicher keine „Erbkrankheit" (zur Häufigkeit s. Tab. 2.2, S. 26).

Häufigkeit

18.1 Charakteristika der Multiplen Sklerose

Grundwissen: Die MS ist eine in der Regel schubhaft mit Rückbildung verlaufende Erkrankung des Zentralnervensystems auf einer entzündlich-immunologischen Grundlage, die bevorzugt jüngere Erwachsene befällt. Sie kann zeitlebens unerkannt bleiben, aber auch schon früh zu schwerer Behinderung führen.

Die Multiple Sklerose führt zu einer immunvermittelten Entzündung von Gehirn und Rückenmark. Wahrscheinlich spielen fehlgeleitete Reaktionen des Immunsystems nach einer in der Kindheit oder Jugend durchgemachten Infektion eine wesentliche Rolle. Die herdförmig auftretenden Entzündungen zeigen besonders in der Anfangsphase in der Regel eine gute spontane Rückbildungstendenz. Sie betreffen bevorzugt die Myelinscheiden (S. 33), also die Weiße Substanz des ZNS, in der überwiegend Nervenbahnen mit ihrem „weißen" Markscheiden (Myelin) verlaufen (Abb. 4.4, S. 40 und Abb. 4.6, S. 44). In jüngerer Zeit wurde erkannt, dass offenbar früher als bisher angenommen auch die Axone in den Krankheitsprozess einbezogen werden mit der langsamen Entwicklung einer Hirnatrophie.

Autoimmunologischer Prozess

Bei einem **MS-Schub** kommt es zunächst zu herdförmigen entzündlichen Reaktionen mit Durchbrechung der Blut-Hirn-Schranke und zur Einwanderung (Infiltration) von bestimmten Zellen (T-Lymphozyten, Monozyten, Makrophagen) in das Hirngewebe, dann zur Ausbildung eines Ödems und zu einem Zerfall der Myelinbestandteile. Dadurch wird die Impulsleitung in den Nervenzellen verlangsamt bis völlig aufgehoben. Die Schübe haben meist und besonders zu Beginn der Erkrankung eine gute Rückbildungstendenz. Mit dem Abklingen der akuten Entzündung kann in begrenztem Umfang ein Wiederaufbau des Myelins (**Remyelinisierung**) stattfinden, wobei die alte Impulsleitungsgeschwindigkeit jedoch meist nicht wieder erreicht wird. Ersatzweise sprossen bindegewebige Stützzellen ein und führen zu narbigen Sklerosierungen des Entzündungsherdes.

Definition: Als **Schub** wird eine Verschlechterung der MS durch neu (oder erneut) aufgetretene Symptome bezeichnet, wenn diese
- mindestens 24 Std. anhalten,
- mit einem Zeitintervall von mehr als 30 Tagen zum Beginn des vorausgegangenen Schubs auftreten und
- nicht durch Änderungen der Körpertemperatur, z. B. durch Infektionen erklärbar sind.

„**Zeitliche und räumliche Disseminierung**": Es liegt im Charakter der MS, dass sie **disseminiert** (**verstreut**) in Erscheinung tritt. Die **zeitliche Disseminierung** ist gegeben, wenn ein weiterer klinischer Schub in Erscheinung tritt, oder wenn in der MRT nach bestimmten Fristen ein neuer Herd (kontrastmittelaufnehmend oder T2-hyperintens) auftritt. Von einer **räumlichen Disseminierung** wird gesprochen, wenn ein neuartiger klinischer Schub auftritt und damit der Befall anderer Regionen im ZNS angezeigt wird. Diese neue räumliche Verteilung der Entzündung kann auch mit der MRT nachgewiesen werden (indem bestimmte Kriterien nach McDonald erfüllt werden), wenn also in der MRT eine Mindestzahl an Herden mit einem Mindestmaß an räumlicher Verteilung auftreten.

18.2 Klinische Symptomatik

Die scheinbare Regellosigkeit der aufflackernden und sich rückbildenden MS-Herde lässt eine vielgestaltige Symptomatik erwarten. Wegen eines bevorzugten Befalls bestimmter Regionen kommt es jedoch zu typischen Syndromen.

Beim ersten Auftreten von MS werden typischerweise folgende Symptome beobachtet (Tab. 18.1):

Tab. 18.1: Frühsymptome der MS

	jeweils etwa
Lähmungen	45 %
Gefühlsstörungen der Extremitäten	40 %
Minderung der Sehkraft eines Auges (Visusminderung)	25 %
Gang- und Gleichgewichtsstörungen	18 %
Doppelbilder	14 %
entzündliche Querschnittsymptomatik	6 %
Gefühlsstörungen im Gesicht	3 %
Lhermitte-Zeichen (elektrisierendes Gefühl beim Nackenbeugen)	3 %
Schmerzen	2 %
Hirnleistungsstörung	4 %

Grundwissen: Im gesamten Krankheitsverlauf kommt es durch mangelnde Rückbildung und bevorzugten Befall langer Bahnen zu einer **Verschiebung des Symptomprofils** mit relativer Zunahme besonders der Störungen in der unteren Körperhälfte, aber auch einer besonderen Ermüdbarkeit:

	jeweils etwa
Lähmungen	85 %
Gefühlsstörungen	80 %
Gang- und Gleichgewichtsstörungen	78 %
Müdigkeit, Erschöpfung (franz.: Fatigue)	65 %
Schwäche in beiden Beinen	62 %
Störungen beim Wasserlassen	62 %
Störungen beim Geschlechtsverkehr	60 %
Sehminderung eines Auges (Visusminderung)	60 %
Koordinationsstörung der Arme oder Beine	45 %
Hirnleistungsstörung	39 %
Doppelbilder	30 %
Schmerzen	25 %

Tab. 18.2: Symptomverteilung im Gesamtverlauf der MS

Die entzündlichen Veränderungen des hinter dem Auge gelegenen Sehnervs (N. opticus) sind am Augenhintergrund meist nicht zu erkennen (retrobulbäre Neuritis: „Der Patient sieht nichts und der Arzt sieht nichts"). Die Patienten sehen mit einem oder beiden Augen vorübergehend verschwommen wie durch einen Schleier oder auch gar nichts. Die Diagnose einer Optikusneuritis bedeutet nicht, dass es sich um eine MS handelt: 20–40 % der Patienten bekommen im weiteren Leben keine weiteren MS-Symptome.

Visusminderung (**Optikusneuritis**)

Durch eine Funktionsstörung der Nerven der äußeren Augenmuskeln ist die Bewegung der Augäpfel nicht mehr exakt aufeinander abgestimmt. Die von den Augen gesehenen Bilder kommen nicht mehr zur Deckung. Der räumliche Seheindruck geht verloren, und der Patient hat Doppelbilder.

Doppeltsehen (**Diplopie**)

Sie beruhen auf einer gestörten Funktion der sensiblen Nervenbahnen. Es wird über Missempfindungen (Parästhesien) in der Art von Kribbeln, Ameisenlaufen, Kältegefühl und des Gefühls der merkwürdigen Veränderung geklagt, auch über eine Taubheit in verschiedenen Körperregionen. Relativ häufig besteht eine Minderung des Vibrationsempfindens. Es kann auch zu atypischen Gesichtsschmerzen kommen, die mit einer Trigeminusneuralgie verwechselt werden können.

Sensible Störungen

Besonders beim Kopfbeugen kann es zu Missempfindungen im Bereich des Rückens kommen, die wie ein Stromschlag einschießen oder wie ein Kribbeln den Rücken hinunter laufen und sich in Arme

Lhermitte-Zeichen

und Beine ausbreiten können. Das Symptom hält nur kurz an und kann dann oft erneut ausgelöst werden.

Paresen und Lähmungen

Durch Schädigung der zentralen motorischen Bahnen kommt es zu Lähmungen vorwiegend der Beine. Die Patienten berichten meist von einem Schweregefühl der Beine, einer Minderung der Feinmotorik und einem vergröbert-plumpen Gangbild.

Spastische Parese

Die Spastik ist eine Tonuserhöhung der Muskulatur und Teilsymptom der zentralen motorischen Lähmung (S. 294 f.).

Koordinationsstörungen

Schädigungen im Kleinhirnbereich sind typisch und führen zu einem unsicheren, breitbeinigen Gang (**Ataxie**) sowie zu einer Unsicherheit beim Greifen (Danebengreifen: Dysmetrie). Typisch ist auch der Intentionstremor mit einer kloniformen, groben rhythmischen Bewegung der Finger oder Hände, wenn sie sich einem Zielpunkt annähern. Der Intentionstremor ist besonders ausgeprägt, wenn sich die Hand dem Gesicht nähert. Daraus entstehen Probleme bei der Nahrungsaufnahme.
Ähnliche zitternde Störungen können die Augenbeweglichkeit (Nystagmus) oder die Sprache betreffen, die explosiv und abgehackt (skandierend) werden kann.

Blasenentleerungsstörungen: Im weiteren Verlauf der Erkrankung können auch die vegetativen Nervenbahnen geschädigt werden. Neurogene Blasenentleerungsstörungen sind eines der häufigsten und wohl auch gefährlichsten Symptome der MS, nach denen aus Gründen der Scham aber fast immer gezielt gefragt werden muss. Durch gestörtes Zusammenspiel (Dyssynergie) von Sphinkter und Detrusor kommt es zu einem unnatürlich hohen Blasendruck und nicht selten zu einem Reflux des Urins in die Harnleiter mit einem Aufstau ungünstigstenfalls bis in die Nieren. Meist besteht eine Dranginkontinenz mit mittleren Restharnmengen (Details Kapitel 9.17, S. 145 mit speziellen pflegerischen Hinweisen).

Störung der Mastdarmfunktion: Meist handelt es sich um eine Obstipation, die durch geeignete Diäten in aller Regel gut beherrscht werden kann. Nebenbemerkung: MS wird nicht durch falsche Ernährung verursacht oder durch geeignete Diäten „geheilt". Eine gesunde Ernährung ist bei einer chronischen Erkrankung allerdings grundsätzlich zu befürworten.

Müdigkeit, Erschöpfung (franz.: „Fatigue")

Fatigue tritt bei verschiedenen chronischen Erkrankungen auf, z. B. bei Tumorleiden, chronischen Infektionen, Autoimmunerkrankungen, Hormonstörungen; in der Neurologie wird sie häufig im Zusammenhang mit der MS und bei chronischen Hirnschäden diskutiert. Die Erschöpfung kann körperlich sein, aber auch kognitiv (Konzentrationsschwäche, Mangel an Antrieb oder Ausdauer etc.) oder emotional (Schwung- oder Freudlosigkeit, Depressivität etc.). Diese Symptome lassen sich bei vorangeschrittener MS häufig beobachten. Gelegentlich wird auch von Wesensänderung gesprochen (angeblich unkritisches, unbekümmertes und inadäquates Verhalten mit gehobener Stimmungslage im Sinne einer Euphorie). Oft dürfte es sich um Reaktionen auf das nicht zu Ändernde oder die anhaltend veränderte Situation handeln.

Die Entstehung der Fatigue ist wahrscheinlich komplex. Psychische Mechanismen, Nebenwirkungen von Medikamenten oder Infekte, Temperaturerhöhung, Elektrolytstörungen, Schlafstörungen und Anämie sind auszuschließen bzw. konsequent zu behandeln.

Das Fatigue-Syndrom kann aktivitätsabhängig sein, manchmal ist eine Verschlimmerung durch Wärme festzustellen (**Uhthoff-Phänomen**, auch Spastik und Sehfähigkeit etc. können sich durch Wärme und z. B. subfebrile Temperaturen verschlechtern).

Der Verlust oder die Entzündung von Nervenzellen und Axonen im Krankheitsverlauf dürften weitere Ursachen sein: ein Nachlassen der intellektuellen Leistungsfähigkeit ist unter diesen Umständen nachvollziehbar und vergleichbar mit einer vorzeitigen Alterung (zur Pflege S. 128).

Eine Beeinträchtigung der intellektuellen Fähigkeiten tritt bei etwa zwei Dritteln aller MS-Erkrankten auf. Am häufigsten kommt es zu Beeinträchtigungen der Gedächtnis- und Aufmerksamkeitsfunktionen, aber auch zu Einschränkungen der exekutiven (d. h. des planerischen Handelns, des Urteilsvermögens und der Kritikfähigkeit) und der visuokonstruktiven Leistungen (s. S. 162).

Kognitive Defizite

18.3 Verlauf

Heute werden vier Verlaufsformen unterschieden:

- Klinisch isoliertes Syndrom (**KIS**):
  Es handelt sich um das Anfangsstadium, das bevorzugt die in Tab. 18.1 gelisteten Symptome aufweist. Es fehlt noch die „zeitliche Disseminierung" (s. u.) im Krankheitsverlauf
- **Schubförmig-remittierende** (relapsing-remitting) **MS (RRMS)**:
  Über 80 % aller MS-Fälle (besonders bei jüngeren Patienten) beginnen mit Schüben und Rückbildung innerhalb von 6–8 Wochen. Wenn die Symptome länger als 6 Monate persistieren, ist die Rückbildung in nur noch 5 % der Fälle zu erwarten. Unbehandelt kommt es anfangs zu durchschnittlich zu 1,8 Schüben pro Jahr, später sinkt die Schubfrequenz
- **Sekundär-progrediente MS (SPMS)**:
  Ohne Behandlung gehen über 50 % der Fälle nach 10 Jahren in eine langsam-schleichende Zunahme der Symptome über, wobei anfangs häufig noch Schübe auftreten, später seltener
- **Primär progrediente MS (PPMS)**:
  10–15 % aller (besonders der älteren) MS-Patienten haben keine Schübe sondern zeigen in einem langsam progredienten Verlauf bevorzugt eine spastische Gangstörung

20 % der MS-Verläufe sind gutartig mit langen Intervallen und ohne eintretende Behinderung. Nach etwa 15-jähriger Krankheitsdauer sind etwa 50 % der MS-Patienten noch weitgehend uneingeschränkt in ihrer Mobilität. Nach 25 Jahren sind rund 30 % der Patienten noch arbeitsfähig und rund 65 % noch gehfähig.

Die Lebenserwartung ist in der Regel nicht verkürzt und hängt ganz wesentlich von der Diagnostik und der Therapie der Komplikationen ab!

Prognose-Faktoren Die MS kann im Einzelfall sehr unterschiedlich verlaufen mit schwerer Behinderung bereits als Jugendlicher oder mit unerkannt bleibender und entsprechend symptomarm verlaufender Erkrankung. Für einen eher ungünstigen Verlauf sprechen ein Beginn mit vielen Symptomen, eine frühe Beteiligung von Motorik und Koordination, lang dauernde Schübe mit schlechter Rückbildung, eine hohe Schubfrequenz und eine hohe „MRT-Last" (Volumen aller MS-Herde), früh pathologische SEP und MEP und eine intrathekale (innerhalb der [Dura-]Kapsel, gemeint: im Liquorraum) IgM-Produktion. Günstiger wäre ein Krankheitsbeginn mit kurzen, gut rückbildenden, rein sensiblen Schüben.

18.4 Diagnostik

Ärztliche Untersuchung Die in Tab. 18.1 und 18.2 genannten Symptome werden anhand der Anamnese und der ärztlichen neurologischen Untersuchung erfasst. Angestoßen durch die großen Therapiestudien wird auch eine Quantifizierung, also Schweregradeinteilung der Symptome und des Gesamtbildes der Erkrankung versucht, auf diese Weise kann der Langzeit-Verlauf besser beurteilt werden. Bei der MS findet bevorzugt die Expanded Disability Status Scale EDSS Anwendung.

EDSS oder Kurtzke-Skala Die EDSS-Skala gliedert die Beeinträchtigung durch MS (vereinfacht):
0 normal
1 keine Behinderung, aber abnorme neurologische Befunde
2 minimale Behinderung
3 mäßige Behinderung
4 gehfähig ohne Hilfe mind. 500 m
5 gehfähig ohne Hilfe mind. 200 m); starke Einschränkung der Arbeitsfähigkeit
6 nur mit Gehilfe etc. 100 m gehfähig
7 weniger als 5 m gehfähig; Rollstuhl erforderlich
8 Bett oder Rollstuhl, Hilfe bei Körperpflege
9 hilflos
10 Tod durch MS

Pflegerische oder physiotherapeutische Untersuchung: Die EDSS ist eine Behinderungsskala und damit den ATL der Pflege eng verwandt. Im Kapitel 8.5 wird beschrieben, welche modernen

Kategorien (ICF etc.) demnächst zur Beschreibung einer Behinderung eingesetzt werden dürften. Es könnte demnächst durchaus zum pflegerischen Aufgabenbereich gehören, im Rahmen einer Pflegeanamnese solche für die MS-Beurteilung auch tatsächlich eingesetzten Werkzeuge wie die EDSS (oder Teile davon) zu benutzen.

Die herdförmigen Entzündungen lassen sich mit der MRT nachweisen. Frühzeitig sind in der Weißen Substanz in der Nähe der Hirnkammern (periventrikulär) Entzündungsherde erkennbar, die nach Gabe eines Kontrastmittels signalintensiv zur Darstellung kommen (Abb. 18.1), wenn sie noch frisch sind. In der CT sind die Entzündungsherde bei weitem nicht so gut erkennbar.

MRT-„Herde"

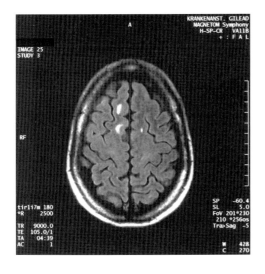

Abb. 18.1: Kernspintomographie mit zahlreichen ventrikelnahen, in der Balkenstrahlung gelegenen, signalintensiven MS-Herden

Aus Verlaufsbeobachtungen ist bekannt, dass die scheinbar regellos auftretenden Entzündungsherde sich nicht in jedem Fall klinisch bemerkbar machen. Eine größere Rolle scheint die „Gesamtlast" der kleinen Herde, also ihre Gesamtzahl und -größe, zu spielen. In der Regel kommen entzündliche und vernarbte bzw. sklerotische Herde nebeneinander vor. Kleine („lakunäre") Durchblutungsstörungen z. B. bei jugendlichen Diabetikern können sehr ähnlich herdförmig in der MRT aussehen, sie unterscheiden sich nur durch das Verteilungsmuster (Kriterien n. McDonald, S. 282). Die MS-Herde bevorzugen bestimmte Hirnareale, z. B. die unmittelbarer Nähe der Seitenventrikel, des 3. Ventrikels und Aquädukts; sie werden häufig in der sogenannten Balkenstrahlung (wichtiges Fasersystem zur Verbindungen der Hirnhälften) und auch im Kleinhirn gefunden. Bevorzugt befallen wird auch der Nervus opticus, der zum Zentralnervensystem gerechnet wird.

Spätestens zur Liquoruntersuchung wird eine Einweisung in eine neurologische Klinik erforderlich, da ambulante Lumbalpunktionen

Liquor

nicht empfehlenswert sind. Durch Untersuchung von Liquor und Serum lassen sich typische Zeichen einer Entzündung des Zentralnervensystems finden.

Definition: Eine **intrathekale** (s. S. 286) **Immunglobulinsynthese** beweist einen immunologisch-entzündlichen Prozess im ZNS: indem sich dort mehr IgG, IgM, IgA findet, als mit normaler Diffusion (Blut-Hirn-Schranke) dorthin gelangt sein kann, oder durch Nachweis „oligoklonaler IgG-Banden", die sich nur im Liquor und nicht im Serum finden lassen.
Die **Zellzahl** im Liquor meint die Anzahl der Leukozyten: Sie ist bei einer MS gar nicht (< 5/µl) oder nur gering (< 50/µl) erhöht.

Eine Zellzahl über 50/µl deutet auf eine akute Infektion, bei viraler Meningitis liegt sie meist bei einigen hundert, und bei einer bakteriellen können es schnell einige tausend Zellen sein. Es überwiegen Lymphozyten und Plasmazellen (zur Liquoruntersuchung s. S. 80).

Evozierte Potenziale — Die Ableitung evozierter Hirnpotenziale (Kap. 5.4) erlaubt Rückschlüsse auf die Funktion der Nervenbahnen. Eine Verlangsamung zentraler Nervenleitung spricht für eine Myelinschädigung im ZNS, wie sie für die MS typisch ist. Bereits nach den ersten Schüben lassen sich häufig typische Veränderungen nachweisen, die die Diagnose sicherer machen. Am aussagekräftigsten sind die visuell, die sensibel und die magnetisch evozierten Potenziale (VEP, SEP und MEP), die in bis zu 80 % der MS-Erkrankungen pathologische Messwerte zeigen (Abb. 5.10, S. 73 und Abb. 5.11, S. 75).

Merke: Eine exakte Diagnosestellung ist Voraussetzung für die oft eingreifenden und aufwändigen Therapien, die bei der MS zum Einsatz kommen können!

Aufklärung des Patienten — Die Mitteilung der Diagnose einer MS ist für den Arzt und insbesondere den Patienten nicht leicht. Natürlich wird ein Patient nicht durch die Diagnosestellung krank, sondern durch seine Krankheit, aber in der Phase der Aufklärung muss nicht selten eine regelrechte Krise durchstanden werden. Besonders nachteilig wirkt sich aus, dass in der laienhaften Vorstellung die „MS" ein wahres Schreckgespenst ist und auch in manchen veralteten Publikationen die MS meist mit schwerer Behinderung und einem Leben im Rollstuhl gleichgesetzt wird. Durch die heute mögliche frühe und sensitive Diagnosestellung werden Diagnosen möglich, die früher schlicht verborgen bleiben mussten. Schon aus dem Grunde kann mit gutem Grund auf mögliche gutartige Verläufe verwiesen werden. Vor allem aber verfügen wir heute über eine ganze Palette wirksamer Therapien, die den Verlauf der Erkrankung spürbar beeinflussen, indem Schübe seltener und weniger schwerwiegend sind und sich die Entwicklung von Behinderungen merklich abbremsen lässt. Es hat sich gezeigt, dass eine möglichst früh einsetzende Behandlung die Prognose verbessert. Schon deshalb wird heute niemand die Diagnose einer MS verschweigen; vielmehr werden die Patienten früh vollständig aufgeklärt, damit eine Therapie beginnen kann. Die Patienten erhalten geeignete Aufklärungsbroschüren, auf die bei allen Gesprächen eingegangen werden kann. Die Haltung des Pflegepersonals und der Therapeuten ist besonders in noch ungesicherten Fällen mit dem Arzt abzusprechen. Die Kranken sollten auch auf Selbsthilfegruppen wie die Deutsche MS-Gesellschaft hingewiesen werden, die umfangreiche Hilfen für die Betroffenen bietet.

18.5 Therapie

Die MS kann noch nicht ursächlich geheilt werden. Es gibt aber wirksame Maßnahmen mit folgenden Zielen:
- Möglichst vollständige Rückbildung der Schubsymptome
- Vorbeugung weiterer Schübe und der Krankheitsprogression
- Minderung eingetretener Schäden durch Rehabilitationsbehandlung

Therapieziele

Der Gedanke an einen möglichst frühzeitigen Therapiebeginn ist sehr aktuell. Heute können schon klinisch isolierte Syndrome (KIS, s. S. 285) mit Vorteil behandelt werden.

Eine interessante Beobachtung kann bei jeder gut konzipierten MS-Therapiestudie gemacht werden: Auch in der Placebogruppe tritt eine Besserung ein! Eine resignative Passivität führt zu ungünstigeren Spontanverläufen. Wahrscheinlich liegen die Gründe für den genannten Placeboeffekt in der beiläufig verbesserten symptomatischen Therapie und der gezielteren Behandlung von Komplikationen.

Placeboeffekt? Basistherapie

18.5.1 Schubtherapie

Die Therapie des akuten Schubs soll möglichst frühzeitig beginnen. Heute wird eine Hochdosis Methylprednisolon (z. B. 3–5 x 1.000 mg oder 5 x 500 mg) unter Magenschutz und Thromboseprophylaxe empfohlen. Die morgendliche Gabe beugt substanzeigener Schlafstörung vor und entspricht dem physiologischen Kortisontagesprofil. Bei mangelhafter Rückbildung kann ein orales Ausschleichschema über max. 14 Tage angehängt werden. Falls 14 Tage später keine eindeutige Besserung von belangvollen Befunden eingetreten ist, kann die Schubbehandlung wiederholt werden, evtl. sogar mit nochmals erhöhter Dosis. Falls auch damit 14 Tage später keine gute Besserung erzielt werden konnte, kann eine Plasmapherese (Dialyseverfahren zum Austausch von Serumanteilen mit dem Ziel der Antikörperminderung) erwogen werden.

Akuter Schub

Man erwartet vom Kortison eine Unterdrückung der Entzündungsvorgänge und die Wiederherstellung der Blut-Hirn-Schranke.

Pflegehinweis: Eine stationäre Aufnahme ist zum einen vorteilhaft wegen der besseren Kontrolle der Kortisonnebenwirkungen und zum anderen, weil man sich von der körperlichen Schonung im akuten Schub einen zusätzlichen antientzündlichen Effekt verspricht. Für die Patienten ergibt sich die Gelegenheit, sich in ärztlichen, pflegerischen oder ganz allgemeinen Gesprächen mit der Krankheit auseinanderzusetzen.

18.5.2 Verlaufsmodulierende Stufentherapie (Prophylaxe)

Grundwissen: Heute wird allgemein von einer verlaufsmodulierenden Stufentherapie gesprochen. Damit ist gemeint, dass zunächst eine **Basistherapie** eingesetzt wird mit der Möglichkeit einer Eskalation bei mangelnder Wirksamkeit; Ziel ist dabei die Verbesserung des Langzeitverlaufs mit der Vermeidung oder Abmilderung von Verschlechterungen schubhafter oder chronisch-progredienter Art. Wenn bei Erfolglosigkeit der Basistherapie (Interferon beta und Glatirameracetat) die nächste Stufe der Therapie indiziert ist, wird auch von einer **Therapie-Eskalation** (Anwendung von Tysabri® oder Chemotherapeutika) gesprochen und im Gegenzug von **Deeskalation**, wenn man sich auf die Anwendung eines weniger eingreifenden Verfahrens zurückziehen kann.

Stufentherapie

Eine ganze Reihe von Medikamenten steht für die Prophylaxe zur Verfügung:
- Interferon beta (Ia: Avonex® i.m. 1x/Wo, Rebif® s.c. 3x/Wo sowie Ib Betaferon® s.c. alle 2 Tage)
- Glatirameracetat (Copaxone®, s.c. 1x/d)
- Azathioprin (oral)
- Natalizumab (Tysabri® i.v. alle 4 Wochen)
- Mitoxantron (Ralenova® i.v. alle 3 Monate), Cyclophosphamid (Endoxan®) i.v.

Die einzelnen Präparate haben z. T deutlich unterschiedliche Wirkungen, und ihr Einsatz wird zwischen Arzt und Patienten sorgfältig besprochen und geplant.
Kombinationstherapien gelten nicht als vorteilhaft, die Entscheidung für eine Monotherapie ist also erforderlich.

Spezielle pflegerische Unterstützung, Fachassistenten: Besonders wichtig erscheint, dass die Patienten gut über die Therapie aufgeklärt sind und an der Anwendung möglichst aktiv mitwirken, um die Effizienz der Therapie zu verbessern. Eine von frühzeitigem Abbruch bedrohte Therapie sollte nach Möglichkeit erst gar nicht begonnen werden. Dazu gehört auch, dass die Patienten das Präparat und seine Anwendung kennen und die Nebenwirkungen der Substanzen tolerieren lernen.

Bei den Interferonen und Glatirameracetat handelt es sich aktuell um s.c. zu applizierende Präparate. An den s.c.-Injektionsorten können **Hautreaktionen** auftreten (Schmerzen, Rötung, Verhärtung, Schwellung, selten Nekrosen etc.), denen man mit speziellen Injektionstechniken (trockene Nadel, Kühlung, systematischer Wechsel der Injektionsorte etc.) begegnet. Die Patienten werden von speziell fortgebildetem Pflegepersonal, ggf. auch Med. Fachassistenten, begleitet und geschult, damit sie oder ihre Angehörigen die Anwendung der s.c.-Injektionen sicher erlernen.

Bei Interferon beta kommt es besonders in der Anfangs- und Gewöhnungsphase zu **grippeartigen Nebenwirkungen,** die den prophylaktischen Einsatz von z. B. Paracetamol, Ibuprofen oder Diclofenac erfordern. Bevorzugt wird deshalb auch die abendliche Gabe, um die Symptome zu „verschlafen".

18.5.3 Rehabilitationsbehandlung

Das Ziel der Schub- oder der immunmodulatorischen Therapie, nämlich die **Verminderung funktioneller Beeinträchtigung,** ist besonders bei schwerwiegenderen Verläufen mit häufigen Schüben, schlechter Rückbildung oder deutlicher Progredienz nicht vollständig erfolgreich, und es verbleiben Funktionsstörungen, die eine Teilnahme am Arbeits- und Sozialleben stören. In der Frühphase ist die Verarbeitung der Erkrankung besonders häufig noch nicht befriedigend gelungen, sodass neben der körperlichen Rehabilitation auch psychotherapeutische Behandlungen in Betracht kommen.

Die in Kap. 18.2 genannten häufigen Symptome der MS lassen sich bestimmten Syndromen zuordnen, für die es pflegerische, physiotherapeutische, ergotherapeutische oder medikamentöse Behandlungsansätze gibt. Wenn mehr als ein Funktionssystem betroffen ist, so wird eine intensivierte stationäre oder tagesklinische Rehabilitation angestrebt.

Nicht selten wird im Sinne einer Panikreaktion vorzeitig eine Berentung herbeigeführt, die nicht nur zu finanziellen Einbußen, sondern oft auch zu einer sozialen Verarmung und Sinnentleerung des Lebens führt.

Die Beantragung eines Schwerbehinderten-Ausweises kann vorteilhaft auch zur Sicherung eines Arbeitsplatzes sein.

18.5.4 Symptomatische Therapie und Pflege

Für zahlreiche Symptome der MS gibt es medikamentöse Interventionsmöglichkeiten, z. B. für das **Fatigue**-Syndrom (s. S. 284), **Schmerzen, Sexualfunktionsstörungen.** Für die **Spastik, Blasenfunktionsstörungen, Tremor, kognitive Störungen** oder **Depression** sind im Teil 3 auch pflegerische Behandlungskonzepte angeführt. Die

Gleichgewichtsstörung und die **Ataxie** sind medikamentös kaum zu bessern und werden rein physiotherapeutisch behandelt.

Pflegehinweis: Es muss Teil des pflegerischen Umgangs mit MS-Patienten sein, in Absprache mit den speziellen Therapeuten die geeigneten Elemente des Übungsprogramms im Stationsalltag und im Rahmen der Pflege aufzugreifen und zu unterstützen.

19 Bewegungsstörungen

Definition: Unter dem Begriff (extrapyramidale) **Bewegungsstörungen** werden alle Bewegungs- oder Haltungsstörungen zusammengefasst, die auf eine Erkrankung der motorischen Kerngebiete unterhalb der Hirnrinde (Basalganglien, auch Stammganglien) und ihrer Verbindungen zum Thalamus, Kortex und Hirnstamm zurückzuführen sind.

Epileptische Syndrome werden ausgenommen und in der Regel getrennt besprochen, ebenso Bewegungsstörungen, die Folge nichtmotorischer Störungen sind und z. B. bei Gesichtsfeldausfällen, Apraxie (S. 167) oder Neglect (S. 126, 229 f.) vorkommen, desgleichen Bewegungsstörungen im Rahmen von Psychosen (Katatonie oder Stupor, s. S. 172).

Krankheiten peripherer Nerven (z. B. Radialis- oder Peronaeuslähmung, aber auch der Fazialisspasmus) und auch Muskelkrankheiten ebenso wie die Myasthenie gehören nicht zu den Bewegungsstörungen, weil sie Folge einer peripheren (und nicht zentralnervösen) Schädigung sind.

Basalganglien

Basalganglien sind eine große Gruppe von Kerngebieten (Nervenzellansammlungen) unterhalb der Hirnrinde und in Nachbarschaft des 3. Ventrikels, des Aquädukts und des 4. Ventrikels. Sie werden auch als Stammganglien bezeichnet. Eine Erkrankung der Basalganglien beruht meist auf einer Degeneration (Entartung und Rückbildung) der Basalganglienzellen.

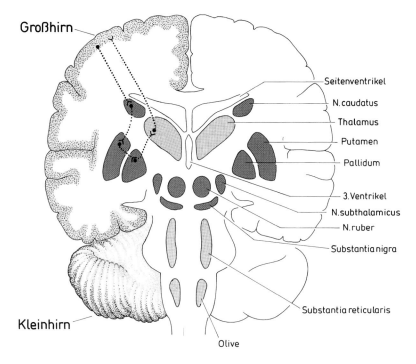

Abb. 19.1: Frontalschnitt durch das Gehirn. Gezeigt werden die Basalganglien und ein Regelkreis (Hirnrinde – N caudatus/Putamen [Striatum] – Pallidum – Thalamus – Hirnrinde)

Die Basalganglien umfassen folgende wesentliche Kerngebiete:
- Nucleus caudatus und Putamen bilden zusammen das **Striatum**, den Basalganglien-Eingang (Verbindungen von der Hirnrinde)
- Das Pallidum besteht aus den funktionell getrennten äußeren und inneren Anteilen
- Die Substantia nigra und das innere Pallidum bilden den Basalganglien-Ausgang (Verbindungen Richtung Thalamus)
- Weitere Gebiete sind der Nucleus subthalamicus, die Substantia reticularis und der Nucleus ruber

Die Basalganglien bilden komplexe **Regelkreise** und Verbindungen
- untereinander sowie mit
- dem Thalamus im Zwischenhirn und Hirnstamm, wobei
- Zuflüsse aus allen Hirn- und Kortexabschnitten kommen,
- die abfließenden Signale aber hauptsächlich die präzentrale motorische Rinde erreichen.

Funktion

Dabei scheint eine unglaubliche Zahl extrem parallel verlaufender Verbindungen von Hirnrindenzellen über das Striatum zum Thalamus und wieder zur Hirnrinde zu bestehen (eine ähnliche Schleife ist in Abb. 19.1 abgebildet). Die motorische und sensible Zuständigkeit bestimmter Gebiete der Hirnrinde für einzelne Areale des Körpers (somatotopische Gliederung) setzt sich auf diese Weise in die Basalganglien und den Thalamus fort. Dies erklärt die enorme Leistungsfähigkeit der Basalganglien (die man sich als Parallel-Prozessor-Rechner zwischen Hirnrinde und Thalamus sowie Hirnstamm vorstellen kann) und die Schnelligkeit und Gleichzeitigkeit der Erregungsübertragung.

Die Basalganglien verschalten dabei nicht nur motorische Bahnen zur **Koordination und Feinabstimmung von Bewegungen**, sondern schaffen auch die **Einbindung der Stimmungen und Affekte** (limbisches System) für den Gefühlsgehalt der Gesten, Mimik und Körperbewegungen über das sogenannte ventrale Striatum. Außerdem werden erkennende, Zusammenhänge herstellende **(kognitive) Hirnleistungen eingebunden** (über den Nucleus caudatus), sodass verstehbar wird, wie Bewegungsstörungen mit einer Demenz einhergehen können (Chorea Huntington, einige Parkinson-Typen) oder eine verminderte Umstellungsfähigkeit des Verhaltens oder Denkens zeigen (Zwangsideen beim Tourette-Syndrom).

Regelkreise

Regelkreise leben von Rückkopplungen, d. h. es findet eine Selbstregulierung über hemmende und erregende Einflüsse auf die Elemente des Regelkreises statt. Im Nervensystem überwiegen hemmende Einflüsse auf Zonen mit spontaner Erregung. Insgesamt besteht ein ausgewogenes Gleichgewicht der gegensätzlich wirkenden Neurotransmitter.

Erkrankungen

Bewegungsstörungen entstehen durch eine Funktionsstörung im komplexen Zusammenspiel der Basalganglien mit Hirnrinde, Thalamus und Hirnstamm. Dies kann z. B. auf einem Zelluntergang einzelner Kerngebiete beruhen (z. B. der Dopamin-Bahnen beim M. Parkinson).

Hypo- und Hyperkinesen

Das Bild der parallelen Regelkreise lässt sich erweitern. So hat man in der Verbindung zwischen Basalganglien-Eingang (Striatum) und Ausgang (Substantia nigra) Abkürzungen (direktes System) bzw. Umwege (indirektes System) gefunden.
Auf eine Schädigung dieser unterschiedlichen Bahnen geht die Einteilung in bewegungsarme (**hypokinetische**, z. B. Parkinson) und bewegungsreiche (**hyperkinetische**, z. B. Chorea) Bewegungsstörungen zurück.

Neurotransmitter

Die Nervenzellen des Hirns unterscheiden sich besonders durch die Neurotransmitter, die sie zur Signalübertragung benutzen. Die wichtigste erregende Substanz ist die Aminosäure Glutamat, wichtige hemmende Substanzen sind Gammaaminobuttersäure (GABA) und Glycin. Weitere Überträgerstoffe sind Dopamin, Noradrenalin, Adrenalin und Serotonin. Sie können an verschiedenen Zellen sowohl erregend als auch hemmend wirken (Tab. 4.1, S. 35).

19.1 Spastik

Definition: Unter **Spastik** wird heute eine Bewegungsstörung verstanden, die aus einer geschwindigkeitsabhängigen Erhöhung des Muskeltonus resultiert, z. B. im Bizeps oder Trizeps bei schneller Bewegung des Ellenbogengelenks. Die Spastik ist Teilkomponente des Syndroms der zentralen Lähmung (s. u.).

Grundwissen: Es handelt sich um eine erhöhte Muskelspannung (Tonuserhöhung) mit einem typischen Wechsel der Intensität beim Durchbewegen, der aus dem gestörten Zusammenspiel der Muskeln entsteht. Bei gesteigerter Spastik kann es zu rhythmischen Zuckungen (Kloni) (S. 100) oder zu Spasmen (s. u.) kommen. Typischerweise sind die Reflexe gesteigert auslösbar, und die „Pyramidenzeichen" – u. a. das Babinski-Zeichen – sind positiv.

Der Tonusanstieg beim Durchbewegen führt zu einem gewissen Widerstand und evtl. Stocken der Bewegung. In einigen Fällen bricht der Tonus nach dem Stocken wieder zusammen, sodass die auslösende Bewegung fortgeführt werden kann (als **„Taschenmesser-Phänomen"** bezeichnet).

Syndrom der zentralen Lähmung
Das Gesamtbild einer zentralen Lähmung setzt sich neben der eigentlichen Lähmung aus einer ganzen Reihe von Plus- und Minus-Symptomen zusammen, darunter die Tonuserhöhung. Spastik meint die Tonuserhöhung (und nicht das ganze Lähmungssyndrom!).

Plussymptome
- Steigerung des Muskeltonus mit verzögerter, verlängerter Entspannungsphase (= Spastik!)
- Gesteigerte Muskeleigenreflexe
- Kloni (S. 100), Spasmen (s. u.), Dystonie (S. 311), typ. Körperstellungen

Minussymptome
- Parese, Ermüdbarkeit; akut: Tonusverlust („Schock")
- Verlangsamte Kraftentfaltung und Initiation von Bewegung
- Verminderte aktive Bewegungsumfänge (A-ROM)
- Verminderte Geschicklichkeit und Selektivität von Bewegung
- Verminderte Fremdreflexe (z. B. Bauchhautreflex)

Außerdem
- Lokaler Schmerz: z. B. durch Inaktivität, aber auch durch Spasmen
- Autonome Regulationsstörungen (Hauttrophik, Blase, Mastdarm …)
- Bindegewebs- und Muskelveränderungen: Atrophie, Fibrose, Verkürzung, Kontraktur)
- Kognitive Defizite treten häufig komplizierend auf

Spasmen: Als **Spasmus** werden Massenbewegungen bezeichnet, die durch gleichzeitiges Anspannen von Agonisten und Antagonisten neben einer Spastik beobachtet werden können. Sie werden oft durch äußere Reize (Kälte, Schmerz, Einnahme einer anderen Körperposition etc.) ausgelöst und klingen nach relativ plötzlichem Beginn meist nach wenigen Sekunden wieder ab. Sie sind nicht selten unangenehm und schmerzhaft. Die unwillkürlichen Bewegungen können zum Sturz vom Stuhl oder gar um Rückwärtskippen eines Rollstuhls führen oder den Schlaf stören.

Das Syndrom der zentralen Lähmung zeigt einige typische Lähmungsbilder:

Monoparese
: Die **Monoparese** bezeichnet eine Lähmung einer Gliedmaße oder eines Gliedmaßenabschnitts.

Diparese
: Die **Diparese** bezeichnet eine Lähmung zweier Gliedmaßen (Arm und Bein oder beide Beine bzw. Arme).

> **Hemiparese:** Lähmung einer Körperhälfte/-seite; oft armbetont und dann nicht selten mit Mundastschwäche (z. B. bei einem Schlaganfall im Gebiet der A. cerebri media (Abb. 15.1., S. 221).

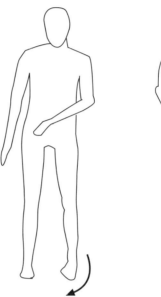

Abb. 19.2: Gangbild mit der typischen Wernicke-Mann-Haltung bei einer spastischen Hemiparese links (n. Mauritz 1994)

Paraparese
: Als **Paraparese** bezeichnet man die querschnittartige Lähmung beider Beine.

Tetraparese
: Die **Tetraparese** bezeichnet eine Lähmung aller vier Extremitäten.

Parese bis Plegie
: Das Ausmaß der Lähmung kann vollständig sein (dann oft Plegie genannt), ist aber meist unvollständig, wobei ein buntes Bild verbliebener Teilfunktionen (oft in Form von unselektiven Massenbewegungen) bestehen kann.

Spastische Muskeltonuserhöhung im Verlauf
: Die spastische Lähmung bildet sich oft erst nach einigen Wochen heraus. Sie ist unspezifisch und kann z. B. auf einen Schlaganfall, einen Hirntumor, eine Hirnverletzung oder eine Enzephalitis (Hirnentzündung) zurückzuführen sein. Entsprechend sind der Verlauf und die Ausprägung der Ausfälle bei den Betroffenen sehr unterschiedlich.

Der muskuläre Dehnungswiderstand dieser Muskeln ist höher als die gleichzeitig gemessene EMG-Aktivität, sodass man strukturelle Veränderungen des Muskels und seiner Nervenversorgung annehmen muss. Ein möglicher Vorteil des erhöhten Dehnungswiderstands könnte die bessere Stützfunktion sein, die die steife gelähmte Seite gegenüber einer schlaffen gelähmten Seite bietet. Besonders nach schweren Schlaganfällen bilden sich typische Haltungsmuster heraus, z. B. die Wernicke-Mann-Haltung (Abb. 19.2).

Wernicke-Mann-Haltung

Paretischer Arm:
- Schulter nach hinten gezogen
- Arm innenrotiert, im Ellbogen und Handgelenk gebeugt
- Hand proniert und in Fauststellung.

Paretisches Bein:
- Becken nach hinten gezogen
- Bein nach außen rotiert, in Knie und Hüfte gestreckt
- Fuß in Spitzfußstellung
- Beim Gehen wird das Körpergewicht weit auf die gesunde Seite (oft mit Handstock) verlagert und das paretische Bein beim Schwung nach vorn weit außen herumgeführt, weil Knie und Fußgelenk durch die Spastik funktionell verlängert sind

Therapie der Spastik

Zur Reduktion der Spastik eignen sich verschiedene orale Medikamente wie z. B. Baclofen (Lioresal®), Tizanidin (Sirdalud®), Tetrazepam (Musaril®), Tolperison (Viveo®), Memantine und Dantrolen. Baclofen kann sogar als kontinuierlich mit einer neurochirurgisch implantierten Medikamentenpumpe intrathekal (S. 286) gegeben werden und zeigt dann weniger Nebenwirkungen wie z. B. die Sedierung, die bei fast allen Antispastika dosisabhängig eintritt. Die Füllung der Pumpe erfolgt in mehrwöchigen Abständen durch die Bauchhaut.

Medikation

Lokale (also nicht generalisiert auftretende) muskuläre (spastische) Überaktivität einzelner Muskeln lässt sich nicht selten hervorragend mit Botulinumtoxin behandeln, das direkt in die Zielmuskeln gespritzt wird und dort etwa drei Monate wirkt. Die Therapie muss von Physiotherapie, Schienen- oder Lagerungsbehandlung etc. begleitet werden. Man unterscheidet **pflegerische Ziele** (z. B. die erschwerte Intimpflege oder Katheterisierbarkeit bei Adduktorenspastik der Beine, die Beugefalten-Dekubitalgeschwüre, die erschwerte Pflege beim vollständigen spastischen Faustschluss etc.) und **rehabilitative Ziele**, die eine Verbesserung der verbliebenen Körperfunktionen anstreben. So kann u. U. eine Bewegung besser ausgeführt werden, wenn die antagonistischen Muskeln geschwächt werden. Die Behandlung eines spastischen Spitzfußes kann zur Verbesserung der Gehfähigkeit beitragen. Kontrakturen lassen sich mit Botulinumtoxin kaum bessern. Die Verträglichkeit ist gut.

Botulinumtoxin

Eine Lagerungsbehandlung zur Verminderung des Muskeltonus (S. 134) ist von großer Bedeutung. Sie dient der Vermeidung von

Lagerungsbehandlung

Sekundärschäden, denn durch die Spastik kann es zu Kontrakturen und schmerzenden Gelenken und Muskeln kommen (Pflege bei Kontrakturen s. S. 133). Orthesen sind Geräte mit Stütz- und haltungskorrigierender Funktion, die auch zur Tonusminderung eingesetzt werden können.

Physiotherapie — Speziell die Therapie nach Bobath oder Vojta hat ihr wesentliches Ziel in einer Vermeidung und Bekämpfung der Spastik. Die Physiotherapeuten versuchen, spastische Bewegungen oder Haltungen zu hemmen und die paretischen Muskeln zu bahnen (fazilitieren). Spastische Kontrakturen können durch endgradiges Durchbewegen der Gelenke vermieden werden. Diese Aufgabe kann von den Patienten selbst, von Angehörigen und Pflegenden mit übernommen werden. Bei drohenden Hüftkontrakturen sind tägliche Bauchlagerungen hilfreich. Eisbäder können zu einer vorübergehenden Verbesserung der Spastik und der Übungsfähigkeit führen, ähnliche Wirkung wird von manchen Übungsgeräten (passives Durchbewegen der Beine etc.) erzielt.

Ergotherapie — Ergotherapeuten bemühen sich besonders um ein Training der ATL und die Wiedereinübung von Schlüsseltechniken der Körperpflege, des Anziehens und der Mobilität.

19.2 Parkinson-Syndrome

Kaum eine Bewegungsstörung ist so bekannt wie das Parkinson-Syndrom. Es wird häufig sogar fälschlich diagnostiziert. Viele Patienten befürchten, an dieser Krankheit zu leiden, wenn sie völlig andere, ähnliche Störungen haben. Die Ursache der Erkrankung ist eine auf Dopaminmangel beruhende Störung im Gleichgewicht der Neurotransmitter, und die Erforschung dieser Erkrankung hat viele Kenntnisse über die Funktion der Basalganglien beigesteuert.

Das Krankheitsbild ist nach dem Londoner Arzt J. Parkinson benannt, der es 1817 zuerst beschrieben hat („An ESSAY on the SHAKING PALSY").

Häufigkeit — Es wird mit einer Erkrankungshäufigkeit von etwa 0,2 % der Bevölkerung gerechnet. Vorwiegend sind das höhere Lebensalter (1 % der 60-Jährigen und 3 % der 80-Jährigen) sowie Männer betroffen.

Pathophysiologie — Der M. Parkinson beruht auf einem degenerativen Prozess der dopaminergen Neurone von der Substantia nigra zum Striatum. Dies stört das Gleichgewicht der Regelkreise, in denen nun u. a. cholinerge Impulse überwiegen.

Ursache — Die Ursache des Neuronenuntergangs in der Substantia nigra ist weitgehend ungeklärt (idiopathisch). Eine anlagebedingte Bereitschaft und/oder ein vorzeitiger Alterungsprozess können von Belang sein.

Definition: Neben dem beschriebenen idiopathischen M. Parkinson gibt es andere parkinsonähnliche degenerative Erkrankungen (**atypische Parkinson-Syndrome**) und zwar die **Multi-System-Atrophie (MSA-P)** (vgl. S. 318) die **progressive supranukleäre Lähmung**, die **cortico-striäre Degeneration** oder die **Lewy-Body-Demenz**. **Symptomatische Parkinson-Syndrome** können nach einer vaskulären, entzündlichen, toxischen oder tumorösen Schädigung des Hirns auftreten. Die o. a. Behandlung auf der Dopaminebene ist bei all diesen meist nur eingeschränkt erfolgreich.

19.2.1 Diagnostik des Morbus Parkinson

Ein M. Parkinson wird diagnostiziert, wenn von den folgenden vier sogenannten Kardinalsymptomen mindestens zwei vorhanden sind (wobei eine Akinese wohl fast immer zwangsläufig besteht):

Kardinalsymptome: Akinese, Rigor, Tremor, gestörte Stellreflexe

Eine ausgeprägte Bewegungsverarmung wird als **Akinese**, eine eingeschränkte Beweglichkeit als **Hypokinese** bezeichnet. Der Bewegungsentwurf bzw. -absicht ist wohl normal, aber bei der Umsetzung kommt es zu einem Verlust an Bewegungseffektivität, sodass die Bewegungen vermindert, verkürzt, im Ansatz stecken bleibend oder oft gar nicht in Gang kommend erscheinen. Der Gang wird kleinschrittig und schlurfend, die Mitbewegungen der leicht angewinkelt gehaltenen Arme ist vermindert. Die Stimme ist monoton, kraftlos, leise und wenig artikuliert. Die Schrift wird allmählich kleiner und krickeliger (**Mikrographie**). Die Patienten wenden sich nicht mehr spontan im Bett um, sondern wachen nach dem Schlaf in derselben Stellung auf, in der sie eingeschlafen sind. Gelegentlich besteht eine „Starthemmung" am Anfang oder im Verlauf einer Bewegung (**Freezing**), die mit speziellen physiotherapeutischen Tricks überwunden werden kann.

Akinese

Der Rigor ist gekennzeichnet durch eine gleichbleibende Tonuserhöhung der Muskulatur. Der Untersucher hat beim passiven Durchbewegen das Gefühl, einen wachsartigen Gegenstand zu bewegen. Anders als bei einer Spastik steigt der Widerstand nicht mit der Schnelligkeit der Bewegung. Wenn sich dieser Rigor mit einem Tremor (s. u.) überlagert, entsteht das sogenannte **Zahnradphänomen**, bei dem der Tonus ruckartig nachlässt oder sich aufbaut, als wäre ein Zahnrad in das Gelenk eingebaut. Die Erhöhung des Muskeltonus unterscheidet sich in den einzelnen Muskelgruppen, sodass sich eine bestimmte **Haltung** herausbildet mit vornüber geneigtem Oberkörper und gebeugten Knien und Ellenbogen.

Rigor

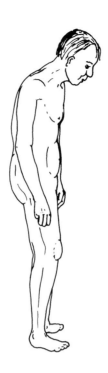

Abb. 19.3: Körperhaltung beim Parkinson-Syndrom – im Wesentlichen Folge des erhöhten Rigors (aus Ludin 1995)

Tremor	Der Tremor (vgl. S. 307) ist beim Parkinson in der Regel durch rhythmische Bewegungen der Hände und Finger mit einer „mittleren" Frequenz (4–6 pro Sek.) gekennzeichnet, die an das Bild eines Pillendrehens oder Münzenzählens erinnern. Der Tremor setzt meist in Ruhe ein (Ruhetremor), wird durch affektive Beeinflussung verstärkt und geht bei aktiven Bewegungen deutlich zurück oder verschwindet.
Störung der Stellreflexe	Bei fast allen Parkinsonpatienten kommt es im Laufe der Erkrankung zu typischen Gleichgewichtsstörungen und Stürzen, weil die erforderlichen Ausgleichsbewegungen nicht schnell genug durchgeführt werden können oder weil das richtige Empfinden der Körperhaltung gestört ist. So mancher Patient fühlt sich senkrecht stehen, wenn er noch stark nach hinten geneigt ist, sogar von hinten gestützt werden muss. Wenn man einen solchen Patienten nach vorn drückt, wird er den Druck nach hinten verstärken, weil er sich nach vorn stürzen fühlt (Pulsionsneigung). Ein ähnliches Phänomen ist, dass eine einmal eingenommene Haltung nicht verändert oder eine Geh- oder Laufbewegung nicht adäquat abgebremst werden kann.
Begleiterscheinungen	An **vegetativen Störungen** sind ein vermehrter Speichelfluss (Hypersalivation), eine erhöhte Talgdrüsensekretion mit Schuppenbildung der Haut (Seborrhoe) und ein dadurch bedingtes „Salbengesicht", ein abnormes Schwitzen mit gestörter Temperaturregulationsfähigkeit, Blasenstörungen, Libidoverlust sowie Obstipation zu nennen. Die **Beurteilung psychischer Störungen** beim Parkinson-Syndrom ist schwierig. Als typisch gilt eine Verlangsamung der Denkabläufe (**Bradyphrenie**); eine depressive Verstimmung ist wohl nicht häufiger

als bei anderen hirnorganischen Erkrankungen auch. Das gelegentlich auftretende ungeduldige, gereizte und empfindsame Verhalten der Parkinsonkranken kann auch als reaktive Verstimmung bei der erheblichen Bewegungseinschränkung und Hilflosigkeit verstanden werden. Störungen der Geruchsempfindung sind ein Frühzeichen.

Zusätzliche Diagnostik dient überwiegend dem Erkennen einer symptomatischen Genese, also einer Ursache. Mit SPECT lassen sich Störungen im Dopaminstoffwechsel abklären. Apomorphin- oder L-DOPA-Tests lassen die Ansprechbarkeit für eine dopaminerge Medikation erkennen. Gelegentlich sind neuropsychologische Verfahren zum Erkennen einer Demenz sinnvoll.

Zusatzdiagnostik

19.2.2 Verlauf

Der M. Parkinson ist eine chronische Krankheit, die über Jahre langsam voranschreitet, ohne Schübe oder spontane Remissionen. Das Fortschreiten kann medikamentös aufgehalten werden. Unbehandelt würde etwa die Hälfte der Parkinsonkranken nach etwa 10 Jahren stark behindert oder verstorben sein. Unter der Therapie kommt es zu einer meist jahrelangen guten Besserung. Dann können typische **Motilitätsschwankungen** (Fluktuationen) einsetzen, die zunächst noch von dem Zeitpunkt der Medikamenteneinnahme abhängen (z. B. typische Akinese unmittelbar vor Einnahme der nächsten Dosis (End-of-dose-Akinesie) und besonders am frühen Morgen (Early-morning-Akinesie). Später treten diese akinetischen Phasen regellos auf („Off" wie nach einer Stromabschaltung), und manchmal können „On" und „Off" schnell wechseln, wobei sich Überschneidungen mit der Starthemmung und dem „Freezing" (S. 299) ergeben. Im „Off" und „On" können sich schmerzhafte Verkrampfungen mit abnormen Gelenkstellungen (Dystonien) einstellen. Wenn die Medikamentenspiegel im Blut stark zu schwanken beginnen, kommt es außerdem zu Zeiten hoher Blutspiegel zu typischen Überbeweglichkeiten (Peak-dose-Hyperkinesie).

Im Endstadium bewegen sich die Kranken immer weniger, die Gelenke versteifen, sprachlich sind sie kaum oder nicht mehr zu verstehen, der Speichel läuft aus dem Mund, sie essen und trinken kaum noch und geraten in einen ausgezehrten und ausgetrockneten Zustand. Sie erscheinen durch den hilflosen und erbärmlichen Zustand dement, sind es aber nicht. Es kann plötzlich zu einem lebensbedrohlichen Zustand völliger Bewegungsunfähigkeit (akinetische Krise, oft mit Hyperthermie) kommen, die schnell behandelt werden muss. Parkinsonkranke sind bedroht durch Auszehrung (Kachexie) sowie Komplikationen von Seiten der Lungen und der ableitenden Harnwege.

Spezielle Bewegungsphänomene

19.2.3 Medikamentöse Therapie

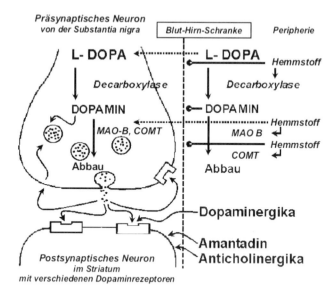

Abb. 19.4: Funktion der dopaminergen Synapse. Medikamentöse Beeinflussung der Wirkung des Neurotransmitters Dopamin zur Behandlung eines M. Parkinson

Der wirksame Transmitter ist Dopamin, er wirkt nach seiner Freisetzung in den synaptischen Spalt an den postsynaptischen Rezeptoren. Dopamin kann nicht durch die Blut-Hirn-Schranke. Um das im Neuron wirksame Dopamin zu erhöhen, muss die Vorstufe L-DOPA erhöht werden, das die Schranke überwindet und oral gegeben werden kann. Um die Dopaminnebenwirkungen im Körper (Erbrechen, Hypotonie etc.) zu vermindern, wird das Enzym Decarboxylase mit einem beigefügten Wirkstoff gehemmt, der die Schranke nicht überwinden kann, sodass im Neuron Dopamin ungehindert gebildet werden kann.

Ein zweites Prinzip der Erhöhung des Dopamins ist die Abbauhemmung. Der MAO-B-Hemmer wirkt auch im Neuron. COMT baut L-DOPA und Dopamin ab, ein COMT-Hemmer erhöht beide Substanzen. Genutzt werden zwei COMT-Hemmer, Entacapon (Comtess®, auch in Stalevo®) dringt nicht ins Gehirn.

Das dritte Prinzip ist der Einsatz von dopamin-ähnlichen Medikamenten. Diese Dopaminergika wirken an den Dopaminrezeptoren (auch im Blut) und sind unabhängig von der Funktion des präsynaptischen Neurons, das beim fortgeschrittenen M. Parkinson degeneriert.

Es gibt noch weitere Substanzen, die den M. Parkinson durch Beeinflussung ergänzender Neurotransmitter (NMDA, Acetylcholin) bessern können. Budipin beeinflusst mehrere Transmittersysteme und ist nicht zuletzt deshalb heikel.

Einsatz von Pumpen Im Spätstadium ist gelegentlich der Einsatz von Pumpen sinnvoll, mit denen z. B. das Dopaminergikum Apomorphin unter die Haut oder eine bestimmte L-DOPA-Präparation mit einer PEG-Duodenalsonde appliziert werden.

19.2.4 Operative Therapieverfahren

Die schweren Behinderungen in der Spätphase der Erkrankung und neue Erkenntnisse über die Regelkreise in den Basalganglien haben das Interesse an neurochirurgischen Maßnahmen wach gehalten. Seit bekannt ist, dass mit einer **Hirnstimulation** Basalganglien-Areale reversibel ausgeschaltet werden können (die Thermokoagulation ist irreversibel), hat das Verfahren in den letzten Jahren eine noch begrenzte Anwendung gefunden, zumal die Stimulationselektrode mehrere Reizpunkte hat, sodass nach der Implantation der Effekt noch modifiziert werden kann. Bei Hyperkinesien ist die Ausschaltung des Pallidums aussichtsreich, und durch Thalamusausschaltung kann ein schwerer Tremor gebessert werden. Der Stimulator liegt einem Schrittmacher ähnlich unter der Haut meist in Schlüsselbeinnähe. Allerdings sind unerwünschte Langzeiteffekte noch nicht sicher abzusehen.

Thermokoagulation, Elektrostimulation

Die Implantation dopaminerzeugender Gewebeteile oder von Stammzellen ist noch völlig experimentell und steht nicht konkret in Aussicht.

Transplantation

19.2.5 Pflegerische Maßnahmen

Parkinsonpatienten benötigen erheblich mehr Energie und Anstrengung für alle Aktivitäten als Gesunde, was in Rechnung gestellt und anerkannt werden sollte. Keineswegs sollte es über eine Erschöpfung und Überforderung zu einer Verstärkung von depressiver oder resignativer Schwunglosigkeit kommen. Man sollte vielmehr darauf bedacht sein, Antrieb und Motivation der Patienten nach Möglichkeit zu fördern. Aufgaben sollte man nicht abnehmen, sondern so erleichtern, dass sie noch selbst erledigt werden könnten. Wenn Zeitmangel dazu führt, dass einem Patienten eine Aufgabe oder eine Aktivität abgenommen wird, die noch selbst erledigt werden könnte, so käme dies einer Entmündigung gleich und zeigt, dass die zur Pflege erforderliche Zeit nicht richtig eingeteilt wurde. Für alle Aktivitäten sollte ausreichend Zeit zur Verfügung stehen und eingeplant werden.

Antriebsmangel, Akinese, Entscheidungsschwäche

Patienten sollten möglichst lange im Berufs- und Erwerbsleben integriert bleiben. Wenn das Arbeitstempo nicht gehalten werden kann, hilft oft ein offenes Wort mit Mitarbeitern und Vorgesetzten, damit eine evtl. reduzierte Arbeitsleistung nicht falsch bewertet wird. Vielleicht helfen Umsetzungen im Betrieb.

Motivationsförderung

Falls ein Erwerbsleben nicht mehr möglich ist, sollten sinnvolle Betätigungen und Aufgaben zuhause gefunden werden (Haustier, kleinere Besorgungen, Arbeiten im Haushalt oder Garten etc.). Weitere Motivationsförderung bietet ein interessantes und herausforderndes Freizeitleben. Alle sinnvollen und dem Patienten wichtigen Aktivitäten werden seine Motivation und seinen Antrieb fördern – dazu gehören natürlich alle mit der Selbstpflege zusammenhängenden Tätigkeiten.

Tagespläne (s. S. 144!)	Jeder Tag sollte in seinem Grundgerüst und seinen wechselnden besonderen Aktionen genau geplant sein, dies erleichtert den Umgang mit der Entscheidungs- und Antriebschwäche. Ein Tagesplan kann sich als Taktgeber wesentlicher Aktivitäten erweisen. Sinnvoll ist ein Überblick über 2–3 Wochen im Voraus.
Tagesstruktur zuhause	• Der Stationsalltag sollte den häuslichen Alltag nach Möglichkeit nachahmen! • Nicht zu spät aufstehen! Das Liegen im Bett fördert die Versteifung und die Bewegungsarmut. • Am Vormittag Hobbys, kleine Aufgaben in Haus oder Garten! • Nach dem Mittagessen ein bis zwei Stunden Mittagsruhe, z. B. in einem Liegesessel. • Vor dem Kaffee etwas Physiotherapie aus einem erlernten täglichen Programm. • Am späten Nachmittag oder am Abend gesellschaftliche Kontakte pflegen. • Die Mahlzeiten sollten nicht zu üppig und mit Zwischenmahlzeiten eingeplant werden. • Die Medikation mit ihren oft differenzierten Zeiten muss berücksichtigt und an die Zeitpunkte der Mahlzeiten angepasst werden: **Einnahme am besten 30 Min. vor den Mahlzeiten!**
Häusliche und stationäre Tagesstruktur	Die Pflegeziele auf der Station müssen auch mit der häuslichen und privaten Lebenssituation abgestimmt werden, das gilt besonders für die Zeiten der Mahlzeiten und die darauf abgestimmten, oft komplizierten Medikamentengaben mit gelegentlich bis zu 7 (8) Einnahmezeitpunkte im Tagesverlauf. Falls möglich sollte der Gesamt-Tagesrhythmus gleichbleiben, wenngleich zuhause oft „alles 1 Std. später" o. ä. stattfindet.
Beobachtung von Motilitätsschwankungen	Nach einigen Jahren der Therapie kommt es zu charakteristischen Schwankungen der Motilität, die anfänglich an die Medikamentenspiegel gekoppelt ist und später eher regellos erscheint. Die Beobachtung und Dokumentation solcher Schwankungen im Tagesverlauf kann Entscheidungsgrundlage über Medikamentenumstellungen sein. Auch bei testweisem Einsatz von z. B. L-DOPA oder Apomorphin (kurz wirksamer Dopaminagonist) ist eine genaue Beobachtung des Effekts durch alle an der Versorgung Beteiligten entscheidend.
Mahlzeiten	Die gesamte Verdauung (Peristaltik und Enzymproduktion) kann verlangsamt sein. Zwischenmahlzeiten sind geeignet, übermäßige Einzelmahlzeiten zu vermeiden. Die Verdauung wird durch Obstsäfte und leicht verdauliche Gemüse und Salate angeregt. Mageres Fleisch, Käse, Quark und Milchprodukte decken den Eiweiß- und Kalziumbedarf. Der Parkinsonkranke braucht zu allem mehr Zeit, auch zum Essen. Damit dieses nicht kalt und unappetitlich wird, kann ein Warmhalteteller nützlich sein. Essbesteck ist einfacher zu halten, wenn die Griffe mit Knetmasse oder aufgesteckte Schaumstoffhülsen oder -griffe verstärkt und griffsicherer gemacht werden. Die Teller sollten einen höheren Rand haben, damit die Speisen bei ungeschickten Bewegungen leich-

ter auf Gabel oder Löffel kommen und nicht über den Tellerrand fallen.
Fleisch muss gegebenenfalls mundgerecht zerkleinert oder passiert, Brot sollte in Stücke geschnitten werden.
Nach den Mahlzeiten ist auf eine Mundpflege zur Vermeidung einer Soorinfektion oder einer Parotitis zu achten.

Weil der Gebrauch des Trinkgefäßes wegen des Tremors oder der Bewegungsverarmung erschwert sein kann und ältere Menschen oft keinen besonderen Drang verspüren, ausreichend zu trinken, muss auf eine genügende Flüssigkeitszufuhr geachtet werden. Ebenso ist die Ausscheidung zu prüfen, damit insgesamt eine ausreichende Flüssigkeitsbilanz besteht. Trink- und Ausfuhrlisten erleichtern die Überprüfung. Ein Flüssigkeitsmangel kann zu einer Verschlechterung des Allgemeinzustandes und deutlicher Verschlimmerung der Parkinson-Symptomatik führen. Ist das Schlucken von Flüssigkeit erschwert, kann diese eingedickt in Brei oder Mus gegeben werden. *Trinken*

Leichte Kleidung mit Klettverschlüssen, Reißverschlüssen bzw. ohne allzu viele Knöpfe ist vorteilhaft; alle Öffnungen sollten weit sein. An die gestörte Wärmeregulation denken: Transpiration muss möglich sein!
Das Schuhwerk sollte leicht sein und Halt bieten und nicht zu glatte (kein Leder) oder zu haftende (kein Gummi) Sohlen haben. Klettverschlüsse sind besser als Schnürsenkel. Auch manche Slipper sind geeignet. *Kleidung*

Parkinsonskranke können aus tiefen Sesseln nur schwer hochkommen, auch höhenangepassten Betten sind vorteilhaft. Polster und Matratzen sollten nicht zu weich sein. Standfeste Sessel mit einer passenden Lehne erleichtern das Aufstehen und Hinsetzen. Das aufrechte Sitzen kann durch eine leicht nach vorn geneigte Sitzfläche erleichtert werden. *Sitzgelegenheiten*

Haltegriffe sind in der Dusche vor und hinter der Tür der Duschkabine, in der Badewanne, an der Toilette oder in Türnähe anzubringen. In der Wohnung können geeignete Möbel Abstützfläche bieten. Dort sollten allerdings nie Gegenstände liegen. *Haltegriffe*

Wegen der schweißigen, fettigen Haut sollte häufiger geduscht und die Haut anschließend gut frottiert werden. *Hautpflege*

Das Umdrehen im Bett kann Schwierigkeiten bereiten, sodass die Kranken zwei- bis dreistündlich umgelagert werden müssen, um einem Druckgeschwür der Haut vorzubeugen. Umlagern und Durchbewegen beugt auch einer Pneumonie und Thrombose vor; ergänzend sollten die Patienten frühzeitig Atemübungen lernen. *Lagern*

Die Kontaktaufnahme mit Parkinsonkranken kann sich mühsam gestalten, wenn diese mit ihrer monotonen, leisen Stimme kaum zu verstehen sind. Hier drohen Isolation, Vereinsamung und damit weitere Antriebsminderung. Die Patienten sollten ermuntert werden, langsam und deutlich zu sprechen und auch Mimik und Gestik einzusetzen. Logopäden können eingeschaltet werden. Die Teilnah- *Kommunikation* me an allen sich bietenden sozialen Ereignissen sollte gefördert werden.

Nykturie **Nächtliches Einnässen** kann auf nächtliche Akinese hinweisen, dies muss im Therapieplan berücksichtigt werden. Die Toilette soll leicht zu erreichen und ausreichend beleuchtet sein.

Böden Bodenunebenheiten, wie Matten, unnötige Teppiche etc., müssen nach Möglichkeit beseitigt werden. Bodenbeläge sollten nicht zu glatt und nicht zu haftend sein (keine dicken Teppiche).

Im Endstadium der Erkrankung kommt es zu einer schnellen Verschlechterung – insbesondere dann, wenn die Kranken bettlägerig sind, ungenügend essen und trinken und Infektionen hinzukommen. Dabei sind die Patienten geistig oft ganz wach. Diese Situation verlangt von den Angehörigen und vom Pflegepersonal einen besonders sensiblen und individuellen Umgang.

19.2.6 Physiotherapie

Heimtrainingsprogramm Die Bewegungsverarmung der Parkinsonkranken geht auf einen erhöhten Muskeltonus (Rigor), eine Hemmung physiologischer Bewegungsabläufe und einen oft verminderten Eigenantrieb zurück. So erfolgt das Gehen mit kleinen, schlurfenden und langsamen Schritten, und das Aufstehen vom Stuhl oder das Umdrehen im Bett kann unmöglich werden. Der Bewegungsraum der Gelenke wird nicht mehr voll genutzt, die Gelenke versteifen, und die Muskulatur bildet sich infolge der zunehmenden Inaktivität zurück.

Physiotherapie ist teuer und wird zurückhaltend rezeptiert. Die regelmäßige Teilnahme an Übungsstunden ist für den Patienten zeitaufwändig.

Physiotherapeutische Übungskonzepte bauen deshalb auf das Erlernen von Heimtrainingsprogrammen, deren einzelne Elemente sich leicht in den Tagesablauf einbinden lassen. Die Hilfe von Angehörigen soll nur im Ausnahmefall erforderlich sein. Diese Übungen werden durchgeführt

- im Liegen (z. B. nach der Mittagsruhe),
- im Sitzen mit und ohne Hilfsmittel (Ball, Übungsstab!),
- im Stand.

Außerdem werden Übungen empfohlen zum Training von Feinmotorik und Mimik. Unter Federführung der Physiotherapeuten sollten die Übungen gezeigt und in den Stationsalltag integriert werden!

Klassische Physiotherapie Im Allgemeinen geht es um
- motorische Übungstherapie (Training von automatisierten Bewegungsmustern),
- Gangschulung (Techniken zur Überwindung der Starthemmung; Verbesserung des Bewegungsflusses und Antriebs durch innere und äußere Taktgeber),
- Bewegungs- und Atemübungen,
- Training des Gleichgewichts.

Dazu kommen passive Maßnahmen wie

- Streck- und Dehnungsübungen,
- Wärmeanwendung,
- Massage.

Für die Bahnung der Bewegungen, besonders beim „Freezing" (S. 299), hat es sich als hilfreich erwiesen, sich rhythmisch und unter Nutzung innerer oder äußerer Taktgebern zu bewegen. So erleichtern klare rhythmische Kommandos oder akustische Signale den Start und die Aufrechterhaltung der Bewegung. Der Nutzen von Marschmusik muss nicht erläutert werden, Musik kann aber auch entspannend und tonusreduzierend wirken. Farbige Strukturierungen des Boden(belag)s können hilfreich sein, ebenso äußere Reize wie ein Ball oder ein Handstock.

Allgemeine Leitlinien

Die Beweglichkeit kann durch akustische Reize wie z. B. rhythmisches Klatschen, Musik, Taktgeber etc. angeregt und gefördert werden. Wenn Patienten zu einem raschen Bewegungswechsel im Sinne der On-Off-Phasen neigen, dürfen Bewegungsübungen nicht übertrieben werden. Gruppengymnastik fördert außerdem die sozialen Kontakte. Eine konsequente Physiotherapie kann die Bewegungsstörungen beim Parkinson-Syndrom entscheidend bessern und gleichzeitig Medikamente einsparen.

19.2.7 Ergotherapie

Ähnlich wie bei der Physiotherapie wird vor allem die Beweglichkeit geübt. Gezielte Fingerübungen (Stecken, Montieren, Basteln, Textilarbeiten) dienen der Gelenkmobilisation. Schreiben, Knöpfen und Binden, Umgang mit Geräten aus dem Alltagsleben können geübt werden. Bei Ballspielen werden die Muskeln gedehnt und die Extremitäten gestreckt. Wichtig ist es, die ängstliche Haltung der Patienten zu überwinden und über eine erfolgreiche Tätigkeit zu mehr Selbstsicherheit und damit auch Aktivität zu gelangen. Geübt werden besonders das Umdrehen im Bett, das Aufstehen aus sitzender Position, das Treppensteigen und das Gehen. Aus dem kleinschrittigen, schlurfenden Gang muss ein elastischer, ausholender und schwungvoller Gang werden. Bei starker körperlicher Beeinträchtigung sind wie bei den Schlaganfallkranken die Verrichtungen des täglichen Lebens zu trainieren. Sprech- und Schreibübungen ergänzen das Therapieprogramm.

Allgemeine Leitlinien

19.3 Tremor

Definition: Als **Tremor** bezeichnet man unwillkürliche, rhythmische und annähernd amplitudengleiche Bewegungen.

Klassifikation — Die Ursachen des Tremors sind noch weitgehend unbekannt, eine Einteilung nach Ursachen ist also nicht möglich. Man unterscheidet die Tremorformen beschreibend nach Frequenz, Amplitude und Art der Aktivierung.

Tremor-Aktivierung — Man unterscheidet:
- **Ruhetremor**: in wacher, entspannter Ruhe
- **Haltetremor**: beim (Vor-) Halten der Extremitäten
- **Bewegungstremor**: beim Bewegen der Extremitäten
- **Intentionstremor**: bei gerichteten Zielbewegungen, meist unmittelbar vor dem Ziel, z. B. dem Mund (Essen!) oder der Nase

Ein Intentionstremor besteht besonders bei Kleinhirnerkrankungen. Ein Halte- und Bewegungstremor ist typisch für das Krankheitsbild des „essenziellen Tremors" (s. u.), der völlig anders behandelt wird. Allerdings kann bei 20–40 % aller Parkinsonpatienten neben dem typischen Ruhetremor ein Halte- oder Bewegungstremor beobachtet werden.

Tremorfrequenz — Die Frequenz des Tremors lässt sich schon durch Beobachtung unterscheiden:
- < 4 Hz: niedrigfrequent
- 4–7 Hz: mittelfrequent
- > 7 Hz: hochfrequent

Begleitsymptom vieler Erkrankungen — Der Tremor tritt als Begleitsymptom vieler Erkrankungen auf und kann dabei wesentlich zur Diagnose beitragen (z. B. beim M. Parkinson als Ruhetremor). Die Liste der mit Tremor einhergehenden Erkrankungen und Schädigungen ist lang und kann hier nur gruppiert wiedergegeben werden.

Tab. 19.1: Tremorursachen

Tremorursachen	Beispiele
degenerative und idiopathische Erkrankungen	M. Parkinson, Dystonien
entzündliche ZNS-Erkrankungen	MS, Neurolues, HIV
Hirntumoren	
metabolische Erkrankungen	Hyperthyreose, Lebererkrankungen
Polyneuropathien	Guillain-Barré-Syndrom, Diabetes mellitus
Vergiftungen	Nikotin, Alkohol, Blei
Medikamente	Neuroleptika, Theophyllin, Koffein, Steroide
Weitere Ursachen: Aufregung/Emotion, Muskelermüdung, Unterkühlung, Entzug und psychogen	

19.3.1 Verstärkter physiologischer Tremor

Dieser hochfrequente und überwiegend beim Halten auftretende Tremor kann sich beim Frieren, bei Angst und emotionaler Anspannung verstärken und liegt als Besonderheit noch im Normalen.

19.3.2 Essenzieller Tremor

Es handelt sich um eine Sammelgruppe für alle isolierten Tremorformen mit mittlerer und hoher Frequenz, und zwar meistens als Haltetremor, für die sich keine spezielle Ursache finden lässt. Der klassische essenzielle Tremor ist dominant vererbt. Meist besteht eine langsame Progredienz über viele Jahre. Unter Alkohol tritt eine typische Besserung ein (manchmal „bezahlt" mit einer Verschlechterung am Folgetag). Behandelt wird mit Betablockern und Primidon.

Sonderformen
Der **orthostatische Tremor** manifestiert sich als Standunsicherheit und wird beim Umhergehen besser toleriert. Mit dem Oberflächen-EMG lässt sich hochfrequentes Zittern der Beinmuskeln nachweisen.
Der **dystone Tremor** tritt in Verbindung mit der Dystonie auf (S. 311) und ist mittel- bis niedrigfrequent. Ähnlich wie bei den Dystonien lassen sich antagonisierende Haltungen oder Gesten finden.

19.3.3 Tremor beim Parkinson-Syndrom

Der Tremor beim Parkinson ist auf S. 300 beschrieben. In 30–60 % der Fälle ist er allerdings mit einem Halte- und Bewegungstremor verbunden. Beim symptomatischen und Pseudo-Parkinson ist der Ruhetremor deutlich seltener. Man nimmt an, dass kaum ein anderes Symptom beim M. Parkinson ein derartig hohes diagnostisches Gewicht hat wie der typische Ruhetremor.

19.3.4 Zerebellärer Tremor

Das Vorkommen eines Intentionstremors deutet mit hoher Sicherheit auf eine Erkrankung des Kleinhirns oder seiner unmittelbaren Faserverbindungen. Die Frequenz liegt im mittleren Bereich. Der Tremor verstärkt sich bei Annäherung an ein Ziel und wird mit dem Finger-Nase- oder Finger-Finger-Versuch geprüft. Wegen seines besonderen Auftretens stellt er eine besondere Beeinträchtigung dar. Er gilt als symptomatische Tremorform und bedarf einer genauen Abklärung. Sonderformen kommen vor.

19.3.5 Mittelhirntremor

Es handelt sich um einen niedrigfrequenten Tremor, der als Kombination eines Parkinson-Ruhe-Tremors und eines zerebellären Intentionstremors aufgefasst werden kann. Eine symptomatische Genese ist wahrscheinlich, als Ursache kommen die MS, eine Multisystematrophie, ein Hirnstamm-Infarkt, ein Tumor, die Parkinsonkrankheit oder eine Blockade der Dopamin-Rezeptoren durch ein Medikament (Neuroleptika) in Betracht.

19.3.6 Psychogener Tremor

Meist liegt eine situative Fehlverarbeitung oder eine Neurose mit körperlichen Symptomen (Somatisierung) vor, die sich auch mit anderen Symptomen als dem Tremor zeigt. Eine psychiatrische Untersuchung kann die ursächlichen Zusammenhänge aufdecken. Der Verdacht auf eine psychische Entstehung kann mit folgenden Beobachtungen erhärtet werden:

- andersartige, unspezifische und nicht diagnostizierte Symptome in der Vergangenheit
- plötzliches Auftreten und spontane Remissionen
- Variabilität der Tremorsymptome und Verschwinden des Tremors bei Ablenkung oder Belastung
- kräftige muskuläre Verspannung der zitternden Extremität, bei deren Entspannung auch der Tremor verschwindet

19.3.7 Therapie des Tremors

Medikation — Die Behandlung ist oft unbefriedigend und zudem langwierig. Auf Coping-Strategien (S. 121) kann man deshalb nicht verzichten. Betablocker oder Primidon werden besonders beim essenziellen Tremor eingesetzt, können aber auch den Ruhetremor des Parkinsonpatienten bessern. Der Parkinson-Tremor bessert sich am besten mit einer optimalen Parkinson-Medikation, wobei den Anticholinergika eine besondere Bedeutung zukommt. Beim dystonen Tremor kann lokal injiziertes Botulinumtoxin helfen.

Neurochirurgie — Medikamentös ausbehandelte Tremorformen bei jüngeren Patienten sollten besonders bei einseitiger Betonung einem geeigneten Zentrum zur Beratung hinsichtlich einer Hirnstimulation (vgl. S. 303) vorgestellt werden.

Physiotherapie — Eine Besserung ist nicht zu erwarten. Es geht eher um ergotherapeutische Techniken, die vorhandenen Fähigkeiten optimal im Alltag zu nutzen.

Pflegehinweis: Ähnlich wie bei den Ataxien kann die Pflege Hilfe bei der Zubereitung der Mahlzeiten bieten. Die Patienten fühlen sich durch ihren Tremor häufig stigmatisiert, sie verbergen ihn und geraten in soziale Isolation. Diese kann im Pflegealltag durchbrochen werden, wenn Patienten bemerken, dass ein Tremor nicht Zuwendung, Kontakt und Verständnis beeinträchtigt. Vertrauten Umgang mit Tremor wird der Patient dankbar zur Kenntnis nehmen, er selbst kennt seinen Tremor gut, findet aber in seiner Umgebung meist nur begrenztes Verständnis. Es gibt aber auch

Fälle, wo die Stigmatisierung stärker von Angehörigen angenommen wird als vom Patienten selbst. Die pflegerische Beobachtung ist bei allen Tremorformen wichtig, wegweisend besonders bei psychogenem Tremor. Erfahrung kann sich erst mit der Zeit einstellen.

19.4 Dystonien

Definition: Die **Dystonien** umfassen eine vielfältige Gruppe von lokal begrenzten oder generalisierten Bewegungsstörungen mit unwillkürlichen Muskelkontraktionen, die zu anhaltenden (tonischen) oder schnell wechselnden (phasischen, myoklonischen) und sich evtl. rhythmisch wiederholenden (repetitiven, tremorartigen) Bewegungen oder abnormen Haltungen führen.

Die Bezeichnungen sind im Wandel und die Grenzen zu ähnlichen motorischen Störungen fließend. Die Unterscheidung vom Parkinson-Rigor, der ebenfalls zu einer auf Tonuserhöhung gründenden abnormen Haltung führt, und vom Wernicke-Mann-Bild bei der spastisch-hemiplegischen Tonuserhöhung hat sich im Alltag bewährt. Unter **Athetose** versteht man langsame, wurmartige, windende Bewegungen, sodass Hände oder Füße kaum in einer bestimmten Lage gehalten werden können. Sie wird heute als distal betonte Dystonie klassifiziert. Die **Chorea** verläuft schneller, blitzartiger.

Charakteristisch für die Dystonien ist eine Abhängigkeit von anderen Aktivitäten des Patienten. So lassen sich manche Dystonien nur durch spezifische Bewegungen hervorrufen (Schreibkrampf), viele Dystonien werden auch durch individuelle antagonisierende Bewegungen, Haltungen oder „Tricks" gehemmt. Eine Verstärkung bei allgemeiner Aufregung oder Muskelarbeit ist unspezifisch und unbedeutend. Viele Dystonien sind allerdings weitgehend bewegungsunabhängig.

Abhängigkeit von Aktivität

Man geht von etwa 30–35 Fällen auf 100.000 Einwohner aus. Die Dunkelziffer ist hoch, der Schweregrad und die Behandlungsbedürftigkeit sind sehr unterschiedlich.

Häufigkeit

Die Entstehungsbedingungen sind nicht bekannt. Vermutet werden Gleichgewichtsstörungen der Neurotransmitter und ihrer Regelkreise. Die symptomatischen Dystonien gehen auf definierte Schädigungen zurück, z. B. auf Stoffwechselstörungen der Aminosäuren, Lipide und des Kupfers (M. Wilson), Basalganglienverkalkung (M. Fahr), auf perinatale oder traumatische Hirnschäden, auf Intoxikationen (z. B. mit Neuroleptika oder Mitteln gegen Übelkeit oder Reisekrankheit), auf Entzündungen (Infektionen oder immunologische Erkrankungen) und Durchblutungsstörungen des ZNS.

Ursachen

Klassifikation Die Einteilung kann nur deskriptiv sein, da die Ursachen noch unbekannt sind. Man unterscheidet generalisierte und herdförmige (fokale) Dystonien verschiedener Körperregionen und Altersgruppen.

Diagnostik Die Diagnostik zielt auf das Erkennen verursachender Erkrankungen, also symptomatischer Formen und der Abgrenzung anderer Erkrankungen.

19.4.1 Zervikale Dystonie/Torticollis spasmodicus

Definition: Unwillkürliche anhaltende oder schnelle Kontraktionen der Nackenmuskulatur führen zu einer anhaltenden, tic-artigen oder tremorhaften Bewegung des Kopfs mit Drehung (Torticollis), Seitkippung (Laterocollis) oder Beugung bzw. Streckung (Antero-/Retrocollis) des Kopfs, häufig in Kombination (spasmodischer Schiefhals).

Der Torticollis ist neben dem Blepharospasmus/Meige-Syndrom die häufigste dystone Störung. Die antagonisierenden Gesten entsprechen nicht einem „Gegenhalten", vielmehr können unerwartet bestimmte Berührungen oder Haltungen die Dystonie verschwinden lassen, z. B. das Legen des Fingers ans Kinn oder der Hand in den Nacken. Im Liegen lassen Dystonien oft nach, andere zeigen sich nur im Liegen.

19.4.2 Blepharospasmus

Die dystonen Bewegungen beschränken sich auf ein übermäßiges und beidseitiges Zukneifen der Augenlider, das sich bei Ruhe und Ablenkung verlieren kann und im Schlaf nicht zu beobachten ist. Die Lidschläge treten gehäuft auf und/oder sind verlängert und können die mimische Muskulatur der Stirn oder Wangen einbeziehen. Dies führt nicht selten zu funktioneller Blindheit und damit einhergehender Berufsunfähigkeit und Unfallgefährdung. Die Patienten ziehen sich oft zurück, auch um nicht zu Unrecht als müde und desinteressiert zu gelten. Die Therapie der Wahl beruht auf der Injektion von Botulinumtoxin in die Lidmuskeln.

19.4.3 Meige-Syndrom

Wenn – meist neben einem Blepharospasmus – dystone Muskelaktivitäten die gesamte Mimik, die Kiefermuskulatur, auch die Zungen- und Schlundmuskulatur (oromandibuläre Dystonie) erfassen, so spricht man vom Meige-Syndrom (H. Meige, franz. Arzt). Durch die grimassierenden Bewegungen fühlen sich die meisten Patienten entstellt, es kommt zur sozialen Isolation. Die Anwendung von Botulinumtoxin kann begrenzte Hilfe geben.

19.4.4 Seltenere Dystonien

Der **Schreibkrampf** tritt nur beim Schreiben auf, oft als „Gebrauchsdystonie" aber auch bei anderen feinmotorischen Handbewegungen. Es kommt zu schmerzhaften Muskelverspannungen, unleserlicher Schrift, oft ergänzenden Verkrampfungen des ganzen Armes und schließlich zu einem Erliegen der Schreibfähigkeit.

Die **spasmodische Dysphonie** stellt eine Verspannung der Kehlkopfmuskeln dar, wobei es zu einem Stimmritzenverschluss (Sprechen wie beim Ersticken) oder zu einem weiten Öffnen der Stimmritzen (hauchend-flüstendes Sprechen) kommt.

19.4.5 Dystonien bei einer Neuroleptikabehandlung

Neuroleptika wirken über eine Blockade der Dopaminrezeptoren in den Basalganglien. Bei einigen Patienten führt dies nach kurzer, oft einmaliger Anwendung zu unerwünschten Frühdystonien (-dyskinesien). Man sieht abnorme unwillkürliche, meist schnelle und bizarr aussehende Bewegungsabläufe, häufig mit grimassenhaft verzogenem Gesicht, mit Verdrehen der Augen und Verkrampfungen der Schlundmuskulatur. Die Sprache ist undeutlich und das Schlucken gestört. Auch kann ein Torticollis auftreten. Die verängstigten Kranken kommen nicht selten unter der Diagnose Enzephalitis oder Meningismus akut in die Klinik. Nach einer Ampulle Biperiden parenteral ist die Symptomatik oft schlagartig verschwunden. Auch Antiemetika wie Metoclopramid und Mittel gegen Reisekrankheit können Frühdyskinesien hervorrufen!

Frühdyskinesie

Die oft erst nach jahrelanger Neuroleptikabehandlung (tardiv) auftretenden Spätdystonien (-dyskinesien) zeigen oft ein Meige-Syndrom; besonders störend kann ein häufiges unwillkürliches Herausstrecken der Zunge sein. Die unwillkürlichen Bewegungsstörungen sind bevorzugt im Gesichts- und Halsbereich mit Schnauzbewegungen, Schmatzen, Blinzeln und Grimassieren zu beobachten. Die Spätdyskinesien bilden sich häufig nicht oder nur unvollständig zurück. Deshalb müssen sie frühzeitig erkannt werden, um weitere Schäden zu vermeiden.

Spätdyskinesie

Mitunter fällt unter der Neuroleptikabehandlung auch eine allgemeine Unruhe auf. Die Kranken können nicht stillsitzen und stehen unter einem Drang, sich fortwährend bewegen zu müssen. Diese Unruhe darf nicht unterschätzt werden, weil sie zum Abbruch einer medikamentösen Psychose-Therapie und zu abrupten unüberlegten Handlungen der psychiatrisch Erkrankten führen kann.

Akathisie

Nicht ganz selten tritt unter hochpotenten Neuroleptika ein symptomatisches Parkinson-Syndrom auf, das oft mit Anticholinergika behandelt wird.

Symptomatisches Parkinsonsyndrom

19.4.6 Therapie

Die wirksamste Therapie bei lokalen Dystonien ist das Botulinumtoxin, das in überaktive Muskeln gespritzt wird, um sie reversibel für einige Monate gezielt zu schwächen. Ergänzend werden Anticholinergika, Benzodiazepine, Antispastika, Dopaminergika, Dopaminantagonisten und andere Medikamente gegeben, allerdings ist der Effekt begrenzt, entsprechend wichtig sind Coping-Strategien.
Neuroleptika-induzierte (tardive) Dystonien bessern sich fatalerweise oft durch eine Dosiserhöhung. Langfristig hilft aber – wenn überhaupt – nur eine Dosisreduktion oder – falls erforderlich – die Umstellung auf ein Neuroleptikum mit geringerer Dystonie-Gefährdung wie Clozapin. Die Wirkung der moderneren Neuroleptika ist noch nicht abschließend zu beurteilen. Eine große Zahl von Patienten hat auch Jahre nach der Umstellung noch Dystonien.

19.5 Chorea

Definition: Als **Chorea** („Tanz") werden unwillkürliche, unregelmäßige, abrupt auftretende kurzzeitige und zufällig verteilte Muskelbewegungen in allen Körperregionen bezeichnet, die sich nicht rhythmisch (repetitiv) wiederholen.

Ähnlich wie bei den Dystonien werden primäre und symptomatische Formen unterschieden.

19.5.1 Chorea Huntington

Die bekannteste primäre Chorea ist die dominant erbliche Chorea Huntington. G.S. Huntington beschrieb 1872 als junger amerikanischer Arzt diese Krankheit, die seit fast einem Jahrhundert seine Familie heimsuchte. Es handelt sich um einen degenerativen Prozess im Bereich der Basalganglien, und zwar vorwiegend um eine Atrophie im Striatum (Nucleus caudatus und Putamen). Das schädigende Gen ist auf dem kurzen Arm von Chromosom 4 lokalisiert worden. Es enthält eine Sequenz, das einen bestimmten DNS-Code pathologisch oft wiederholt, nämlich über 40-mal, während die Normalbevölkerung durchschnittlich 17 Wiederholungen (Trinukleotid-„Repeats") hat.

Symptomatik — Die Chorea geht mit einer voranschreitenden Demenz und psychiatrischen Veränderungen einher. Tückischerweise sind vor dem 35. – 50. Lebensjahr kaum Symptome zu bemerken, sodass die Patienten sich meist bereits fortgepflanzt haben. In zahlreichen Untersuchungen wurde der zerstörerische Effekt der Erkrankung auf die betroffene Familie beschrieben. Sie geht zurück auf die oft bestehende Launenhaftigkeit, Aggressivität und Gewalttätigkeit der Erkrankten, die zu früher Berufsunfähigkeit, Straffälligkeit, Scheidung und Drogenproblemen führen können. Dies kann die Einrichtung einer gesetzlichen Betreuung und die Unterbringung in einer psychiatrischen Einrichtung erfordern. Der Tod tritt nach 10–15 Jahren ein.

Entscheidend sind klinische Verdachtsmomente, eine belastende Familienanamnese und vor allem der technisch unproblematische direkte Gentest aus EDTA-Blut, der wegen seiner erheblichen Konsequenzen (Möglichkeit des Nachweises einer schicksalhaft verlaufenden schwersten Erkrankung bei (noch) nicht betroffenen Jugendlichen) ernst zu nehmende ethische Bedenken wachruft. Der Test darf nur nach sorgfältiger Abwägung mit den Betroffenen und selbstverständlich nicht ohne gültige Zustimmung nach vollständiger Aufklärung durchgeführt werden, wobei vorweg zu planen ist, was bei einem „positiven" Test zu tun ist.

Diagnose

19.5.2 Symptomatische Chorea

Neben einigen seltenen angeborenen choreatischen Erkrankungen können andere Schädigungen der Basalganglien ähnliche Bewegungsstörungen hervorrufen:

- entzündliche ZNS-Erkrankungen wie Lupus erythematodes etc.
- immunologische Reaktionen bei Neurosyphilis und Chorea Sydenham (nach Streptokokken-Infekt)
- Durchblutungsstörungen („posthemiplegische Chorea")
- Stoffwechselstörungen wie Vitamin B12-Mangel
- Elektrolytverschiebungen
- Thyreotoxikose
- toxisch (Lithium, Kohlenmonoxid, Isoniazid, orale Kontrazeptiva, Reserpin, Scopolamin etc.)

19.5.3 Therapie

Eine ursächliche Therapie der Chorea ist nicht bekannt. Gegen die zum Teil ausgeprägten Hyperkinesen werden hochpotente Neuroleptika und ähnliche Medikamente eingesetzt. Bei myokloniformen aktionsinduzierten Überbewegungen können bestimmte Antikonvulsiva helfen. Depressive Verstimmungen sollten nicht mit klassischen trizyklischen Antidepressiva, sondern mit Sulpirid oder Alprazolam behandelt werden, auch Clozapin kann indiziert sein.

19.6 Tics und Tourette-Syndrom

Definition: Tics (franz.) sind kurze, abrupte, nicht zweckgerichtete, periodisch auftretende unwillkürliche Bewegungen (motorische Tics) oder Lautäußerungen (vokale Tics). Sie können zumindest kurzzeitig unterdrückt werden, halten dafür im Schlaf meistens an.

Verlauf — Unterschieden wird auch nach dem Verlauf in vorübergehende (nicht länger als ein Jahr anhaltende), anhaltende Tics der Kindheit, chronische (das ganze Leben bestehende) und senile (erst nach dem 50. Lebensjahr auftretende) Tics.

Häufigkeit — Vorübergehende Tics im Kindes- und Jugendalter sind nicht selten, die Prävalenz fällt zum Erwachsenenalter von 30–50/100.000 auf 5/100.000; Jungen sind 4x häufiger befallen als Mädchen. Meist handelt es sich zunächst um einfache Tics der Augen, des Gesichts oder Nackens (Blinzeln, Stirnrunzeln, Naserümpfen, Schulterzucken). Weil sie für einige Zeit unterdrückbar sind, fällt die Unterscheidung zu willkürlichen Bewegungen oft nicht leicht. Unmittelbar vor der Tic-Auslösung kann bei fast allen Patienten ein Spannungsgefühl bestehen, das sich durch den Tic löst. Es kann sich dabei auch um sensorische Wahrnehmungen handeln, die mit dem Tic durchaus in Verbindung stehen – z. B. ein Jucken vor einem Zucken oder Räuspern. Das Spannungsgefühl kann sich durch längere Unterdrückung, aber auch durch Angst und stärkere Gefühle steigern.

19.6.1 Tourette-Syndrom

Symptomatik — Beim Tourette-Syndrom sind neben komplexen, anhaltenden und schwerwiegenden Tics psychiatrische Störungen zu beobachten. 50 % der Tourette-Patienten haben Zwangsgedanken (sich wiederholende Gedanken, Gedankenspiele, Zählen) oder nehmen sich dauernd wiederholende Zwangshandlungen vor (Riechen an oder Bewegen von Gegenständen, An- und Ausziehen, Licht an- und ausknipsen, Waschen, Aufräumen, Kontrollieren und charakteristische stimmliche Äußerungen vom Räuspern bis zum Ausstoßen von oft verpönten Worten). Es gibt Übergänge zu Syndromen mit Aufmerksamkeitsdefizit und motorischer Überaktivität (ADH-Syndrom). Auch labile Emotionen, impulsive Aggressivität und selbstverletzende Handlungen sind überdurchschnittlich gehäuft.

Therapie — Die Therapie stützt sich besonders auf Neuroleptika. Die Psychotherapie hilft bei der Bewältigung. Einen nützlichen Beitrag leisten Selbsthilfegruppen.

19.6.2 Spasmus hemifacialis

Die leichteste Ticstörung ist der Spasmus hemifacialis, der im peripheren Nerv (N. facialis, VII. Hirnnerv) verursacht ist und deshalb ohne komplexe Bewegungen oder psychiatrische Störungen einhergeht. Die Krankheit ist einseitig und manifestiert sich besonders im Augenbereich (dort sind besonders viele motorische Einheiten), obwohl der Spasmus die gesamte mimische Muskulatur samt Hautmuskulatur des Halses befallen kann. Die Zuckungen sind lästig und können sehr gut mit Botulinumtoxin behandelt werden.

19.7 Restless-legs-Syndrom (RLS)

Es handelt sich um eine im mittleren Lebensalter auftretende, progrediente Symptomatik mit schwer beschreibbaren Missempfindungen in Waden und Beinen, die sich durch Bewegung vermindern und besonders beim Einschlafen, in Ruhe und zur Nacht störend auftreten. Die daraus entstehenden Schlafstörungen werden oft unterschätzt. 11 % aller Schlafgestörten haben ein Restless legs-Syndrom. Die Akathisie (S. 313). hat ähnliche Züge, tritt aber nicht mit einer vergleichbaren Tagesrhythmik auf. Bei Urämie und bei Dialysepatienten kommt das RLS besonders häufig vor, eine Anämie scheint sich ungünstig auszuwirken, eine familiäre Häufung besteht. Das Symptom wird in letzter Zeit besser diagnostiziert. Therapeutisch werden in erster Linie L-Dopa und Dopaminagonisten gegeben (vgl. S. 302).

19.8 Ataxie

> **Definition:** Unter **Ataxie** versteht man einen unkoordinierten Ablauf geplanter oder unwillkürlicher Bewegungen mit einem gestörten Zusammenspiel der Muskeln (Dyssynergie), falscher Abmessung von Zielbewegungen (Dysmetrie) und der Unfähigkeit zur schnellen Ausführung von antagonistischen Bewegungen (z. B. Hände drehen, Dysdiadochokinese). Die Ataxie ist das Leitsymptom der Kleinhirn-Bewegungsstörung.

Die Einteilung erfolgt heute nach molekulargenetischen Gesichtspunkten. Einen einfachen Überblick gibt die folgende Aufzählung (Tab. 19.2).
Auch die moderne Einteilung hat ihre Grenzen, weil die Ataxie häufig nur ein Symptom von andersartig klassifizierbaren Stoffwechselkrankheiten ist.

Klassifikation

Die Diagnostik baut auf klinische neurologische Symptome (vgl. S. 105 f.), die Familienanamnese (Hinweise auf erbliche Erkrankung?) und laborchemischen und genetischen Untersuchungen.

Diagnostik

Erbliche Ataxien
- autosomal-rezessiv
  - *Friedreich-Ataxie*
  - A-beta-Lipoproteinämie
  - Vitamin-E-Mangel-Ataxie
  - Ataxien mit bes. Begleitsymptomen
- autosomal-dominant
  - *Spinocerebelläre Ataxien SCA*

Nichterbliche Ataxien
- *primäre idiopathische Ataxien*
  - z. B. mit Multisystematrophie MSA-C (S. 258 u. 240)
- Symptomatische Ataxien, z. B.
  - *toxisch* (Alkohol, Phenytoin etc.)
  - entzündlich-immunologisch (MS, *paraneoplastisch*, Enzephalitis)
  - Schlaganfälle, Tumoren

Tab. 19.2: Einteilung der Ataxien
(die *kursiv* gesetzten Ataxien werden im Folgenden genauer besprochen)

Die kurze Darstellung einzelner Krankheiten soll das Verständnis der Ataxien vertiefen.

19.8.1 Morbus Friedreich

Etwa 1–5 von 100.000 Einwohnern sind von dieser rezessiven Erbkrankheit (beide Eltern müssen ein krankes Gen haben, ein Viertel der Nachkommen erkrankt, eine weitere Hälfte ist gesunder Genträger) betroffen. Die Krankheit beginnt um das 12. (bis 25.) Lebensjahr mit einer Ataxie, innerhalb von fünf Jahren folgt eine Dysarthrie; die Beineigenreflexe fehlen. Zusätzlich Störung der Hinterstrangsensibilität (Abb. 4.10, S. 49). Die Augenbeweglichkeit ist gestört mit Blickrichtungsnystagmus, gestörter Blickfolge und gestörter Punktfixation. Etwa 60 % haben eine zusätzliche Pyramidenbahnschädigung (Abb. 4.9, S. 48). Wegen einer axonalen Polyneuropathie kommt es zu distal betonten Muskelatrophien und Paresen mit nachfolgenden Skelettdeformitäten wie Hohlfuß oder Skoliose. Manchmal entwickeln sich eine Sehstörung oder eine Hörminderung auf dem Boden einer Atrophie der entsprechenden Hirnnerven. Rund 70 % der Erkrankten haben eine hypertrophische Herzerkrankung und 10 % einen Diabetes mellitus. Rollstuhlpflicht entsteht nach etwa 15 Jahren, zumindest die schwereren Verläufe haben eine verkürzte Lebenserwartung.

19.8.2 Spinocerebelläre Ataxien (SCA)

Es handelt sich um eine klinisch recht bunte Gruppe von knapp 30 dominant vererbten Erkrankungen mit dem Hauptsymptom einer Ataxie, die sich in der Regel zwischen dem 30. und 50. Lebensjahr manifestieren, nur 10 % beginnen vor dem 25. Lebensjahr. Die Häufigkeit liegt bei 1–2 von 100.000. Sie sind mit Gen-Tests unterscheidbar und auch durch Hinzutreten von Symptomen wie Opticusatrophie, Demenz, Augenmuskellähmung, sensorische Polyneuropathie, Choreoathetose, Dystonie, Myoklonus, Krampfanfälle, Pigmentstörung der Augennetzhaut (Retina), Dysarthrie, Taubheit. Der Schweregrad und die Symptomatik können in den betroffenen Familien sehr unterschiedlich sein.

19.8.3 Primäre (idiopathische) zerebelläre Ataxie

Diese Gruppe ist 3–4-mal häufiger als die SCA, die Diagnose wird gestellt, wenn eine progrediente Ataxie nach dem 25. Lebensjahr beginnt und keine genetische oder symptomatische Form besteht.
Wenn innerhalb von vier Jahren weitere, nicht-zerebelläre Symptome hinzutreten, könnte es sich um eine **Multi-System-Atrophie MSA-C** handeln. Andere Fälle haben statt der Ataxie vorrangig ein Parkinson-Syndrom (MSA-P). Typisch sind Begleitsymptome wie vegetative Entgleisungen (orthostatische Dysregulation, verminderte

Magen-Darm-Motilität, Blasenentleerungsstörungen, vermindertes Schwitzen), Spastik oder andere Ausfälle.

19.8.4 Symptomatische toxische Ataxie

Alkohol führt im Rahmen einer Intoxikation zu einer akuten reversiblen Ataxie; man kann aber auch recht häufig eine chronische Ataxie beim chronischen Alkoholismus sehen. Auch Medikamente können zu Ataxien führen, akut-reversibel z. B. bei Benzodiazepinen, Barbituraten und Antiepileptika, chronisch-persistierend z. B. nach einer langjährigen Einnahme von Phenytoin oder durch eine Intoxikation mit Lithium (therapeutisch zur Prophylaxe schwerer endogener Psychosen).

19.8.5 Paraneoplastisch bedingte Kleinhirndegeneration

Es handelt sich bei dieser symptomatischen Ataxie um eine autoimmunologische Erkrankung mit Produktion von Antikörpern gegen das Kleinhirn im Rahmen einer Tumorerkrankung, z. B. Yo/APCA-1 bei Ovarial-, Uterus- oder Mamma-CA oder APCA-2 bei M. Hodgkin.

19.8.6 Therapie der Ataxien

Eine medikamentöse Therapie konnte noch nicht gefunden werden. Die Therapie einer möglichen verursachenden Erkrankung kann jedoch zu einer Besserung und zur völligen Remission führen.

Medikation

> **Pflege:** Die Patienten sind im Stationsalltag noch stärker sturzgefährdet als in ihrer gewohnten Umgebung. Eine Immobilisation aus Vorsicht sollte jedoch vermieden werden. Vielmehr müssen die Patienten kontinuierlich angeleitet werden, ihre verbliebenen Fähigkeiten einzusetzen und zu trainieren. Das selbständige Essen kann erleichtert werden durch geeignete Hilfsmittel wie standfeste Becher, löffelfertige Mahlzeiten, breite Lätzchen oder Servietten. Gelegentlich scheuen Patienten mit schwerer Ataxie das Essen in der Öffentlichkeit, sinnvolle Rücksicht kann geraten sein.

Im Vordergrund steht das Training der Koordination und des Gehens. Eine Beratung hinsichtlich geeigneter Schuhe, Gehstützen und evtl. die Verordnung eines Rollators können die Sicherheit erhöhen.

Physiotherapie

Mit einem Training der alltäglich zu erledigenden Aufgaben soll die Alltagskompetenz möglichst verbessert und lange erhalten bleiben.

Ergotherapie

20 Erkrankungen des Rückenmarks

Allgemeines

Rückenmarkerkrankungen sind seltener als Gehirnerkrankungen. Wegen der besonderen Anatomie des Rückenmarks (S. 41 f.) ähneln sich die entstehenden Krankheitssyndrome, denn weitgehend unabhängig von der zugrundeliegenden Schädigung handelt es sich mehr oder weniger um Querschnitt-Syndrome.

20.1 Das Querschnitt-Syndrom

Es kommt zu einer Funktionsstörung aller durch den Schädigungsbereich ziehenden Bahnen. Je nach Ausmaß der Schädigung ist die Funktionsstörung vollständig oder nur zum Teil vorhanden.

> **Schädigungshöhe:** Je nach Höhe der Schädigung entstehen typische Schädigungsbilder. Befindet sich die Schädigung oberhalb des Segments C4, besteht eine Atemlähmung. Beim C6-Querschnitt ist die Fähigkeit zur Armabspreizung und zur Ellenbeugung erhalten, aber es bestehen Paresen der Unterarm- und Handmuskulatur. Bei einer Querschnittschädigung im Thorakalbereich sind die Arme frei, Beine und Unterleib aber (spastisch) gelähmt und sensibilitätsgestört. Schädigungen im Lumbalbereich treffen nur noch den Conus medullaris oder die Cauda equina (S. 322).

Spinaler Schock
Im akuten Querschnittstadium besteht ein spinales Schocksyndrom mit folgenden Symptomen:
- schlaffe Lähmung distal der Schädigung
- Sensibilitätsminderung bis -ausfall distal der Schädigung
- Überlaufblase und Ileus
- Ausfall aller Fremd- und Eigenreflexe
- Dauer ca. 2–6 Wochen

Das Syndrom kann also leicht verwechselt werden z. B. mit einem Guillain-Barré-Syndrom (S. 357), einer akuten peripheren (!) Nervenschädigung.

Vegetative Regulationsstörung bei akutem Querschnitt

Die vegetative Regulationsstörung äußert sich vor allem in einer Irritation der Herz- und Kreislauffunktion. Neben einem sehr niedrigen Blutdruck (**Hypotonie**) und einer Verlangsamung der Herzfrequenz (**Bradykardie**) kann es z. B. bei Manipulationen im Mundbereich zu einem Herzstillstand (Asystolie) kommen. Die **gestörte Temperaturregulation** äußert sich darin, dass der Verletzte schon bei leichten Temperaturrückgängen friert und bei höheren Temperaturen überhitzt ist, wenn er keinen Schweiß produziert. Die Atmung ist durch den **Ausfall der Atemmuskulatur** erheblich beeinträchtigt, sodass der Verletzte auf die Atemhilfsmuskulatur, die auch geschwächt ist, angewiesen ist. Er kann nicht durchatmen und **ab-**

husten; er **verschleimt** schnell und ist von Infektionen der Atemwege bedroht. Eine Tracheotomie und Beatmung können lebensrettend sein. Die anfangs gelähmte **Blasen- und Mastdarmfunktion** reguliert sich auf einem reflektorischen Niveau ein.

Chronisches Querschnitt-Syndrom
Mit der Zeit gewinnt das Rückenmark wieder an Eigenständigkeit, und es kommt zur Ausbildung einer Spastik bei Fortbestand der sensiblen Störungen und zu einer reflektorischen Stabilisierung der vegetativen Funktionen:
- Spastische Para- oder Tetraparese
- Spinale Automatismen: „Spasmen" (S. 295)
- Sensible Ausfälle, gelegentlich mit „Deafferenzierungsschmerz", der einem Phantomschmerz vergleichbar ist
- Gürtelförmige Hyperpathie im Segment der Schädigung
- Reflexblase ohne willkürliche Kontrolle, automatisierte Stuhlentleerungen

Teilschäden des Rückenmarks
Wenn das Rückenmark nicht vollständig, sondern nur partiell geschädigt ist, bleibt die Funktion einzele Bahnsysteme mehr oder minder erhalten, sodass partielle Querschnitt-Syndrome vielfältiger Art entstehen können.

Der Blick auf die Anatomie des Rückenmarksquerschnitts zeigt die Lage der wichtigsten Bahnsysteme, deren Ausfall zu charakteristischen Störungen führt (Abb. 4.11, S. 50). Die beiden sensiblen Bahnsysteme werden auf S. 101 vorgestellt. Ein Abschnitt der zentralen motorischen **Pyramidenbahn** (Abb. 4.9, S. 48) verläuft durch das Rückenmark und kann bei Rückenmarkserkrankungen ebenso ausfallen wie die sensiblen Bahnsysteme. Die entstehende zentrale motorische Lähmung und die mit ihr einhergehende Spastik bzw. spastische Muskeltonuserhöhung wird ausführlich im Kap. 19.1, S. 294 behandelt.

Besonders prägnant ist das **Brown-Séquard-Syndrom** bei halbseitiger Rückenmarkschädigung (S. 104) mit der **dissoziierten Empfindungsstörung**.

Schädigungsbilder der Rückenmarksbahnen

Spinalis anterior-Syndrom
Entsprechend der Lage der Arteria spinalis anterior (Abb. 20.2, S. 323) werden die kreuzenden Bahnen der vorderen Kommissur geschädigt (Bahn 5 auf Abb. 4.11, S. 50). Der Name bezieht sich auf die häufigste Durchblutungsstörung des Rückenmarks, die eben diese Arterie betrifft und von der das vordere Segment des Rückenmarks versorgt wird. Bei segmental begrenzten Schmerzen kommt es neben einer Paraspastik der Beine zu dissoziierten Empfindungsstörungen. Diese sind dadurch gekennzeichnet, dass unterhalb der Schädigungsstelle Berührungs-, Bewegungs-, Lage- und Vibrationssinn (Hinterstrang) erhalten, Schmerz- und Temperaturempfindungen (Vorderseitenstrang) aber gestört sind.

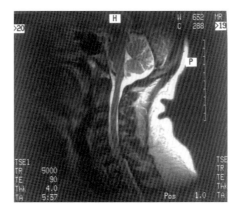

Abb. 20.1:
Kernspintomographie einer traumatischen Einklemmung des Rückenmarks bei einer Segmentinstabilität C6/7 im sagittalen Schnittbild. Klinisch Querschnitt-Syndrom unter Einschluss des Segments C7

Cauda-Syndrom
Unter diesem Begriff (s. auch S. 333) wird ein meist durch einen medialen lumbalen Bandscheibenvorfall hervorgerufenes Schädigungsbild aller Spinalwurzeln verstanden. Die Möglichkeit einer solchen Schädigung beruht auf der anatomischen Besonderheit, dass das Rückenmark deutlich kürzer ist als der Spinalkanal, es endet nämlich etwa auf der Höhe des ersten Lendenwirbelkörpers L1 (Abb. 4.5, S. 42). Da das Rückenmark aber dieselbe segmentale Gliederung wie die Wirbelsäule aufweist, bedeutet dies, dass die Spinalwurzeln der lumbalen und sakralen Segmente (und die des Steißbeins) im Spinalkanal einen recht langen Weg nach unten zurücklegen, ehe sie unter ihrem gleichnamigen Wirbelkörper aus dem Spinalkanal austreten können. Diese Bündel von Nervenwurzeln unter dem Ende des Rückenmarks heißt Cauda equina (lat.: Pferdeschweif). Das Schädigungsbild umfasst wegen der Mitbeteiligung der sakralen Nervenwurzeln Störungen der Blase, des Mastdarms und der Sexualfunktion. Kennzeichnend ist eine charakteristische Sensibilitätsstörung (Dysästhesie) im „Reithosen-Bereich", der dem lederbesetzten Teil einer Reithose entspricht und den gesamten anogenitalen Bereich umfasst (Abb. 23.2, S. 351).
Die motorischen Schäden betreffen das 2. motorische Neuron, es handelt sich also um periphere, schlaffe Lähmungen. Die Blasenstörung beruht auf einer Schädigung des Reflexbogens, es resultiert also eine **Überlaufblase** mit hohen Restharnmengen (S. 145).

Conus-Cauda-Syndrom
Bei Schäden im Conusbereich des Rückenmarks finden sich (Übergang zwischen 1. und 2. motorischem Neuron!) schlaffe und spastische Lähmungen nebeneinander. Es handelt sich um den Übergang zwischen Querschnitt- und Cauda-Syndrom. Die Blasenstörungen entsprechen meistens denen einer Überlaufblase.
Das Schmerzsyndrom der **Claudicatio spinalis** wird auf S. 334 besprochen.

20.2 Durchblutungsstörungen des Rückenmarks

Die Blutversorgung des Rückenmarks erfolgt überwiegend aus drei Arterien, die alle aus den beiden Vertebralarterien stammen (Abb. 15.1, S. 221; Abb. 20.2, s. u.) und am Rückenmark abwärts ziehen. Die einzeln angelegte A. spinalis anterior verläuft in der vorderen Furche des Rückenmarks, die beiden Aa. spinales posteriores befinden sich neben den hinteren Nervenwurzeln. Das Rückenmark erhält außerdem Blut aus der Aorta über unregelmäßig angelegte Segmentarterien, welche mit den Nervenwurzeln das Rückenmark erreichen; die größte (A. radicularis magna Adamkiewicz) liegt thorakolumbal. Alle Blutleiter sind miteinander über Kollateralarterien verbunden.

Anatomie

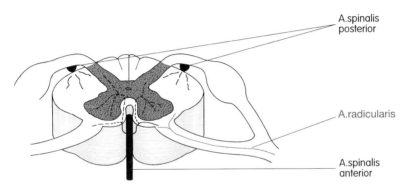

Abb. 20.2: Blutversorgung des Rückenmarks durch die A. spinalis anterior, die beiden Aa. spinales posteriores und die A. radicularis aus der Aorta. Ansicht von vorn

Die Durchblutung des Rückenmarks ist gut, sodass es nur selten zu ernsthaften Durchblutungsstörungen kommt, besonders gefährdet ist das Brustmark.

Durchblutungsstörungen des Rückenmarks machen nur max. 5 % der Durchblutungsstörungen des zentralen Nervensystems aus. Dabei geht die Mangeldurchblutung weniger auf örtliche Veränderungen der Rückenmarkarterien zurück als vielmehr auf außerhalb des Rückenmarks liegende Schädigungen, die sich hämodynamisch auf das Rückenmark auswirken. Zu nennen sind Herzinsuffizienz, schwere Arteriosklerose der Aorta, Thrombose in den zuführenden Rückenmarkarterien sowie Gefäßeinengungen durch Wirbelsäulenleiden oder tumoröse Prozesse.

Entstehung

20.3 Rückenmarktumoren

Vom Rückenmark ausgehende Tumoren sind deutlich seltener als Hirntumoren (1:6). Man rechnet mit etwa einer Neuerkrankung im Jahr bei 100.000 Einwohnern.

Häufigkeit

Entstehung — Rückenmarktumoren sind überwiegend gutartig (Meningeome und Neurinome). Sie finden sich zur Hälfte im Bereich des Brustmarks, zu je einem Viertel im Hals- und Lumbosakralbereich. Die Tumoren können im Rückenmark (intramedullär), zwischen Rückenmark und Dura (extramedullär) und außerhalb der Dura (extradural) liegen. Intramedulläre Tumoren sind selten. Es handelt sich vorwiegend um die eher gutartigen Ependymome und die bösartigen Gliome.

Je nach Wachstumsgeschwindigkeit entwickelt sich das **Querschnitt-Syndrom** akut, subakut oder chronisch, wobei zu bedenken ist, dass es neben der reinen Quetschung auch zu Durchblutungsstörungen kommen kann, die dann zu einer plötzlichen Verschlechterung führen. Bei langsamer Entstehung sind partielle Querschnitt-Syndrome häufig.

Die wichtigste diagnostische Maßnahme ist eine MRT. Gelegentlich wird zum Nachweis von Lymphomen oder einer Entzündung der Liquor untersucht. Bei einer vollständigen Unterbrechung des Liquorflusses findet sich distal vom Querschnitt der sogenannte Stoppliquor, der eine starke Eiweißvermehrung aufweist, wie sie nur durch die fehlende Durchmischung mit frischem Liquor zustande kommen kann.

Therapie — Die Therapie besteht insbesondere bei den gutartigen Tumoren in der Operation. Bei intramedullären Tumoren ist diese technisch sehr viel schwieriger und nicht immer durchzuführen. Bei den bösartigen und nicht operablen Tumoren ist eine Strahlentherapie erforderlich. Die Operation muss frühzeitig durchgeführt werden, bevor es zu stärkeren, nicht mehr rückbildungsfähigen neurologischen Ausfällen kommt.

20.4 Rückenmarkverletzungen

Rückenmarkverletzungen erfolgen in der Mehrzahl indirekt und „gedeckt" im Rahmen einer Stauchung oder extremen Beugung der Wirbelsäule, oft mit Zerreißung einzelner Wirbelsäulensegmente (Abb. 20.1).

Häufigkeit — Bei 100.000 Einwohnern rechnet man mit etwa 50 Rückenmarkverletzten mit neurologischen Ausfällen oder jährlich bei 100.000 Einwohnern mit etwa 3–5 neuen Rückenmarkverletzungen.

Weitaus am häufigsten sind Verkehrsunfälle, vergleichsweise gehäuft unter Alkoholeinfluss. Aber auch Hausunfälle mit Leiter- und Treppenstürzen sind nicht selten.

Rückenmarkprellung (Commotio spinalis)

Durch eine Prellung oder Erschütterung des Rückenmarks kommt es zu vorübergehenden sensiblen und motorischen Störungen mit Reflexdifferenzen, die sich innerhalb von 72 Std. vollkommen zurückbilden.

Beschleunigungstrauma der Halswirbelsäule

Eine besondere Irritation der HWS geschieht bei einer im Volksmund Schleudertrauma und in Fachkreisen zur Entdramatisierung bevorzugt **Distorsion** (Zerrung) genannten Verletzung der Halswirbelsäule, wenn z. B. der Verletzte mit schlecht eingestellter Nackenstütze in einem PKW sitzt, der von hinten angefahren wird. Dann wird der Körper des Verletzten ruckartig nach vorne geschleudert, während der Kopf verharrt und dadurch eine Peitschenschlag-Bewegung erleidet. Dabei kann es nicht nur zu vielfältigen Störungen in Form von Benommenheit, Übelkeit, Schwindel und Kopfschmerzen, sondern auch zu radikulären Reizerscheinungen und neurologischen Defiziten bis zur Rückenmarksschädigung kommen. In der Regel bleiben aber die Wirbelsegmente intakt, dann wird mit Kühl-Kissen und ausreichend nichtsteroidalen Antirheumatika (NSAR) unter früher Mobilisierung behandelt, um den drohenden anhaltenden Beschwerden aktiv entgegenzuwirken.

Contusio spinalis

Eine traumatische Rückenmarksquetschung entwickelt sich durch quer einwirkende Gewalt und auch durch eine kurzfristige maximale Überdehnung. Im Unterschied zur Commotio (s. o.) kommt es zu einer Strukturschädigung des Rückenmarks mit einer Blutung und Ödembildung, die ihrerseits die Durchblutungsverhältnisse beeinträchtigen. Die akute Rückenmarkskontusion wird von einem spinalen Schock (s. S. 320) begleitet. Definitionsgemäß ist mit dauerhaften Schäden im Sinne eines partiellen oder vollständigen Querschnitt-Syndroms zu rechnen.

> **Die Therapie beginnt am Unfallort!** Die Erste Hilfe besteht darin, dass der Verletzte nicht bewegt werden darf. Es muss in waagerechter Haltung von drei bis fünf Helfern vorsichtig unterstützt und getragen werden, damit die Wirbelsäule sich nicht stärker durchbiegt. Die Lagerung erfolgt auf dem Rücken und durch die Rettungssanitäter mit geeigneten steifen Transporthilfen (Stiffneck, Vakuummatratze etc.). Bei Verdacht auf eine Wirbelfraktur im Halsbereich sollte ein Helfer den Kopf unter leichtem Zug halten.
> Vorsicht mit oraler Ernährung wegen drohender Darmatonie und mit Thrombozytenfunktionshemmern (ASS etc.) bei möglichen verdeckten Blutungen. Harnblasenüberwachung erforderlich: Überlaufblasen rechtzeitig entleeren.

Der Kopf darf dabei nicht nach vorne geneigt werden. Rückenmarkverletzte sind nach Möglichkeit in eine Spezialabteilung einzuweisen oder umgehend dorthin zu verlegen. Kortisongaben sind nach neuesten Daten nicht (mehr) indiziert. Der Blutdruck soll im mittleren Bereich eingestellt sein.

20.5 Rückenmarkentzündungen

Rückenmarkabszess
Beim häufigeren epiduralen **Abszess** handelt es sich um eine umschriebene, bakteriell bedingte eitrige Entzündung der Dura, die mit Fieber, schwerer körperlicher Beeinträchtigung, Leukozytose und erhöhten Entzündungszeichen im Labor einhergeht und sich raumfordernd auf das Rückenmark auswirkt. Neben hohen Antibiotikagaben ist zur Druckentlastung die sofortige Operation angezeigt. Es kann sich um Traumafolgen, eine iatrogene Komplikation (nach Injektionen oder Operationen) oder eine hämatogene Aussaat im Rahmen einer Sepsis handeln.

Myelitis
Mögliche Ursachen einer Entzündungen des Rückenmarks (Myelitis) sind:
- Viren (Masern, HIV, Herpes simplex, Varizella zoster, Mumps, Röteln etc.)
- eine Autoimmunerkrankung (Lupus erythematodes usw., Multiple Sklerose)
- Bakterien (Mykoplasma pneumoniae, Borrelien, Chlamydia psittaci etc.)
- Vaskulitis (Lupus erythematodes u. a.)

Verlauf kann akut oder chronisch sein. Diagnostik und Therapie sind im Kapitel über die entzündlichen ZNS-Erkrankungen beschrieben.

20.6 Fehlbildungen des Rückenmarks

Die dysraphischen Störungen des Rückenmarks wie Spina bifida und Syringomyelie und Störungen des kraniozervikalen Übergangs werden im Kap. 29.3 beschrieben.

20.7 Pflege von Querschnittpatienten

Prognose
Die Prognose ist bei der Rehabilitation eines Querschnitt-Syndroms von entscheidender Bedeutung.

Psychische Betreuung und Führung
Besonders zu berücksichtigen ist, dass die Verletzten bei Bewusstsein sind und mit ängstlichem Blick fragen, welche Aussichten bei der Rückbildung der Lähmungen bestehen. Das Behandlungsteam muss sich bezüglich der Prognose festlegen und den Verletzten entsprechend informieren. Immer muss die Gewissheit bestehen, dass alles zur Wiederherstellung getan wird. Die Aussichten sind hoffnungs-

voll, wenn früh kleine Bewegungen oder geringe Empfindungen nach einer vollständigen Lähmung wahrgenommen werden. Das ist vom Pflege- und Betreuungspersonal positiv aufzunehmen und zu verstärken. Diese Besserungen sind häufig bei der Rückbildung des spinalen Schocks und des Ödems zu beobachten.

Wichtig ist die psychische Aktivierung der gelähmten und mutlos gewordenen Patienten. Früh müssen sie angehalten werden, so viel wie möglich selbst zu tun. Das setzt eine besondere Aufmerksamkeit und ein Mitdenken des Pflegepersonals voraus. Die Rehabilitation beginnt praktisch schon mit dem Auftreten des Querschnitt-Syndroms. Ebenso aufmerksam wird Komplikationen vorgebeugt.

Bei **chronischen oder gar angeborenen Querschnitt-Syndromen** ist die Pflege in eine alltägliche Gewohnheit und Routine übergegangen, mit der gelegentlich enorme Leistungen erbracht werden bis hin zur maschinellen Heimbeatmung bei voll kontaktfähigen Patienten. In unterschiedlicher Weise sind Eltern oder Angehörige bei der Förderung beteiligt. Bei fehlender geistiger Behinderung stehen mit Hilfsmitteln gut versorgten Patienten viele Wege offen. Neurologische Kliniken werden selten wegen der Grunderkrankung und häufig bei neuen, anderen Gesundheitsproblemen aufgesucht: Dann droht eine Dekompensation der im privaten Umfeld gut eingespielten Pflegerituale, und das neue Pflegeteam sieht sich immensen Pflegeproblemen ausgesetzt, die gelegentlich durch Einbindung und Anwesenheit der Angehörigen gemildert werden können. *(Pflege bei chronischem Querschnitt-Syndrom)*

Eine gleichzeitig vorhandene geistige Behinderung beeinflusst den Lebensweg oft entscheidender als die Querschnittsymptomatik selbst.

Bei einer **akut eingetretenen Querschnittläsion** stehen neben der anfangs noch stark wechselnden Symptomatik mit spinalem Schock vor allem auch die psychologischen Probleme im Vordergrund. Eine völlig neue Lebensperspektive muss entwickelt werden. Die Möglichkeiten einer aktiven Teilhabe am gesellschaftlichen Leben sind deutlich eingeschränkt, und die erforderliche Versorgung mit Hilfsmitteln ist noch nicht angelaufen. Oft ist eine jahrelange Rehabilitation erforderlich. Die gelebten und erreichbaren Konzepte unterscheiden sich erheblich und sind auch vom Ausmaß der erhältlichen Unterstützung entscheidend abhängig: Manche Patienten leben in einem Pflegeheim, andere sind dank Unterstützung durch ein mehrköpfiges Team von „Assistenten" in einer eigenen Wohnung oder in anspruchsvoller Berufsausbildung. *(Pflege bei akutem Querschnitt-Syndrom)*

Die Pflegepersonen sind oft die ersten Ansprechpartner in dieser Situation. Es ist nicht verkehrt, die Patienten schon frühzeitig auch in die Bewältigung der alltäglichen Pflegeprobleme einzubeziehen.

Bei ausreichenden kognitiven und manuellen Fähigkeiten wird heute der sogenannte „saubere" Einmalkatheterismus angestrebt, den trainierte Rolli-Fahrer auf einer behindertengerechten Toilette fast genauso schnell erledigen können wie gesunde Frauen. Auf die Hinweise in Kap. 9.17 wird verwiesen. *(Blasen- und Darmentleerung)*

Thromboseprophylaxe	Wegen erhöhter Thrombose- und Emboliegefahr vor allem bei frischen Querschnittslähmungen sollte eine Thromboseprophylaxe in der Regel mit Low-dose-Heparinisierung durchgeführt werden.
Dekubitusprophylaxe	Eine Dekubitusprophylaxe ist besonders bei fehlender Restmotorik und bei bestehenden Sensibilitätsdefiziten unbedingt erforderlich; es drohen „stumme" Druckulzera erheblichen Ausmaßes!
Vitalfunktionen, Überwachung	Alle lebenswichtigen Funktionen sind vor allem in der Akutphase des spinalen Schocks mit größter Sorgfalt zu überwachen und zu behandeln. Dies erfordert eine intensivierte Überwachungssituation. In akuten Fällen kann bei Verschlechterungen die sofortige Operation erforderlich werden. Je länger eine Parese besteht, desto unwahrscheinlicher wird eine befriedigende Rückbildung, sodass ein Leben im Rollstuhl droht. Deshalb ist das akute Auftreten einer Parese auch vom Pflegepersonal sofort dem Arzt zu melden.
Physiotherapie	Frühzeitig werden Maßnahmen ergriffen, um das Auftreten von Komplikationen wie Pneumonie, Thrombose, Dekubitus, Gelenkkontrakturen und Harnwegsinfektionen zu verhindern. Die Patienten werden vorsichtig unter langsamer Dehnung der Muskeln durchbewegt und umgelagert.
Mobilisation	Die Mobilisation erfolgt, sobald die Vitalfunktionen einen stabilen Zustand erreicht haben. In der Anfangsphase kann dies das Sitzen im Rollstuhl für 10 Min. bedeuten. Es folgt das Aufstellen am Stehbrett. Zur Reduzierung der Spastizität ist darauf zu achten, dass schädigende Druck- und Lagerungsreize ferngehalten werden. Die beste Hemmung der Spastizität geschieht durch Bewegung.
Lagerung	Lagerungsmöglichkeiten bei Spastik sind ausführlich ab S. 134 beschrieben. Zur Behandlung der Spastik vgl. ab S. 294. Patienten mit Lähmungen infolge einer Rückenmarkstörung sind sorgfältig zu lagern. Neben einer flachen und festen Unterlage ist bei Halsmarkprozessen auf eine fixierende Lagerung des Kopfs eventuell mit Sandsäcken und einem kleinen flachen Kissen im Nacken zur Erhaltung der normalen Krümmung der Halswirbelsäule zu achten. Die Lagerung ist in der Regel flach, die intermittierende Vorderseitenlagerung kann Kontrakturen der Hüftbeuger verhindern helfen und erleichtert den Sekretabfluss aus den Bronchien. Jede Lagerungsposition ist nach etwa zwei Stunden zu ändern. Dabei wird die Haut immer wieder auf gerötete und rissige Stellen kontrolliert (Selbstkontrolle mit Spiegel bei erhaltener Armfunktion!?).
Ergotherapie	Die Bemühungen der Physiotherapie werden durch die Ergotherapie ergänzt. Die Restfunktionen werden trainiert und Ersatzbewegungen entwickelt, damit eine selbständige Versorgung so vollständig wie möglich erreicht wird. Besonders werden die **Aktivitäten des täglichen Lebens**, z. B. der Transfer vom Rollstuhl ins Bett und umgekehrt sowie verschiedene Funktionen der Haushaltsführung, geübt. In Zusammenarbeit mit der Physiotherapie findet eine **Hilfsmittelversorgung** statt.

21 Neuroorthopädische Syndrome der Wirbelsäule

Die neuroorthopädischen Syndrome betreffen in erster Linie die Schmerzzustände im Bereich der Wirbelsäule, wo Rückenmark und Spinalwurzeln in enger räumlicher Verbindung zum schützenden knöchern-bindegewebiger Rückenmarkskanal stehen.

Rückenschmerzen haben vielfältige, oft auch psychosomatische Ursachen und werden von Gynäkologen, Urologen, Orthopäden und Sportmedizinern, Chirurgen, Internisten und Nervenärzten behandelt. Gefordert sind also interdisziplinäre Diagnose- und Therapieansätze. Aus Sicht der Neurologie bestehen die meisten Überschneidungen mit dem orthopädischen Fachgebiet.
<small>Interdisziplinäre Behandlungskonzepte</small>

50 % aller Anträge auf vorzeitige Berentung stützen sich auf Rückenbeschwerden. 15–25 % aller Menschen bekommen im Jahresverlauf ein lumbales Schmerzsyndrom 10 % aller Patienten in Allgemeinpraxen kommen wegen Rückenschmerzen. Der Krankheitsgipfel liegt zwischen dem 30. und 39. Lebensjahr.
<small>Häufigkeit</small>

Typische Bezeichnungen von Wirbelsäulen-Schmerzsyndromen sind:
- **Zervicozephalgie**: Schmerzen im Nacken-Kopf-Bereich
- **Zervikobrachialgie**: Schmerzen im Schulter-Arm-Bereich
- **Lumbago/Lumbalgie**: Schmerzen im Lumbalbereich
- **Ischialgie**: Schmerzen im Ausbreitungsgebiet des Ischiasnervs
- **Lumboischialgie**: Kombination aus Lumbago und Ischialgie

<small>Überblick</small>

Neurologische Zeichen
Im Alltag ist diese Frage von großer praktischer Bedeutung. Orthopädisch bedingte Nackenschmerzen werden häufig eher durch Dreh- als durch Beugebewegungen der HWS provoziert, während es beim Meningismus umgekehrt ist.
<small>Meningismus oder Zervikozephalgie?</small>

Falls es beim Nackenbeugen zu einem eigentümlichen, unangenehmen rieselnden Kribbeln den Rücken hinunter kommt, so ist das Lhermitte-Zeichen positiv. Es deutet auf eine entzündliche Veränderung im Rückenmark und kann z. B. bei der MS, aber auch bei einer Rückenmarkskompression in Erscheinung treten.
<small>Lhermitte-Zeichen</small>

Wenn bei gestrecktem Bein eine Hüftbeugung vorgenommen wird, so kommt es zu einer Dehnung des Ischiasnervs und entsprechend zu einer Schmerzausstrahlung auf der Rückseite des Beines bis in den Unterschenkel, die sich von Dehnungsschmerzen verkürzter Muskeln auf der Oberschenkelrückseite recht leicht unterscheiden lassen. Das Lasègue-Zeichen deutet also auf eine Ischiaserkrankung, z. B. durch Bandscheibenkompression oder durch Entzündung.
<small>Lasègue-Zeichen</small>

21.1 Spinale Wurzelsyndrome

Obwohl es sich eigentlich um die Spinalnerven handelt, wird im Alltag oft von radikulären bzw. Wurzel-Syndromen gesprochen (vgl. Abb. 21.1).

> **Definition:** Bei einer **Schädigung von Spinalwurzeln** kommt es zu einem typischen neurologischen Krankheitsbild mit
> - Parese,
> - Schmerzausstrahlung,
> - segmentaler Sensibilitätsstörung (dermatombezogen, S. 103) und
> - Ausfall des Muskeleigenreflexes.
>
> Das Syndrom muss nicht vollständig ausgeprägt sein, wenn aber keine Komponente nachweisbar ist, ist die Nervenwurzel wahrscheinlich intakt.

Anatomie der Spinalwurzeln

Die Austrittsstelle der motorischen Nervenfasern aus dem Rückenmark ist die vordere Nervenwurzel, die Eintrittsstelle der sensiblen Nervenfasern in das Rückenmark die hintere Nervenwurzel (Abb. 21.1). Vordere und hintere Nervenwurzeln verlaufen innerhalb des Spinalkanals zunächst getrennt. Sie vereinigen sich beim seitlichen Verlassen des Spinalkanals im Foramen intervertebrale, einer Öffnung zwischen zwei übereinanderliegenden Wirbelbögen.

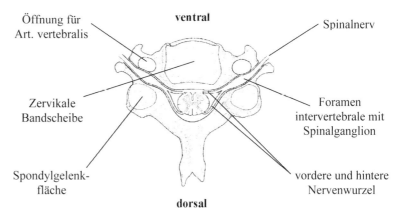

Abb. 21.1: Rückenmark mit Nervenwurzeln im zervikalen Rückenmarkskanal

Die Zervikalwurzeln C1–C7 treten oberhalb der Halswirbel C1–C7 aus. Die Wurzel C8 tritt zwischen dem siebten Halswirbel und dem ersten Brustwirbel aus. Die darunterliegenden Brust- und Lendenwurzeln verlassen das Rückenmark unterhalb der gleichnamigen Wirbel (Abb. 4.5, S. 42).

Entstehung der Spinalwurzelschäden

Die im Foramen intervertebrale verlaufenden Spinalnerven befinden sich in enger räumlicher Nähe nach vorn-medial von Wirbelkörpern und Bandscheiben, nach hinten-lateral von den kleinen Wirbelgelenken (Spondylgelenken), die Teil des Wirbelbogens sind. Der Spinalnerv kann also durch eine verlagerte Bandscheibe ebenso komprimiert werden wie durch degenerativ verdickte Wirbelgelenke, Frakturen und Osteoporose (Abb. 21.1). Dies führt über Reizungen (Irritationen) zu strukturellen Schäden der Spinalnerven und damit zu neurologischen Reiz- bzw. Ausfallserscheinungen. Seltener sind Wurzelschädigungen durch Tumoren (z. B. Neurinom) und Entzündungen der Wirbelsäule (Diskospondylitis) bzw. der Nervenwurzeln (Radikulitis, Spinalneuritis z. B. bei Zoster-Infektion).

Jede Spinalwurzel hat bestimmte neurologische Funktionen. Aus den vorhandenen Funktionsstörungen sind Rückschlüsse auf die betroffene Spinalwurzel möglich.
Tab. 21.1 gibt eine Übersicht für die am häufigsten betroffenen Wurzeln C 5–C 8 und L 4–S 1, die Abb. 21.2 und Abb. 21.3 zeigen die dazu gehörigen Dermatome (vgl. S. 103).

Schädigungsbilder der Spinalnerven und -wurzeln

> **Merke:** Anhand der neurologischen Funktionsstörungen (Parese, Schmerzausstrahlung, Sensibilitätsminderung und Muskeleigenreflex) lassen sich die oft diffus erscheinenden zervikobrachialen und lumbosakralen Schmerzen bestimmten Rückenmarkssegmenten zuordnen.

Die häufigsten zervikalen Wurzelkompressionen treten im Bewegungssegment C 5/6 mit einer Schädigung der Wurzel C 6 auf, die häufigsten lumbalen Spinalwurzelsyndrome betreffen L5 und S1.

Wurzel	Kennmuskel	Funktion	Reflex	Sensibilitätsstörung/Schmerz
C5	M. deltoideus	Armhebung	BSR	Schulter, Oberarmaußenseite
C6	M brachioradialis	Ellenbogenbeugung	RPR	Daumen, Zeigefinger
C7	M. trizeps brachii	Ellenbogenstreckung	TSR	Mittelfinger
C8	Lange Fingerbeuger	Fingerendgliedbeugung	Trömner	Kleinfinger, Ringfinger, Flex. carpi ulnaris, uln. Handgelenkbeugung
L4	M. quadrizeps femoris	Kniestreckung	PSR	Knie, Vorder-/Innenseite des Unterschenkels
L5	M. extensor hallucis longus	Großzehenhebung	TibPR	Außenseite Oberschenkel, Fußrücken bis Großzehe
S1	M. gastrocnemius	Fußsenkung	ASR	Außen-/Rückseite Oberschenkel, äußerer Fußrand

Tab. 21.1: Kennmuskeln, motorische Funktion, Kennreflexe und sensible Areale häufig Betroffener Spinalnerven bzw. -wurzeln

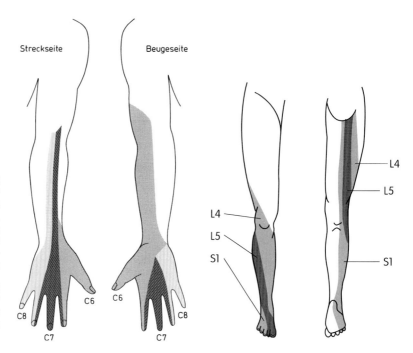

Abb. 21.2: (links) Sensible Dermatome der häufig betroffenen zervikalen Spinalnerven C6, C7 und C8, in denen sich neuropathische Schmerzen oder Sensibilitätsminderungen zeigen

Abb. 21.3: (rechts) Sensible Dermatome der häufig betroffenen lumbosakralen Spinalnerven L4, L5 und S1

Abb. 21.4: MRT und CT ergänzen sich in der Diagnostik.
a) Die MRT stellt Bandscheibenvorfälle übersichtlich im Längsschnitt dar, es differenziert auch zwischen Bandscheiben- und Narbengewebe im Falle eines Rezidivs
b) Die CT zeigt in axialer Schichtführung einen mediolateralen Bandscheibenvorfall L4/5; leicht erkennbar sind außerdem

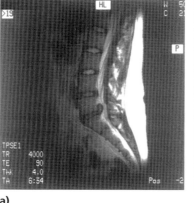
a)

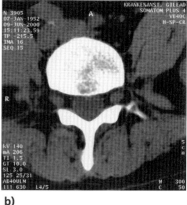
b)

Thorakale bandscheibenbedingte Nervenwurzelschädigungen sind selten. Differenzialdiagnostisch sollte zunächst an eine Zoster-Radikulitis (S. 275, 378) gedacht werden. Heftigste Rückenschmerzen bei alten Menschen weisen auch auf eine Osteoporose hin, bei der häufig der 8., 9. oder 10. Brustwirbelkörper keilförmig zusammengesintert ist.

Röntgenaufnahmen der Wirbelsäule in zwei Ebenen und Schrägaufnahmen sowie Computertomographie (CT) und insbesondere Kernspintomographie (MRT) (Abb. 21.4) ergänzen und bestätigen die Untersuchung. Die Myelographie (Abb. 5.4, S. 61) wird in Verbindung mit einer Myelo-CT in schwierigen Fällen mit Gewinn eingesetzt.

Cauda-Syndrom
Unter diesem Begriff wird ein meist durch einen medialen lumbalen Bandscheibenvorfall hervorgerufenes Schädigungsbild aller Spinalwurzeln verstanden. Das Syndrom wird bei den Rückenmarkserkrankungen genauer beschrieben (S. 322).

Technische Diagnostik

> **Merke:** Ein plötzlich einsetzendes **Cauda-Syndrom** (Reithosen-Dysästhesie und Blasenfunktionsstörungen, meist bei einem Patienten mit Lumboischialgie), ist ein Notfall, der sofortiger Diagnostik und Therapie bedarf. Der zuständige Arzt muss sofort informiert werden!

21.2 Myelopathie bei engem Spinalkanal

Abb. 21.5 zeigt eine Systematik der durch Bandscheibenvorfälle und degenerative Veränderungen der Wirbelkörper verengten Räume für Nervenwurzeln und Rückenmarkskanal.

Anatomie

Bei einem anlagebedingt engen Spinalkanal kann es durch degenerative Veränderungen der Wirbelkörper (spondylogen) oder durch mediale Bandscheibenvorfälle (diskogen) zu einer Einengung des Spinalkanals mit Ausbildung einer Myelopathie kommen. Klinisch bestehen anfangs nur geringe Symptome, die sich chronisch-progredient mitunter über viele Jahre im Sinne eines Querschnitt-Syndroms (S. 320) verstärken können. Typisch sind Sensibilitätsstörungen und Schmerzen in Abhängigkeit von bestimmten Kopf-HWS-Stellungen, z. B. als Armschmerz beim Kopfdrehen zur selben Seite oder als Beinschmerz bei Reklination des Kopfs nach hinten.

Entstehung der Symptome

In der MRT kann auf Längsschnittbildern die spinale Enge und im Rückenmark die entsprechende fleckförmige Schädigung sichtbar gemacht werden. Die sensiblen und motorischen evozierten Potenziale sowie der klinische Befund ermöglichen eine Verlaufsbeobachtung, wenn vor einer neurochirurgischen OP noch abgewartet werden soll. Die Rückbildungstendenz ist allerdings besser, wenn nicht zu lange abgewartet wird. Andererseits kommt es neben einer Besserung (bei 50 %) bei etwa 20 % zu einer zumindest vorübergehenden Verschlechterung durch die OP. Die konservative Therapie liegt in einer Vermeidung übermäßiger Bewegungen der HWS und der Verordnung eines Schaumstoff-Kragens.

Diagnostik und Therapie

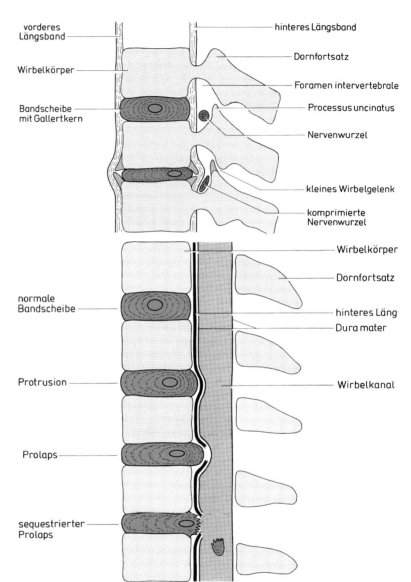

Abb. 21.5: Degenerative Veränderungen und ihre Beziehung zu Nervenwurzeln und Rückenmarkskanal. Systematische Darstellung der Randkantenanbauten an kleinen Wirbelgelenken und Wirbelkörpern sowie verschiedener Stadien der Bandscheibendegeneration

Claudicatio spinalis bei engem Spinalkanal

Bei stehenden oder gehenden Patienten kann es durch die Einflüsse der Schwerkraft nach einiger Zeit zu einer Zunahme der spinalen Enge und der Funktionsstörungen kommen. Gelegentlich wird berichtet, beim Bergaufgehen sei der Schmerz deutlich geringer als beim Bergabgehen, weil die Wirbelsäule unterschiedliche Stauchungskräfte erleide. Die Enge entsteht nicht zuletzt wegen der sich nach innen faltenden (wie beim Balg einer Ziehharmonika) Häute und Bänder des Spinalkanals. Die Besserung tritt ein mit der Entfaltung der Rückenmarkshäute beim Beugen nach vorn, also beim Liegen in Embryonalstellung oder beim Sitzen. Beim Stehenbleiben werden die Schmerzen hingegen schlimmer, das ist der Unterschied zur „Schaufensterkrankheit" oder auch Claudicatio intermittens (vascularis) genannten Durchblutungsstörung der Beine, die nur bei muskulärer Belastung durch Gehen auftritt!

21.3 Orthopädische Syndrome

Wirbelsäulenschmerzen entstehen meistens durch degenerative Veränderungen (Verschleißerscheinungen) der Wirbelsäule. Bei einer genauen manuellen Untersuchung kann man in aller Regel die charakteristische Druck- und Bewegungsschmerzhaftigkeit der betroffenen Wirbelsäulenabschnitte erkennen. Die Bewegungsabhängigkeit der Beschwerden führt zu einer reflektorischen Bewegungsblockade und zu einem muskulären Hartspann, der bei Chronifizierung eine eigene Schmerzquelle darstellt. Deshalb meiden diese Patienten Wirbelsäulenbewegungen (wegen der Anatomie der kleinen Wirbelgelenke betrifft dies besonders das Drehen in der HWS und die Beugung/Streckung in der LWS). Die Patienten haben lumbal ein „Durchbrechgefühl", reagieren empfindlich auf Husten und Niesen und andere Erschütterungen, auf diese Weise entsteht ein „vertebrales Gangbild". Wenn ein radikuläres Schmerzsyndrom mit einer Wirbelsäulenverspannung einhergeht, so liegt wahrscheinlich eine Wurzelkompression durch Wirbelsäulenstrukturen vor.

Eine Nervenwurzelentzündung (z. B. Zosterneuralgie) führt nicht zu einer Verspannung der Wirbelsäule.

Teufelskreis aus Schmerz und Verspannung

Ileosakralgelenk-Syndrom
Es handelt sich um ein pseudo-radikuläres Schmerzsyndrom mit ausstrahlenden Schmerzen vom Kreuzbein durch das Gesäß in den dorsolateralen Ober- und Unterschenkel. Nicht selten werden auch Schmerzen über der Leiste und dem ventralen Oberschenkel angegeben. Der ausstrahlende Schmerz ähnelt („pseudo-") dem Schmerz einer irritierten Nervenwurzel („radikulär"), darf aber nicht mit einer Nervenwurzelkompression verwechselt werden. Das Ileosakralgelenk (ISG) ist druckschmerzhaft, Probe-Injektionen eines Lokalanästhetikums zeigen eine deutliche Besserung. Ursache sind degenerative Veränderungen der Gelenkflächen. Oft führt eine Fehlhaltung (z. B. bei anderen Rückenschmerzen) zu einer Überlastung des ISGs. Die Therapie erfolgt mit Antiphlogistika (z. B. Diclofenac) und kleinen Lokalanästhesie-Serien in den Gelenkspalt sowie einer Rückenschulung.

Facettensyndrom
Dieses pseudo-radikuläre Schmerzsyndrom geht von degenerativen Veränderungen der kleinen Wirbelgelenke (Facetten = Gelenkflächen) aus und ist stark bewegungsabhängig. Manualtherapeuten können klinisch eine Blockierung des Segments feststellen und evtl. lösen. Lokale Infiltrationen von Lokalanästhetika sind wirksam.

Diszitis
Entzündungen der Bandscheibe (Diszitis) bzw. von Wirbelkörper und Bandscheibe (Spondylodiszitis) kann durch eine intraoperative Infektion mit Staphylokokken bei einer Bandscheibenoperation entstehen, aber auch z. B. hämatogen im Rahmen einer Sepsis. Nicht immer lässt sich der Infektionsweg aufdecken. Die Entzündungswerte im Serum sind erhöht, selten besteht erhöhte Temperatur. Die MRT zeigt frühestens eine Woche nach Erkrankungsbeginn erste Veränderungen, auch Szintigraphien sind beim Auffinden des Schmerzherdes hilfreich. Mit der CT-gesteuerten Nadelbiopsie kann ein Keimnachweis gelingen. Die konservative Therapie erfordert eine Antibiose und vor allem eine oft langfristige Ruhigstellung in einem Gipsbett. Auch neurochirurgische Stabilisierungsverfahren kommen zur Anwendung.

Spondylolisthesis
Bei der Spondylolisthesis handelt es sich um ein pathologisches Wirbelgleiten, also eine abnorme Lockerung des Gefüges zwischen zwei Wirbeln. Neben dem Bänderdehnungsschmerz (Lumbago nach längerem Sitzen oder Tragen von Lasten) kann es zu einer Spinalwurzelkompression im Zwischenwirbelkanal kommen. Eine fixierte (nicht gleitende) Verschiebung zwischen zwei Wirbeln wird Pseudo-Spondylolisthesis genannt.

Osteoporose
Durch eine Verminderung der Knochendichte (Kalksalzminderung) bei zunächst erhaltener Knochenstruktur kann es zu Einbrüchen von Wirbelkörpern kommen. Dann resultiert ein lokales Schmerzsyndrom, das nicht selten ähnlich ausstrahlt wie ein Spinalwurzelsyndrom (Kap. 21.1), das zusätzlich entstehen kann, wenn die zusammenbrechenden Wirbelkörper die Spinalwurzeln irritieren.
Die Osteoporose tritt besonders im fortgeschrittenen Alter auf und stellt eine wichtige Differenzialdiagnose des Rückenschmerzes dar. Außerdem ist sie eine drohende Komplikation der konservativen Immobilisierungstherapie oder einer Behandlung mit Kortison. Nicht zuletzt aus diesem Grund sollte die Immobilisierung älterer Menschen nicht zu streng und vor allem nicht zu lange erfolgen, meist wird Liegen auf dem Bett im Wechsel mit kurzen Gehstrecken im Zimmer oder auf der Station empfohlen. Sitzen soll vermieden werden. Die Mobilisierung wird mit Schmerzmitteln erleichtert. Neben einer ausreichenden körperlichen Belastung sind Kalzium-Brausetabletten und Vitamin-D-Gaben prophylaktisch zu empfehlen (speziellere Therapie mit Biphosphonaten und Parathormon).

21.4 Konservative Therapie

Zervikale Wurzelkompressionen sind oft nur neurochirurgisch zu beheben. Im Lumbalbereich sind klare Nervenwurzelkompressionen, vor allem wenn sie zu einer Parese führen, ebenfalls in aller Regel umgehend zu operieren, dazu gehört natürlich in jedem Fall das Caudasyndrom.
In den allermeisten Fällen fehlt aber eine klare operative Indikation. Häufig besteht zwar eine Kompression, aber aus diversen Gründen (Alter, Vorschäden, mangelnde Aussicht auf Besserung durch OP) wird mit einer Operation gezögert. Eine Operation hat in erster Linie das Ziel, eine konservativ nicht behandelbare Nervenkompression zu beheben, Zielsymptom ist also der ausstrahlende radikuläre neuropathische Schmerz, nicht der „Rückenschmerz"! Da es in seltenen Fällen durch die Operation zu einer Verschlechterung kommt, wird im Zweifel zunächst konservativ behandelt. Diese Zeit kann zur Diagnostik und OP-Vorbereitung genutzt werden. Therapeutisch entscheidend ist eine zügige Aufdosierung geeigneter **Analgetika**, und nach einer kurzen **Krisenintervention mit Bettruhe** (Oberkörper flach! Eine **Knierolle** entlastet den Zug der Hüftbeuger an der Wirbelsäule. Zur „Öffnung" der Foramina intervertebralia kann eine **Stufenlagerung** angewendet werden) wird wirbelsäulengerecht mobilisiert.
Bei Besserungstendenz und fehlender Operationsindikation gehen die Patienten nach einer **Rückenschulung** zur Weiterbehandlung in ihre häusliche Umgebung, wo die konservative Lumboischialgie-Therapie oft über mehrere Wochen weiter erforderlich ist.

Zusätzlich zu den Analgetika (s. S. 385) werden **muskelrelaxierende Medikamente** (Tetrazepam, Tolperison, Flupirtin etc.) gegeben. Diese haben meist einen erwünschten sedierenden Effekt, auf den die Patienten aufmerksam gemacht werden sollten, damit sie sich nicht gegen die Sedierung wehren, sondern sich zusätzlich aktiv entspannen. Da Muskelverspannung und Schmerz sich gegenseitig verstärken, kann diese Therapie in gewissen Maßen auch als „ursächlich" verstanden werden.

Medikation

> **Merke:** Die Medikation soll in erster Linie den Teufelskreis des Wirbelsäulenschmerzes durchbrechen. Schmerzen und Muskelverspannungen verstärken sich gegenseitig: Wenn sie beide gezielt angegangen werden, ist dies bereits eine ursächliche Therapie.

Die zervikale Wirbelsäule ist schlechter ruhig zu stellen als die übrigen Abschnitte. Evtl. werden Schaumstoffkragen verordnet, die vorzugsweise nachts getragen werden. Von ihnen gehen Berührungsreize aus, die daran erinnern, den Kopf ruhig und gerade zu halten. Einen stützenden und potenziell HWS-verlängernden und die Wurzelkanäle erweiternden Effekt haben nur stabilere, speziell angepasste Zervikalstützen. Bei einer Instabilität der HWS kann neurochirurgisch ein Halo-Fixateur angelegt werden, bei dem die Schädelkalotte mit

Ruhigstellung und Entlastung

Dornschrauben in einem Ring fixiert wird, der fest über einem rucksackartigen Trägergestell montiert ist. Vor zervikalen chiropraktischen Maßnahmen ist zu warnen, weil diese zu akuten Durchblutungsstörungen im Vertebralis-Basilaris-Stromgebiet (Dissektion) und damit zu einem Schlaganfall bzw. einer Querschnittsymptomatik führen können.

Stufenbett-Lagerung

In der Akutphase des Wirbelsäulenschmerzsyndroms muss versucht werden, eine **schmerzfreie und zugleich therapeutisch sinnvolle** Lagerung zu finden. Bei einem radikulären Schmerzsyndrom S1 und L5 ist eine Stufenlagerung von Vorteil, denn sie fördert die Dehnung des lumbalen Spinalkanals, die Vergrößerung der lumbalen Intervertebralräume und bewirkt damit eine Entlastung der Spinalwurzeln. Allerdings kann im Stufenbett der Druck auf die Bandscheibe höher sein als bei einer Knierollen-Lagerung. Bei höheren Lumbalwurzelschmerzen, nach einsetzender Besserung und bei älteren Menschen empfiehlt sich oft primär eine Knierollen-Lagerung.

Das Kopfteil des Bettes muss immer flach gestellt sein, ein flaches Kopfkissen liegt nur unter dem Kopf. Voraussetzung ist eine gewisse allgemeine Entspannung, die auch durch Muskelrelaxanzien und falls erforderlich mit zusätzlichen Sedativa erreicht werden kann. Tranquilizer haben eine erwünschte muskelrelaxierende Wirkung. Sedierende Antidepressiva haben einen stimmungsaufhellenden Effekt und wie niedrigpotente Neuroleptika keine Suchtpotenz.

Physiotherapie

Die Entspannung der Muskulatur kann mit **Wärme**anwendungen gefördert werden (feucht-heiße Fangopackungen oder Heublumenkissen), für die Selbstbehandlung eignen sich Thermoelemente. **Massagen** kommen nur sehr vereinzelt zur Anwendung, um einzelne Muskelverhärtungen gezielt zu lockern. Bei entzündlichen oder Reizsyndromen (ISG!) sind **Kälte**packs oft sinnvoller.

Gelegentlich werden elektrotherapeutische Maßnahmen empfohlen, dabei werden hochfrequente Ströme (Kurz-, Dezimeter- und Mikrowellen) zur Wärmeentwicklung in den behandelten Gewebe eingesetzt und niederfrequente Verfahren (Galvanisation, diadynamische Ströme) zur Tonussenkung und Schmerzlinderung. Mittelfrequenz-Dauerstrom soll vor allem zur Kräftigung der Muskulatur beitragen.

Physiotherapie und Rückenschulung

Die Mobilisierung der Patienten ist oberstes Ziel, solange dies nicht spinale Kompressionssyndrome verschlimmert!

Zur Therapie und Vorbeugung von Rückenbeschwerden wurde eine ganze Reihe aktiver physiotherapeutischer Konzepte entwickelt. Ziel ist immer das Erlernen rückengerechter Körperhaltungen und Bewegungsmuster, da Patienten mit chronischen Rückenschmerzen und auch der operierte Bandscheibenpatient die physiologische Haltung der Wirbelsäule meist verloren haben und unter Fehlhaltungen und einer eingeschränkten Stabilität der Wirbelsäule leiden. Dem wird in einem individuell abgestimmten Übungsprogramm durch eine Kräftigung sinnvoller Haltemuskulatur und Lockerung der verkrampften und verhärteten Gewebe entgegengewirkt.

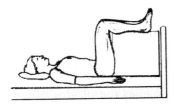

Liegen in der Stufe bei Lumboischialgie.
Zum Aufstehen zunächst kopfwärts
rutschen.

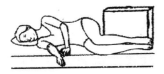

Dann »en bloc« auf die Seite drehen.
Füße zur Bettkante vorschieben.

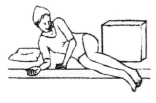

Danach »en bloc« über die Seite aufrichten;
dabei mit dem Ellenbogen und der Hand abstützen, Füße sinken über die Bettkante.

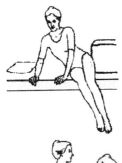

Körper nicht verdrehen!

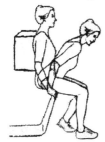

Senkrecht und aufrecht hinsetzen.
Die Füße aufsetzen, leicht voreinander.
Beim Hinstellen Brustbein raus und nach hinten abstützen.

Abb. 21.6:
Stufenbettlagerung bei
lumbalem
Bandscheibenvorfall und
Aufstehen „en bloc"

Die Patienten sollen angeleitet werden, rückenschonende und -belastende Haltungen und Bewegungen bei sich selbst zu erkennen, und auf diese Weise in die Lage versetzt werden, aus eigenem Antrieb und eigener Erkenntnis Wege zu einem rückenschonenden und schmerzvermeidenden Verhalten zu suchen und zu finden. Natürlich können besonders in der Anfangszeit allgemein anerkannte Regeln helfen:

Rückenschonendes Verhalten („Rückenschulung")

- Beim **Heben** von Lasten soll die Wirbelsäule insgesamt möglichst senkrecht und dabei in ihrer normalen und geschwungenen Form mit einem leichten Hohlkreuz (physiologische Lendenlordose) unter muskulärer Anspannung gehalten werden.
- Beim **Bücken** soll man die Wirbelsäule nicht seitwärts neigen oder verdrehen.
- Die **Standfläche** soll möglichst nah an die zu hebende Last gebracht werden (beim Heben von liegenden Patienten also z. B. mit einem Knie auf dem Bett abstützen und das normale Hohlkreuz beibehalten).
- Beim **Sitzen** soll die LWS nicht unnötig gebeugt werden. Das ist am einfachsten, wenn die Oberschenkel leicht gespreizt sind.
- Beim **Hinstellen** aus dem Sitzen sollten die Füße in eine leichte Schrittstellung gebracht werden und der hintere Fuß unter die Sitzfläche zurückgezogen werden.
- Das **Aufstehen** aus dem Liegen sollte immer über die Seite und „en bloc" erfolgen (Füße anziehen, ohne Rumpfverdrehung auf die Seite drehen und sich dann auf die Bettkante aufsetzen, aufstehen (s. S. 339).
- Geeignete **Schlafposition** finden: bei Zervikobrachialgie keine Bauchlagerung. Bei Seitlagerung ausreichenden Ausgleich der Schulterbreite, sodass die Halswirbelsäule nicht seitlich geknickt liegt. Bei Seitlagerungen kann ein flaches Kissen zwischen den Beinen Verdrehungen der Wirbelsäule vermeiden.

Zusätzlich werden Techniken zur isometrischen Muskelanspannung und Kräftigung der stabilisierenden Muskulatur der Wirbelsäule erlernt, z. B. die Stemmführungen nach Brunkow oder Haltungsschulungen nach Brügger.

21.5 Neurochirurgische Therapie

Bei etwa 10 % der Lumbalsyndrome ist eine Bandscheibenoperation (Diskektomie) angezeigt.

Indikation

Die Indikation zu einer lumbalen neurochirurgischen Operation wird gestellt:
- notfallmäßig bei einem Conus- oder Cauda-Syndrom (s. S. 322), und
- elektiv bei einer drohenden funktional bedeutsamen Parese (z. B. Fußheberparese) in Verbindung mit einem operativ angehbaren Befund (Kompression der klinisch befallenen Spinalwurzel z. B. durch einen Bandscheibenvorfall), wenn unter konservativer Therapie keine Aussicht auf Besserung besteht.
- Eine sekundäre Indikation besteht bei einem therapieresistenten Schmerzsyndrom nach besonders sorgfältiger Abwägung.

22 Periphere Nervenschädigungen

Periphere Nervenschäden sind häufig, sie kommen vor nach Unfällen, bei Polyneuropathien, bei Infektionen (Zoster, Borreliose etc.) oder Entzündungen (Lupus erythematodes etc.) des Nervensystems, bei neuroorthopädischen Wirbelsäulenerkrankungen , als Lagerungs- und auch als Bestrahlungsschaden oder „idiopathisch" (unbekannte Ursache). Sie umfassen Schäden der Hirnnerven ebenso wie die der Extremitäten- und Rumpfnerven.

22.1 Anatomie des peripheren Nervensystems (PNS)

> Das **periphere Nervensystem (PNS)** (s. S. 47) umfasst alle Nervenstrukturen außerhalb von Gehirn und Rückenmark. Besonders hervorzuheben sind
> - die 10 unteren der 12 **Hirnnerven** (die beiden ersten zählen zum ZNS, s. S. 40, zur Prüfung ihrer Funktion s. S. 91),
> - 8 zervikale, 12 thorakale, 5 lumbale, 5 sakrale und 3–5 kokzygeale Paare von **Spinalnerven** (Abb. 4.5, S. 42),
> - die **Nervenplexus** (Nervengeflechte) des Arms und Beins (Abb. 22.1, S. 342),
> - die großen **Nerven** der Arme und Beine,
> - das **vegetative Nervensystem** (S. 44 ff.).

In der Entwicklungsgeschichte des Menschen bildete sich die komplizierte Struktur der Arme und Beine heraus. Weil die Muskeln dabei wanderten, verschlangen sich ihre Nerven zu einem komplexen Geflecht, dem Plexus, wobei die Verbindung zu den Rückenmarksegmenten nie verloren ging.

Entwicklung und Aufbau der Arm- und Beinplexus

In jedem Rückenmarksegment bilden sich innerhalb des Spinalkanals aus den hinteren sensiblen und den vorderen motorischen Wurzeln auf beiden Seiten des Rückenmarks die etwa 1 cm langen Spinalnerven. Diese verlassen den Spinalkanal seitlich durch die Foramina intervertebralia (Abb. 21.1, S. 330), und zwar bilden die Nervenwurzeln ein Nervengeflecht, aus dem die großen peripheren Nerven mit ihren motorischen, sensiblen und vegetativen Anteilen hervorgehen (Abb. 22.1, S. 342). Die bekanntesten Armnerven sind der N. medianus, der N. ulnaris und der N. radialis, die bekanntesten Beinnerven der N. femoralis sowie der sich in N. tibialis und N. peronaeus teilende N. ischiadicus (Ischiasnerv).

Bei jedem Nerv gelten bestimmte Muskelfunktionen als kennzeichnend für die jeweiligen Segmente. So steht beim N. medianus die Pronation für C6, die Handflexion für C7, die Fingerendgliedbeugung für C8 und der M. abductor pollicis brevis für C8–Th1.

Segmentfunktion jedes Nerven

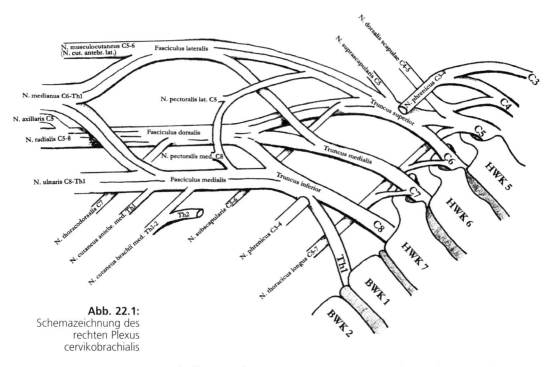

Abb. 22.1:
Schemazeichnung des rechten Plexus cervikobrachialis

Deshalb muss bei einer genauen Untersuchung des Armplexus im Prinzip jede Segmentfunktion jedes Nerven genau untersucht werden, daraus ergeben sich klare Hinweise auf den Schädigungsort.

Schädigungsbild peripherer Nerven
Periphere Nerven enthalten Fasertypen unterschiedlicher Funktion, aus ihrem Ausfall ergeben sich folgende Symptome:
- Paresen und Atrophie der Kennmuskeln
- Sensibilitätsstörungen bestimmter vom Nerv versorgter Hautareale
- Abschwächung der Eigenreflexe der vom Nerv versorgten Muskeln
- vegetativen Störungen (Regulationsstörungen der Schweißdrüsen, Hauttemperatur und Hautbeschaffenheit etc.)

In der Regel prüft man zunächst Schmerzausstrahlung und Sensibilitätsstörung und dann exakt die Kraft der betroffenen Kennmuskeln. Ausgefallene Eigenreflexe geben zusätzliche Informationen über die betroffenen Segmente (Tab. 7.1, S. 100).

Schweregrade von Nervenschäden

Im klinischen Alltag ist die Unterscheidung in drei Schweregrade ausreichend:
1. **Neurapraxie:** Diese leichteste Form einer Nervenschädigung geht meist auf eine vorübergehende Druckeinwirkung bei einer ungünstigen Lagerung oder einem schlecht sitzenden Verband zurück. Die Markscheide (S. 31) ist gestört und blockiert die Nervenleitung für eine kurze Zeit. Die Wiederherstellung der Nerven- und Muskelfunktion kann jederzeit (unvorhersehbar und meist kurzfristig) eintreten.
2. **Axonale Strukturschädigung:** Wegen einer strukturellen Axonschädigung kommt es zu einer Wallerschen Degeneration des Nervs

distal der Schädigung und schließlich zu einem Neuaussprossen der Fasern entlang der erhalten gebliebenen bindegewebigen Strukturen der Nerven (Epi- und Perineurium Abb. 23.1, S. 349).
3. Bei einer **vollständigen Durchtrennung** ist eine spontane Regeneration nicht möglich. Ursachen sind scharfe Verletzungen, wie z. B. Schnitt- und Stichverletzungen, schwere Quetschungen sowie Nervenausrisse.

22.2 Therapie peripherer Nervenschäden

Entscheidend ist die Beurteilung der spontanen Regenerationsfähigkeit der Nerven, also des Schweregrades der Schädigung (s. o.). In den ersten Wochen kann oft nicht zwischen Neurapraxie und axonaler Strukturschädigung unterschieden werden. Das EMG (S. 67) ist in dieser Phase entscheidend. Wenn die Funktion (d. h. die Kontinuität) des Nervs zumindest zum Teil erhalten ist, wird zunächst unter konservativer Therapie kontrolliert abgewartet. Während der oft langen Reinnervationsdauer müssen Kontrakturen der paretischen Muskeln und Arthrosen der unbewegten Gelenke unbedingt vermieden werden! Solange der Nerv den Muskel noch nicht wieder voll innerviert, hat die Physiotherapie die Aufgabe, die Funktionsmuster der Bewegung im Gehirn (Repräsentanz) zu erhalten. Der Patient wird aufgefordert, die Muskulatur anzuspannen bzw. die Bewegung auszuführen, um ein „Vergessen" zu vermeiden. Aus verschiedenen Gründen blenden Patienten gelegentlich die geschädigte Region aus, sodass die Lähmung sich zu verschlimmern scheint. Die Indikation für **immobilisierende** „Hilfsmittel" ist streng zu stellen. Nach beginnender Reinnervation findet ein Muskelaufbautraining statt, das Kraft, Koordination und Kontrakturprophylaxe beinhaltet. Bei ungünstiger Prognose werden Ersatz- und Trickbewegungen geschult. So können noch erhaltene Nerven und Muskeln Teilfunktionen der gelähmten Muskeln übernehmen. Auch der Einsatz von Hilfsmitteln und Schienen ist hier funktionsfördernd.

Konservative Therapie

Bei einer frischen Nervendurchtrennung ist bei sauberen Wundverhältnissen die sofortige primäre Nervennaht durchzuführen. Bei akuten Verschlechterungen nach einer Operation mit möglicher Nervenverletzung werden Revisionen erwogen. Bei Wundinfektionen empfiehlt sich nach 3–5 Wochen die sekundäre Nervennaht.
Kommt es unter konservativer Therapie innerhalb der ersten 3(–4) Monate nicht zu einer Reinnervation, wird ebenfalls eine neurochirurgische Revision erwogen. Zur Überbrückung größerer Nervenverletzung kann ein entnommener Abschnitt z. B. des N. suralis eingefügt werden (Interponat). Durchtrennte Nerven werden möglichst bald wieder mikroskopisch faszikulär, d. h. Bündel für Bündel zusammengenäht, um die Aussprossung zu erleichtern (Abb. 22.2).
Bei einer im Verlauf eintretenden Verschlechterung kann es sich um eine narbige Einschnürung handeln, die neurochirurgisch gelöst werden sollte.

Neurochirurgische Therapie

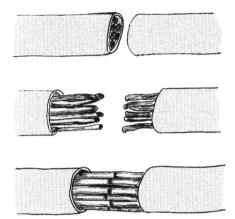

Abb. 22.2: Schritte der faszikulären Nervennaht

Nach Ausschöpfen der chirurgischen Möglichkeiten folgt eine monatelange konservative Therapie.

Bleibende funktional bedeutsame Defizite lassen sich in gewissen Fällen durch operative Verlagerung der Sehnenansätze intakter Muskelgruppen bessern, eine Voraussetzung hierfür bildet eine Umlernfähigkeit des Patienten.

22.3 Wurzelausriss

Der Schweregrad einer Nervenwurzelschädigung kann bei völligem Funktionsverlust nur mit technischen Mitteln abgeklärt werden. Hilfreich sind Untersuchungen des Liquors (blutig?), eine Myelographie (Austritt von Kontrastmittel? „leere" Wurzeltasche?) und eine MRT (Liquoraustritt? „Fehlende" Nervenwurzel?). Im EMG kann (nach 2-3 Wochen) Denervierungsaktivität in der von der Nervenwurzel versorgten paravertebralen Muskulatur gefunden werden. Die sensible Neurographie weist die Besonderheit einer fehlenden Wallerschen Degeneration bei vollständigem segmentalem Sensibilitätsausfall (Abb. 7.4, S. 103) auf, weil der zugehörige Kern des peripheren sensiblen Nervs (im Spinalganglion, Abb. 4.8, S. 47) mit abgerissen und mit dem sensiblen Nerven verbunden geblieben ist. Eine Wiederherstellung ausgerissener Wurzeln ist nicht möglich. Die angeführte Diagnostik ermöglicht aber eine frühe Prognose und rationale Planung der Rehabilitation.

22.4 Plexusschädigungen

Die häufigeren Armplexuslähmungen gehen meistens auf eine Verletzung, die selteneren Beinplexuslähmungen eher auf bösartige Tumoren und Lymphome im Beckenbereich zurück.

Obere Armplexuslähmung

Es handelt es sich um eine Schädigung der Wurzeln C5 und C6. Paretisch sind die Abduktoren und Außenrotatoren des Oberarmes sowie die Ellenbogenbeuger und Handstrecker sowie die Supination (Drehen der Handfläche nach oben). Die Sensibilität ist nur diskret gestört und eventuell an der Außenseite des Oberarms nachzuweisen. Ursachen können neben Motorradunfällen, Anschnallgurt-Traumen, Schlüsselbeinfrakturen und geburtstraumatischen Verletzungen auch Druckschädigungen bei falscher Lagerung während einer Operation sein.

Arm hängt schlaff herunter, Handfläche zeigt nach hinten

Untere Armplexuslähmung

Von den Schädigungen sind die Wurzeln C7, C8 und Th1 betroffen. Gelähmt sind die kleinen Handmuskeln, die langen Fingerbeuger und die Handbeuger sowie der Ellenbogenstrecker. Es kann zu einer Sensibilitätsstörung an der Ulnarseite des Unterarms und der Hand kommen.

Diese Lähmungsform ist seltener und wird mitunter beim Karzinom im Bereich der Lungenspitze (Pancoast-Tumor; H. Pancoast: Am. Radiologe) beobachtet. Gelegentlich kommt es dabei auch zu einem gleichzeitigen **Horner-Syndrom** (Verengung der Pupille und der Lidspalte; der Augapfel liegt tiefer in der Augenhöhle) bei einer Schädigung des Halssympathikus.

Handfunktion gestört

Thoracic outlet-Syndrom

Der Armplexus durchläuft drei Engstellen: die Lücke zwischen den Skalenus-Muskeln und einer evtl. vorhandenen „Halsrippe", die Enge zwischen Schlüsselbein und Rippen sowie den Kanal unter dem Pektoralmuskel bzw. dem knöchernen Acromion. Einige klinische Tests liefern Hinweise, die Diagnose ist dennoch schwer zu stellen. Kompakte muskuläre Männer und schmale leptosome Frauen sind bevorzugt betroffen. Die Therapie ist fast immer konservativ (Lockerung und Mobilisierung der Engpässe) und nur ausnahmsweise operativ.

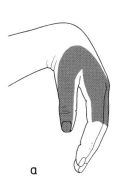
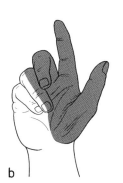
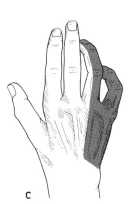

Abb. 22.3: Lähmung peripherer Armnerven mit den typischen motorischen Defiziten und Sensibilitätsstörungen
a) „Fallhand" bei der Radialisparese mit Parese der Handgelenkstreckung
b) „Schwurhand" bei der Medianusparese und dem Versuch eines Faustschlusses
c) „Krallenhand" bei einer Ulnarisläsion und dem Versuch der Handstreckung
Mit grau sind die typischen Areale gestörter Sensibilität eingezeichnet (vgl. P. Duus 2001)

22.5 Lähmung peripherer Nerven

Radialisschädigung
Fast immer handelt es sich um Lagerungsschäden, wobei es wohl seltener die „Parkbank" ist als z. B. eine Sessellehne, auf der die Erkrankten in (zu) tiefen Schlaf versanken. Der Nerv kommt aus der Achselhöhle und kreuzt auf der Rückseite des Oberarms unter dem Trizeps durch auf die Lateralseite des Ellenbogens und erreicht dort die Hand- und Fingerstrecker, sodass es zu einer sogenannten Fallhand kommt (Abb. 22.3a). Sensible Ausfälle finden sich an der Handrückenseite zwischen dem Mittelhandknochen des Daumens und Zeigefingers.
Ursache ist bei Kindern oft eine Oberarmschaftfraktur.

Peronaeusschädigung

<small>Fußheberschwäche, Steppergang</small>

Nach der schon in Beckennähe erfolgten Aufteilung des Ischiasnervs in den N. peronaeus und N. tibialis verläuft der N. peronaeus aus der Kniekehle an die Außenseite des Knies. Von dort zieht er in exponierter Lage ungeschützt und deshalb leicht verletzbar (Sitzen mit übergeschlagenem Bein! Einschnürende Thrombosestrümpfe!) über das **Fibulaköpfchen** in zwei Ästen zur Muskulatur der Fuß- und Zehenhebung.
Praktische Bedeutung hat diese Lähmung wegen ihrer Verwechselungsmöglichkeit mit lumbalen Wurzelschäden L5(4) (meist mit Vertebralsyndrom und Schwächung des L5-Muskels des Tibialnervs). Im Rahmen von Hüftoperationen oder Schenkelhalsfrakturen kann es zu einer **Dehnung des Ischiasnervs** kommen, wobei oft der N. peronaeus deutlich stärker geschädigt ist als der N. tibialis.
Die vollständige Peronaeuslähmung ist durch einen Ausfall der Fuß- und Zehenheber gekennzeichnet. Der Fuß hängt schlaff herunter (Fallfuß), das Umknicken im Fußgelenk wird begünstigt. Beim Gehen muss das Bein stärker gebeugt und gehoben werden, damit die Fußspitze nicht hängenbleibt (Storchengang), und der Vorfuß klatscht auf (Steppergang).

Karpaltunnel-Syndrom

<small>Nächtliche Schmerzen bessern sich nach Bewegung</small>

Eine besondere Form der Schädigung des N. medianus stellt das Karpaltunnel-Syndrom dar. Der N. medianus zieht durch einen engen Tunnel, der vom Ligamentum carpi transversum und von den Handwurzelknochen gebildet wird, in die Hohlhand. Der Nerv wird eingeengt durch degenerative Veränderungen der genannten Strukturen, häufig ist bei Rechtshändern die rechte Hand betroffen. Besonders nachts (wohl durch mangelnde Bewegung) kommt es zu schmerzhaften Missempfindungen im Bereich der Hand (gelegentlich bis in den Oberarm hinauf), zu Druckschmerzen im Karpaltunnel und schließlich zu Paresen und Atrophien des Daumenballens. Frauen sind häufiger betroffen als Männer. Die Therapie besteht in einer operativen Spaltung des Ligamentums carpi transversum, falls eine Schonung nicht ausreichend hilft.

Ulnarislähmung
Die Ulnarislähmung im Ellenbogenbereich ist häufig. Die Schädigung liegt im **Ulnarissulcus** oder beim **Kubitalsyndrom** unter der Sehne des ulnaren Handbeugers. Es kommt zu einer Lähmung der ulnaren Handbeuger und der tiefen Fingerbeuger des Ring- und Kleinfingers mit entsprechender Atrophie bestimmter Handmuskulatur, sodass das Bild einer Krallenhand entsteht (Abb. 22.3c, S. 345). Den Sulcus kann jeder an der Innenseite seines Ellenbogens selbst tasten und bei Druck in den Sulcus den N. ulnaris derart reizen, dass ein unangenehmes Kribbeln in den beiden ulnaren Fingern auftritt. Ursache ist häufig eine supracondyläre Fraktur des Humerus, wobei die Lähmung als **Spätschaden** erst Jahrzehnte nach einer Fraktur auftreten kann. Auch häufiges Strecken und Beugen des Ellenbogens oder des Handgelenks (Kubitalsyndrom) können schädigen, vor allem wenn der Nerv bei diesen Bewegungen gleitet (**Luxation**). Der Ulnarisnerv kann auch im Bereich des Handgelenks bzw. der Handinnenfläche (**Loge du Guyon, Radfahrerlähmung**) durch Kompression geschädigt werden.

22.6 Fazialislähmung

Von den 10 unteren Hirnnerven, die auch zum PNS gehören, soll exemplarisch die ebenfalls häufige Fazialisparese vorstellt werden. Der N. facialis (s. S. 96) kann eine **zentrale** (Mundastschwäche beim Schlaganfall!) und eine **periphere** Lähmung zeigen, bei der in auffälliger Weise auch Stirn- und Lidmuskeln deutlich geschwächt sind. Da der N. facialis auch Geschmacksfasern für die vorderen zwei Drittel der Zunge und sekretorische Fasern für die Tränen- und Speichelsekretion führt, kommt es bei einer kompletten peripheren Fazialisschädigung neben der Gesichtslähmung auch zu Störungen der Geschmacksempfindung sowie der Tränen- und Speichelsekretion. Bei einer Lähmung des Muskels für ein Gehörknöchelchen (M. stapedius) werden Geräusche lauter wahrgenommen (Hyperakusis).

Jährlich kommt es bei 100.000 Einwohnern zu etwa 20–25 Neuerkrankungen. | Häufigkeit

In etwa 75 % der Fälle bleibt die Ursache unbekannt (idiopathische Fazialislähmung). In Betracht kommen Infektionen mit Borrelien oder Varizella-zoster-Viren, entzündliche Veränderungen im Rahmen eines Guillain-Barré-Syndroms und andere immunologisch-rheumatische Erkrankungen, Verletzungen, Tumoren und Entzündungen des Felsenbeins. Entscheidend ist wohl eine Schwellung des Nervs in seinem langen Kanal durch das Felsenbein. Mit elektrophysiologischen Methoden kann erkannt werden, ob es sich um eine typisch einseitige, eine latent beidseitige Läsion oder eine zentrale Parese handelt. Auch das Ausmaß der axonalen Schädigung kann abgeschätzt werden, was für die Prognose von Bedeutung ist. | Ursache

Verlauf	Eine unvollständige, d. h. überwiegend motorische Fazialislähmung bildet sich in etwa 80 % der Fälle von selbst vollständig zurück. Bei axonalen Schäden ist durch Fehlaussprossung mit Defektheilungen zu rechnen, die sich durch Kontrakturen oder Mitbewegungen (z. B. des Mundwinkels bei Lidschlägen) anzeigen. Der Spasmus hemifacialis ist eine muskuläre Überaktivität des geschädigten N. facialis (S. 316).
Therapie	Zur verbesserten und beschleunigten Rückbildung der Ausfälle wird frühzeitig mit einer antiödematösen Therapie begonnen. Kortison wird hochdosiert für kurze Zeit nach Ausschluss einer Infektion (Borreliose?! Liquoruntersuchung) gegeben.

Pflegehinweis: Bei ungenügendem Lidschluss ist die Hornhaut vor Austrocknung zu schützen. Bewährt hat sich die Gabe von Augentropfen oder Augensalbe zur Bildung eines Feuchtigkeitsfilms mehrmals täglich; ein Uhrglasverband ist vorzugsweise nachts zu empfehlen. Die Patienten sollen frühzeitig zur Selbsthilfe angeleitet werden, um die Therapie zuhause weiterführen zu können.

Physiotherapie	Eine ganze Reihe von mimischen Übungen wird empfohlen; wichtig scheint vor allem, beginnenden Kontrakturen entgegenzuwirken.

23 Polyneuropathien

23.1 Grundlagen

Definition: Als **Polyneuropathien** werden alle Erkrankungen mit diffusen Schäden an peripheren Nerven zusammengefasst. Im Gegensatz dazu bezeichnet der Begriff **Mononeuropathie** die Erkrankung eines Nervs, diese können zu den Polyneuropathien gerechnet werden, wenn die Ursache im Prinzip zu mehreren solcher Einzelschäden führen kann (**Mononeuropathia multiplex**). Mononeuropathien gehen häufig auf eine Durchblutungsstörung eines Nervs zurück. Als **Polyneuritis** können Polyneuropathien entzündlicher Genese bezeichnet werden.

Häufigkeit abhängig von vorherrschenden Ursachen	Die Vielzahl der Ursachen lässt je nach Region und Altersgruppe andere Zahlenwerte entstehen. **Lepra** beispielsweise kommt in Mitteleuropa praktisch nicht vor, ist aber weltweit die wichtigste behandelbare Ursache der Polyneuropathie. Im deutschsprachigen Raum ist bei jüngeren Menschen **Alkohol** mit Abstand die häufigste Ursache, bei älteren Menschen hingegen der **Diabetes mellitus**. In spezialisierten Zentren können sich spezielle Syndrome wie das Guillain-

Barré-Syndrom häufen. Die prozentuale Zusammensetzung der Ursachengruppen von Polyneuropathien kann je nach Spezialisierung auch zwischen neurologischen Fachkliniken stark schwanken, wobei sich bei etwa 20 % der Polyneuropathien keine sichere Ursache festlegen lässt (Tab. 23.2).

Man kann mit etwa 50 Erkrankungen auf 100.000 Einwohner rechnen. Wahrscheinlich besteht eine Dunkelziffer unerkannter Polyneuropathien bei geringer Ausprägung oder bei andersartigen, im Vordergrund stehenden Erkrankungen.

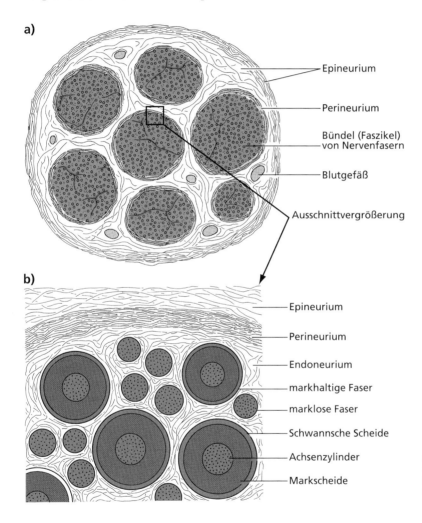

Abb. 23.1: Querschnitt durch einen peripheren Nervs (a) und (b) Ausschnittvergrößerung

23.1.1 Anatomie

Die Gliederung des peripheren Nervensystems wurde ab S. 341 schon kurz vorgestellt. Die einzelnen peripheren Nerven bestehen aus mehreren Bündeln (Faszikeln) von Nervenfasern (Abb. 23.1), die durch **Bindegewebe** (Perineurium und Epineurium) gegliedert und zusammengehalten werden, das auch die zur Versorgung der Nervenfasern notwendigen **Blutgefäße** enthält. Bei stärkerer Vergrößerung erkennt man die einzelnen Nervenfasern, die aus einem Achsenzylinder (Abb. 4.1, S. 32) und einer mehr oder weniger dick ausgeprägten Markscheide oder Myelinhülle bestehen und unterschiedliche (motorische, sensible und vegetative) Aufgaben haben.

Tab. 23.1: Nervenfasertypen mit unterschiedlichen Aufgaben und Leitgeschwindigkeiten

Fasertyp	Dicke *m	NLG m/s	Beispiele	Myelin
A-alpha	10–20	60–120	Muskelfasern und -spindeln (S. 25, 74)	sehr dick
A-beta	7–15	40–90	Hinterstrang (S. 34) Tastsinn	dick
A-gamma	4–8	15–30	Regulierung der Spindeln	ja
A-delta	3–5	5–25	Vorderseitenstrang (S. 34) Wärme, Kälte und Schmerz	dünn
B	1–3	3–15	vegetatives Nervensystem	teils
C	0,3–1	0,5–2,0	vegetatives Nervensystem	keine

Axonale Schädigung

Degenerative Veränderungen machen sich zuerst in den vom Nervenzellkern am weitesten entfernten, also peripheren Abschnitten des Nervenaxons, bemerkbar und können sekundär auch die Markscheiden befallen. Die peripher auf der langen Axonstrecke bevorzugt auftretenden Störungen erklären die distale Betonung der Symptomatik. Die Nervenleitgeschwindigkeit (NLG) ist nicht oder nur unwesentlich verlangsamt. Im EMG werden Zeichen einer Denervierung oder eines Umbaus der motorischen Einheiten gefunden. Axonale Schädigungen werden vorwiegend bei den nichtentzündlichen Polyneuropathien, insbesondere bei den toxischen, z. B. den alkoholischen Polyneuropathien beobachtet.

Myelinschädigung

Herdförmig oder diffus verteilt kommt es zu einer Erkrankung der Markscheide (Entmarkung, Demyelinisierung), die vorwiegend mit sensiblen Störungen einhergeht. Die Nervenleitgeschwindigkeit ist deutlich verlangsamt. Die Achsenzylinder bleiben in der Regel verschont, können aber bei fortgeschrittenen Prozessen mit ergriffen werden. Entmarkungen sind überwiegend auf entzündliche, aber in vielen Fällen auch auf diabetische Polyneuropathien zurückzuführen.

Waller-Degeneration

Die Degeneration der Axone führt im Endstadium zu einem vollständigen Zerfall der Nervenfasern distal vom Schädigungsort, wie er auch bei einer traumatischen Durchtrennung von peripheren Nerven zu beobachten ist. Es kommt innerhalb von Tagen zu einem Verlust der elektrischen Erregbarkeit distal von der Schädigung und der Waller-Degeneration.

Interstitielle Nervenschädigung

Im Bereich des Bindegewebes zwischen den Nervenfaszikeln kommt es durch Entzündungen oder Gefäßerkrankungen zu Funktionsstörungen, die sich sekundär auf Markscheide und Axon auswirken. Vaskuläre Polyneuropathien vom Typ der Mononeuropathia (multiplex) sind hier einzuordnen.

Schädigungen der letzten Nervenverästelungen vor den Endplatten sind klinisch und auch im EMG schwer von Myopathien unterscheidbar.

Endstreckenneuropathie

23.1.2 Polyneuropathisches Syndrom

Die Symptome betreffen meistens die langen Bahnen zuerst und beginnen deshalb oft an Zehen und Füßen und später Fingern und Händen, meistens seitengleich (**distal-symmetrischer Typ**). Durch Schädigungen des 2. motorischen Neurons (S. 47) kommt es zu **schlaffen Lähmungen** mit **Muskelatrophie**, die so ausgeprägt sein können, dass die Kranken an Beinen und Armen im Extremfall nur noch geringe oder keine Bewegungen ausführen können. Die **Fußheberschwäche** ist ein häufiges Frühsymptom. Die **Abschwächung der Muskeleigenreflexe** beginnt oft mit dem Achilles-Sehnen-Reflex (ASR).

Symptomatik von Polyneuropathien

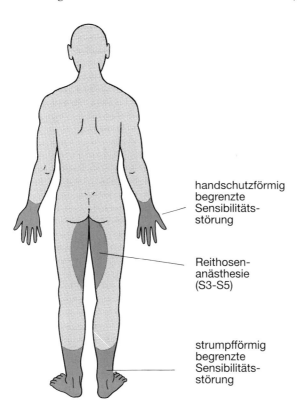

Abb. 23.2: Peripher betonte Sensibilitätsstörungen: handschuh- und strumpfförmig, Reithosenareal

Sensible Reizerscheinungen äußern sich als Missempfindungen (Kribbeln, Ameisenlaufen) und als brennende, reißende Schmerzen. Die distal lokalisierten **sensiblen Ausfallerscheinungen** machen sich als Taubheit und Herabsetzung der Schmerzempfindlichkeit bemerkbar, sie sind strumpf- oder handschuhförmig begrenzt (Abb. 23.2). Bei Störung des Lagesinns fällt ein unsicheres Gangbild auf (**sensible Ataxie**). **Vegetative Störungen** äußern sich als verminderte (selten vermehrte) Schweißbildung. gestörtes Nagelwachstum, orthostatische Dysregulation, Störung der Darmmotilität, Blasenstörungen, erektile Dysfunktion.

> **Merke: Polyneuropathien** sind gekennzeichnet durch Sensibilitätsstörungen, neuropathische Schmerzen und schlaffe Lähmungen mit Reflexminderung, oft in Verbindung mit autonomen Störungen. Der Schwerpunkt der Veränderungen liegt meist distal-symmetrisch in den Füßen (und Händen).

23.1.3 Ursachen

Zahlreiche Faktoren können zu Schäden der peripheren Nerven und damit zu einer Polyneuropathie führen. Einen orientierenden Überblick gibt Tab. 23.2.

Tab. 23.2: Klassifikation der Polyneuropathien nach Ursachen

1. Angeborene (hereditäre) Polyneuropathien — 3 %
   a) ohne sonstige neurologische Symptome
      – *hereditäre motorisch/sensible Neuropathien (HMSN)*
   b) mit zusätzlichen neurologischen Symptomen, z. B. im Rahmen von Stoffwechselerkrankungen oder System-Degenerationen, z. B. M. *Fabry* etc.
2. Erworbene Polyneuropathien
   a) metabolisch
      – *Diabetische Polyneuropathie* — 35 %
      – Polyneuropathie bei Niereninsuffizienz (Urämie) etc. — <1 %
      – „*Critical-illness-Polyneuropathie bei Sepsis und Multiorganversagen* — <1 %
      – Polyneuropathie bei Vitaminmangel (B1, B2, B6, B12, E) und Malabsorption — 4 %
   b) toxisch
      – *Alkohol-Polyneuropathie* — 11 %
      – *Polyneuropathie durch Medikamentenwirkung* — 1 %
   c) endokrinologisch (neben Diabetes mellitus) — <1 %
      – Polyneuropathie bei Hypothyreose oder Akromegalie
   d) *paraneoplastisch* — 3 %
   e) bei Paraproteinämien — 1 %
   f) autoimmunologisch
      – akut: *Guillain-Barré-Syndrom* (GBS) — 6 %
      – *Chronisch-inflammatorische demyelinisierende PNP* (CIDP) — 4 %
      – Multifokale motorische Neuropathie (MMN)
      – Polyneuropathie bei Kollagenosen, Vaskulitiden — 3 %
      – Neuralgische Schultermyatrophie — 2 %
   g) infektiös — 5 %
      – Polyneuropathie z. B. bei Lepra, Borreliose, HIV, Masern, Herpes zoster, Zytomegalie, Mononukleose etc.
      – Neuropathien durch Bakterien-Toxine (Diphtherie, Botulismus, Tetanus)

Der Anteil der **ungeklärten Polyneuropathie** beträgt meistens ca. 20 %

Die kursiv hervorgehobenen Polyneuropathien werden im Anschluss näher dargestellt.

23.1.4 Diagnostik

Wenn Beschwerden und Symptome (Kap. 23.1.2) den Verdacht auf eine Polyneuropathie lenken, wird man zunächst eine genaue klinische und elektrophysiologische Beschreibung des Syndroms vornehmen, weil sich daraus Rückschlüsse auf die Ursache(n) ergeben.

Anamnese und neurologische Untersuchung

- **Akuter Beginn**: Dieser deutet auf ein Guillain-Barré-Syndrom oder eine starke Einwirkung chemischer oder bakterieller Toxine. Auch die Critical-illness-Polyneuropathie (S. 355) beginnt akut, obwohl ihr Einsetzen wegen eines bestehenden Komas (Koma-Polyneuropathie) erst im Nachhinein bemerkt wird. Auch paraneoplastische Ursachen setzen nicht selten (sub-)akut ein.
- **Überwiegend motorisch**: Die **Multifokale motorische Neuropathie (MMN)** ist definitionsgemäß rein motorisch. Typisch ist ein Fehlen sensorischer Symptome beim Botulismus, der Diphtherie und beim Tetanus. Möglich ist eine überwiegend motorische Symptomatik bei der hereditären motorischen und sensiblen Neuropathie (HMSN), beim Diabetes mellitus, bei toxischer Einwirkung von z. B. Blei und bei angeborenen Stoffwechselkrankheiten.
- **Überwiegend sensibel**: Möglich beim Diabetes mellitus, bei Malabsorptionssyndromen, paraneoplastischen Ursachen, der hereditären sensiblen und autonomen Neuropathie (HSAN), Lepra, Borreliose, toxisch (Cisplatin, Thallium, Phenytoin) und Urämie.
- **Starke autonome Beteiligung**: Möglich beim juvenilen Diabetes mellitus, Guillain-Barré-Syndrom, Botulismus, Alkohol, HSAN.
- **Zusätzliche Hirnnervenbeteiligung**:
    - N. facialis: Diabetes mellitus, Borreliose, Sarkoidose, Guillain-Barré-Syndrom
    - N. oculomotorius: Botulismus, Diabetes mellitus
    - N. opticus: Ethambutol (Tbc-Therapie), Mykoplasma pneumoniae
    - ansonsten: durch neurotrope Viren, paraneoplastisch, durch Vaskulitiden

Symptomatik und mögliche Ursachen

Zusatzuntersuchungen

Es kommen vor allem elektrophysiologische Methoden sowie laborchemische und bioptische Untersuchungen zum Einsatz.

Elektromyographie (EMG) und Elektroneurographie (ENG, ab S. 66) stellen empfindliche Untersuchungsmethoden dar, die bereits Hinweise auf eine Nervenschädigung geben können, wenn klinisch noch keine Symptome erkennbar sind. Ob **Myelin** und/oder **Axon** oder ob **motorische** und/oder **sensible** Fasern betroffen sind, bietet wichtige Hinweise auf mögliche Ursachen, ebenso der Verteilungstyp (**symmetrisch** oder **asymmetrisch** sowie **proximal** oder **distal** betont).

Elektrophysiologie

Da viele Polyneuropathien internistische Leiden begleiten oder diesen in ihrer Manifestation sogar vorausgehen können, ist eine umfangreiche internistische Diagnostik erforderlich, die routinemäßig und ergänzend gezielt eingesetzt werden kann.

Internistische und laborchemische Untersuchungen

Nervbiopsie
Eine Biopsie (S. 75) von Nerven-, Muskel- oder Hautproben und deren mikroskopische Untersuchung kann bei ungeklärten Polyneuropathien erforderlich werden, besonders wenn der Verdacht auf eine (behandelbare) **entzündlich-immunologische** Ursache besteht. Die Biopsie gibt Hinweise, ob Myelin, Axone und/oder das umgebende Bindegewebe geschädigt sind. Ferner ist nach **Einlagerungen** fremder Eiweiß-, Fett- und Kohlenhydratkörper zu suchen.

> Merke: Die Ursachen von Polyneuropathien (PNP) sind vielfältig. Die Diagnostik setzt auf typische Befunde in der Anamnese und der neurologischen Untersuchung, die durch technische Zusatzuntersuchungen ergänzt werden. Verteilungsmuster der PNP bzw. der betroffenen Fasertypen und Nervenstrukturen geben wichtige Hinweise. Diabetes mellitus und Alkoholabusus sind die häufigsten Ursachen von Polyneuropathien in Mitteleuropa. Nicht alle Polyneuropathien lassen sich ursächlich aufklären.

23.2 Die wichtigsten Polyneuropathien

23.2.1 Hereditäre Polyneuropathien

In den letzten Jahren haben sich die Kenntnisse über hereditäre (erblich bedingte) Polyneuropathien vor allem durch die Entdeckung zahlreicher Mutationen und Gen-Orte erheblich erweitert. Die Erkrankungen machen sich meist zwischen dem 10. und 30. Lebensjahr langsam bemerkbar.

Hereditäre motorische und sensible Neuropathie (HMSN)
1886 haben Charcot und Marie in Paris und Tooth in Cambridge diese Krankheit erstmals identifiziert (mit CMT etc. beginnen deshalb die genetisch unterscheidbaren Typen). Charakteristisch sind langsam progrediente, symmetrisch auftretende periphere Lähmungen und Atrophien, bevorzugt distal am Schienbeinmuskel, sodass die Unterschenkel atrophisch werden und an „**Storchenbeine**" erinnern. Wegen einer Fußheberschwäche muss man die Knie stark anheben, weil der Fuß herunterhängt. Auch sind die Fußmuskeln schwach und dadurch die Fußgelenke unsicher, der Fuß wird platschend aufgesetzt (**Steppergang**). Frühzeitig kann es zu Hohlfüßen und später Krallenhänden kommen. Die distal-symmetrisch auftretenden (socken- oder handschuhförmigen) Sensibilitätsstörungen stehen nicht im Vordergrund. Mögliche Zusatzsymptome können sein: deutlichere Sensibilitätsstörungen, Skoliose, tastbar verdickte Nervenstämme, Tremor und eine leichte (sensible) Ataxie. Der Verlauf ist relativ günstig, die Lebenserwartung ist nicht verkürzt.
Eine ursächliche Therapie ist nicht bekannt, die Betroffenen müssen sich auf ihre Schwächen einstellen, Hilfsmittel einsetzen und eine Überforderung der zunehmend gelähmten Muskulatur vermeiden lernen.

Polyneuropathie bei M. Fabry
Der M. Fabry ist in letzter Zeit als seltene Schlaganfallursache bekannt geworden, zumal jetzt eine therapeutische Substitution des fehlenden Enzyms Galaktosidase verfügbar ist. Der Mangel führt zu einer Ablagerung von Lipiden (Fetten) in Niere (Insuffizienz, Hypertonus), Herzmuskel, Nerven (Polyneuropathie!), Cornea (Hornhauttrübung) und Gefäßwänden (Schlaganfälle! Hirnblutungen!).
Interessant an der Polyneuropathie ist der „**Small fiber-Typ**", also der Befall vor allem myelinarmer Neurone (Tab. 23.1, S. 350) mit Missempfindungen teils brennender und teils einschießender Art mit vegetativen Störungen (vermehrtes Schwitzen, aber auch verminderte Schweißbildung und trockene Haut).

23.2.2 Diabetische Polyneuropathie

Die diabetische Polyneuropathie gehört zu den häufigsten Polyneuropathien. Bei fast 75 % der Kranken mit einem Diabetes mellitus kommt es zu einer zumindest diskret ausgeprägten Polyneuropathie. Sie kann Erstsymptom eines Diabetes sein.

Die Hyperglykämie führt zu Störungen des Nervenstoffwechsels, außerdem kann durch Mikroangiopathie eine Durchblutungsstörung der Nerven eintreten. — Ursache

Die diabetische Polyneuropathie ist meist **distal betont, symmetrisch** mit Sensibilitätsstörungen und brennenden Schmerzen. Die Muskeleigenreflexe sind abgeschwächt, und die Vibrationsempfindung ist vermindert oder aufgehoben. Lähmungserscheinungen treten erst später auf und machen sich besonders als schweres Gefühl in den Beinen beim Gehen und Treppensteigen bemerkbar. — Symptomatik
Als **Mononeuropathie** kann sie zu Muskelatrophien besonders im Bereich der Oberschenkel führen. Dabei sind die zu den Nervenfasern führenden arteriellen Gefäße erkrankt, evtl. in mehreren Nerven (Multiplex-Typ). Von den Hirnnerven erkranken besonders häufig der N. oculomotorius und der N. facialis und im Bein der N. femoralis.
Bei jüngeren Diabetikern stehen Stoffwechselstörungen im Vordergrund, die zu einer Degeneration der Axone führen. Dieser Prozess erfolgt vorwiegend an markarmen Nervenfasern, die für die vegetative Funktion zuständig sind. Es kommt deshalb zu einer Beeinträchtigung der Blasen- und Mastdarmtätigkeit sowie der Sexualfunktion, zu einer Veränderung der oft leicht geschwollenen Haut und zu Störungen der Schweißsekretion. Daneben sind die typischen sensiblen und motorischen Störungen zu beobachten.

Die Therapie geht von einer optimalen Einstellung des Blutzuckers aus. Zur Behandlung neuropathischer Schmerzen s. S. 377. — Therapie

23.2.3 Critical-illness-Polyneuropathie

Die Krankheit wird bei etwa 70 % aller Fälle mit Sepsis, Multiorganversagen und länger als zweiwöchiger Beatmung auftreten, wird also besonders häufig bei Patienten nach Aufenthalten auf Intensivstationen beobachtet. Als Ursache werden die Dauergabe von Muskelrelaxanzien und Kortikoiden, erhöhte Kohlenhydratzufuhr sowie die septische Entzündungsreaktion diskutiert. Meistens handelt es sich um eine **axonale Polyneuropathie** (S. 350), die symmetrisch auftritt, proximal betont sein kann und gelegentlich die Gesichtsmuskulatur einbezieht (schlaffe Mimik). Das Liquoreiweiß ist – anders als beim Guillain-Barré-Syndrom – nicht erhöht. Die Krankheit macht sich meist erst bei der Ausleitung der Beatmung mit verlängerten Entwöhnungszeiten und schlaffen Lähmungen mit Areflexie bemerkbar. Die Prognose ist gut, allerdings kann die Rehabilitation Monate in Anspruch nehmen.

23.2.4 Alkoholische Polyneuropathie

Nach dem Diabetes mellitus ist Alkoholismus in Westeuropa die zweithäufigste Ursache von Polyneuropathien. Typisch sind distal – symmetrische Missempfindungen, Muskelverkrampfungen, Fußheberschwäche, Gangunsicherheit und zusätzliche Drucklähmungen einzelner Nerven. Die Nervenstämme sind häufig deutlich druckschmerzhaft. Sehr oft treten vegetative Störungen in Form feuchter Hände und Füße, veränderte Fußnägel und Potenzstörungen auf. Die Polyneuropathie wird oft von weiteren Alkoholschäden wie Lebererkrankung, Kleinhirnatrophie, Wernicke-Enzephalopathie oder Merkschwäche (Korsakow-Syndrom) begleitet.

Unter Alkoholkarenz und Vitamin-B1-Gabe sind auf Dauer gute Besserungen möglich.

23.2.5 Medikamentös-toxische Polyneuropathie

Von vielen Medikamenten ist bekannt, dass sie neurotoxisch sind. Das Ausmaß der Nervenschäden hängt von der eingenommenen Menge, vom individuellen Abbau im Organismus, der individuellen Anfälligkeit der peripheren Nerven sowie der Einwirkung weiterer nervenschädigender Substanzen ab. Als neurotoxisch gelten vor allem viele Zytostatika (z. B. Vincristin, Cisplatin), das Antiepileptikum Phenytoin sowie einige Antibiotika (z. B. Penicillin und Nitrofurantoin). Einige sehr wirksame AIDS-Medikamente sind neuromyotoxisch, wobei die Effekte oft schwer beurteilbar sind, weil das Virus selbst ähnliche Symptome hervorrufen kann.

Durch Beachtung der berufsgenossenschaftlichen Auflagen sind Bleivergiftungen äußerst selten geworden.

23.2.6 Vaskuläre Polyneuropathie

Wenig bekannt ist, dass arterielle Durchblutungsstörungen im Epineurium, das die Nervenbündel hüllenartig umschließt (Abb. 23.1, S. 349), sekundär die peripheren Nerven schädigen können. Es kommt zu lageabhängigen quälenden Brennschmerzen, die durch

Wärme verstärkt werden und nachts dominieren. Die motorischen und sensiblen Ausfälle sind häufig asymmetrisch ausgebildet (Multiplex-Typ). Gefäßerkrankungen kommen z. B. bei der Periarteriitis nodosa, bei der rheumatoiden Arthritis oder beim Lupus erythematodes (LE), aber auch beim Diabetes mellitus vor.

23.2.7 Paraneoplastische Polyneuropathie

Besonders beim Bronchialkarzinom kann es zu Missempfindungen besonders der Hände, Füße, zu einem Reflexverlust und schließlich einer sensiblen Ataxie kommen. Auch eine vorwiegend autonome Symptomatik (s. S. 351) ist möglich. Im Liquor ist oft eine Schrankenstörung (s. Kap. 5.7.3, S. 84) nachweisbar. Im Serum lassen sich bestimmte Antikörper nachweisen.

23.2.8 Autoimmunologische Polyneuropathien

Guillain-Barré-Syndrom (GBS)
Die Bezeichnung geht auf eine Krankheitsbeschreibung zweier französischer Neurologen (1916) zurück.

Die Häufigkeit wird auf 1–2 Neuerkrankungen pro 100.000 Einwohner und Jahr gerechnet. Es gibt keine Alters- oder Geschlechtsbevorzugung.	Häufigkeit
Vor allem nach bronchialen oder gastroenteritischen Infekten kommt es wahrscheinlich zu einer Entzügelung der Immunantwort, die sich 1–3 Wochen später gegen Markscheiden oder Axone der betroffenen Nerven und Wurzeln richtet (Autoimmunerkrankung).	Ursache
Je nach Art der beteiligten Nervenstrukturen kann die Symptomatik recht unterschiedlich sein. Die Erkrankung beginnt meist distal-symmetrisch mit Missempfindungen und Paresen, die innerhalb von Stunden bis Tagen aufsteigen und in zunehmender Weise Arme, Hirnnerven (Schluckstörung, Fazialislähmung) und auch die Atemmuskulatur (abgeschwächter Hustenstoß, ungenügende Atemexkursion) ergreifen können. Dieser aufsteigende Verlauf kann bedrohlich sein und zu einer u. U. längeren Beatmung auf einer Intensivstation führen. Besonders gefährlich kann die Beteiligung vegetativer Nerven sein mit der Entwicklung schwerer **Kreislaufregulationsstörungen** (orthostatische Hypotonie schon beim Aufrichten im Bett) und **Herzrhythmusstörungen** mit drohendem Herzstillstand. Die Patienten werden deshalb besonders in der Akutphase des Beginns intensiv überwacht.	Symptomatik
Typisch ist eine Erhöhung des Liquoreiweißes (Schrankenstörung) bei (fast) normaler Zellzahl (**zytoalbuminäre Dissoziation**). Die Elektroneurographie kann anfangs noch normal sein. Besonders ergiebig sind proximale Messungen unter Einbeziehung der Nervenwurzeln. Oft lässt sich eine typische Schädigung der Myelinscheiden nachweisen.	Zusatzdiagnostik
Die Krankheit erreicht innerhalb von wenigen Tagen bis zu vier Wochen ihren Höhepunkt. Danach kommt es über mehrere Wochen	Verlauf

	bis Monate zu einer langsamen und meistens vollständigen Rückbildung der Ausfälle. In etwa 10 % der Fälle bleiben allerdings deutliche Behinderungen zurück.
Therapie	Eine ursächliche Therapie ist nicht bekannt. Da eine Atem- und Kreislauflähmung sowie bleibende neurologische Ausfälle drohen, sollte man die Krankheitsentwicklung möglichst schnell zu stoppen versuchen. Ein sich anbahnender schwerwiegender Verlauf rechtfertigt eine Plasmaaustausch-Behandlung (Plasmaseparation) oder – weniger eingreifend – eine Immunglobulin-Adsorption (meist in „Blöcken" von etwa 5 Anwendungen verteilt auf 5–10 Tage); der übergeordnete Begriff Plasmapherese wird gelegentlich synonym benutzt. Intravenöse Gaben hochdosierter Immunglobuline (**IVIG**) sind ähnlich gut wirksam, die Kombination nicht sicher besser. Eine Wiederholung kann – meist 1–2 Wochen später – erforderlich werden.
Überwachung	Auch nach der Verlegung von der Intensivstation bleibt die Überwachung der Patienten wichtig: • Messung der **Vitalkapazität** mit einem empfindlichen Spirometer. Ein Atemzugvolumen unter 1 Liter ist grenzwertig! • Pulsüberwachung hinsichtlich **Arrhythmie!** • Bei der Mobilisierung auf **orthostatische Hypotension** achten!
Sonderformen des GBS	*Sonderformen autoimmunologischer Polyneuritiden* Eine **enzephalitische Beteiligung** kann sich durch leichte Wesensänderungen oder andere organische Psychosyndrome anzeigen. Eine spezielle Variante stellt das **Miller-Fisher-Syndrom** dar, bei dem eine Ataxie, eine Lähmung der Augen- und Pupillenmuskulatur und ein Reflexausfall zu verzeichnen sind, manchmal ohne wesentliche Lähmung.
Chronische inflammatorische demyelinisierende Polyneuritis (CIDP)	Der Beginn der chronischen Polyneuritis ist schleichender und weniger dramatisch als beim Guillain-Barré-Syndrom. Die Symptome entwickeln sich über mehrere, mindestens 8 Wochen (evtl. Monate bis Jahre). Typisch ist eine gemischt motorisch-sensible Symptomatik. Die Paresen sind symmetrisch und distal betont. Sensible Störungen sind häufiger als beim Guillain-Barré-Syndrom. Störungen des Lage- und Vibrationsempfindens stehen im Vordergrund, gefolgt von Parästhesien. Hirnnervenstörungen und Atemlähmungen kommen hingegen kaum vor. Das Krankheitsbild verläuft etwa je zur Hälfte chronisch-progredient oder schubförmig, insgesamt variabler als bei der akuten Form. Therapeutisch sind im Gegensatz zur akuten Polyneuritis Kortikosteroide und auch Immunsupressiva wie Azathioprin wirksam.
Multifokale motorische Neuropathie (MMN)	Ein Syndrom mit **asymmetrischen** Paresen, elektroneurographisch (NLG) nachgewiesenen multifokalen, oft nur partiellen und proximal gelegenen Leitungsblockierungen und einem erhöhten IgM-Titer ist typisch für die MMN. Beginn meist distal an einer Hand, Faszikulationen und Muskelkrämpfe sind häufig. Die Therapie mit Cyclophosphamid und hochdosierten Immunglobulinen (IVIG) ist wirksam, seltener die mit Kortison oder einer Plasmapherese.

23.2.9 Polyneuritis bei Infektionen

Die beidseitige Fazialisneuropathie (s. S. 96) ist typisch, die einseitige ist nur schwer von der idiopathischen zu unterscheiden (elektrophysiologisch, Liquor, Serologie). Die schmerzhafte Polyradikuloneuritis ist ebenfalls charakteristisch für die Neuroborreliose.

Polyneuropathie bei Neuroborreliose

Die Grundlage einer „Gürtelrose" ist eine Radikulitis oder Neuritis, die durch Zoster-Viren hervorgerufen wird (s. S. 275).

Zosterneuritis

Die Toxine von Bakterien können als starkes Nervengift wirken. Das Toxin des **Diphtheriebakteriums** kann neben einer Hirnnervenlähmung (insbesondere Schluckstörung, Fazialis- und Augenmuskellähmung) auch zu einer Lähmung der Atem- und der proximalen Extremitätenmuskulatur mit distalen Sensibilitätsstörungen führen. Beim **Botulinumtoxin** kommt es zu einer Blockade der Erregungsübertragung vom Nerv auf den Muskel oder auf sekretorische Drüsen, Sensibilitätsstörungen fehlen. Der Wundstarrkrampf wird durch **Tetanus**toxin hervorgerufen, das in den Nerven zum Rückenmark emporwandert und dort Hemm-Mechanismen blockiert.

Bakterielle Toxine

23.3 Therapie- und Pflegeprinzipien der Polyneuropathien

Die Therapie kann je nach Ursache sehr unterschiedlich sein, deshalb muss immer versucht werden, die Ursache aufzudecken, wobei dies bei ca. 20 % der Fälle nicht gelingt. Für andere Neuropathien lassen sich gleich mehrere Ursachen finden. Die Diagnostik ist nicht selten zeitraubend, oft wird nach 6–12 Monaten die Suche wiederholt, wenn sie erfolglos war. Wenn die schädigende Ursache gefunden und ausgeschaltet werden kann, können die peripheren Nerven sich ohne jede medikamentöse Behandlung in einem hohen Maße selbst regenerieren. Dieser Vorgang dauert jedoch Wochen bis Monate.

Diagnose vor Therapie

Alkohol ist verboten, und Medikamente sind hinsichtlich ihrer möglichen und wahrscheinlichen Neurotoxizität mit Vorsicht zu verordnen.

Vermeidung neurotoxischer Substanzen

Bei entzündlichen Erkrankungen wird der Entzündungsprozess mit Kortikoiden, einer Plasmapherese, Immunglobulinen oder Zytostatika zurückgedrängt und die nervenschädigende Wirkung damit beseitigt.

Antientzündliche Therapie

Der Stoffwechsel muss mit allen Mitteln optimiert werden, um eine Besserung zu ermöglichen, z. B. mit Insulin und oralen Antidiabetika beim Diabetes mellitus, mit Dialysebehandlung bei einer Urämie oder Vitaminsubstitution bei Mangelzuständen.

Therapie der Grunderkrankung

Zur Therapie neuropathischer Schmerzen vgl. Kap. 26.3, S. 385.

Schmerzen

Im akuten Stadium der Polyneuropathien, wenn die Lähmungen noch zunehmen oder noch nicht rückläufig sind, werden die Extremitäten nur vorsichtig durchbewegt, um Komplikationen wie Gelenkkontrak-

Physiotherapie

turen, Druckschäden der Haut, Thrombosen und Pneumonien vorzubeugen. In dieser Zeit wird der bewegungsunfähige Patient aufgefordert, die Bewegungen gedanklich mitzuvollziehen, um die zur normalen Bewegung erforderlichen Hirnstrukturen und -funktionen zu erhalten. Sobald sich die Lähmungen zurückgebildet haben, werden Kraft, Ausdauer und Koordination durch gezielte Bewegungen gesteigert. Dabei werden unter anderem rhythmische Widerstandsbewegungen zur Erhaltung der noch vorhandenen Muskulatur durchgeführt, was bei spastischen Lähmungen hingegen völlig falsch wäre.

Der Einsatz von **Rehabilitationsverfahren** muss mit Augenmaß erfolgen, um eine Überforderung zu vermeiden und den rechten Zeitpunkt im oft langwierigen Besserungsprozess zu finden. Stationäre und ambulante Reha-Verfahren sollen sich ergänzen.

Fußgymnastik kann bei polyneuropathischen Füßen trophischen Störungen durch verminderte Durchblutung entgegenwirken.

Die Anpassung des Kreislaufs an die aufrechte Körperhaltung soll so früh wie möglich trainiert werden. Die Behandlung im Bewegungsbad oder auf dem Schlingentisch reduziert durch Auftrieb das Körpergewicht, sodass der Patient mit geringen Muskelkräften Bewegungen leichter ausführen kann.

Ergotherapie Die in der Physiotherapie angebahnten Bewegungsmuster werden in der Ergotherapie durch handwerkliche Tätigkeiten gefördert. Diese funktionelle Therapie verbessert die Grob- und Feinmotorik und fördert Kraft, Ausdauer, Geschicklichkeit und Koordination. Die Sensibilität wird durch eine besondere Auswahl des Therapiematerials wie z. B. rauhes Jutegarn, weiche Wolle oder nachgiebiger Ton angeregt.

Physio- und Ergotherapie bedeuten für die Kranken eine wichtige Bestätigung und zusätzliche Anregung ihrer verbliebenen Leistungsfähigkeit. Die Stimulierung bestimmter Handlungsabläufe aktiviert die zentralen Neurone und fördert deren Koordination. Diese Therapien steigern das Selbstwertgefühl der Kranken. Große Bedeutung hat das ATL-Training, in dem An- und Ausziehen, Körperpflege und Haushaltsführung geübt werden.

Lagerung Bei schweren Lähmungen ist auf eine bequeme, schmerzlindernde Lagerung und eine richtige Stellung der Gelenke zur Vermeidung von Kontrakturen zu achten. Die Hände werden in physiologischer Mittelstellung, die Füße im Winkel von etwa 90° zum Unterschenkel gelagert. Unterstützend können angelegte Schienen oder Turnschuhe mit hohem Schaft wirken. Da es auch bei schlaffen Lähmungen zu Gelenkversteifungen und Bänderkontrakturen kommen kann, müssen alle Gelenke täglich mindestens zweimal durchbewegt werden, am besten auch bei der Körperpflege. Am Oberarm, am Wadenbeinköpfchen und Ellenbogen liegen die Nerven oberflächlich und müssen abgepolstert oder geeignet gelagert werden: So wird z. B. bei der Rückenlage der Ulnarisnerv am Ellenbogen komprimiert, wenn man die Hände auf den Leib des Patienten und die Ellenbogen auf die Matratze lagert: Geeignet wäre die Lagerung der Arme im Ellenbogen gestreckt und mit der Handfläche nach oben.

Auf die Polsterung von Knochenvorsprüngen ist in der üblichen Weise zu achten, besonders weil bei längeren Krankheitsverläufen die Muskelatrophie zunimmt.

Bei den oft wochenlang bestehenden schlaffen Lähmungen besteht ein nicht geringes Thromboserisiko!

Thromboseprophylaxe

Bei den chronischen Verläufen der Polyneuropathien ist besonders auf ein ständiges Bewegungstraining zu achten, das von den Physiotherapeuten oft nur einmal täglich für etwa 30 Min. durchgeführt werden kann. Auch das Pflegepersonal und Angehörige sind in die Bewegungsübungen mit einzubeziehen. Beim Bettenmachen, Waschen und Essen muss der Kranke sein Bett verlassen und soll möglichst viel selbst erledigen.

Bewegung

Infolge von Sensibilitätsstörungen kann es zu Verbrennungen mit der Wärmflasche kommen. Trockene Haut muss mit Lotionen gegen Rissigkeit und Superinfektionen geschützt werden.

Hautpflege

Auf regelmäßigen Stuhlgang ist besonders bei autonomen Polyneuropathien und schweren Lähmungen wegen des Bewegungsmangels zu achten. Mit Blasenstörungen ist gelegentlich ebenfalls zu rechnen (Kap. 9.17, S. 145).

Verdauung

Ein polyneuropathischer Fuß ist empfindlich und heilt schlecht. Die Patienten sollten lernen, nie barfuß zu gehen. Es empfehlen sich weiche Baumwollsocken von weißer Farbe, die kochfest sind und Blutspuren leicht erkennen lassen. Die Schuhe sollten ausreichend weit und auf jeden Fall bequem sein. Kleine Wunden sollten ernsthaft und sorgfältig verbunden und gepflegt werden. Die Haut der Füße sollte nicht zu stark entfettet werden: seifenfreie Waschlotionen verwenden. Fachgerechte und besonders vorsichtige Fußpflege ist bei Zehennagel-Problemen und „Hühneraugen" indiziert.

Fußpflege

24 Muskelerkrankungen

Definition: Das typische Leitsymptom einer Muskelerkrankung (**Myopathie**) ist die (meist symmetrische) Muskelschwäche mit leichter Atrophie und Tonusminderung der Muskeln. Die den Muskel steuernden Nerven sind intakt, sensible und vegetative Störungen sowie Faszikulationen fehlen. Die einzelnen Myopathien befallen unterschiedliche Regionen (Becken- oder Schultergürtel, distale Extremitäten, Gesicht, Augen- und Lidmuskeln). Schmerzen werden besonders häufig bei einer entzündlichen Myopathie (Myositis) gesehen, die auch akut beginnen können; meist ist der Verlauf chronisch.

Primäre Muskelerkrankungen sind erblich oder unbekannter Ursache. Sekundäre Muskelerkrankungen sind durch autoimmunologische Prozesse, Infektionen, Stoffwechselstörungen oder toxische Einflüsse bedingt und damit erworben.

Ursachen und Entstehungsbedingungen

Häufigkeit	Man rechnet mit etwa 30 Erkrankungen bei 100.000 Einwohnern. Am häufigsten ist die progressive Muskeldystrophie, gefolgt von Myositis, Myotonie und Myasthenie.
Diagnostik	Beim Untergang von Skelettmuskulatur steigt die CK deutlich an, während die Transaminasen nur gering erhöht. Bei starkem Muskelzerfall (Rhabdomyolyse) lässt sich Myoglobin (roter Muskelfarbstoff) im Urin nachweisen. Eine Reihe von **Antikörpern** gegen glatte oder quergestreifte Muskulatur, Mitochondrien und andere Myositis-assoziierte Antikörper können Hinweise liefern, auch auf eine systemische, andere Organsysteme ebenfalls angreifende Autoimmunerkrankung (Nachweis antinukleärer Faktoren usw.) Die **Elektromyographie** (EMG) zeigt in der Regel typische myopathische Veränderungen (S. 66 f.). Die Nervenleitgeschwindigkeiten sind normal. Die Muskelbiopsie soll die bereits vermutete Diagnose beweisen oder bei unklaren Befunden zur Klärung der Diagnose beitragen. Die mikroskopische Untersuchung kann durch histochemische und serologische Methoden ergänzt werden. Die **Kernspintomographie** gibt Hinweise auf die befallenen Muskelgruppen.

24.1 Muskeldystrophien und Myotonien

Muskeldystrophie: Als Muskeldystrophien werden verschiedene Muskelerkrankungen mit voranschreitendem und genetisch bedingtem Untergang von Muskelgewebe zusammengefasst.

Die häufigste Form des Kindesalters, die **Duchenne**-Muskeldystrophie wird X-chromosomal rezessiv vererbt und betrifft praktisch nur Jungen: 1 von 4.000 Geburten, ein Drittel sind spontane Neumutationen. Das myopathische Syndrom verzögert die motorische Entwicklung, lässt voranschreitend erworbene motorische Fähigkeiten wieder verloren gehen und führt zu deutlich erniedrigter Lebenserwartung. Der Verlauf ist beim Typ **Becker-Kiener** langsamer, manchmal findet man nur eine Muskelenzym-Erhöhung (CK-Erhöhung). Bei Betonung des Gesichts oder des Schultergürtels wird vom **fazioscapulohumeralen Typ** gesprochen, die Gruppe der **Gliedergürtel-Dystrophien** (proximale Extremitäten) ist groß und lässt sich nur gentechnisch unterscheiden.

Myotonie	Das Leitsymptom dieser Krankheitsgruppe, die **Myotonie**, bezeichnet die verzögerte Erschlaffung von Muskeln nach Anspannung: Die Kontraktion hält länger an, als die Nervenimpulse es vorgeben, und wird von den Patienten als Steifigkeit erlebt. Die Myotonie lässt sich gelegentlich durch Beklopfen von Muskeln auslösen, manchmal lässt sie kurzfristig nach, wenn die Bewegung ein paarmal schnell durch-

geführt wurde („warm-up"). Im EMG finden sich typische Potenzialsalven, die in Frequenz und Amplitude langsam abfallen oder anschwellen.

Diese häufigste Muskeldystrophie und häufigste Myotonie des Erwachsenen wird mit dem Chromosom 19 dominant vererbt; 5 von 100.000 sind erkrankt. Der Schweregrad nimmt mit jeder Vererbung zu. Die Symptomatik ist variabel und eine Kombination aus Myotonie, Muskeldystrophie, Stirnglatze, Katarakt, Netzhautveränderungen, Hodenatrophie, Diabetes mellitus, Schluckbeschwerden und Obstipation, EKG-Veränderungen und Kardiomyopathie.

Dystrophische Myotonie Curschmann-Steinert

Die nichtdystrophischen myotonen Erkrankungen werden mit den kaliumabhängigen periodischen Lähmungen zu den „Kanalkrankheiten" gezählt, denn durch Fehlfunktion der Natrium-, Kalium- oder Kalzium-Kanäle der Zellmembran kann es sowohl zu Übererregung wie zu Paresen der Muskulatur kommen. Eine autoimmunologische Untergruppe myotonieähnlicher Erkrankungen sind die Neuromyotonie (Isaacs-Syndrom), bei der Autoantikörper gegen Kaliumkanäle bestehen, und das Stiff-Person-Syndrom mit Antikörpern gegen ein Muskelenzym (GAD).

Ionenkanal-Erkrankungen

24.2 Kongenitale Myopathien

Eine große und sehr variable Gruppe von Myopathien wird traditionell von den ebenfalls vererbten Dystrophien abgegrenzt; mit zunehmenden Detailkenntnissen über die genetischen Zusammenhänge scheinen diese Gruppengrenzen zu verschwimmen. Vorläufig bilden mikroskopische Strukturauffälligkeiten der Muskelfasern das gemeinsame Merkmal dieser Gruppe. Die Krankheitsverläufe sind sehr variabel, längst nicht alle sind kongenital (bei der Geburt vorhanden). Nicht alle gefundenen Strukturauffälligkeiten sind Ursache, manche scheinen eher die Folge des Defekts zu sein. Die verwendeten Begriffe Finger-print-Körperchen, Nemaline-, Zebra- oder zylindrische Spiral-Körperchen mögen einen Eindruck geben. Oft bestehen neben der Myopathie Kontrakturen oder andere Skelettdeformitäten.

24.3 Dermatomyositis/Polymyositis

Grundwissen: Es handelt sich um eine sporadische, nicht erbliche autoimmunologische Erkrankung der Muskeln (Polymyositis); bei einer Hautbeteiligung (Rötung = Erytheme) spricht man von Dermatomyositis. Im Labor finden sich typische Autoantikörper, eine Erhöhung der Muskelenzyme und der BKS/BSG. Die Muskelbiopsie zeigt eine Einwanderung (Infiltration) von Entzündungszellen wie Lymphozyten, Plasmazellen, Histiozyten), die sich bei der Dermatomyositis stärker auch an bindegewebigen Anteilen zeigen.

Dermato- und Polymyositis zeigen gewisse klinische Unterschiede, eine sichere Klassifikation ist aber noch nicht gefunden.

Häufigkeit Etwa 8 von 100.000 Einwohnern sind betroffen, wobei Einflüsse von Hautfarbe und Herkunft bestehen. Mit dem Alter nimmt die Erkrankungswahrscheinlichkeit zu.

Symptomatik In der Regel kommt es subakut in Wochen bis Monaten (manchmal schleichend) zu progredienter Muskelschwäche. Die proximalen Muskeln sind häufiger betroffen als distale. Hals- und Schluckmuskeln sind nicht selten beteiligt, typisch ist ein bevorzugter Befall einzelner Muskelgruppen (z. B. der langen Fingerbeuger bei guten Streckern, oder der Kniestrecker bei guten Adduktoren etc.). Eine Muskelatrophie entsteht erst im Verlauf. Zwei Drittel der Betroffenen haben Muskelschmerzen (Myalgien). Bei der Dermatomyositis kann die Muskelerkrankung erst deutlich später auftreten.

Begleiterkrankungen Nicht selten ist die Myositis Teil einer generalisiert auftretenden Autoimmunkrankheit (Lupus erythematodes, Mixed connective tissue disease etc.).

Die Kombination mit einem Tumorleiden ist bei der Dermatomyositis signifikant erhöht.

24.4 Polymyalgia rheumatica (PMR)

Als Beispiel einer vaskulitischen (durch Entzündung der Blutgefäße verursachten) Myositis kann die bevorzugt bei Älteren auftretende PMR dienen. Bevorzugt im Schulter- und Beckengürtel klagen die Patienten über Muskel- und Gelenkschmerzen mit Steifigkeit. Während Muskelenzyme, -biopsie und EMG oft normal sind, zeigen sich unspezifische Entzündungszeichen wie Erhöhung der BSG und des CRP, evtl. eine leichte Anämie und subfebrile Temperaturen. Diagnostisch entscheidend ist oft eine probatorische Behandlung mit Kortison, die zu einer prompten Besserung der Beschwerden und der Entzündungszeichen führt.

Riesenzellarteriitis Die PMR ist wahrscheinlich einer leichtere Variante der Riesenzellarteriitis, die ebenfalls Ältere (bevorzugt Frauen) befällt, und die sich mit neu aufgetretenen Kopfschmerzen, klinisch oder in der Biopsie entzündlich veränderten Temporalarterien und erhöhter BSG anzeigt. Anders als bei der PMR kann es zu zerebralen Ischämien (Schlaganfall), Visusverlust bis zur Erblindung oder Ausfällen einzelner peripherer Nerven (Mononeuritis multiplex) kommen. 20 % der Patienten haben eine PMR.

Therapie Typisch ist die prompte Besserung unter Steroiden, z. B. Prednisolon, die bereits beim Verdacht zügig eingesetzt werden sollen und nach

Abklingen der Krankheitserscheinungen oft noch über viele Jahre in geringer Dosierung genommen werden müssen.

24.5 Endokrine Myopathie

Bei gut der Hälfte der Fälle mit Hyperthyreose und fast immer bei der unzureichend behandelten Hypothyreose kommt es zu proximal betonten Muskelschwächen.

24.6 Medikamentös-toxische Myopathie

Von großer praktischer Bedeutung ist die **Steroid-Myopathie**, die auf Stoffwechselwirkungen des Medikaments beruht und nach etwa vier Wochen in Erscheinung tritt. Das EMG kann die Störung nachweisen, die Muskelenzyme sind oft normal. Schwierig ist die Diagnostik, wenn Steroide zur Behandlung einer Myositis eingesetzt wurden.
Auch **Alkohol** kann zu einer Myopathie führen. Bei **Zidovudin** (Medikament zur Behandlung bei HIV) ist die Abgrenzung der HIV-induzierten Myopathie schwierig. Auch **Phenytoin** und **L-DOPA** (Parkinsonmedikament) sowie **Vincristin** und **Ciclosporin** (Immunsuppressiva) werden mit toxischen Myopathien in Verbindung gebracht.
Die Beschwerden gehen nach Weglassen der entsprechenden Medikamente und toxischen Stoffe relativ schnell zurück.

Viele Medikamente können im Einzelfall eine Myopathie verursachen.

24.7 Metabolische Myopathien

Beim Lactat-Ischämie-Test wird unter anaeroben Bedingungen (ohne Sauerstoff; durch Blutleere-Manschette am Arm) Armarbeit geleistet, dabei wird aus Glukose und Glykogen Energie gewonnen, und Lactat ist ein Endprodukt. Falls kein Lactat ansteigt, liegt eine **Glykogenose** (Typ III, V oder VII) vor. Falls Ammoniak weniger ansteigt als das Lactat, besteht ein **Myo-Adenylat-Deaminase (MAD)-Mangel**. Falls beide nicht ansteigen, hat der Patient nicht genügend „gearbeitet".

Lactat-Ischämie-Test

Myo-Adenylat-Deaminase-Mangel
Es handelt sich um die häufigste metabolische Myopathie im Erwachsenenalter. Sie manifestiert sich bei Erwachsenen mit vorzeitiger Ermüdung, Myalgie, Crampi (Muskelkrämpfen); bei der Hälfte der Patienten ist die CK erhöht und das EMG pathologisch.

Glykogenose Typ V McArdle-Erkrankung
Es handelt sich um die häufigste Glykogenose. Ein bestimmter Enzymmangel verhindert die Umwandlung von Glykogen in Glukose

und damit die Energiebereitstellung. Dies führt unter Belastung zu Muskelkrämpfen und -steife, die sich in Ruhe rasch normalisieren. Manche Patienten können durch Fettsäuremobilisierung ausreichend Energie gewinnen, dazu müssen sie nach der Anfangsbelastung auf ein niedriges Belastungsniveau zurückstufen.

24.8 Mitochondriale Enzephalo-Myopathien

Die Mitochondrien (S. 32) sind die „Energielieferanten" der Zellen, indem sie auf biochemische Weise Glukose mithilfe von Sauerstoff zu Wasser und Kohlendioxid „verbrennen". Die Formel lautet:

$$C_6H_{12}O_6 \; + \; 6\,O_2 \; \rightarrow \; 6\,CO_2 \; + \; 6\,H_2O \quad \text{plus Energie}$$
$$\text{Glucose} \quad \text{Sauerstoff} \; \rightarrow \; \text{Kohlendioxid} \quad \text{Wasser}$$

Das Besondere ist u. a., dass dies ohne störende Verbrennungswärme geschieht.
Wenn diese Leistung der Enzyme der Atmungskette in den Mitochondrien gestört ist, kommt es besonders in Zellen mit hohem Energieverbrauch zu Ausfällen, also in Nerven- und Muskelzellen. MELAS heißt eine **m**itochondriale Myopathie und **E**nzephylopathie mit **L**actat-Anstieg und **s**chlaganfallartigen Störungen. Eine Reihe weiterer Erkrankungen ist bekannt (s. S. 388).

24.9 Myasthenia gravis

Definition: Es handelt sich um eine Autoimmunerkrankung mit serologisch nachweisbaren Antikörpern gegen die Rezeptoren des Acetylcholins (s. S. 34) an den chemischen Synapsen bzw. motorischen Endplatten (s. S. 66), also den Verbindungen von Nerv und Muskel. Kardinalsymptom ist eine vorzeitige Muskelschwäche bzw. -ermüdung, die sich in Ruhe und durch Cholinesterase-Hemmer (z. B. Mestinon®) bessert.

Besonders häufig sind Augenmuskeln (okuläre Myasthenie) und Schluck- bzw. Kaumuskeln betroffen, die meisten Myasthenien sind aber primär generalisiert. Entsprechend häufig finden sich als Symptome eine beidseitige Ptosis (Lidheberschwäche), Augenmuskelparesen (Doppelbilder!), schlaffe mimische Muskulatur, verwaschene Sprache, Schluckstörungen, Kauschwäche, Schwäche der Arm-, Rumpf- und Beinmuskulatur. Bedrohlich wird es, wenn auch die Atemmuskulatur betroffen ist.

Verstärkung durch Medikamente; Ausweichpräparate wählen!

Eine Reihe von Medikamenten wirkt an der motorischen Endplatte und kann die Myasthenie hervorrufen oder verstärken, dazu gehören bestimmte Antibiotika, das Antikonvulsivum Phenytoin; Benzodiazepine, einige Psychopharmaka und auch Kortikosteroide, die ja zur Behandlung der Autoimmunerkrankung eingesetzt werden müssen.

Häufigkeit

Man rechnet mit 4 bis max. 20 Erkrankten unter 100.000 Einwohnern. Frauen sind häufiger betroffen. Es handelt sich um eine Erkrankung des mittleren Lebensalters, Frauen erkranken durchschnittlich in jüngerem Alter.

Diagnostik

Nach intravenöser Test-Gabe eines Acetylcholinesterase-Hemmers bessert sich die Muskelfunktion für einige Minuten schlagartig (**Edrophonium-Chlorid** ist nur einige Minuten wirksam und wird i.v. gegeben.). Bei einer **Serienreizung** kommt es zu einem charakteristischen Amplitudenverlust der Summenaktionspotenziale (s. S. 71). Im Serum lassen sich **Antikörper** gegen Acetylcholin-Rezeptoren nachweisen.

Therapie

Eine rasche und gute Besserung der Symptome ist mit Cholinesterasehemmern (z. B. Mestinon®) zu erreichen. Falls eine Thymusvergrößerung (Thorax-CT) besteht, muss eine Thymektomie dringend erwogen werden. Danach kann die Autoimmunerkrankung mit Kortikosteroiden behandelt werden; die Dauerbehandlung wird mit dem Immunsuppressivum Azathioprin (z. B. Imurek®) durchgeführt, das jedoch erst nach einigen Monaten zu wirken beginnt. Bis dahin sind Kortikosteroide erforderlich. Ziel wäre eine Monotherapie mit einem Immunsuppressivum; Mestinon® ist dann oft verzichtbar.

Bei **myasthenen Krisen** ist nicht selten eine Intensivtherapie erforderlich. Hohe Mestinon®-Dosierungen können zu verstärkter Sekretion von Bronchialsekret (Cave Atemmuskelschwäche!) führen, dazu kommen Schwitzen, häufiger Stuhlgang und lebhafte Darmtätigkeit, Erbrechen, Unruhe, Angst, Muskelzittern und auch Muskelschwäche (!) führen (**cholinerge Krise**). Testweise wird dann Edrophoniumchlorid (s. o.) eingesetzt.

25 Schwindel und Gleichgewicht

Schwindel ist im Deutschen ein recht vieldeutiger Begriff und umfasst neben dem gerichteten und ungerichteten Schwindel gelegentlich auch das Gefühl von Benommenheit oder Leere im Kopf, der Gangunsicherheit und manchmal nur ein allgemeines Unwohlsein als Ausdruck einer Depressivität oder auch einer klaustrophoben Verfassung.

Definition: Schwindel (Vertigo) bezeichnet das subjektive Erleben einer Störung der Gleichgewichtsregulation. Unterschieden wird zwischen **gerichtet**em Schwindel (Empfindung einer gerichteten Bewegung, etwa des Drehens, oder wie im Lift oder einem Fahrzeug) und **ungerichtet**em Schwindel (allgemeine Unsicherheit). Schwindel kann einer normalen physiologischen Reaktion (z. B.

> nach einer schnellen Karussellfahrt) entsprechen, aber auch Symptom vielfältiger Erkrankungen sein und bedarf beim erstmaligen Auftreten einer sofortigen diagnostischen Abklärung.

Häufigkeit

Nach Kopfschmerzen sind Schwindel und Gleichgewichtsstörungen die zweithäufigste Klage, die Patienten dem Arzt nennen.

Regulation des Gleichgewichts

Zur Regulation des Gleichgewichts verarbeitet das Gleichgewichtszentrum (ein Zusammenschluss aller beteiligten Nervenzellen) Informationen über die Stellung und Bewegung des Körpers im Raum. Dazu werden verschiedenste Sinneseindrücke dem Gleichgewichtszentrum zugeleitet und dort koordiniert:

- Das **Vestibularorgan** oder **Labyrinth** des Innenohrs liefert Informationen zur einwirkenden Schwerkraft bzw. Stellung des Körpers, zu linearen Bewegungen im Raum (Vestibulum) und zu aktuellen dynamischen (vor allem Dreh-) Bewegungen (Bogengang-System). Dabei wirken Flüssigkeiten als träge Masse auf Sinneszellen ein.
- Das **Auge** liefert optische Informationen, die zu denselben Zwecken ausgewertet werden können.
- Die Eigenwahrnehmung des Körpers (**Lagesinn**, Propriozeption) liefert Informationen über einwirkende Kräfte (von außen über die Haut, innen über Muskelkräfte) und die Gelenkstellungen.
- Das **Kleinhirn** nimmt mit benachbarten Hirnregionen Einfluss auf diese Signale (Rückkopplungen über geplante und ablaufende Bewegungsprogramme usw.).

Das **Bewusstsein** steuert Erkenntnis über die äußere Situation bei (das Fahren eines Zuges, das Stehen auf einer hohen Plattform etc.), und die **Psyche** erzeugt emotionale Kopplungen, die in Gefahrensituationen durchaus hilfreich sein können.

Schwindel als sensorischer Konflikt

> Wir erleben ein Schwindelgefühl, wenn die zur Gleichgewichtsregulation erforderlichen Sinneseindrücke und Impulse nicht zusammenpassen.

Pathologischer Schwindel

Bei einer Erkrankung der genannten Funktionseinheiten handelt es sich um einen pathologischen Schwindel. Als häufigere Schädigungsmechanismen kommen vor:

- Durchblutungsstörungen (Schlaganfälle und Innenohrinfarkte)
- Stoffwechselstörungen (einschließlich Vergiftungen, z. B. durch Alkohol)
- Raumforderungen (Ödeme, Tumoren etc.)
- Entzündungen (Infektionen, Autoimmunerkrankungen etc.) sowie
- degenerative Veränderungen (z. B. benigner lagerungsabhängiger Schwindel s. u.)

Beschreibung

Als sinnvoll hat sich eine erste Unterscheidung des Schwindels in folgende Gruppen durchgesetzt:

- systematischer (vestibulärer) Schwindel (meist mit Nystagmus, deutlicher Übelkeit und Wahrnehmung einer bestimmten Schwindel-„Richtung") und
- unsystematischer (nichtvestibulärer) Schwindel (größte Gruppe, meist ohne Nystagmus, oft eher ein ungerichtetes Schwankgefühl „in alle Richtungen gleichzeitig" oder „wie auf einem Boot". Hierher gehört auch der psychogene Schwindel).

Nystagmus

Definition: Beim Nystagmus handelt es sich um eine unwillkürliche, rhythmische Bewegung, die meist gleichsinnig von beiden Augen durchgeführt wird. Meist handelt es sich um eine schnelle Komponente (die die Richtung des Nystagmus bezeichnet) und eine langsame anschließende Rückstellbewegung. Der Nystagmus ist pathologisch, wenn er spontan auftritt oder durch Lageänderung provoziert wird.

Durch den Nystagmus kann es zu einer Störung der Seheindrücke kommen. Die Patienten tendieren dann dazu, die Augen zu schließen oder den Kopf ruhig zu halten, um weitere störende Einflüsse zu vermeiden.
Besonders einfach kann der Nystagmus durch eine Frenzel-Brille beobachtet werden (Abb. 25.1). Sie hat eine Innenbeleuchtung und starke (+20 Dioptrien) Lupengläser, die einerseits das Beobachten der Augen wie durch eine Lupe erleichtern und andererseits den Patienten hindern, den Nystagmus durch Fixieren von Gegenständen zu unterdrücken.

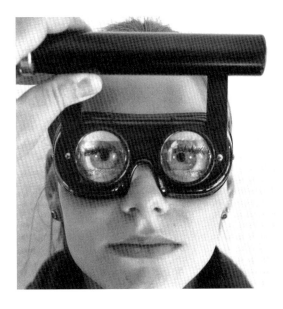

Abb. 25.1: Mit der Frenzel-Brille lässt sich ein Nystagmus leichter finden und beobachten

Diagnostik Einfache Anamnese- und Untersuchungstechniken liefern meist wertvolle Hinweise. Eine erste einfache Unterteilung unterscheidet den vestibulären (immer gerichteten) vom nichtvestibulären Schwindel, der am ehesten einer allgemeinen Unsicherheit oder einer Benommenheit entspricht. Je näher sich die Störung am Vestibularorgan befindet, desto stärker und richtungsbezogener ist der Schwindel. Besonders typisch ist ein Drehschwindel, der durch eine Läsion der Bogengänge hervorgerufen wird. Der seltenere lineare Schwindel (Lift- oder Horizontalschwindel) beruht auf Schäden im Vestibulum vor den Bogengängen. Der typische vestibuläre Schwindel geht mit Nystagmus, Übelkeit (Nausea) und Ataxie einher.

Ein weiterer diagnostischer Hinweis ergibt sich aus der Entstehungs- und Zeitcharakteristik: So wird ein attackenartiger Sekundenschwindel andere Ursachen haben als ein lange anhaltender chronischer Schwindel.

25.1 Physiologischer Reizschwindel

Bewegungskrankheit und Höhenschwindel
In typischen Situationen, z. B. in einem Karussell oder auf einem Schiff, kann es durch Überforderung der Sinnesorgane und des Gleichgewichtszentrums zur sogenannten Bewegungskrankheit kommen mit Übelkeit, sinkendem Blutdruck, blasser Hautfarbe, Müdigkeit und Gähnen, kaltem Schweiß und dann Erbrechen. Der Schwindel im engeren Sinne steht im Hintergrund, wird aber in Form des Seemannsgangs noch einige Zeit beobachtet. Ein physiologischer Schwindel im engeren Sinne kann als Höhenschwindel in Erscheinung treten, wenn Körperbewegungen praktisch keine Änderungen des Seheindrucks (in der Ferne) hervorrufen; Beruhigung tritt ein beim Blick auf nahe Gegenstände, z. B. ein Geländer.

25.2 Benigner paroxysmaler Lagerungsschwindel

Benigner paroxysmaler Lagerungsschwindel ist mit 20 % die häufigste Ursache des systematischen Schwindels und entsteht meistens ohne definierbare Ursache, selten traumatisch oder nach einer Neuropathia vestibularis (s. u.). Typisch sind kurze, heftige Drehschwindelattacken, die einige Sekunden nach einer Kopfbewegung auftreten und innerhalb von 10 bis max. 60 Sek. wieder abklingen. Er entsteht, weil Partikel aus dem Vestibulum in die Bogengänge gelangen und dort der Schwerkraft folgend absinken und die Sinneszellen der Bogengänge reizen, die schwerkraftabhängige Reize nicht kennen. Mit bestimmten Lagerungsproben kann der Schwindel hervorgerufen und durch „Herausdrehen" der Partikel zurück zum Vestibulum geheilt werden Oft kommt es zu spontanen Heilungen.

25.3 Neuropathia vestibularis

Die zweithäufigste Ursache des peripher-vestibulären Schwindels wird durch einen Ausfall im Vestibularorgan hervorgerufen. Die Patienten klagen über eine starke Übelkeit, fallen zur kranken Seite und haben einen Nystagmus zum gesunden Ohr. Das Hören ist meist normal. Das Haupterkrankungsalter liegt zwischen 30–60 Jahren, was gegen Durchblutungsstörungen als Hauptursache spricht. Vermutlich handelt es sich in den meisten Fällen um eine entzündliche Ursache, eine breite differenzialdiagnostische Abklärung ist erforderlich. Nach drei Wochen sind die Symptome in der Regel wieder abgeklungen.

25.4 Morbus Menière

Beim M. Menière handelt es sich um gehäuft und attackenartig auftretende Vestibularisausfälle von 30 Min. bis zu 24 Std., die häufig und vor allem auf Dauer nach Rezidivattacken mit einer Hörminderung oder Ohrgeräuschen (Tinnitus) einhergehen. In der Hälfte der Fälle liegt ein beidseitiger Befall vor. Die Erkrankung beginnt meist zwischen dem 40. und 60. Lebensjahr, wobei im Laufe der Jahre während der Attacken die Schwindelkomponente abnimmt, die Hörstörungen mit mangelnder Rückbildung aber zunehmen.

25.5 Akustikusneurinom

Akustikusneurinome sind langsam wachsende Tumoren, die von den Markscheiden des 8. Hirnnervs, des N. vestibulocochlearis (auch statoacusticus, s. S. 96), ausgehen. Sie wachsen im Kleinhirn-Brücken-Winkel und führen zu einer langsam zunehmenden Hörminderung. Die akustisch evozierten Potenziale (AEP, S. 73) sind pathologisch. Die Diagnose wird mit der MRT gesichert. Die Einbußen der Gleichgewichtsfunktionen werden meist nicht bemerkt. Im Spätstadium oder nach einer Operation droht eine Fazialislähmung. Wegen des zunehmenden Drucks – auch auf den Hirnstamm – ist die Operation dennoch die Therapie der Wahl, die Prognose ist dann gut. Bei multimorbiden Patienten wird man vor einer Operation die Wachstumstendenz abwarten.

25.6 Vestibularisparoxysmie

Ähnlich wie der Trigeminus bei der Trigeminusneuralgie (S. 377) kann auch der Gleichgewichtsnerv von pulsierenden Gefäßschlingen irritiert und infolgedessen geschädigt werden. Typisch sind Attackenschwindel von wenigen Sekunden bis wenige Minuten, die häufig von bestimmten Kopfpositionen oder -bewegungen abhängen. Carbamazepin ist meist wirksam, in schweren Fällen kann auch die neurochirurgische mikrovaskuläre Dekompression der Trigeminuswurzel nach Janetta durchgeführt werden.

25.7 Zentral-vestibulärer Schwindel

Typisch sind Formen des Dauerschwindels mit wechselnder Intensität. Da der Schädigungsort im Hirnstamm liegt, sind zusätzliche neurologische Symptome wegweisend: Doppelbilder, Ausfälle anderer Hirnnerven oder eine Schädigung der „langen" Bahnen können vorkommen.
Nicht selten handelt es sich um einen eher diffusen Schaden, wie er z. B. durch eine Mikroangiopathie mit einer Häufung „kleiner" Schlaganfälle, durch eine Multiple Sklerose oder schlicht durch Altersdegeneration etc. entstehen kann.

25.8 Nichtvestibulärer Schwindel

Die Übergänge vom nichtvestibulären zum zentralvestibulären Schwindel sind fließend. Es handelt sich typischerweise um ungerichtete Schwindelzustände und Störungen des Gleichgewichts und Gehens. Ursache sind entfernter vom Hirnstamm und Kleinhirn gelegene Schäden, z. B. eine generalisierte Arteriosklerose der Hirnarterien (vaskuläre Demenz vom Multi-Infarkt-Typ) mit vermehrten Schlaganfällen, das Vorliegen einer das gesamte Hirn einbeziehenden entzündlichen Erkrankung wie Multiple Sklerose (Parästhesien, Sehstörungen) oder der Nachweis eines Tumors (klinisch Kopfschmerzen, Benommenheit).

25.9 Phobischer Schwankschwindel

Durch psychische Einflüsse werden normale alltagsübliche Bewegungen oder Körperpositionen mit Angst besetzt und vermieden. Bereits der Gedanke an die entsprechenden Situationen – im Extremfall schließlich auch unabhängig davon – löst Angst aus, deren körperliche Phänomene als Schwindel beschrieben werden. Die psychischen Ursachen können komplizierten neurotischen Konflikten (S. 173) entsprechen. Es liegt in der ärztlichen Verantwortung, die ursächlichen Zusammenhänge zu erkennen und die Patienten der geeigneten Therapie zuzuführen. Beim phobischen Schwankschwindel ist eine Psychotherapie erforderlich.

25.10 Therapie

Neben der Therapie der Grunderkrankung ist eine speziell auf den Schwindel gerichtete unspezifische Therapie sinnvoll. In jedem Fall ist es hilfreich, nach der gründlichen Diagnostik und parallel zu einer evtl. möglichen spezifischen Therapie eine Aufklärung über die Harmlosigkeit des Schwindels selbst vorzunehmen und neben der evtl. möglichen ursächlichen Therapie vor allem auch ein geeignetes physiotherapeutisches Trainingsprogramm zur Schulung von Gleichgewicht und Gangsicherheit in Verbindung mit einer zügigen Mobilisierung zu verordnen, um einer allgemeinen Bewegungsangst vorzubeugen.

In der Anfangsphase ist besonders bei heftigem und akutem Schwindel kurz Bettruhe und die Gabe von Antivertiginosa (bestimmte Antihistaminika und Neuroleptika – bevorzugt als Suppositorien oder parenteral) unvermeidlich. Die Vernichtungsangst kann mit Tranquilizern oft noch besser behandelt werden als mit Neuroleptika. So früh wie möglich sollte danach allerdings eine Mobilisierung stattfinden.

Unter physiotherapeutischer Anleitung findet ein **Gleichgewichts- und Koordinationstraining** statt mit einem Aufbau des komplexen alltäglichen Bewegungsprogramms, beginnend mit den vorhandenen Fähigkeiten oder einfachen Grundübungen:

- Blickkoordination (Abfahren des Raums, der Möbel oder Fenster mit Augenbewegungen, zunächst mit ruhig gehaltenem Kopf)
- Zielgerichtete Kopf-, Gliedmaßen- und Rumpfbewegungen
- Drehbewegungen, z. B. auf einem Drehstuhl
- Gangschulung, zunächst mit Unterstützung, dann auf verunsichernden Flächen wie Waldboden, Kippbrett usw.

Physiotherapie

Pflege: Die Umsetzung der meisten oben genannten Methoden einer unspezifischen Therapie des Schwindels liegt in der Hand von Pflegepersonen. Die gesamte pflegerische Versorgung kann durch den Schwindel stark erschwert sein. Man sollte sich bewusst sein, dass die Nahrungsaufnahme wegen Übelkeit und Erbrechen erschwert ist, dass Elektrolytverschiebungen und Exsikkose drohen und dass alle Bewegungen der Patienten bei der täglichen Körperpflege Auslösereize für ein Schwindelgefühl darstellen. Nach Überwindung des Schwindelhöhepunkts ist eine zügige Mobilisierung im Interesse des Patienten, der allerdings zunächst jedes weitere Auslösen von Schwindel meiden wird. Gefährlich sind in erster Linie die schwindelauslösenden Erkran-

> kungen und nicht der Schwindel selbst. Beim Gleichgewichtstraining ist der Körper sogar auf ein gewisses Maß an „Fehlinformationen" (Schwindel) angewiesen, um sich an sie zu gewöhnen und das Schwindelgefühl damit zu überwinden.
>
> Mit Fingerspitzengefühl sollten die Anforderungen den tatsächlichen Fähigkeiten der Patienten angepasst werden. Rückschläge können vorkommen, sind aber in aller Regel nicht überzubewerten und können mit den Ärzten besprochen werden.

26 Schmerzen

Häufigkeit

Schmerzen werden gelegentlich als fünftes Vitalzeichen (neben Bewusstsein, Herzschlag, Atmung, Blutdruck) angesehen. Man unternimmt große Anstrengungen zur Schmerzbekämpfung, aber die Realität ist noch ernüchternd: Etwa 19 % der Europäer leiden an moderaten oder sogar starken chronischen Schmerzen, davon ein Fünftel seit mehr als 20 Jahren. Nach Schätzung der Deutschen Schmerzliga leidet ein Drittel der erwachsenen Bevölkerung unter chronischen oder immer wiederkehrenden Schmerzen, und davon ist ein Drittel (etwa 6–8 Mio.) stark beeinträchtigt. Etwa 10 % der Betroffenen (1–2 Mio. Menschen) leiden an sogenannten „problematischen" Schmerzzuständen: ihr Leiden hat sich verselbstständigt und gilt als eigenständige Schmerzkrankheit.

Interdisziplinäre Behandlung

Ärzte unterschiedlicher Fachgruppen (häufig sind es Anästhesisten) haben inzwischen die Zusatzqualifikation „Spezielle Schmerztherapie" erlangt, aber die Versorgung gilt nicht als flächendeckend. Bei **akuten Schmerzen** wird in Krankenhäusern mit neurologischen Abteilungen immer der **Neurologe** gerufen, zumal es typische neurologisch bedingte Schmerzzustände wie Nervenkompressionen bei Rückenschmerzen, entzündliche Nervenerkrankungen, Neuropathien und zentrale Schmerzen auszuschließen oder zu behandeln gilt. Der häufige Kopfschmerz ist ureigenste neurologische Kompetenz.

Folgen von Schmerzen

Die Schmerzen mindern die Leistungsfähigkeit und damit die Lebensqualität, es kommt zu gestörtem Schlafverhalten und Depressionen, und etwa jeder sechste gab sogar Suizidgedanken an. Ein Drittel der Patienten wurde zur Zeit der Befragung überhaupt nicht therapiert und nur 2 % durch einen Schmerzspezialisten.

Definition: „Schmerz ist ein unangenehmes Sinnes- und Gefühlserlebnis (…) Schmerz ist immer subjektiv" (Int. Gesellschaft zum Studium des Schmerzes).

Anatomische Grundlagen

Ab S. 33 werden die **Rezeptoren** und **Nervenfasern** beschrieben, die sensible Reize aufnehmen und weiterleiten, ab S. 49 folgt eine Darstellung der großen sensiblen **Leitungsbahnen** (Hinterstrang- und

Vorderseitenstrangbahnen), welche unterschiedliche sensible Empfindungen aus der Körperperipherie ins Zentralnervensystem und zur Postzentralwindung leiten. Ab S. 100 wird die **neurologische Untersuchung** dieses sensiblen Systems erläutert. Es finden sich dort die typischen Begriffe zur Beschreibung normaler und gestörter sensibler Wahrnehmung sowie eine Deutung der Hinweise auf die Ursachen von Sensibilitätsstörungen, auch das Phänomen des neuropathischen Schmerzes wurde bereits kurz genannt.

Die Anatomie des Schmerzes selbst ist kaum zu beschreiben. Schmerz ist ein komplexes subjektives Erleben, zu dem **Sinneseindrücke** ebenso beitragen wie eine **psychische** (affektive, emotionale) **Komponente**, außerdem spielen **kognitive Prozesse** eine Rolle (Erinnerung, Rationalisieren, strategischer Umgang etc.) sowie **autonom-vegetative Regulationen** und **motorische Phänomene**.

Komplexes Schmerzerleben

In einer „Symptom-Hitliste" der 10 am häufigsten genannten Beschwerden in der deutschen Bevölkerung lagen mit 67,3 % die **Kopfschmerzen** vor **Rückenschmerzen** (61,9 %) und den **Nackenschmerzen** (57,2 %). Die Kosten allein der chronischen Schmerzen betragen in Deutschland jährlich rund 25 Mrd. Euro, vor allem aufgrund von Arbeitsunfähigkeit und Berentung.

Häufigkeit und volkswirtschaftliche Bedeutung

Der Schmerz kann nach seiner Ursache in drei große Gruppen eingeteilt werden:

Der somatische Schmerz beruht auf einem „Alarm" der Schmerzrezeptoren (Nozizeptoren), er wird deshalb auch nozizeptiver Schmerz genannt. Seine Ursache liegt dort, wo er wahrgenommen wird.

1. Somatischer Schmerz

- Der viszerale Schmerz (der Eingeweide) beruht auf entsprechenden Rezeptorreizen aus dem vegetativen Nervensystem, die Lokalisierbarkeit ist dort aber deutlich geringer, das Nervensystem ist „autonom" und hat deutlich weniger sensible Meldungswege zum Bewusstsein, als dies bei der somatischen Wahrnehmung der Fall ist.

Der somatische Schmerz muss in einem Neurologiebuch nicht besprochen werden, denn definitionsgemäß sind die Nervenstrukturen intakt.

Der neuropathische Schmerz beruht auf Fehlfunktionen der Nervenstrukturen des peripheren oder zentralen Nervensystems. Für eine neuropathische Schmerzkomponente sprechen:

2. Neuropathischer Schmerz

- eine Umformung des ursprünglichen Reizes, speziell wenn Berührung oder Temperatur als Schmerz wahrgenommen werden (Allodynie, Dysästhesie, s. S. 100)
- gestörte zeitliche Verbindung zwischen Reiz und Empfinden, indem die Wahrnehmung länger (selten kürzer) anhält als ein ursprünglicher Reiz
- Schmerzqualitäten wie brennend, kribbeln, prickelnd, „Ameisenlaufen", elektrisierend und ausstrahlend
- attackenartiges, blitzartiges oder wellenförmiges Auftreten der Schmerzen

Die Lokalisierbarkeit ist oft schlecht. Es geht zwar meist um den Körperbezirk, den der erkrankte Nerv eigentlich versorgen soll, aber ein Schlag auf den „Musikantenknochen" (N. ulnaris im Ellenbogenbereich) wird als Schmerz im Kleinfinger etc. wahrgenommen, und der „Phantomschmerz" in Körperbereichen, die amputiert sind etc.

3. Zentraler und psychogen gestalteter Schmerz

Psychogen und zentral gestalteter Schmerz: Die Schmerzwahrnehmung wird durch zentrale Mechanismen verändert und erweitert, wir sprechen von einer **Schmerzkrankheit** (s. u.); einige Beispiele:
- Neuere Forschungsergebnisse zeigen, dass „Schmerz" nicht einfach somatisch oder neuropathisch hervorgerufen wird, sondern ein komplexes Endprodukt einer geänderten peripheren, spinalen und auch zerebralen **Signalverarbeitung** darstellt. Man kann davon ausgehen, dass jeder nur ausreichend starke und lange genug andauernde Schmerz immer auch zu einer Veränderung auf zentraler Ebene führt.
- Der **psychosomatische Schmerz** ist zwar auf eine Organstörung zurückzuführen, wird aber durch eine abnorme seelische Verarbeitung bei chronischem Konflikt oder außergewöhnlicher Charaktereigenschaft verstärkt empfunden und entsprechend zum Ausdruck gebracht. Dabei können die ursprünglichen Schmerzreize und die gestörte psychische Verarbeitung sich gegenseitig verstärken und zu stärkeren Irritation des vegetativen Nervensystems führen. Die Schmerzen werden oft von Depressivität und von Vermeidungsverhalten bei sozialen und körperlichen Aktivitäten begleitet; man findet gehäuft nonverbales, also gestisch-mimisches Signalisieren von Schmerzen durch Körperhaltung, Stimmlage, Betonung.
- Der **konversionsneurotische Schmerz** geht ohne jegliche Beeinträchtigung des Körperorgans einher. Es handelt sich um die Umwandlung (Konversion) einer durch den psychischen Konflikt nicht realisierbaren Triebenergie in körperliche Erscheinungen, nämlich den Schmerz. Ein Fünftel der konversionsneurotischen und psychosomatischen Schmerzpatienten gab an, ihr behandelnder Arzt würde Schmerzen nicht wirklich als ein Problem einschätzen (vgl. S. 173 f.).
- Zönästhesien sind bei **Psychosen** vorkommende Leibhalluzinationen (Körperfehlwahrnehmungen, die wahnhaft als von außen gemacht erlebt werden).

Akut – chronisch

Der akute Schmerz ist ein Alarmsignal, dass auf vorhandene oder drohende Gewebeschäden aufmerksam macht, wie sie durch Unfälle, Verletzungen, Entzündungen oder Überlastungen des Körpers geschehen können. Nach einer anhaltenden Schmerzdauer von 3–6 Monaten spricht man von chronischen Schmerzen, und es droht die Entwicklung einer Schmerzkrankheit.

Schmerzkrankheit

Die Chronifizierung führt zu krankhafter Fehlverarbeitung mit Einengung des Bewusstseins auf den Schmerz und entsprechend übersteigerter Wahrnehmung, die sich völlig verselbständigen kann. Bewusste und unbewusste Motive können auf kognitivem oder emotionalem Weg die Schmerzwahrnehmung und -verarbeitung gestalten. Mit PET-Untersuchung lässt sich zeigen, dass es bei unveränderter Schmerzursache im Laufe der Zeit zu einer Ausdehnung der für die Schmerzwahrnehmung zuständigen Hirnareale kommen kann. Bei einer Schmerzkrankheit sind der „Signalcharakter" des Schmerzes und die Verbindung zu den ursprünglich auslösenden Faktoren verloren gegangen. Im Vordergrund stehen nun die psychosozialen Probleme, nämlich die durch die chronische Schmerzwahrnehmung eingetretenen psychischen Veränderungen etwa des Verhaltens, der Befindlichkeit und der Stimmung, und in sozialer Hinsicht die zunehmende Behinderung bei der Arbeit, der Kommunikation und der gesellschaftlichen Teilhabe. Es kommt zu einem erheblichen Missverhältnis zwischen dem subjektiven Schmerz und der geringen Akzeptanz durch die Umgebung, der die Patienten z. B. durch anhaltende Beteuerungen ihrer Schmerzen begegnen wollen.

26.1 Neurogene Schmerzsyndrome/ neuropathischer Schmerz

Ein ganzes Bündel verschiedener Ursachen kann zu Nervenschäden und zu neuropathischem Schmerz (= Neuralgie) führen:
- mechanisch: also entsprechend meist herdförmig, durch lokalen Druck (Engpass-Syndrome, Spinalnervenkompression, Lagerungsschäden, Verletzungen, Amputation etc.)
- Nervenwurzelentzündungen durch lokale Infektionen wie Herpes zoster (Gürtelrose) oder Borreliose
- systemisch: meist generalisiert, durch Entzündungen (Schmerz bei MS oder anderen Autoimmunkrankheiten wie Lupus erythematodes), metabolische Schäden (Vitaminmangel, Fehlernährung, Diabetes mellitus etc.), paraneoplastisch, autoimmunologisch, toxisch etc.
- ischämisch: meist fokal, es kann sich um Infarkte peripherer Nerven (Mononeuropathie) wie auch Schlaganfälle (z. B. im Thalamus) handeln

Ursache

26.1.1 Trigeminusneuralgie

Man rechnet mit vier Neuerkrankungen auf 100.000 Einwohner im Jahr (Inzidenz) und 40 Erkrankten auf 10.000 Einwohner (Prävalenz).

Häufigkeit

Blitzartig einschießende (stechend, schneidend, reißend), sich unter Umständen in Sekundenabständen wiederholende, äußerst heftige und praktisch nur einseitig auftretende Gesichtsschmerzen sind Ausdruck einer Trigeminusneuralgie. Diese Neuralgie macht sich fast ausschließlich im 2. und 3. Ast des fast rein sensiblen Hirnnervs bemerkbar, der die gesamte Gesichtsfläche bis zum Scheitelpunkt

Symptomatik

versorgt. Der 3. Ast hat außerdem einen motorischen Anteil für die Kaumuskulatur. Weil die Patienten bei den sehr unangenehmen Schmerzattacken oft ruckartig ihr Gesicht verziehen, wird das Krankheitsbild auch als Tic douloureux bezeichnet. Die motorische Funktion muss aber im Wesentlichen als reflektorisch aufgefasst werden. Die Neuralgie zeigt häufig eine gewisse Periodizität. Intensität und Frequenz der Tics können also ansteigen oder wieder abfallen mit jahrelanger Beschwerdefreiheit.

Typische Trigger Die Trigeminusneuralgie kann oft durch typische Mechanismen ausgelöst (getriggert) werden. So werden beim Kauen, Sprechen, Berühren oder bei Kälteeinwirkung und Windzug – also einhergehend mit sensiblen Reizen – heftige Schmerzattacken beobachtet. Im späteren Stadium oder unter Therapie geht der attackenförmige Charakter oft verloren, es tritt ein Dauerschmerz mit Empfindlichkeit der Gesichtshaut auf.

Ursache In den meisten Fällen von Trigeminusneuralgien ist eine Ursache nicht erkennbar. Diese idiopathische Trigeminusneuralgie tritt fast ausschließlich nach dem 50. Lebensjahr in Erscheinung. Nicht selten wird der Trigeminus durch eine arteriosklerotisch veränderte, verlängerte und erweiterte Gefäßschlinge der Hirnbasis – z. B. der A. cerebelli superior – in der Nähe des Felsenbeins an der Schädelbasis komprimiert und feinstrukturell verletzt. Die damit zusammenhängenden Strukturschäden des Nervs werden als Ursache der Neuralgie angesehen. Seltener ist die Trigeminusneuralgie Symptom einer Hirnerkrankung. Diese symptomatische Trigeminusneuralgie ist z. B. bei Tumoren der Schädelbasis, bei der Multiplen Sklerose und beim Herpes zoster (Zosterneuralgie) zu beobachten.

Therapie Die Therapie zielt zunächst auf eine medikamentöse Dämpfung der Übererregbarkeit des Trigeminusnervs – Mittel der Wahl sind Antikonvulsiva wie Pregabalin oder Carbamazepin in retardierter Form. Bei Dosisänderungen muss mit typischen Nebenwirkungen wie Unwohlsein, unsystematischem Schwindel, Nystagmus etc. gerechnet werden. Dosisabhängig kann es zu Müdigkeit und zur Verlangsamung kommen. 80–90 % der Patienten sprechen über viele Monate und Jahre auf diese Behandlung an. Leider lässt die Wirkung mit der Zeit etwas nach, sodass invasive Maßnahmen erwogen werden müssen. Guten Erfolg zeigt die neurochirurgische mikrovaskuläre Dekompression der Trigeminuswurzel nach Janetta, bei der die Nervenwurzel von der irritierenden Gefäßschlinge durch eingefügte Polster befreit wird.

26.1.2 Zosterneuralgie

Schmerzen bilden oft das Erstsymptom der Zosterradikulitis (S. 275). In etwa der Hälfte der Fälle und besonders bei älteren Menschen tritt nur eine Defektheilung der Spinalwurzeln ein, und es bleiben nach Abklingen der Hauterscheinungen und Rückbildung der Paresen heftige, brennend-reißende Schmerzen bestehen, die gefürchtete Zosterneuralgie. Typisch sind Fehlwahrnehmungen (Dysästhesien) bzw. Überempfindlichkeiten (Hyperästhesien, Hyperpathien).

Man unterscheidet quälende dauerhafte von plötzlich einschießenden, stechenden Schmerzen. Die Hälfte der Fälle bildet sich spontan innerhalb eines halben Jahres zurück, weitere 25 % innerhalb eines Jahres.

Virustatika wie Aciclovir und Nachfolgepräparate können die Schmerzentwicklung günstig beeinflussen, besonders indem frühzeitig therapiert wird. Wenn die Neuralgie eingetreten ist, kann ergänzend Amitriptylin, evtl. kombiniert mit mittelpotenten Neuroleptika gegeben werden. Bei blitzartig einschießenden Schmerzen hat sich ein Antikonvulsivum (z. B. Carbamazepin, Pregabalin) bewährt.

Die spezielle Schmerztherapie erfolgt unter Einsatz des TENS-Geräts (**t**ranskutane **e**lektrische **N**erven**s**timulation), Lokalanästhesie und erweiterter Medikation (Antidepressiva, Antikonvulsiva, Neuroleptika, Antihistaminika, evtl. auch mit Opiaten) oder mit Sympathikusblockaden.

> **Spezielle Pflegehinweise:** Die meist älteren und geschwächten Menschen sind durch die heftigen Schmerzen sehr beeinträchtigt und müssen nicht selten in stationäre Behandlung, wenn sie allein leben. Ein Zoster im Gesichtsbereich kann Sprechen und Nahrungsaufnahme massiv beeinträchtigen.
> Beim Zoster ophthalmicus kommt es zu lästigen Schmerzen am und im Auge mit der Gefahr des Sehverlusts. Die Kranken dürfen die Augen zur Vermeidung einer Sekundärinfektion nicht berühren und reiben, und die Augenlider müssen sauber gehalten werden. Das verlangt ein nur schwer einzuhaltendes diszipliniertes Verhalten. Sedierende Maßnahmen werden besonders zur Nacht erforderlich sein.
> Der seröse Inhalt der Zosterbläschen ist infektiös für diejenigen Menschen, die noch keine Windpocken hatten!

26.1.3 Engpass-Syndrome

Ein häufiges Beispiel für ein Nervenkompressionssyndrom ist das Karpaltunnel-Syndrom (s. S. 346). Dabei wird der Medianusnerv, der durch den sogenannten Karpaltunnel auf der Innenseite des Handgelenks verläuft, aufgrund einer Sehnenbandschwellung oder einer Sehnenscheidenentzündung gequetscht. Dies führt zu zumeist nächtlichen Gefühlsstörungen im Bereich der ersten drei Finger und einem Schwund der Daumenballenmuskulatur, gelegentlich aber auch zu Fehlwahrnehmungen bis in den Schulterbereich.
Karpaltunnel-Syndrom

Gepolsterte Schienen, vor allem nachts getragen, fixieren das Handgelenk. Eine entzündliche Schwellung in dem Sehnenband oder der Sehnenscheide kann sich dadurch zurückbilden. Wenn die Beschwer-
Behandlung

den zunehmen und der Arzt eine Verlangsamung der Nervenleitgeschwindigkeit feststellt, muss eine Operation in Betracht gezogen werden. Dabei wird das Sehnenband, das den Nerv einengt, gespalten und damit dem Nerv wieder mehr Raum gegeben. In den meisten Fällen bessern sich die Beschwerden nach diesem Eingriff deutlich.

26.1.4 Sympathische Reflexdystrophie (Komplexes regionales Schmerzsyndrom)

Die Ursache ist unbekannt. Auslöser sind oft nur Bagatell-Verletzungen. Sudeck betonte bei der Erstbeschreibung ein Schmerzsyndrom mit Knochenatrophie nach Entzündungen und Verletzungen. Die Symptome sind vielfältig und lassen sich drei Gruppen zuordnen:

- **vegetativ** („sympathisch"): Hyper-/Hypothermie, Schwellungen, oft livide-rötlich verfärbt mit scharfer Grenze proximal; trophische Störungen (glänzende Haut), gestörtes Nagelwachstum, verminderte oder vermehrte Schweißbildung etc.
- **sensibel**: neuropathischer Schmerz, s. S. 104, S. 307
- **motorisch**: Bewegungseinschränkung, Kontraktur, Parese ohne Atrophie, Änderungen des Muskeltonus (Dystonie), oft mit Tremor

Typisch ist eine Schmerzminderung in Blutleere. Diagnostisch kann eine Drei-Phasen-Szintigraphie oder eine Sympathikusblockade helfen.

Therapie Schonung, Vermeidung von Schmerzen, Ruhigstellung, Hochlagerung vor Übungsbehandlung! Physiotherapie schonend, z. B. Bewegung in kaltem Wasser, Eisbehandlung, Lymphdrainage. Bei schwerwiegender Ausprägung spezielle Schmerztherapie u. a. mit Guanethidin-Blockaden in Blutleere, Sympathikus- oder Plexusblockaden.

26.2 Kopf- und Gesichtsschmerzen

Häufigkeit Nach vorliegenden Studien aus Deutschland und Skandinavien leiden 20–30 % der Bevölkerung gelegentlich an Migräne und 30–40 % an Spannungskopfschmerzen. Die volkswirtschaftliche Belastung durch Fehlzeiten und verminderte Produktivität ist entsprechend hoch.

Internationale Klassifikation Die Deutsche Migräne- und Kopfschmerzgesellschaft hat sich aktiv an der Erstellung und Verbreitung der aktuellen Internationalen Kopfschmerzklassifikation beteiligt. Die Vergabe einer Diagnose ist danach nur möglich, wenn bestimmte jeweilige Bedingungen, sogenannte operationalisierte Diagnosekriterien, erfüllt sind. Auf diese Weise konnten Kopfschmerzbezeichnungen (Terminologie) und Forschung ein bis dahin nicht gekanntes Maß an Übereinstimmung und Präzision erzielen.

26.2.1 Migräne

> **Definition:** Periodisch auftretende Kopfschmerzattacken von (unbehandelt) 4–72 Std. Dauer mit meist schleichendem Beginn von 1–2 Stunden. Zwischen den Attacken besteht Beschwerdefreiheit. Frauen sind häufiger betroffen als Männer.
> Der Migränekopfschmerz hat typische vegetative Begleiterscheinungen wie Übelkeit/Erbrechen und/oder Licht-/Lärmempfindlichkeit, wegen der sich die Patienten zurückziehen und den Raum abdunkeln.
> Der Kopfschmerz muss darüber hinaus zwei der folgenden vier Bedingungen erfüllen:
> - einseitiger Kopfschmerz (meist seitenwechselnd)
> - pulsierender Schmerzcharakter
> - mäßig bis stark (Tagesaktivität erschwerend oder verhindernd)
> - Verstärkung bei körperlicher Aktivität, z. B. beim Treppensteigen

Migräne-Aura

Ca. 10–15 % der Patienten haben vor einer Migräneattacke eine **Aura**. Migräne wird oft erst an einer solchen typischen, den Kopfschmerz begleitenden Aura erkannt, deshalb kann eine sichere Migräne erst angenommen werden, wenn mindestens fünf Attacken ohne Aura aufgetreten sind, mit typischer Aura genügen zwei Attacken.
Typische Auren – auch hier bestehen spezielle Kriterien – zeigen flüchtige (bis etwa 1 Std.) neurologische Störungen:

- häufig Sehstörungen wie fleckförmige oder auch gezackt begrenzte flimmernde Felder (Flimmerskotome)
- halbseitige Gesichtsfeldausfälle beider Augen (homonyme Hemianopsie)
- halbseitig auftretenden Parästhesien oder (selten) Paresen

Auslösemechanismen

Viele Patienten kennen typische Auslösemechanismen (**Trigger**) wie hormonelle Umschwünge (Menstruation), Nahrungsmittel (Rotwein, Schokolade etc.), Stressbeginn oder -ende (Montags- bzw. Wochenendkopfschmerz), jahreszeitliche Bindung (Frühjahr/Herbst) oder Umweltreize wie Flackerlicht, Kälte, Höhe oder verrauchte Räume.

Therapie

Die akute Attacke wird mit einem Antiemetikum (z. B. Metoclopramid) und anschließend mit einem Schmerzmittel wie Acetylsalicylsäure (Brausetablette), Paracetamol oder Naproxen in ausreichender Dosierung behandelt, bei Übelkeit und Erbrechen rektal oder intravenös. Ergotaminpräparate werden mit speziellen Vorsichtsmaßnahmen ebenfalls – alternativ – empfohlen. Anhaltende schwere Attacken bedürfen evtl. der Klinikeinweisung, wo zusätzlich sedierende Medikamente gegeben werden können. Gute Erweiterungen des medikamentösen Therapiespektrums stellen die Triptane dar, die allerdings nicht in einer Aura gegeben werden dürfen.

Spezielle Pflegehinweise:
- Reizabschirmung (ruhiges Zimmer, evtl. verdunkeln)
- Körperliche Entspannung durch Hinlegen
- Gelegentlich werden aufgelegte Kühlkompressen und ätherische Öle als lindernd empfunden
- Wegen der Übelkeit ist eine intermittierende parenterale Ernährung zu erwägen
- Die Patienten müssen „ihren" Weg zum rechten Umgang mit der Migräne finden. Manchen bekommt es besser, z. B. sich mit leichter Alltagsbeschäftigung abzulenken
- Die individuellen Auslösemechanismen müssen – falls möglich – identifiziert werden.

Prophylaxe Prophylaktisch wirksam ist die Vermeidung der Auslösefaktoren, die Regulierung des Schlaf-Wach-Rhythmus, der Nahrungszufuhr und des Tagesablaufs. Wahrscheinlich haben Ausdauersportarten einen positiven Effekt. Ein positiver Effekt von Akupunktur scheint zu bestehen, Homöopathie ist nicht über den Placeboeffekt hinaus wirksam. Die Effekte können nur gemessen werden, wenn das Führen eines Kopfschmerzkalenders erlernt wird.

Medikamentös können Betablocker, Kalziumantagonisten, Valproinsäure und Serotoninantagonisten erwogen werden, Amitriptylin besonders bei kombinierten Spannungskopfschmerzen oder depressiven Verstimmungen.

Spezielle wirksame Verfahren stellen die progressive Muskelrelaxation, Biofeedback und ein Stressbewältigungstraining dar.

26.2.2 Spannungskopfschmerz

Häufigkeit Der Spannungskopfschmerz ist die häufigste Kopfschmerzform. Episodisch soll mindestens ein Drittel der Bevölkerung Spannungskopfschmerzen haben, in chronischer Form nur 3 %. Männer und Frauen sind gleich häufig betroffen.

Symptomatik Unterschieden werden ein **episodischer Typ** (Dauer 30 Min. bis 7 Tage) und die **chronische Form**. Vegetative Begleitstörungen sind nicht so ausgeprägt wie bei der Migräne, d. h. kein Erbrechen und bei der chronischen Form maximal ein Symptom von Übelkeit, Lärm- oder Lichtempfindlichkeit, bei der episodischen Form nur Lärm- oder Lichtempfindlichkeit.

Die Schmerzcharakteristik muss zwei der folgenden vier Charakteristika erfüllen:
- drückend bis ziehend, verengend, nicht pulsierend
- leicht bis mäßig (Tagesaktivität nicht verhindernd)
- beidseitige Lokalisation
- keine Verstärkung durch Tagesaktivität

Mindestens zehn Episoden sind erforderlich zur sicheren Diagnosestellung. Die erhöhte Schmerzempfindlichkeit von Kopfmuskeln stellt eine Sonderform dar. Die chronische Form belastet mindestens 15 Tage eines Monats über mindestens ein halbes Jahr.

Die Ursache der Spannungskopfschmerzen ist unbekannt, die Therapie ist entsprechend schwierig. In erster Linie kommen unspezifische und individuell zu erwägende Verfahren zur Anwendung. Eine analgetische Medikation kommt nur bei der episodischen Form in Betracht, sie ist oft unwirksam! Eingesetzt werden ASS, Paracetamol oder Ibuprofen. Die chronische Form kann evtl. mit Amitriptylin und andere Antidepressiva in niedriger Dosis gebessert werden.

Therapie

Das Führen eines Kopfschmerzkalenders ist hilfreich. Hier werden Qualität und Intensität des Kopfschmerzes, therapeutische Verfahren sowie die Medikation dokumentiert.

Nicht medikamentös kommen unspezifisch wirksame Verfahren wie die progressive Muskelrelaxation, Biofeedback, Stressbewältigungstraining, Entspannungsübungen und Kneippsche Wasseranwendungen in Betracht. Hilfreich kann die Behandlung der Schläfen mit Pfefferminz-Öl etc. sein. Alkohol und Nikotin sollten vermieden werden. Entscheidend sind die exakte diagnostische Abklärung und die Aufklärung über die fehlende Gefährdung durch diese unangenehme Erkrankung.

26.2.3 Cluster-Kopfschmerz

Es handelt sich um seltene (0,3 % der Bevölkerung, Männer erheblich häufiger als Frauen), äußerst heftige, halbseitige Kopf- und Gesichtsschmerzen der Augen- und Schläfenregion, die mit einer konjunktivalen Rötung, einer engen Pupille und Lidspalte, Tränenfluss und verstopfter Nase einhergehen und unbehandelt 15 Min. bis 2 Std. dauern. Die Attacken können bis zu achtmal täglich, bevorzugt in der zweiten Nachthälfte, auftreten – und zwar typischerweise mit episodischen Häufungen (Clustern) nach oft monate- bis jahrelanger Beschwerdefreiheit. Therapeutisch ist eine Sauerstoff-Inhalation (8 l/Min. über 10 Min.) in etwa der Hälfte der Fälle gut wirksam; entsprechende Geräte können verordnet werden.

Außerdem werden zur Attackenbehandlung Ergotamin-Aerosole und Triptane empfohlen. Bei stärkeren Clustern und schlechter Wirkung der Sauerstoff-Therapie können medikamentöse Prophylaxen angeboten werden.

26.2.4 Symptomatischer Kopfschmerz

Kopfschmerzen unterschiedlichster Art und Stärke treten bei vielen Erkrankungen des Gehirns und anderer Körperorgane auf. Die Diagnose einer Migräne, eines Spannungs- oder eines Cluster-Kopfschmerzes setzt immer voraus, dass ein symptomatischer Kopfschmerz, also ein Kopfschmerz durch eine anderweitige, definier-

Bedeutung

bare Erkrankung, ausgeschlossen wurde. Die Differenzialdiagnostik umfasst also immer den Ausschluss symptomatischer Kopfschmerzen.

Ursachen: Eine Reihe von Erkrankungen kann zu symptomatischen Kopfschmerzen führen.
- Schädel-Hirn-Trauma: posttraumatischer Kopfschmerz
- vaskuläre Störungen: Subarachnoidalblutung, Hirninfarkt (selten), intrakranielle Hämatome, Gefäßmissbildung, Arteriitis temporalis, Gefäßdissektion, Hirnvenenthrombose, arterielle Hypertonie inkl. Eklampsie
- intrakranielle Drucksteigerungen (nicht-vaskulär): Liquordrucksteigerung/Hydrozephalus
- Infektionen/Entzündungen: Meningitis, Enzephalitis, Hirnabszess, Empyem, Sarkoidose, Kollagenose, virale und bakterielle Allgemeininfektionen
- Liquor-Unterdruck-Syndrom, auch nach Liquorpunktion
- Hirntumoren
- Einwirkung von Substanzen/Entzug: Analgetika, Nitrate/Nitrite, Glutamat (Geschmacksverstärker), Alkohol, Ergotamine, Koffein-Entzug, Narkotika-Entzug, hormonelle Kontrazeptiva
- Stoffwechselstörungen: Hypoxie, Hyperkapnie, Hypoglykämie, Dialyse
- Erkrankungen des Schädels und Halses: Frakturen, zervikogener Kopfschmerz, Glaukom, Kurz- oder Weitsichtigkeit, HNO- und Kiefer-Erkrankungen etc.

26.2.5 Analgetika-Kopfschmerz

Es handelt sich um eine besonders wichtige Kopfschmerzursache aus der Gruppe der medikamentös induzierten Kopfschmerzen. Er geht auf eine fehlerhaft empfohlene oder umgesetzte Therapie zurück und entsteht häufig bei der Therapie des medikamentös besonders schlecht beeinflussbaren Spannungskopfschmerzes. Er macht 5–8 % aller Kopfschmerzen aus, und bis zur Diagnosestellung vergehen in der Regel mehrere Jahre. Frauen sind 5 x häufiger betroffen als Männer. Häufig lässt sich ein primär behandelter anderer Kopfschmerztyp diagnostisch abgrenzen.
Die Therapie erfordert eine exakte Diagnosestellung, die genaue Aufklärung über die Entstehungsmechanismen und einen ambulant oder stationär durchzuführenden Medikamentenentzug.

26.2.6 Atypischer Gesichtsschmerz

Bei atypischen Gesichtsschmerzen handelt es sich um Schmerzen des Gesichts (Mundes), deren Ursache nicht zu finden ist und denen die typischen anderen Syndrome (z. B. Trigeminusneuralgie) nicht zugeordnet werden können. In der Anamnese sind nicht selten häufige chirurgische Eingriffe an Zähnen, Nebenhöhlen oder Kiefer zu finden.

Psychische Symptome (Depression, Persönlichkeitsstörung etc.) kommen sowohl als Ursache als auch als Folge in Betracht. Therapeutisch kommen schmerzdistanzierende Psychopharmaka, Schmerzbewältigungstraining, transkutane Nervenstimulation (TENS) und Entspannungsverfahren in Frage.

26.3 Schmerztherapie

Wesentlich ist eine genaue Aufklärung der ursächlichen Zusammenhänge. Die Patienten müssen den Schmerzmechanismus der gestörten Leitung und Verzerrung des ursprünglichen Signals verstehen und einen adäquaten Umgang damit erlernen. Manchmal ist eine Therapie der Ursache möglich. Bei fehlender ursächlicher Therapie kommt nur ein Coping (s. S. 148) in Betracht, das unterstützt wird mit Entspannungsverfahren, einer geeigneten Medikation oder einer speziellen Schmerztherapie.

Die Therapie folgt den WHO-Regeln der Tumorschmerzbehandlung, ohne jedoch dabei an „Stufen" zu denken: Nicht alle neuropathischen Schmerzen sprechen auf Opiate an, aber bei Wirksamkeit werden Opiate oft mit Gewinn bereits frühzeitig eingesetzt.

Schmerzmittel/Analgetika

Die **Einteilung der Schmerzmedikamente** hat sich dennoch bewährt:
1 Nichtopioide Analgetika
　1.1 Antipyretische Analgetika wie Paracetamol oder Metamizol
　1.2 Nichtsteroidale Antirheumatika (NSAR) wie Diclofenac, Ibuprofen oder Naproxen
　1.3 COX-II-Hemmer wie Celecoxib, Valdecoxib
2 Schwachwirksame Opioide vom Typ Tramadol, Tilidin/Naloxon, Dihydrocodein
3 Stark wirksame Opiate vom Typ Morphin, Hydromorphon, Oxycodon, Fentanyl
Opiate sollen nicht gemischt werden, speziell nicht schwache mit starken!

Ko-Analgetika werden bei bestimmten Erkrankungen mit Vorteil in die Therapie einbezogen, z. B.

Ko-Analgetika

- bei dauerhaften neuropathischen Schmerzen: trizyklische Antidepressiva wie z. B. Amitriptylin (Beurteilung nach 2–4 Wochen),
- bei einschießenden neuropathischen Schmerzen: Antikonvulsiva wie Carbamazepin, Gabapentin, Lyrika (Beurteilung nach 1–3 Wochen),
- bei Entzündungen oder Ödemen: NSAR oder Kortison,
- bei schmerzhafter Muskelverspannung: Myotonolytika wie Baclofen, Tetrazepam, Flupirtin.

- Medikation nach Plan, nicht bei Bedarf (Ausnahme Durchbruchschmerz)!
- Opiate nicht unnötig „aufsparen" oder verweigern!

Regeln der Schmerzmedikation

- Keine Opiate bei somatoformen/psychogenen Schmerzstörungen, Kopfschmerzen, funktionellen Bauchschmerzen, Funktionsstörungen!
- Keine Tranquilizer-Dauermedikation!
- Keine Mischanalgetika verwenden!
- Keine irrationale Angst vor „Sucht" und Toleranz!
- Keine „Entzugsbehandlungen" bei opiatpflichtigen Schmerzen!
- Keine unsinnige Opiatkombination (z. B. Agonisten + partielle Antagonisten)!
- Ko-Medikation einsetzen!

Nichtmedikamentöse Schmerztherapie

- Transkutane elektrische Nervenstimulation TENS hilft durch Applikation „alternativer" Reize in der Region des Schmerzes, gelegentlich auch entsprechend auf der kontralateralen Seite
- Epidurale Stimulation mit neurochirurgisch implantierten Stimulationssonden und batteriebetriebenen subdermalen Stimulatoren
- Akupunktur hat bei chronischen Kopfschmerzen eine positive Wirkung gegenüber Kontrollen; es was allerdings belanglos, ob es sich um eine „klassische" oder „minimale" Akupunktur handelte
- Ausschaltung der Hinterwurzel-Eintrittszone am Rückenmark durch Stimulation oder Thermokoagulation (Neurochirurgie)
- Unspezifische Entspannungstechniken wie Autogenes Training und Progressive Muskelrelaxation
- Verhaltenstherapie zur Erarbeitung von Coping-Strategien. Dabei sollen die Patienten lernen:
  – Schmerzerleben ist kein rein somatosensorisches Phänomen!
  – Therapeuten unterstützen und helfen, sind aber nicht die alleinverantwortlichen Experten!
  – Erreichbare Behandlungsziele setzen (bessern statt beseitigen)!
  – Aktive Bewältigungsstrategien finden und erlernen!
  – Der positiven Schmerzbewältigung dient die Lenkung der Gedanken und Aufmerksamkeit auf andere Themen und das Erlernen prophylaktischer Hilfen.

> *Spezielle Pflegehinweise*
> Der Umgang mit somatischen (nozizeptiven) Schmerzen (z. B. bei Hirntumoren, Meningitis oder auch etwa Migräne) dürfte für das Pflegepersonal unproblematisch sein, ebenso die Behandlung neuropathischer Schmerzen wie die Trigeminus- oder Zosterneuralgie (s. o.).

Umgang mit psychosomatischen Schmerzzuständen

Problematisch ist ja besonders der Umgang mit Patienten, die an einer Schmerzkrankheit (s. S. 376) leiden, wo also psychosomatische oder konversionsneurotische Faktoren das Schmerzerleben der Patienten erheblich verändert haben. Die langanhaltende Schmerzeinwirkung kann zu Erschöpfung und Zermürbung führen mit depressiver Resignation und auch mürrischer Reizbarkeit. Gelegentlich hat man den Eindruck, die Probleme mit sich selbst und mit dem sozialen Umfeld nehmen einen breiteren Raum ein als das eigentliche Schmerzerleben. Entsprechend gibt es einen großen Unterschied in der Bewertung des Schmerzes durch die Patienten und das soziale Umfeld. Die Stimmung der Patienten kann dann reizbar, ungeduldig, fordernd sein.

Wenn die beschriebene psychosomatische Entstehung des Schmerzerlebens nicht beachtet wird, reagieren Pflegepersonen und Ärzte nicht selten mit einer abwehrenden, hilflosen Haltung. Das darf nicht passieren. Der Schmerz muss als Ausdruck eines besonderen psychischen Befindens ernstgenommen werden. Er ist wirklich da und wird in der Regel nicht simuliert. Nicht selten sind es zunächst die Pflegepersonen, denen der Schmerz anvertraut wird, weil die Patienten von diesen eher Zuwendung und ein Schmerzmittel erhoffen. Auch haben die Patienten zuweilen Hemmungen, über alle Leiden mit dem Arzt zu sprechen, der häufig nur kurz bei der Visite erreichbar ist.

Schmerzen ernstnehmen

Die Pflegeperson hat die Schmerzäußerungen des Patienten ernst zu nehmen und sein Schmerzmittelbegehren ohne Stellungnahme an die Stationsleitung oder den Arzt weiterzuleiten. Die Einschätzung, ob und welches Medikament in einer solchen Situation helfen kann, ist nicht einfach. Die Regeln für den Umgang mit den Schmerzen müssen besonders bedacht sein, z. B. wann der Patient versuchen soll, den Schmerz vorerst auszuhalten. Neben der Verordnung von Schmerzmitteln kommen auch Neuroleptika und Antidepressiva infrage. Tranquilizer sind selten geeignet. Die Verabreichung eines Plazebopräparats kann man sich überlegen, allerdings sollte dies abgesprochen sein, und man sollte die Therapie nach Möglichkeit auch für den Arzt „verblinden".

Schmerzbedarf

Wenn ein verhaltenstherapeutisches Vorgehen vereinbart ist, dann kann auch die Pflegeperson nach Absprache bei Schmerzäußerungen des Patienten dahingehend auf ihn einwirken, dass der Patient die Schmerzmittel reduziert, dass er sich ablenkt und versucht, die Schmerzen zu ertragen und sie als Schicksal anzunehmen. Diese Verhaltenstherapie, die durch Physiotherapie zur Beeinflussung des vegetativen Nervensystems ergänzt werden kann, reicht häufig aus; sonst muss eine spezielle psychologische Beratung eingeleitet werden.

Verhaltenstherapie

Schmerzmittel dürfen bei Schmerzpatienten nicht unkritisch eingesetzt werden, eine genaue Dokumentation mit Uhrzeit ist wichtig. Wir unterscheiden zwischen einer Bedarfsmedikation bei Durchbruchschmerz und der im Prinzip besser wirksamen regelmäßigen Einnahme. Die o. a. Analgetika (S. 385) haben ihre Nebenwirkungen. Der Einsatz von Opiaten kann zur Verstopfung, Benommenheit und Verwirrtheit führen; dies muss dem Arzt mitgeteilt werden.

Einsatz von Schmerzmitteln

27 Metabolische Erkrankungen und Intoxikationen

Mitochondrien-Erkrankungen
Die Eizelle enthält Mitochondrien (S. 32, 366), ein Spermium nicht; insofern ist die in Mitochondrien enthaltene DNS (für die Enzyme der Atmungskette) rein mütterlich vererbt und kann nur von Töchtern vererbt werden! Weil Mitochondrien Energie bereitstellen, erkranken besonders Organe mit hohem Energiebedarf, wie Gehirn, Herz- und Skelettmuskel.

Symptome
Folgende (ererbte) Symptome lassen an eine Mitochondrien-Erkrankung denken:
- hängende Augenlider mit Augenmuskelschwäche, oft ohne Doppelbilder
- Krampfanfälle mit oder ohne Myoklonus
- proximale Muskelschwächen mit mangelnder Ausdauerkraft (s. S. 366)
- Demenz
- Ataxie
- Retinadegeneration (Augenhintergrund) und Innenohrschwerhörigkeit
- Kleinwuchs
- schlaganfallähnliche Episoden kombiniert mit epileptischen Anfällen

Hepatische Enzephalopathie
Bei einer Lebererkrankung kann es infolge einer verminderten Entgiftung zu einem Anstieg von Ammoniak im Serum kommen. Dies führt zu einer Hirnschädigung, die sich besonders bemerkbar macht durch Verlangsamung, Bewusstseinstrübung (Somnolenz bis Koma), psychischen Veränderungen und einer Unfähigkeit, z. B. den Arm ruhig zu halten wegen plötzlicher Tonusverluste (Asterixis, Flapping tremor).

Urämische Enzephalopathie
Wenn die Niere harnpflichtige Substanzen wie Harnstoff und Kreatinin nicht in ausreichendem Maße ausscheidet, steigt deren Konzentration in Blut und Gehirn an. Aufmerksamkeit und Vigilanz nehmen ab, es kann zu Halluzinationen und zur Verwirrtheit kommen. Arrhythmische Zuckungen, Spasmen und generalisierte epileptische Anfälle können auftreten.

Chronisch-hypoxische Enzephalopathie
Durch eine chronische Anämie, Ventilationsstörungen der Lunge, eine Herzinsuffizienz oder auch durch eine zentrale Atemregulationsstörung – z. B. nach einer Herpes-Enzephalitis – kann es zu unspezifischen Funktionsstörungen des Hirns kommen.

Funikuläre Myelose (Vitamin B12-Mangel)

Ein chronischer Mangel an Vitamin B12 führt zu einer langsam fortschreitenden Degeneration der Hinter- und Seitenstränge sowie der Pyramidenbahn (S. 47). Im Vordergrund der Beschwerden stehen Störungen der Oberflächen- und Tiefensensibilität (S. 102), Ataxie (S. 317), Missempfindungen, Paresen und psychische Störungen; dazu kommen gastrointestinale Beschwerden und hämatologische Veränderungen (perniziöse Anämie).

Symptome

Für den Vitamin B12-Mangel kommen verschiedene Ursachen infrage:
- verminderte Vitaminzufuhr z. B. bei Magersucht oder veganischer Ernährung
- gestörte Resorption durch chronische Magenschleimhautentzündung, resezierten Magen oder Darm, chronischen Alkoholismus, Antikörper gegen Parietalzellen des Magen-Darm-Trakts oder gegen Intrinsic-Faktor (erforderlich für die Resorption)
- gesteigerter Vitaminbedarf z. B. während der Schwangerschaft

Ursachen

Die Therapie besteht in einer oft lebenslangen parenteralen Substitution. Damit lässt sich eine Besserung zu erzielen und ein Fortschreiten des Krankheitsbildes verhindern. Eine völlige Rückbildung ist nicht möglich, da die geschädigten Markscheiden nicht wiederhergestellt werden.
Sehr wichtig ist eine intensive und fortgesetzte Physiotherapie.

Therapie

Andere Vitaminmangelzustände

Aus neurologischer Sicht sind weitere Vitaminmangel-Erkrankungen interessant:

- Vitamin A: Nachtblindheit, später Hydrozephalus aresorptivus, Degenerationen an Hornhaut und Bindehaut der Augen
- Vitamin B1: zu befürchten vor allem bei Alkoholikern und exzessiv kohlenhydratreicher Ernährung.
  - **Wernicke-Enzephalopathie**: Verwirrtheit, Gangataxie, Augenmuskelparesen
  - Psychische Störungen
  - Beriberi: u. a. distal-symmetrische Polyneuropathie
- Vitamin B6: Unter der tuberkulostatischen INH-Therapie und bei Alkoholikern zu befürchten. Die häufigsten Symptome sind eine Polyneuropathie, Nervosität und Krampfanfälle
- Vitamin E: Die Symptomatik ähnelt sehr einer typischen Ataxie, zusätzlich bestehen eine Dysarthrie, proximal betonte Paresen mit Reflexabschwächung und Pyramidenzeichen
- Folsäure-Mangel: Beim Folsäure-Mangel kommt es zu sensiblen Polyneuropathien, Depression und Restless-legs sowie makrozytärer Anämie und einer Zungenentzündung

Intoxikationen

Vergiftungen (Intoxikationen) können mit zahlreichen Substanzen geschehen, darunter auch durch in der Neurologie gebräuchliche

Medikamente wie Neuroleptika, Antidepressiva, Lithium, Antikonvulsiva, Amantadin (z. B. PK-Merz®), Opiate, Schlafmittel oder Botulinumtoxin. Bei akuten Intoxikationen sollte sofort ein Arzt verständigt werden. Wichtig sind Hinweise auf das eingenommene Medikament (Medikamentenschachteln etc.), weil oft ein spezifisches Vorgehen erforderlich ist. Bei einer akuten Vergiftung kommt die frühzeitige Magenspülung mit Aktivkohle in Betracht. Eine intensivmedizinische Überwachung muss erwogen werden.

Alkoholfolgekrankheiten
Der **Alkoholrausch** stellt eine akute toxische Enzephalopathie dar, die mit einer Enthemmung, Selbstüberschätzung, gesteigerter Kontaktbereitschaft und Rededrang beginnt und über primitive Reaktionsweisen zur Ataxie, Dysarthrie und schließlich zur Desorientierung, Amnesie und zum Koma führt.
Das **Alkoholentzugsdelir** ist gekennzeichnet durch Tremor, Übelkeit und Erbrechen, eine vegetative Dysregulation (Schwitzen, Tachykardie, orthostatische Hypotonie, Pupillenerweiterung), Reizbarkeit, Bewusstseinstrübung, Suggestibilität, Halluzinationen und evtl. einem Temperaturanstieg.
Die **Wernicke-Enzephalopathie** ist beim Vitamin-B1-Mangel abgehandelt (S. 389).
Sehr ähnlich kann eine **zentrale pontine Myelinolyse** mit schwerwiegenden Myelinschäden vor allem im Bereich der Brücke (Pons) aussehen. Als Ursache werden schwankende Natriumspiegel angesehen.
Von einem **Korsakow-Syndrom** wird gesprochen, wenn eine schwere Merkfähigkeitsstörung (S. 162, 170) im Vordergrund der Symptomatik steht.
Alkohol ist neben dem Diabetes mellitus in Westeuropa die häufigste Ursache einer distal-symmetrischen **Polyneuropathie**, oft mit sensiblen Reizerscheinungen und vegetativer Fehlregulation (dünne glatte trockene Haut mit schwitzenden Hand- und Fußflächen, s. S. 356).
Bei erheblichem Alkoholkonsum von Schwangeren kommt es zur **Alkohol-Embryopathie** mit typischen Wachstums- und Entwicklungsverzögerungen. Die Kinder kommen zu klein, mit einem kleinen Kopf (Mikrozephalus) und leichten Missbildungen im Gesicht und an den Extremitäten zur Welt. Außerdem besteht eine geistige Behinderung.

28 Degenerative Erkrankungen

Als degenerative Erkrankungen werden Krankheitsprozesse zusammengefasst, bei denen es – aus meist bisher wenig geklärten Gründen – zu einer Atrophie und Funktionsminderung von Bahnsystemen bzw. Arealen des ZNS oder PNS kommt. Häufig werden sie nach Leitsymptomen gegliedert:

- Demenzerkrankungen, vor allem bei hirnatrophischen Prozessen (S. 175 ff.)
- Stammgangliendegenerationen mit Bewegungsstörungen wie M. Parkinson oder Multisystematrophie (S. 298 ff.) und Chorea Huntington (S. 314)
- Ataxien (S. 317)
- epileptische Erkrankungen wie z. B. progressive Myoklonusepilepsien (S. 366)
- Motoneuron-Erkrankungen wie ALS, Bulbärparalyse, spinale Muskelatrophien (s. u.)

Für die meisten dieser Erkrankungen lassen sich (oft verschiedene) Gendefekte finden. Ursächliche Therapien sind nicht bekannt.

Spastische Spinalparalyse
Die im jüngeren Lebensalter einsetzende Degeneration des ersten motorischen Neurons (Pyramidenbahn S. 47) führt zu einer meist beidseitigen Spastik vorwiegend der Beine. Charakteristisch ist das spastische Gangbild: Die Beine werden steif, leicht nach innen rotiert und im Oberschenkelbereich aneinander gepresst in kleinen Schritten nach vorne bewegt. Kombinationen mit Neuropathien, Demenz, Nystagmus oder Ataxie kommen vor.

Degeneration des ersten motorischen Neurons, spastisches Gangbild

Spinale Muskelatrophie
Im Kindes- und Erwachsenenalter kommt es zu einer Degeneration des zweiten motorischen Neurons in den Vorderhornzellen des Rückenmarks (Abb. 4.11, S. 50) und damit zu einer deutlichen Muskelatrophie bevorzugt an den kleinen Handmuskeln und den Unterschenkeln. Spastische Zeichen und Sensibilitätsstörungen fehlen. Als Ausdruck der geschädigten Vorderhornzellen ist an den Extremitäten ein unregelmäßiges, an Zuckungen erinnerndes Muskelwogen (Faszikulieren) zu beobachten.

Degeneration des zweiten motorischen Neurons, Muskelatrophie und Faszikulationen

Progressive Bulbärparalyse
Der degenerative Prozess spielt sich ausschließlich im Kerngebiet der unteren Hirnnerven ab und führt zu Lähmungen und Atrophien der Rachen- und Kehlkopfmuskulatur; besonders deutlich wird das an der Zunge, die nicht mehr hervorgestreckt werden kann und infolge der Atrophie und der Faszikulationen wie ein schlaffer Sack mit sich ständig bewegenden Würmern im Mund liegt. Das Schlucken ist erschwert oder gar nicht möglich, und die Sprache ist verwaschen und kaum zu verstehen. Es besteht die Gefahr der Aspiration.

Degeneration der Hirnnervenkerne im Hirnstamm, gelähmte und atrophische Zunge mit Faszikulationen

Amyotrophe Lateralsklerose (ALS)
Diese häufigste Form der degenerativen Rückenmarkerkrankungen (5 von 100.000 sind erkrankt) ist eine Kombination der spinalen Muskelatrophie, der spastischen Spinalparalyse und nicht selten auch der progressiven Bulbärparalyse. Die meist vereinzelt auftretende und nur selten erblich bedingte Erkrankung kommt bei etwa

Degeneration des ersten und zweiten motorischen Neurons

5 von 100.000 Einwohnern vor, beginnt zwischen dem 50. und 65. Lebensjahr und schreitet mitunter rasch fort.

Muskelatrophien; Faszikulationen, Reflexsteigerungen und pathologische Reflexe

Die Krankheit beginnt oft mit einer distalen Parese der Hände öfter als der Füße mit zunehmender Atrophie, dazu kommen Schluck- und Sprechstörungen, krampfartige Muskelverspannungen, Faszikulationen und meist ein Gewichtsverlust.

Neurologisch sind Reflexsteigerungen und pathologische Reflexe (z. B. Babinski-Zeichen) nachzuweisen. Sensibilitätsstörungen fehlen.

Therapie und Pflege

Mit Rilutek® ist eine verlängerte Überlebenszeit möglich. Ein vermehrter Speichelfluss kann mit Anticholinergika oder Botulinumtoxin behandelt werden. Falls Tonuserhöhung und Krämpfe im Vordergrund stehen, sind Antispastika indiziert.

> **Pflegehinweis:** Im Vordergrund der Behandlung stehen anteilnehmende Pflege und Begleitung des vom Siechtum gezeichneten Patienten. Die Krankheit schreitet in der Regel rasch fort; selten überleben Patienten (ca. 15 %) mehr als sechs Jahre. Durch Physio- und Ergotherapie werden die verbliebenen Muskelreserven angeregt. Es ist z. B. zu organisieren, wie er Zeitung und Bücher lesen, fernsehen und Musik hören kann. Der Endzustand kann insbesondere bei der bulbären Form sehr quälend sein, weil die Kranken bei Bewusstsein sind und merken, dass sie immer weniger sprechen und schlucken können, schließlich über die Sonde ernährt oder assistiert beatmet werden müssen und hinfälliger werden.

29 Fehlbildungen, Entwicklungsstörungen und frühkindliche Hirnschäden

Schädigungsmuster nach Grad der neuronalen Ausreifung

Die Entwicklung des zentralen Nervensystems beginnt in der pränatalen (vorgeburtlichen) Zeit und setzt sich bis mindestens in die Kinderzeit fort (Ausreifung). Die Art der Fehlbildungen und Defekte hängt sehr vom Reifungsgrad des zentralen Nervensystems ab.

- **Embryonalzeit:** Von der Befruchtung bis zum Ende etwa der 12. Schwangerschaftswoche. In dieser Zeit beginnen sich die Organe des Embryos zu entwickeln (Organogenese). Schädigungen in dieser Zeit treffen ein sehr unreifes, entstehendes Hirngewebe, das noch nicht zur Gewebsreaktion und Narbenbildung fähig ist. Es kann z. B. zu einer Anenzephalie (Fehlen des Schädeldachs und wesentlicher Teile des Gehirns; sogenannter Froschkopf) oder zu einer dysraphischen Störung (Entwicklungsstörung beim Schließungsprozess des Rückenmarks) kommen.

- **Fetalzeit:** Von Anfang etwa der 13. Schwangerschaftswoche bis zur Geburt. Die Schädigungsfolgen am reiferen Gehirn und Rückenmark des Fetus (oder Fötus) sind differenzierter und gehen mit Narben-, Höhlen- oder Defektbildungen einher.
- **Perinatalzeit:** Diese Zeit umfasst alle zur Geburt gehörigen Vorgänge.
- **Postnatalzeit:** Schädigungen des Gehirns nach der Geburt bis zum Abschluss der Reifung des Nervensystems im Vorschulalter unterscheiden sich ursächlich kaum von den Schäden der Erwachsenenzeit, allerdings trifft der Schaden ein noch wenig trainiertes und gebildetes Hirn, was zu erheblichen Unterschieden führen kann, z. B. bei angeborener oder erworbener Blindheit oder Intelligenzschädigung.

29.1 Frühkindliche Hirnschädigung

> **Definition:** Als **frühkindliche Schäden** werden die von der Embryonalzeit bis zum Ende der Vorschulzeit auftretenden Schäden zusammengefasst.

Leitsymptome frühkindlicher Hirnschädigung sind:
- geistige Behinderung (S. 179)
- Verhaltensauffälligkeiten
- zerebrale Bewegungsstörungen (S. 292)
- epileptische Anfälle

Leitsymptome

Allerdings müssen nicht alle Störungen gleichzeitig auftreten. Bei etwa 25 % der Kinder mit einem frühkindlichen Hirnschaden kommt es zu einer spontanen Besserung der Störungen. Bei etwa 50 % der Kinder lässt sich durch frühzeitige Behandlung der Bewegungsstörungen und der epileptischen Anfälle sowie durch heilpädagogische Maßnahmen Besserung erzielen. Bei den restlichen etwa 25 % bleibt ein schwerer Hirnschaden bestehen.

Ursächlich kommen in Betracht:
- Infektionen wie Toxoplasmose, Lues, Röteln- oder Zytomegalieviren.
- Sauerstoffmangelzustände z. B. durch Nabelschnurumschlingung, Plazentainsuffizienz.
- Schwangerschaftstoxikosen und toxische Schäden (z. B. Nikotin, Alkohol etc.).
- Blutgruppenunverträglichkeiten (Überschwemmung der Hirnzellen mit dem aus dem Blutzellabbau stammenden Farbstoff Bilirubin führt zum Kernikterus).
- Mechanische Schäden während der Geburtsvorgänge (Hirnquetschung, Hirnblutung sowie epi- und subdurales Hämatom). Nach Blutungen in den Subarachnoidalraum kann es zu Verklebungen und Verwachsungen der Hirnhäute und damit zu Liquor-

Ursache frühkindlicher Hirnschädigungen

zirkulationsstörungen kommen, die einen Hydrozephalus zur Folge haben.
- Schlaganfälle, z. B. durch frühkindliche Embolie bei Herzfehlern etc.; Hirnblutung bei Gefäßanomalie oder Vitamin K-Mangel usw. Durchblutungsstörungen führen zu Schädigungen im Hirngewebe mit nachfolgender Narben- oder Höhlenbildung (Porenzephalie).
- Chromosomenschäden betreffen besonders bereits die Embryonalzeit.
- Besonders gefährdet sind die Gehirne Frühgeborener (Geburtsgewicht unter 2.500 g).

APGAR Eine Beurteilung der Lebenstüchtigkeit des Neugeborenen erfolgt nach dem APGAR-Schema, das die amerikanische Anästhesistin Virginia Apgar entwickelt hat. Mit den Buchstaben ihres Namens lassen sich die zu prüfenden Funktionen gut merken:
- A: Atmung
- P: Puls
- G: Grundtonus
- A: Aussehen und
- R: Reflexe

(Infantile) Zerebralparesen

Definition: Man spricht von einer (infantilen) Zerebralparese (ICP), wenn bei einer frühkindlichen Hirnschädigung die Störung der Motorik im Vordergrund steht mit z. B.
- Anomalien des Muskeltonus
- pyramidalen extrapyramidalen Bewegungsstörungen bzw. Lähmungen
- Ataxie

Oft bestehen zusätzlich zerebrale Anfälle oder eine geistige Behinderung

Das Krankheitsbild wurde erstmals von W.J. Little 1862 beschrieben und deshalb auch Little-Krankheit genannt. Die Symptome werden oft erst mit zunehmender Reife des Gehirns und manchmal erst im Jugendalter deutlich und auf diese Weise gelegentlich fälschlich einer Infektion (Enzephalitis) oder einem Unfall angelastet.

Häufigkeit Man geht von etwa 9 ICP-Neuerkrankungen pro 100.000 Einwohner und Jahr (Inzidenz) aus. Diese Zahl scheint sich durch die moderne Perinatalmedizin noch nicht gesenkt zu haben. Die Inzidenz steigt auf 40 % aller Neugeborenen, deren Geburtsgewicht unter 1.500 g liegt.

29.2 Zerebrale Entwicklungsstörungen

Zu unterscheiden sind fehlerhafte Ausformungen von Hirnrinde und -mark, eine fehlerhafte Ausbildung von Hirnwindungen (Gyrierungsstörung), umschriebene Höhlenbildungen und Zysten (Porenzephalie), eine fehlende Anlage des Balkens usw. Die Störungen machen sich bemerkbar durch epileptische Anfälle, geistige und körperliche Behinderungen.

29.3 Dysraphische Störungen

Es handelt sich um Störungen bei den Schließungsprozessen der Neuralplatte zum Neuralrohr etwa in der 4. Woche nach der Empfängnis. Die Schädigung kann schwerwiegend und mit dem Leben nicht vereinbar sein, oder so leicht, dass sie bis in die Jugendzeit unerkannt bleibt.

Spina bifida

Bei der **Spina bifida** schließt sich das Neuralrohr während der fetalen Entwicklung nicht vollständig; Wirbelsäule und Rückenmark bleiben praktisch längs zweigeteilt (lateinisch bifidus). Die schwerste Form ist die **Spina bifida aperta**, bei der die Spaltbildung nicht durch Körperhaut abgedeckt, die Nervenstrukturen liegen offen (aperta), und es kommt zu erheblichen Ausfällen wie Querschnittlähmung, Blasen- und Mastdarmstörung, Fußdeformitäten und häufig auch zu einem Hydrozephalus. Viele dieser Kinder sind nicht lebensfähig. Ist nur der Wirbelkanal offen, das Rückenmark aber von der Rückenmarkhaut bedeckt, können sich unter der Haut Teile des Rückenmarks vorwölben (**Spina bifida cystica**). Häufigstes Beispiel ist die gedeckte **Meningomyelozele**. Bei der **Spina bifida occulta** ist nur eine kleine Knochenlücke im Röntgenbild zu sehen, das Rückenmark liegt geschützt und ist gar nicht oder nur unwesentlich geschädigt. Sie ist häufig und hat gesundheitlich keine Bedeutung.

Spaltbildung von Wirbelsäule und Rückenmark

Syringomyelie

Im Zentrum der grauen Substanz kommt es zur Höhlenbildung. Die Ursache geht meistens auf eine embryonale Fehlentwicklung zurück. In seltenen Fällen kann sie auch Folge einer Entzündung oder eines Traumas sein. Die Höhlenbildung ist eine Erweiterung des Zentralkanals und kann von der Medulla oblongata bis ins obere Brustmark reichen. Die hintere Wand der längsverlaufenden Höhle zeigt eine verdickte Ansammlung von Nervenzellen in Form einer Flöte (= Syrinx).
Liquorzirkulationsstörungen führen mit der Zeit zu einer Vergrößerung der Höhle, die einen Druck auf die Rückenmarkbahnen ausübt, besonders auf den vor dem erweiterten Zentralkanal verlaufenden Vorderseitenstrang (Abb. 4.11, S. 50).

Definition und Ursachen

Symptomatik	Die wegweisende Symptomatik ist also eine dissoziierte Störung der Schmerz- und Temperaturempfindung bei erhaltener Berührungs-, Lage- und Vibrationsempfindung. Zu dieser Störung kommen später spastische Paresen (Pyramidenbahnschädigung) und Muskelatrophien (Schädigung der Vorderhornzellen) hinzu. Die Kranken können sich wegen der Schmerzunempfindlichkeit leicht verletzen und verbrennen.
Verlauf	Die Symptomatik entwickelt sich vom dritten Lebensjahrzehnt an und schreitet langsam fort. Mitunter ist die Höhle durch wachsendes Gliagewebe ausgefüllt, sodass ein Gliastift entsteht. Häufig finden sich noch weitere Fehlbildungen wie Trichterbrust, Kyphoskoliose und Fußdeformitäten.
Diagnostik	Der diagnostische Nachweis gelingt mit seitlichen Aufnahmen der Kernspintomographie (MRT).
Therapie	Eine ursächliche Therapie ist wie bei den anderen degenerativen Nervenleiden nicht möglich. Neurochirurgisch kann die Höhle durch einen Liquorabfluss in den Subarachnoidalraum entlastet und der Druck auf die umliegenden Nervenbahnen verhindert werden.

Störungen des kraniozervikalen Übergangs
Im Übergang von Halswirbelsäule und Schädel bzw. Rückenmark und Hirnstamm bzw. Kleinhirn (Arnold-Chiari-Malformation) kann es zu einer Vielzahl von Missbildungen kommen, die als gestörte Anlage der knöchernen Strukturen oder des Hirngewebes in der Embryonalzeit eingeordnet werden. Die Schädigung kann sich je nach Ausmaß erst im Erwachsenenalter bemerkbar machen, z. B. mit Schwindel, Übelkeit, Torticollis, Kopfschmerz, Hydrozephalus, Ausfällen der unteren Hirnnerven. Gelegentlich gibt es eine begleitende Spina bifida oder Syringomyelie. Die Therapie ist neurochirurgisch mit Deckung der Spina bifida und Druckentlastung der Syrinx oder im kraniozervikalen Übergang.

29.4 Neurokutane Störungen

Es handelt sich um angeborene, genetisch bedingte Fehlbildungen des Nerven- und Hautgewebes, die während der Embryonalzeit vor allem diffus im Nerven- und Hautgewebe entstehen. Die Fehlbildungen können kleine Tumoren, Zysten und Gefäßprozesse sein. An der Haut treten sie als linsenförmige (Linse = Phako, griechisch), tumorartige und oft weiße Flecken in Erscheinung. Deshalb werden die neurokutanen Störungen auch als Phakomatosen bezeichnet. Einige der zahlreichen Fehlbildungssyndrome sollen genannt werden.

Neurofibromatose
Diese von dem deutschen Pathologen F. von Recklinghausen 1882 beschriebene Krankheit tritt mit fibrösen Knötchen und Wucherungen an der Haut, an den peripheren Nerven und im Gehirn, wo sie raumfordernd wirken können, in Erscheinung. An der Haut finden sich größere hellbraune Flecken (Café-au-lait-Flecken).

Tuberöse Sklerose
Der französische Neurologe D. M. Bournville beschrieb 1880 dieses Krankheitsbild mit folgenden Symptomen:
- gelbliche Papeln und derbe Knötchen, die sich schmetterlingsförmig im Gesicht um die Nase anordnen (Adenoma sebaceum)
- schwere und unbefriedigend zu behandelnde epileptische Anfälle
- geistige Behinderung

Sturge-Weber-Krankheit
Bei der nach zwei Londoner Ärzten (1879 und 1922) benannten Krankheit handelt es sich um Gefäßmissbildungen. Diese treten halbseitig im Gesicht (Versorgungsbereich des N. trigeminus) als blau-rote Verfärbung der Haut (Flammennävus) und im Gehirn bei der Röntgenuntersuchung als verkalkte Gefäßknäuel in Erscheinung. Es kommt häufig zu epileptischen Anfällen und einer geistigen Behinderung.

29.5 Chromosomale Störungen

Der Mensch besitzt 23 Chromosomenpaare, von denen sich 22 Paare bis auf kleine Abweichungen in Form und Lage sehr ähnlich sind (normale Chromosomen oder Autosomen). Ein Paar, das Geschlechtschromosom, zeigt große Unterschiede, indem der weibliche Chromosomensatz mit XX, der männliche mit XY gekennzeichnet wird.

Verlust, Austausch oder Vervielfältigung von Chromosomen(stücken)

Durch Verlust, Austausch oder Verdopplung eines Chromosomenstücks ändert sich die Chromosomenstruktur. Diese Veränderungen werden als Chromosomenaberration bzw. Chromosomenanomalie bezeichnet. Dadurch entstehen eine Reihe angeborener Defektbildungen, die sich an verschiedenen Organen auswirken und zu Syndromen zusammengefasst werden. Sie sind bei etwa 0,5 % aller Neugeborenen zu beobachten.

Down-Syndrom

Definition: Die bekannteste Chromosomenanomalie ist das Down-Syndrom (Erstbeschreibung durch den engl. Arzt J.L. Down 1866). Das Chromosom 21 ist statt zwei- dreifach vorhanden (Trisomie 21): Es handelt sich um eine numerische autosomale (nicht die Geschlechtschromosomen X oder Y betreffende) Chromosomenaberration.

Häufigkeit	Man rechnet mit etwa 2 Fällen unter 1.000 Neugeborenen. In der Gesamtbevölkerung kommt etwa ein Mensch mit einem Down-Syndrom auf 4.000 Einwohner.
Symptomatik	Das Down-Syndrom ist gekennzeichnet durch geistige Behinderung, Kleinwuchs, kurzen Schädel, Schrägstellung der Lidspalten (Mongolismus), Hautfalte am inneren Augenwinkel, weiten Augenabstand, überstreckbare Gelenke, Vierfingerfurche an den Händen und weit offen gehaltenen Mund. Häufig bestehen noch ein Herzfehler, eine Hypothyreose und eine vermehrte Infektanfälligkeit. Die Lebenserwartung ist verkürzt, aber infolge des medizinischen Fortschritts heute deutlich länger als noch vor 50 Jahren.
Ursache	Chromosomale Störung, mit dem Alter der Eltern (besonders der Mutter) zunehmend.
Therapie und Verlauf	Frühzeitig wird mit einer heilpädagogischen Förderung der oft freundlichen und liebenswerten Kinder begonnen. Der weitere Verlauf ist durch die vermehrte Infektanfälligkeit (auch hinsichtlich Hepatitis B), eine zunehmende Dekompensation bei einem bestehenden Herzfehler (oft Septumdefekt) und eine vorzeitige Alterung gekennzeichnet. Im Endstadium können die meist bettlägerigen Down-Patienten ausgeprägte Myoklonien als Ausdruck einer fortgeschrittenen Hirndegeneration besonders im Hirnstammbereich zeigen.

Literatur

AK der Pflegedienstleitungen geriatrischer Einrichtungen in der Ärztlichen AG zur Förderung der Geriatrie in Bayern AFGiB, Geriatrische Rehabilitationsklinik Würzburg AWO

Brandt, C., Ottenottebrock, H., Bake, C., Schmidt, C., Pohlmann-Eden, B. (2007): Die Epilepsie-Koordinatorin (Epilepsy Nurse) in der stationären Epilepsiebehandlung – ein innovatives Tätigkeitsprofil. In: Die Schwester/Der Pfleger 11/2007, S. 984–988

Bundesverband Aphasie: PICTOCOM. Handliches Bildwörterbuch für sprachbehinderte Menschen. aktuell vergriffen

Duus, P. (2001): Neurologisch-topische Diagnostik. Anatomie – Funktion – Klinik. 6. Aufl. Stuttgart: Thieme

Kielholz, A. (1928): Die Ausbildung des Irrenpflegepersonals. Kranken- und Irrenpflege, (5), S. 73–74. Thesen an der 10. Sanitätsdirektoren-Konferenz vom 13. und 14.08.1927 in Baden vorgetragen. In: Walter, I., Seidl, E., Kozon, V. (Hrsg.) (2004): Wider die Geschichtslosigkeit der Pflege. Wien, S. 113–122

Ludin, H.P. (1995): Das Parkinson-Syndrom. 2. Aufl. Stuttgart: Kohlhammer

Mauritz, K.-H. (1994): Rehabilitation nach Schlaganfall. Stuttgart: Kohlhammer

Schnabel, J. (2007): Schmetterling und Taucherglocke. Film nach dem gleichnamigen Buch von Bauby, J.-D. (11. Aufl. 1997)

Stefan, H., Allmer, F., Eberl, J., Hansmann, R., Jedelsky, E., Michalek, A., Pandzic, R., Schalek, K., Tomacek, D. (2009): POP® – Praxis Orientierte Pflegediagnostik. Pflegediagnosen – Ziele – Maßnahmen. Wien: Springer

Informative Websites:
www.dgn.org (Deutsche Gesellschaft für Neurologie)
www.dsg-info.de (Deutsche Schlaganfallgesellschaft)
www.enp.de (European Nursing care pathway)
www.gibdat.de (Geriatrie in Bayern Datenbank)
www.schlaganfall-hilfe.de (Stiftung Deutsche Schlaganfallhilfe)

Stichwortverzeichnis

A

A. basilaris 230
A. carotis 220
A. cerebri anterior 221, 230
A. cerebri media 221, 229
A. cerebri posterior 221, 230
A. radicularis magna Adamkiewicz 323
A. vertebralis 221, 230
Absence 247
Abszess 326
Acetylcholinrezeptor 35
AED antiepileptic drugs 252
AEP, akustisch evozierte Potenziale 73
Affektlabilität 171
Agnosie 163
Agraphie 166
AIDS/HIV-Infektion 276
Akalkulie 166
Akanthozyten 87
Akathisie 313
Akinese 299, 303
Aktivitätsmuster 69
Akustikusneurinom 371
Albuminquotient 84
Alexie 166
Alkoholfolgekrankheiten 390
Allodynie 104
Alptraum 187
ALS 391
Alzheimer-Krankheit 178
Amnesie 163, 216
– globale 170
Amnestisches Syndrom 170
Amyloidangiopathie 242
Amyotrophe Lateralsklerose 391
Analgetika 385
Anamnese 91
Anästhesie 102
Anastomose 222
Anatomie 20
Aneurysma 58
Anfälle, epileptische
– Klassifikation 247 f.
– provozierte 245

– Symptome 248
Angiitis 229
Angio-CT 53
Angiographie 58
– interventionelle 59
Angiom 58 f.
Angst 173
Anisokorie 93
Anosognosie 126, 164
Anpassungsstörung 173
Antiepileptika 252
Antikoagulation 78, 85
APGAR 394
Aphasie 165
Apomorphin 302, 304
Apperzeption 163
Applikation 210
Apraxie 167
Arachnoidea 39
Arnold-Chiari-Malformation 396
Arteriosklerose 226
aseptisch 259
Ashworth-Skala 98
Assoziation 163
Astrozyten 36
Astrozytom 199
Ataxie 230, 284, 317, 370
– sensible 351
Athetose 106, 311
ATL 112
Atmungskette 366
Aufmerksamkeit 161
Aura
– Epilepsie 248, 250
– Migräne 381
Autoregulation 79
– Hirndurchblutung 222
Axon 33

B

Baclofenpumpe 297
Ballondilatation 59
Barthel-Index 244
Basalganglien 39, 292
Basilaristhrombose 231

Basistherapie 237
Befund, psychischer 107
Behandlungsplan 110
Behandlungsplanung 91
Behandlungsziel 110
Behinderung 28
– geistige 180
Berufsorganisation 21
Berührungsempfindung 101
Bewegungsstörungen 292
Bewegungstremor 308
Bewusstsein 159
Bielschowski-Phänomen 94
Biopsie 75
Blasenentleerungsstörung 145, 284, 322
Blasentraining 145
Blasenzentrum
– pontines 41
Blepharospasmus 312
Blickparese 94
Blood patch 195
Blut-Hirn-Schranke 302
Blutung
– intrazerebrale 240
– intrakranielle 240
– meningeal 214
Bobath 298
Borrelien 85
Botulinumtoxin 297, 314, 316, 359
Bradyphrenie 300
Brainmapping 205
Brechzentrum 41
Brown-Séquard-Syndrom 104
Brudzinski-Zeichen 260
Bulbärhirnsyndrom 190
Bulbärparalyse 230, 391

C

Café-au-lait-Flecken 397
Caritas 21
Carotis-Gabelung 78
Carotisoperation, -angioplastie 240
Cauda equina 43, 104, 322
Cauda-Syndrom 322, 333
Cheyne-Stokes-Atmung 186
Chorea 106, 294, 314
– Huntington 87, 314
Chromosomale Störungen 397
CIDP 358
Circulus Willisii 221
Claudicatio spinalis 334
Cluster-Kopfschmerz 383
CMP-Katalog 118
Coils 59

Coma vigile 182
Commotio cerebri 213
Commotio spinalis 324
Computertomographie 52
COMT-Hemmer 302
Contre Coup 213
Contusio spinalis 325
Conus medullaris 41, 43
Conus-Cauda-Syndrom 322
Coping 149, 385
Cortico-striäre Degeneration 299
Creutzfeldt-Jakob-Erkrankung 279 f.
Critical-illness-Polyneuropathie 355
CT 52, 231
– Myelo- 62

D

Dämmerzustand 168, 213
déjà-vu 245
Dekompressionskraniektomie 193
Dekrement 72
Delir 168
Demenz 175
– Alzheimer- 178
– Prägnanztypen 176
– vaskuläre 178
Demographie 27
Dendriten 33
Denervierungsaktivität 68
Depolarisation 37
Depression 173
Dermatome 43, 102 f., 276
Dermatomyositis 363
DGN, Dt. Gesellschaft f. Neurologie 20
Diparese 296
Diplopie 283
Dissektion 228
Disseminierung 282
Dissoziation, zytoalbuminäre 357
Dissoziative Störung 173
Dissoziierte Empfindungsstörung 104
Diszitis 336
DML 70
Dopaminergika 302
Doppler-Effekt 76
Dopplersonographie 77
Down-Syndrom 398
DRG, Diagnosis Related Groups 25
Duplexsonographie 77
Dura mater 39, 43
Durchgangssyndrom 171
Dysästhesie 104

Dysdiadochokinese 106
Dysmetrie 106, 284, 317
Dysphonie, spasmodische 313
Dysphorie 171
Dysplasie, fokale kortikale 249
– fokale kortikale 251
Dysraphische Störung 395
Dyssynergie 106
Dystonie 301, 309, 311
– oromandibuläre 312
– zervikale 312

E

EDSS 286
EEG 251
– Null-Linien- 65
Einklemmung 188 f.
Elektroenzephalographie (EEG) 62
Elektromyographie (EMG) 66
Elektroneurographie 69
Embolie 226
Emboliedetektion 79
Emboliequelle 78
Embryonalzeit 392
EMG 66
Endplatte, motorische 32, 66, 366
Enhancement 201
ENP®, Europ. Nursing care Pathway 117
Entgeltsystem 25
Entwicklungsneurologie 20
Enzephalomyelitis disseminata 280
Enzephalopathie
– hepatische 388
– hypoxische 388
– urämische 388
EP, evozierte Potenziale 72
Ependymom 199
Ependymzellen 36
Epiduralraum 40
Epilepsie 245
– Klassifikation der Syndrome 248
– posttraumatische 215, 246
Epiphyse 40
Erstkontakt 110
Erythema migrans 271
extradural 324
extramedullär 324

F

F-Wellen 71
Facettensyndrom 336
Fachassistenz

– pflegerische 29
Fachpflegeausbildung
– neurologische 28
Fahrtauglichkeit 257
Fallhand 346
Falx 188
Faszikulationen 69
Faszikulieren 391
Fatigue 128, 284
Fazialisparese
– periphere 74
Fazialislähmung 347
Fettsäuren, überlangkettige 87
Fibrinolyse 59
Fistel, arterio-venös 59
Flammennävus 397
Flimmerskotom 381
Fluktuationen 301
Foramen intervertebrale 330
Formatio reticularis 41
Freezing 299, 301, 307
Fremdanamnese 91, 107
Fremdreflex 100
Frenzel-Brille 369
Friedreich-Ataxie 318
Frühdyskinesie 313
Fuß, polyneuropathischer 361

G

Galen 19
Ganglion 31
GBS 357
Gebrauchsdystonie 313
Gedächtnis 162
Gefäßspasmen 78
Gelegenheitsanfall 245
Gerinnungswerte 85
Geschichte 19
Gesichtsschmerz 384
GiB-DAT-Projekt 118
Glasgow-Coma-Scale 190, 218
Gleichgewichtstraining 373
Gliazellen 36
Glioblastom 198
Glykogenose 365
Golgi-Apparat 33
Graue Substanz 31
– Gehirn 39
– Rückenmark 44
Grenzzoneninfarkt 228
Großhirn 38
Guillain-Barré-Syndrom 357
Gürtelrose 275
Gyrierungsstörung 395
Gyrus, Gyri 38

H

H-Reflex 71
HAART, hochaktive antiretrovirale Ther. 277
HAD, HIV-assoziierte Demenz 277
Haften 162
Halluzination 164
Halluzinose 168
Haltetremor 308
Hämatom
– sub-, epidural 214
– Subarachnoidal- 214
HbA1c 85
Hemianopsie 126
Hemiparese 296
Herdenzephalitis 260, 265
Herpes-Enzephalitis 275
Herzminutenvolumen (HMV) 222
Hinterhauptlappen 39
Hinterhorn 44
Hinterstrangbahn 49
Hippocampussklerose 246, 251
Hirnabszess 265
Hirnbiopsie 76
Hirndruck 187, 238
Hirnhäute 39
Hirnmetastasen 200
Hirnnerven 40, 91
Hirnödem 187, 215
Hirnperfusion 57
Hirnschaden
– frühkindlicher 246
Hirnschädigung
– frühkindliche 393
Hirnstamm 40
Hirnstimulation 303
Hirnszintigraphie 56
Hirntod 183
Hirnvenen 222
HMSN 354
Hormone 36
Horner-Syndrom 345
Hydrozephalus 193
Hypästhesie 102
Hyperekplexie 249
Hyperkinese 106
Hyperkinesie 294
Hyperpathie 104
Hypersalivation 300
Hyperventilationssyndrom 174
Hypoglykämie 222
Hypokapnie 174
Hypokinese 106, 299
Hypokinesie 294
Hypophyse 36, 40
Hypophysenadenom 200
Hypothalamus 40
Hypothermie 239
Hypoxämie 222

I

ICB, intrazerebrale Blutung 240
ICF-Klassifikation 113
ICP
– infantile cerebral palsy 180
– infantile cerebral palsy, Zerebralparese 394
– intracranial pressure, Hirndruck 191
Ig-Synthese, intrathekale 84, 288
Ileosakralgelenk-Syndrom 335
Illusion 164
Immunglobulin-Adsorption 357
Immunglobuline (Ig) 84
Infarkt
– embolischer 226
– hämodynamischer 226
– lakunärer 227, 230
Inkohärenz 162
Inkontinenz 145
Insomnie 184
Intelligenz 158
Intentionstremor 308 f.
Interferon beta 290
Intoxikationen 389
intramedullär 324
Intrathekalraum 286
Inzidenz 26
Ionenkanal-Erkrankungen 363
ipsilateral 229
IRIS, Immunrekonstitutionssyndrom 278
Irrenwärter 29
Ischämie 222
Ischialgie 329
isoelektrische Fokussierung 84
IVIG, i.v.-Gabe von Immunglobulin 358

J

Janetta-OP 372, 378

K

Karpaltunnel-Syndrom 70, 346, 379
Kataplexie 186
Katatonie 173

Katheterismus 146
Kausalgie 105
Kernspintomographie 53
KIS, klinisch isoliertes Syndrom 285
Kleinhirn 41
Klonus 100, 295
Koagulopathie 85, 229
Kollagenose 86
Koma 159, 216
Konfabulation 170
kontralateral 229
Konvergenzreaktion 93
Konversion 174
Konzentration 161
Koordinationsstörungen 284
Kopfschmerz 380
– Analgetika 384
– symptomatischer 384
Korsakow-Syndrom 170, 356, 390
Kraftgrade n. MRC 98
Krallenhand 346
Kraniopharyngeom 200
Krise
– akinetische 301
– cholinerge 367
– myasthene 367
Kurtzke-Skala 286

L

L-DOPA 302
Lactat-Ischämie-Test 365
Lageempfindung 101
Lagerungsbehandlung 298
Lagerungsschwindel 370
Lähmung
– periphere 342
– zentrale 295
Lasègue-Zeichen 329
Lateralsklerose, Amyotrophe 391
Leitungsblock 70
Lewy-Body-Demenz 299
Lewy-Körperchen 179
Lhermitte-Zeichen 283, 329
Liga gegen Epilepsie, Internationale 246
Liquor 80, 251
Liquorbefunde 84
Liquordruckmessung 83
Liquorfistel 214
Liquorraum 44
Liquorunterdruck-Syndrom 195
Little-Krankheit 394
Locked-in-Syndrom 183
Loge du Guyon-Syndrom 347
Lumbago/Lumbalgie 329
Lumbalpunktion 81
Lumboischialgie 329
Lymphom, zerebrales 278
Lymphome 200
Lyse
– systemische 237
– lokale 237
Lysetherapie 231

M

M. Fabry 354
M. Menière 371
M. Parkinson 294, 298 f., 301
M. Sudeck 380
Makroangiopathie 228
Malaria 272
Manie 173
MAO-B-Hemmer 302
Marcumar® 85
McArdle-Erkrankung 365
Medulla oblongata 40
Medulloblastom 199
Meige-Syndrom 312
MELAS 366
Meningeom 200
Meningeosis carcinomatosa 201
Meningismus 329
Meningitis 258
– virale 274
– bakterielle 266
– Meningokokken 266
– tuberkulöse 268
MEP, magnetisch evozierte Potenziale 74
Merkfähigkeit 162
Migräne 381
Mikroangiopathie 227 f.
Mikrogliazellen 36
Mikrographie 299
Miller-Fisher-Syndrom 358
Mini-Mental-Status-Test 176
Minussymptome 295
Miosis 93
Mitbewegungen 105
Mitochondrien 32, 366, 388
Mittelhirnsyndrom 190
MMN 352
MMST, Mini-Mental-Status-Test 176
Modified Ranking Scale 243
Monitoring 233
Monoparese 296
Motilitätsschwankungen 301, 304
Motorische Einheit 66
MR

– Spektroskopie 54
– Angiographie 54
– funktionell 54
– offen 56
MRC-Kraftgrade 98
MRT 53, 231
MRZH 84, 87
Multi-System-Atrophie 299, 318
Multiple Sklerose 72, 74, 280
Muskelatrophie, Spinale 391
Muskelbiopsie 75
Muskeldystrophie 362
Muskeleigenreflex 99
Muskelerkrankung 361
Muskelerkrankungen 86, 361
Muskelsonographie 80
Muskelspindel 34
Muskeltonus 98, 294
Myalgie 364
Myasthenia gravis 72, 86, 366
Mydriasis 93
Myelin 33
Myelinschädigung 70, 72, 74, 288, 350
Myelitis 258, 265, 326
Myelographie 61
Myoklonie 106, 245, 247
Myopathie 67, 361
– metabolisch 365
Myositis 362
Myotome 43
Myotonie 69, 362

N

N. abducens 93
N. accessorius 97
N. facialis 96
N. glossopharyngeus 97
N. hypoglossus 97
N. mandibularis 95
N. maxillaris 95
N. oculomotorius 93
N. olfactorius 92
N. ophthalmicus 95
N. opticus 92
N. trigeminus 95
N. trochlearis 93
N. vagus 97
N. vestibulocochlearis 96
Narkolepsie 186
Natrium-Kalium-Pumpe 37
Nausea 370
Neglect 126, 164, 201, 229 f., 238
Nervbiopsie 76
Nervennaht 67

Nervensystem
– peripheres 42, 45, 47, 341
– vegetatives 45, 145 f., 153, 341, 375
– zentrales 38, 41
Nervenzellen 31
Neuralgie 104, 377
Neurapraxie 342
Neurinom 199
Neuroborreliose 270
Neurofibrom 199
Neurofibromatose 397
Neurokutane Störung 396
Neurologie 20
Neurolues 269
Neuromyotonie 363
Neuron
– 1. u. 2. mot. 47
Neuronavigation 204
Neuronen 31
Neuropathia vestibularis 371
Neuropathie, Multifokale motorische 358
Neuropathie
– Multifokale motorische 352
Neurophysiologie 20
Neuropsychologie 157
Neurose 173
Neurotransmitter 33, 294
NIH Stroke Scale 243
NLG 69
– antidrom 70
– fraktionierte 71
– motorisch 70
– orthodrom 70
Normaldruckhydrozephalus 194
Nucleus caudatus 293
Nucleus ruber 293
Nucleus subthalamicus 293
Nystagmus 230, 284, 369

O

Oberflächensensibilität 102
Oligodendrogliom 198
Oligodendrozyten 36
oligoklonale Banden 84, 288
Oligophrenie 180
Ommaya-Reservoir 212
On-Off 301
Opisthotonus 260
Opportunistische ZNS-Infektion 278
OPS, organische psychische Störung 167
Optikus-Neuritis 72

Optikusneuritis 283
Orientierung 160 f.
Orthesen 298
Osteoporose 336

P

Pallästhesie 102
Pallidum 293
Panik 173
Paraparese 296
Parästhesie 104
Parasympathikus 45
Parkinson-Syndrom 179, 294, 298 f.
Pavor nocturnus 187
PCR 87
PEG 122, 130
Penumbra 223, 236
Perfusionsreserve 57
Perimetrie 92
Perinatalzeit 393
Peronaeusschädigung 346
Persönlichkeit
– Kern der 28
Persönlichkeitsstörungen 174
PET 57
Pflege
– häusliche Umgebung 25
Pflegediagnose 116
Pflegekompetenz
– neurologische 30
Pflegemodelle 108, 111
Pfötchenstellung 174
Phakomatose 246, 396
Phantomschmerz 105, 376
Phobie 173
Phren 19
Pia mater 39, 43
Plasmapherese 358
Plasmaseparation 357
Platzangst 55
Plegie 296
Plexusschädigung 344
Plussymptome 295
PNS, Periph. Nervensystem 47, 341
Polymerase Chain Reaction 87
Polymyalgia rheumatica 364
Polymyositis 363
Polyneuropathie 86, 348
– Symptomatik 350
Polyphasie 69
Pons 190, 221
Porenzephalie 395
Potenziale
– epilepsietypische 64
– evozierte 72

PPR, Pflegepersonalregelung 118
Prävalenz 26
Prävention 225
Präventionsassistenten 225
Prion-Erkrankungen 279
Progressive supranukleäre Lähmung 299
Prolaktinom 200
Pseudotumor cerebri 83, 195
Psychomotorik 168
Psychose
– endogene 172
Psychosomatische Störung 174
Ptosis 93, 366
Pulsionsneigung 300
Putamen 293
Pyramidenbahn 47, 98

Q

Queckenstedt-Versuch 84
Querschnitt-Syndrom 147, 320, 324

R

Radialisschädigung 346
Radiochirurgie 207
Radionuklide
– SPECT 57
– Szintigraphie 56
Ranvier-Schnürring 33
Recklinghausen-Krankheit 397
Reflexdystrophie, sympathische 380
Reflexe 98 f.
Regelkreis 293
Rehabilitation 24, 219
– Phasen A–F 24
Reinnervationspotenziale 67
Reithosenanästhesie 103, 322
Reliabilität 98
REM-Schlaf 184
Repeats 314
Restharnbestimmung 80
Restless legs-Syndrom 317
Reye-Syndrom 259
Rezeptoren 34
Rhabdomyolyse 362
Riesenzellarteriitis 364
Rigor 299
Rinne-Test 96
Risikofaktoren 225
Röntgenuntersuchung 51
Romberg-Versuch 105
Rückenmark 41

Rückenmarksentzündung 326
Rückenmarkshäute 43
Rückenmarktumoren 324
Rückenmarkverletzungen 324
Rückenschulung 338, 340
Ruhetremor 300, 308

S

SAB, Subarachnoidalblutung 242
SAE 227
Salbengesicht 300
SCA, spinozerebelläre Ataxie 318
Schädel-Hirn-Trauma 170, 212
Schädel-Hirn-Verletzung 163
Schädelfraktur 214
Schädelprellung 213
Schaden
– axonaler Nerven- 70, 74, 213, 349
Scheitellappen 39
Schichtenregel n. Jaspers 155
Schizophrenie 172
Schlaf-Apnoe-Syndrom 185
Schläfenlappen 39
Schlafhygiene 185
Schlafpoly(somno)graphie 186
Schlafstörung 184
Schlafwandeln 186
Schlaganfall 224
Schleudertrauma 325
Schluckdiagnostik 232
Schluckdiagnostik
– videoendoskopische 232
– Videofluoroskopie 232
Schluckuntersuchung 232
Schmerz
– psychogener 376
– komplexes regionales Syndrom 380
– neuropathischer 100, 375, 377, 385
– psychogener 386
– somatischer 375
Schmerzen 374
– neuropathische 332
Schmerztherapie 385
Schmerzempfindung 101
Schmerzkrankheit 374, 376
Schock, spinaler 320
Schranke
– Blut-Liquor 84
Schrankenstörung 84, 357
Schreibkrampf 311, 313
Schwindel 367
Schwurhand 346

Screening, Drug- 86
Segmente 102
Sehbahn 93
Selbst-Katheterismus 146
SEP, sensorisch evozierte Potenziale 73
Serien-Stimulation 71
Serumspiegel 86
SHT, Schädel-Hirn-Trauma 213
Simulation 174
Sinusvenen 222
Sinusvenenthrombose 242
Somatoforme Störung 174
Somnolenz 159
Sopor 159
Spannungskopfschmerz 382
Spasmen 295
Spasmus hemifacialis 316, 348
Spastik 294
Spätdyskinesie 313
SPECT 57
Speicherkrankheiten 87
Spike-wave-Komplexe 64
Spina bifida 395
Spinal-Tap-Test 195
Spinalis anterior-Syndrom 321
Spinalparalyse, spastische 391
Spinalwurzeln 43
Spondylodiszitis 53, 336
Spondylolisthesis 336
Spontanaktivität 67
Sprachzentrum 229
Stammganglien 292
Stammzellen
– Parkinson-Syndrom 303
Starthemmung 299
Startle 249
Status epilepticus 256
Stauungspapille 83, 92
Stellreflexe
– M. Parkinson 164
– Augachsen 216
– enthemmte 190
– M. Parkinson 300
Stenosen 78
Stent 59
Steppergang 354
Stereotypien 177
Stiff-Person-Syndrom 363
Stimulation, basale 122, 219
Stirnlappen 39
Stoppliquor 84, 324
Strabismus 94
Strahlenfolgen 208
Strahlentherapie 206
– stereotaktische 207
Striatum 293

Stroke Unit 233
Strukturschädigung, axonale 342
Stufenbett-Lagerung 338
Stupor 173
Sturge-Weber-Krankheit 397
Subarachnoidalblutung 58, 84, 214
Subarachnoidalraum 39
Subduralhämatom 215
Subduralraum 40
Substantia nigra 293
Subtraktionsangiographie 58
Sulcus, Sulci 38
Supination 135
Sympathikus 45
Synapsen 31, 34
Syndrom 90
– apallisches 182
– pontines 190
– postpunktionelles 82
Synkope 249
Syphilis 269
Syringomyelie 395
System
– limbisches 294

T

Tagespläne 304
Tagesstruktur 304
tardiv 313 f.
Taschenmesser-Phänomen 295
TEE 78
Temperaturempfindung 101
Tentorium 188
Territorialinfarkt 228
Tetanie 174
Tetanustoxin 359
Tetraparese 296
TGA, transiente globale Amnesie 170
Thalamus 40, 293
Therapieresistenz 253
Thoracic outlet-Syndrom 345
TIA 227
Tic 106
Tiefensensibilität 49, 102
Timed Up & Go TUG-Test 107
Tinnitus 96, 371
Torticollis 312
Tourette-Syndrom 316
Toxine
– bakterielle 359
Toxoplasmose 272
Tremor 300, 307
– beim Parkinsonsyndrom 309
– Behandlung 310

– dystoner 309
– essenzieller 309
– orthostatischer 309
– zerebellärer 309
Triadisches System 155
Trigeminusneuralgie 377
Trinkstoß 145
Trisomie 21 397
TTE 78
Tuberöse Sklerose 397

U

Uhthoff-Phänomen 285
Ulnarislähmung 347
Untersuchung
– humangenetische 88
Urin, 24-h-Sammel- 87

V

Vagusnervstimulation 256
Vaskulitis 86, 229
Vasomotorenreserve 79
Venendruck, intrakranieller 83
Ventrikeldrainage 192
VEP, visuell evozierte Potenziale 72
Verhaltensstörung 181
Vertigo 367
Verweildauer 27
Verwirrtheit 169
Vibrationsempfindung 102
Vigilanz 159
Viren
– neurotrope 87
Vitalzeichen 45, 374
Vitamin B1 389
Vitamin B1-Mangel 389
Vitamin B12-Mangel 389
Vitamin-Mangelzustände 87
Vitaminmangelzustände 389
Vorderhorn 44
Vorderseitenstrangbahn 50

W

Wachkoma 182
Wahrnehmung 163
Waller-Degeneration 67, 350
Waterhouse-Friderichsen-Syndrom 267
Weber-Test 96
Weiße Substanz 33

– Gehirn 39
– Rückenmark 44
Werkzeugstörungen 120, 157
Wernicke-Enzephalopathie 389 f.
Wesensänderung 171
Wirtschaftlichkeitsgebot 109
Wurzelausriss 344

X

Xanthochromie 84

Z

Zahnradphänomen 299

Zellzahlerhöhung 84
Zerebralparese 180
Zerebralparese, (Infantile) 394
Zervicozephalgie 329
Zervikobrachialgie 329
ZNS, zentrales Nervensystem 38, 41
Zönästhesie 376
Zoster-Radikulitis 275
Zosterneuralgie 378
Zwangshandlungen 316
Zwerchfelllähmung 19
Zwerchfellatmung 174
Zwischenhirn 40
Zwischenhirnsyndrom 190
Zytostatika 210

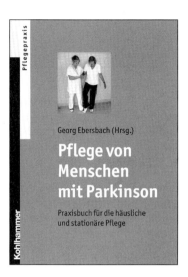

Georg Ebersbach (Hrsg.)

Pflege von Menschen mit Parkinson

Praxisbuch für die häusliche und stationäre Pflege

2010. 115 Seiten, 23 Abb., 3 Tab.
Kart. € 19,90
ISBN 978-3-17-020834-6

Parkinson ist eine chronische Erkrankung mit einzigartigen Charakteristika und Komplikationen. Dieses Buch schafft Verständnis für die Probleme von Menschen mit Parkinson und vermittelt professionellen Pflegekräften ebenso wie Angehörigen praxisnahe Anleitungen. Neben der speziellen pflegerischen und medizinischen Versorgung werden auch Besonderheiten der Kommunikation, der Ernährung, der psychosozialen Situation und der aktivierenden Behandlung thematisiert.

Priv.-Doz. Dr. Georg Ebersbach, Chefarzt am Fachkrankenhaus für Bewegungsstörungen/Parkinson in Beelitz-Heilstätten. Unter Mitarbeit von Dr. Ilona Csoti, Christina Brüstle, Dr. Gerd Fuchs, Tobias Mai, Priv.-Doz. Dr. Hans-Jürgen von Giesen, Kirsten Graf-Stoof.

▶ www.kohlhammer.de

W. Kohlhammer GmbH · 70549 Stuttgart
Tel. 0711/7863 - 7280 · Fax 0711/7863 - 8430 · vertrieb@kohlhammer.de

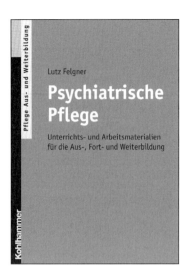

Lutz Felgner

Psychiatrische Pflege

Unterrichts- und Arbeitsmaterialien für die Aus-, Fort- und Weiterbildung

2008. 350 Seiten. Kart. € 39,90
ISBN 978-3-17-019069-6

Dieses Buch enthält eine theoretische Einführung und Unterrichtsentwürfe für weit über 300 Stunden Unterricht in psychiatrischer Pflege mit ca. 500 Bausteinen und rund 150 Arbeitsblättern.

Die praktischen Inhalte des Buchs orientieren sich an dem Rahmenlehrplan, den die Bundesarbeitsgemeinschaft der psychiatrischen Weiterbildungsstätten (BWP) erstellt hat und der sich auch in den landesrechtlichen Vorgaben für die Weiterbildung in psychiatrischer Pflege wieder findet. Langjährige Erfahrungen aus Lehrgängen und Inhalte von Examensarbeiten werden hier erstmals als Arbeitsmaterialien der Fachöffentlichkeit vorgestellt.

Die Unterrichtseinheiten sind seit über 25 Jahren in Aus-, Fort- und Weiterbildung praktisch erprobt und eignen sich besonders für einen teilnehmerzentrierten Unterricht.

Lutz Felgner, Krankenpfleger, Fachkrankenpfleger für Psychiatrische Pflege und Lehrer für Pflegeberufe, Dozent und Referent in der Erwachsenenbildung, Autor zahlreicher Fachartikel.

▶ www.kohlhammer.de

W. Kohlhammer GmbH · 70549 Stuttgart
Tel. 0711/7863 - 7280 · Fax 0711/7863 - 8430 · vertrieb@kohlhammer.de